韓醫學
한의학
입문入門

| 옮긴이 |

정창현(丁彰炫)
경희대학교 한의과대학 및 동대학원 졸업(한의학박사)
현재 경희대학교 한의과대학 조교수(원전학原典學 전공)

□주요논저
《국역온병조변國譯溫病條辨》《국역온병종횡國譯溫病縱橫》《만화로 읽는 중국전통문화총서② 황제내경-소문편》《만화로 읽는 중국전통문화총서③ 황제내경-영추편》《만화로 읽는 중국전통문화총서④ 경락경혈-십사경》《만화로 읽는 중국전통문화총서⑤ 한의약식-약식동원》《한의학 한·영사전》 "《황제내경黃帝內經》의 신(神)에 대한 연구" "《온병조변溫病條辨》의 성립과정과 학술적 특징" 등 다수

백유상(白裕相)
경희대학교 한의과대학 및 동대학원 졸업(한의학박사)
현재 경희대학교 한의과대학 전임강사(원전학原典學 전공)

□주요논저
《만화로 읽는 중국전통문화총서② 황제내경-소문편》《만화로 읽는 중국전통문화총서③ 황제내경-영추편》《만화로 읽는 중국전통문화총서④ 경락경혈-십사경》《만화로 읽는 중국전통문화총서⑤ 한의약식-약식동원》 "《내경內經》 운기편(運氣篇)의 표본 중 개념에 대한 연구" "상(象)의 개념과 한의학적 적용" "《내경內經》 운기편(運氣篇)의 기미(氣味) 운용에 대한 연구" "천인성명(天人性命)에 따른 사상체질간(四象體質間) 비교연구" "경락(經絡)의 순환과 정기(精氣) 생성의 관계에 대한 연구" 등 다수

장우창(張祐彰)
경희대학교 한의과대학 졸업(한의학박사)
현재 경희대학교 한의과대학 강사(원전학原典學 전공)

□주요논저
"가금(柯琴)의 의학이론에 대한 연구" "가금(柯琴) 상한부익(傷寒附翼) 번역연구" "삼강정립 논쟁에 대한 소고" "상한론 삼양삼음병의 발생과 변화에 대한 고찰" 등 다수

《中医养生図典》

Copyright ⓒ2000 by Zhou, Chuencai
Translation rights arranged by Zhou, Chuencai
through Shinwon Agency Co. in Korea
Korean edition ⓒ2007 by JISANGSA(Cheong-Hong)

이 책의 한국어판 저작권은 신원에이젠시를 통한 저작권자와의 독점 계약이므로 지상사(청홍)에 있습니다. 신저작권법에 의해 한국 내에서 보호를 받는 저작물이므로 무단전재와 복제를 금합니다.

韓醫學

한의학

입문入門

주춘재周春才 글·그림 | 정창현·백유상·장우창 옮김 | 계소량季紹良 추천

청홍

추천사 | 만화를 활용하여 한의학 지혜의 창문을 열다

동양의학은 수천 년의 유구한 시간을 거치면서 자연과학과 인문학 그리고 사회과학의 제 요소들이 융합되는 한편, 민족의 수천 년 간의 문화가 하나로 집적되어 그 이론적 범위와 깊이 그리고 임상경험의 질과 양에 있어 세계 전통의학 가운데 최고의 경지에 도달했다.

동양의학은 민족의 번영과 창달에 심대하게 공헌하고 세계 의학계의 주목을 받고 있으며, 동양의학의 이론체계는 자연과학이 극도로 발전한 오늘날에도 의연하게 광채를 잃지 않고 있다.

동양의학의 정체관념은 사람과 자연의 협조와 통일을 강조하고, 인체 각 계통과 조직, 기관의 협조와 통일을 강조한다.

발병 이론에 있어, 동양의학은 "정기(正氣)가 속에 있으면 사기(邪氣)가 침범하지 못하고" "사기(邪氣)가 침범하면 반드시 정기(正氣)가 허(虛)해진다"고 인식하여 발병에 있어 정기(正氣)의 작용을 강조한다.

치료 방면에서 동양의학은 "발병하고 나서 치료하지 않고 발병 이전에 치료함" 즉 "발병 이전에는 병을 예방하고 발병 이후에는 병의 변화를 예방함"을 강조하여 예방을 중시한다. 그래서 임상치료의 특징은 변증논치(辨證論治)에 있다.

변증(辨證)의 실질은 인체의 기능상태를 중시하여 치료에 있어 개체, 계절, 지역에 따른 적절한 치료를 강조하는 이른바 "삼인제의(三因制宜)"다.

한약(韓藥)은 복합처방으로서 다양한 조합, 다양한 목표, 다양한 분절을 갖는, 인체에 대한 종합적인 조절기제라는 점에서 서약(西藥)이 단일한 목표에 작용하는 기제(機制)인 점과 뚜렷하게 구별된다.

경락(經絡)과 침구(鍼灸)는 동양의학 고유의 방법으로서, 현재 침자요법은 이미 세계 각국에서 광범위하게 승인되어 응용되고 있으나 경락의 실질과 침자치료의 기제에 대해서는 현재까지 신비한 면모가 벗겨지기를 기다리고 있는 실정이다.

동양의학의 탁월한 치료효과는 이미 세인들의 승인을 얻었다. 국내외의 많은 인사들과 관련 분야의 전문가들 상당수가 십분 동양의학에 주목하고 있으며 간절하게 동양의학을 이해하기를 바라고 있다. 그러나 유감스럽게도 동양의학은 그 독특한 이론과 심오한 내용으로 인해 이해가 쉽지 않다. 때문에 우리들은 동양의학에 대한 기본적인 상식을 이해함으로써 의료보건에 임할 때 더욱 편리하게 응용할 수 있기를 희망한다.

관련 분야의 전문가들 역시 동양의학 이론을 이해하여 자기의 동양의학에 대한 전문적인 지식과 연구에 활용함으로써 동양의학의 현대화에 공헌하기를 희망하고 있다.

결론적으로, 동양의학 지식을 통속적이고 용이하게 보급할 수 있는 읽을거리에 대한 많은 인사들의 기대에 부응하여 《한의학韓醫學 입문入門》이 탄생하게 되었다.

작가는 청년화가인 주춘재다. 그는 깊이 있는 민족문화의 축적과 동양의학에 대한 열정 및 이해를 바탕으로 보편적인 의학 저작에 대한 사회적인 욕구에 봉사해 왔다. 그의 저작들은 생기발랄하고 알기 쉬우며 통속적인 표현으로 많은 독자의 요구를 만족시켜 왔는데, 모두가 세속과 학계에서 공히 인정받는 우수한 작품들이다. 나는 의학 분야에 종사하는 사람으로서 《한의학韓醫學 입문入門》의 출판에 대해 존경을 표한다. 뿐만 아니라 주춘재 선생이 동양의학 지식을 보급하는 동시에 많은 인사들의 동양의학 사업에 대한 관심과 동양의학 학술에 대한 취미를 환기시킨 일에 대해서도 깊이 사의(謝意)를 표한다. 아울러 이로 말미암아 산생(産生)되는 관련 사업에 대한 영향이 심원할 것임을 믿는다.

계소량(季紹良)

계소량(季紹良)_중국 북경중의약대학(北京中醫藥大學)의 박사(博士)지도 교수(敎授)이며, 국가약전위원회(國家藥典委員會)의 위원(委員)이다. 또한 중국 최고의 권위를 자랑하는 중국중의약학회(中國中醫藥學會)의 이사(理事)이기도 하다.

역자서문 | 한의학을 일깨워주는 그들은 누구인가…

　한의학만큼 오랜 역사 속에서 자신의 전통을 유지하면서 지금까지 현실에 실용적으로 쓰이고 있는 학문 분야는 많지 않을 것이다. 수천 년의 시간 속에서 원형의 모습을 고스란히 간직하고 있는 면도 있는 동시에 치열한 임상 치료의 과정 중에서 새로운 기술을 창발하거나 또는 외부로부터 받아들이기도 하였다. 그 결과 지금 한의학의 모습을 살펴보면 이론적으로 비교적 통일된 세계관 위에 완성된 형태의 구조를 가지고 있으면서도 매우 다양한 내용들을 포괄하고 있어서, 꼭 어떠한 대상을 한의학이라고 한다는 정형화된 틀을 가지고 있지 않은 상황이다.

　하나의 문화가 살아 움직이는 유기체와 같다는 관점에서 바라보았을 때, 자신의 정체성을 보존하기 위해 애쓰기도 하고 한편으로는 자신과는 다른 새로운 것을 받아들이거나 만들어내기도 하면서 자신의 생명을 유지해 나가게 되는 것은 주지의 사실이다. 이는 마치 모든 생명체가 음양 운동을 하면서 숨을 내쉴 때는 팽창을 하고 들이쉴 때는 수축을 하는 이치와 동일하며, 문화적 성격을 강하게 가지고 있는 한의학도 이러한 원리에서 벗어나지 않으리라 본다.

　그렇다면 현재의 한의학은 어떠한 흐름 위에 놓여있는가. 외부 세계와 맞닿아 있는 경계선에서는 끊임없는 문화적 충돌이 일어나고 있으며 그 충격의 여파로 기존의 형식은 파괴되고 새로운 방식을 모색하며 또다시 현실과의 부딪힘 속에 수정을 반복해나가는 과정이 이어지고 있다. 여기에는 물론 심한 갈등과 고통이 따르겠으나 따뜻한 봄날 씨앗에 싹이 터져 나오거나 새가 알을 깨고 나올 때의 그것과 비슷한 필연적인 과정이라 할 수 있다.

　바로 따뜻한 봄기운과 어미의 따뜻한 체온에 의해 생명이 발현되어 자라게 되는데, 한의학을 일깨워주는 그들은 누구인가. 바로 이 책을 읽는 독자 여러분들이며 동시에 모든 일반인들이라 할 수 있다. 한의학에 호기심을 느끼며 뚜껑을 열어보려 하고 또 한의학을 이해하고 쉽게 사용하고자 하는 분들이 많아짐으로 인하여 한의학은 기존을 틀을 깨고 나와 다시 용틀임하고 있는 것이다.

이와 같이 한의학이 숨을 크게 내쉬며 가슴을 한껏 부풀릴 때 한의학의 경계선은 더욱 희미해져서 무엇이 한의학인지 혼란스럽고 정체성과 전문성을 잃어버리게 되지 않을까 하는 걱정이 드는 것이 사실이다. 그러나 음양론에 의하면 양(陽)운동을 통하여 외연을 넓히고 나면 곧이어 음(陰)운동을 하여 자신의 정기를 수렴하게 되는 것이 만물의 이치이므로 우주의 큰 변화에 한마디 말도 덧붙일 수 없는 입장이다.

아무튼 일반 독자 여러분이 한의학에 관심을 가지고 찾아나서는 이때는 시기적으로 따뜻한 봄날임에 분명하며 또한 화창한 여름을 예고하는 것이어서 만물이 모두 화통하게 되리라는 기대감을 갖게 한다. 원리를 깊이 이해할수록 설명이 쉬워지는 법이나 아직 그렇지 못하여 독자 여러분들이 한의학에 첫발을 내딛는데 쉬운 용어와 설명으로써 도움을 주지 못한 점을 송구스럽게 생각하며 이 책을 통하여 앞으로 한의학을 사랑하는 분들이 더욱 많아지기를 기대하는 바이다.

경희대학교 한의과대학에서
역자 씀

| 목 차 |

추천사 | 만화를 활용하여 한의학 지혜의 창문을 열다 … 4
역자서문 | 한의학을 일깨워주는 그들은 누구인가 … 6
들어가는 말 … 15

제1장 | 한의학의 음양오행학설(陰陽五行學說)

음양(陰陽)의 기본개념 …………………………………… 21
인체의 구조 ………………………………………………… 25
인체의 기능 ………………………………………………… 26
천인상응(天人相應) ……………………………………… 27
인체의 병리적 변화 ……………………………………… 28
오행(五行)의 기본개념 …………………………………… 30
  ①목(木)의 특성/②화(火)의 특성/③토(土)의 특성/④금(金)의 특성/⑤수(水)의 특성/⑥오행의 연역(演繹)과 귀류(歸類)
오행의 생(生), 극(克), 승(乘), 모(侮) ………………… 36
  ①상승(相乘)/②상모(相侮)/③상승과 상모의 구별/④상승과 상모의 관계
오행의 생리(生理) ………………………………………… 40
오행의 병리(病理) ………………………………………… 44

제2장 | 장상학설(藏象學說)

장상학설(藏象學說) ··· 48
오장(五臟) ··· 54
심장(心臟) ··· 54
폐장(肺臟) ··· 63
비장(脾臟) ··· 71
간장(肝臟) ··· 79
신장(腎臟) ··· 93
육부(六腑) ·· 108
담(膽) ··· 109
위(胃) ··· 110
소장(小腸) ·· 113
대장(大腸) ·· 116
방광(膀胱) ·· 117
삼초(三焦) ·· 118
    ①상초(上焦)/②중초(中焦)/③하초(下焦)
기항지부(奇恒之腑) ·· 121
    뇌(腦)/수(髓)/골(骨)/맥(脈)/담(膽)/여자포(女子胞)
장부(臟腑) 간(間)의 관계(關係) ································· 127
장(臟)과 장(臟) 간(間)의 관계(關係) ··························· 127
    ①심(心)과 폐(肺)/②심(心)과 비(脾)/③심(心)과 간(肝)/④심(心)과 신(腎)/
    ⑤폐(肺)와 비(脾)/⑥폐(肺)와 간(肝)/⑦폐(肺)와 신(腎)/⑧간(肝)과 비(脾)/
    ⑨간(肝)과 신(腎)/⑩비(脾)와 신(腎)
부(腑)와 부(腑) 간(間)의 관계(關係) ··························· 139
오장(五臟)과 육부(六腑) 간(間)의 관계 ························ 141
    ①심(心)과 소장(小腸)/②폐(肺)와 대장(大腸)/③비(脾)와 위(胃)/④간(肝)과
    담(膽)/⑤신(腎)과 방광(膀胱)

제3장 | 경락학설(經絡學說)

경락(經絡)의 기본개념 ·················148
경맥(經脈)의 명명과 분포 ··············149
기경팔맥(奇經八脈) ····················152
경락의 기능과 작용 ····················153
　①생리 방면/②병리 방면/③진단 방면/④치료 방면
십이경맥(十二經脈)의 순행과 병후 ······156
기경팔맥(奇經八脈)의 순행과 병후 ······168

제4장 | 기혈진액(氣血津液)

기혈진액의 기본개념 ···················178
기(氣)의 생리기능 ·····················182
　추동(推動)/온후(溫煦)/방어(防御)/고섭(固攝)/기화(氣化)
기(氣)의 분포와 분류 ··················187
기(氣)의 운동과 운동형식 ··············188
종기(宗氣) ····························192
영기(營氣) ····························193
위기(衛氣) ····························194
혈(血)의 기본개념 ·····················196
　①혈의 생성/②혈의 기능/③혈의 운행
진액(津液)의 기본개념 ·················200
진액(津液)의 생성(生成), 수포(輸布), 배설(排泄) ········201
진액의 기능 ···························204
기혈진액의 상관관계 ···················205

제5장 | 한의학의 병인학설(病因學說)

외감육음(外感六淫) ···208
풍(風)-봄 ···211
한(寒)-겨울 ···212
서(暑)-여름 ···214
습(濕)-장하(長夏) ···215
조(燥)-가을 ···217
화(火)-사시(四時) ···219
내상칠정(內傷七情) ···221
희(喜)-심기(心氣) ···221
노(怒)-간기(肝氣) ···222
우(憂)-폐기(肺氣) ···222
사(思)-비기(脾氣) ···223
비(悲)-심폐(心肺) ···224
공(恐)-신기(腎氣) ···225
경(驚)-신기(神氣) ···225
불내불외인(不內不外因) ···227
음식부절(飮食不節) ···227
방실부절(房室不節) ···228
불측사태(不測事態) ···229

제6장 | 변증시치(辨證施治)

변증시치(辨證施治) ···231
팔강변증(八綱辨證) ···234
　①음양(陰陽)/②표리(表裏)/③한열(寒熱)/④허실(虛實)

사진(四診) ··· 251
문진(問診) ··· 251
　①한열(寒熱)/②땀/③머리와 몸/④흉복(胸腹)/⑤음식/⑥대소변/⑦수면(睡眠)/⑧월경/⑨대하/⑩소아과

망진(望診) ··· 266
　①망신(望神)/②망색(望色)/③정상색(正常色)/④병색(病色)/⑤망설(望舌)/⑥오관(五官)

문진(聞診) ··· 285
　①목소리[聲]/②호흡(呼吸)/③해수(咳嗽)/④구토(嘔吐)/⑤애기(噯氣)/⑥구취(口臭)

맥진(脈診) ··· 288
　①병맥(病脈)의 식별(識別)/②촉진(觸診)

제7장 | 한의학의 치료원칙인 팔법(八法)

한법(汗法) ··· 300

토법(吐法) ··· 301

하법(下法) ··· 302

화법(和法) ··· 305

온법(溫法) ··· 307

청법(淸法) ··· 309

소법(消法) ··· 310
　①소견마적(消堅磨積)/②소식도체(消食導滯)/③소담화음(消痰化飮)/④소수산종(消水散腫)

보법(補法) ··· 312
　①보기(補氣)/②보혈(補血)/③보음(補陰)/④보양(補陽)

정치(正治)와 반치(反治) ··· 314

치표(治標)와 치본(治本) ··· 315

십이경맥과 기경팔맥의 순행 표시도

십이경맥(十二經脈)의 순행과 병후

1 수태음폐경(手太陰肺經)의 순행 표시도……………156

2 수양명대장경(手陽明大腸經)의 순행 표시도 …………157

3 족양명위경(足陽明胃經)의 순행 표시도……………158

4 족태음비경(足太陰脾經)의 순행 표시도……………159

5 수소음심경(手少陰心經)의 순행 표시도……………160

6 수태양소장경(手太陽小腸經)의 순행 표시도 …………161

7 족태양방광경(足太陽膀胱經)의 순행 표시도 …………162

8 족소음신경(足少陰腎經)의 순행 표시도……………163

9 수궐음심포경(手厥陰心包經)의 순행 표시도 …………164

10 수소양삼초경(手少陽三焦經)의 순행 표시도 …………165

11 족소양담경(足小陽膽經)의 순행 표시도……………166

12 족궐음간경(足厥陰肝經)의 순행 표시도……………167

기경팔맥(奇經八脈)의 순행과 병후

① 독맥(督脈)의 순행 표시도 ……………………………168

② 임맥(任脈)의 순행 표시도 ……………………………169

③ 충맥(衝脈)의 순행 표시도 ……………………………170

④ 대맥(帶脈)의 순행 표시도 ……………………………171

⑤ 음교맥(陰蹻脈)의 순행 표시도 ………………………172

⑥ 양교맥(陽蹻脈)의 순행 표시도 ………………………173

⑦ 음유맥(陰維脈)의 순행 표시도 ………………………174

⑧ 양유맥(陽維脈)의 순행 표시도 ………………………175

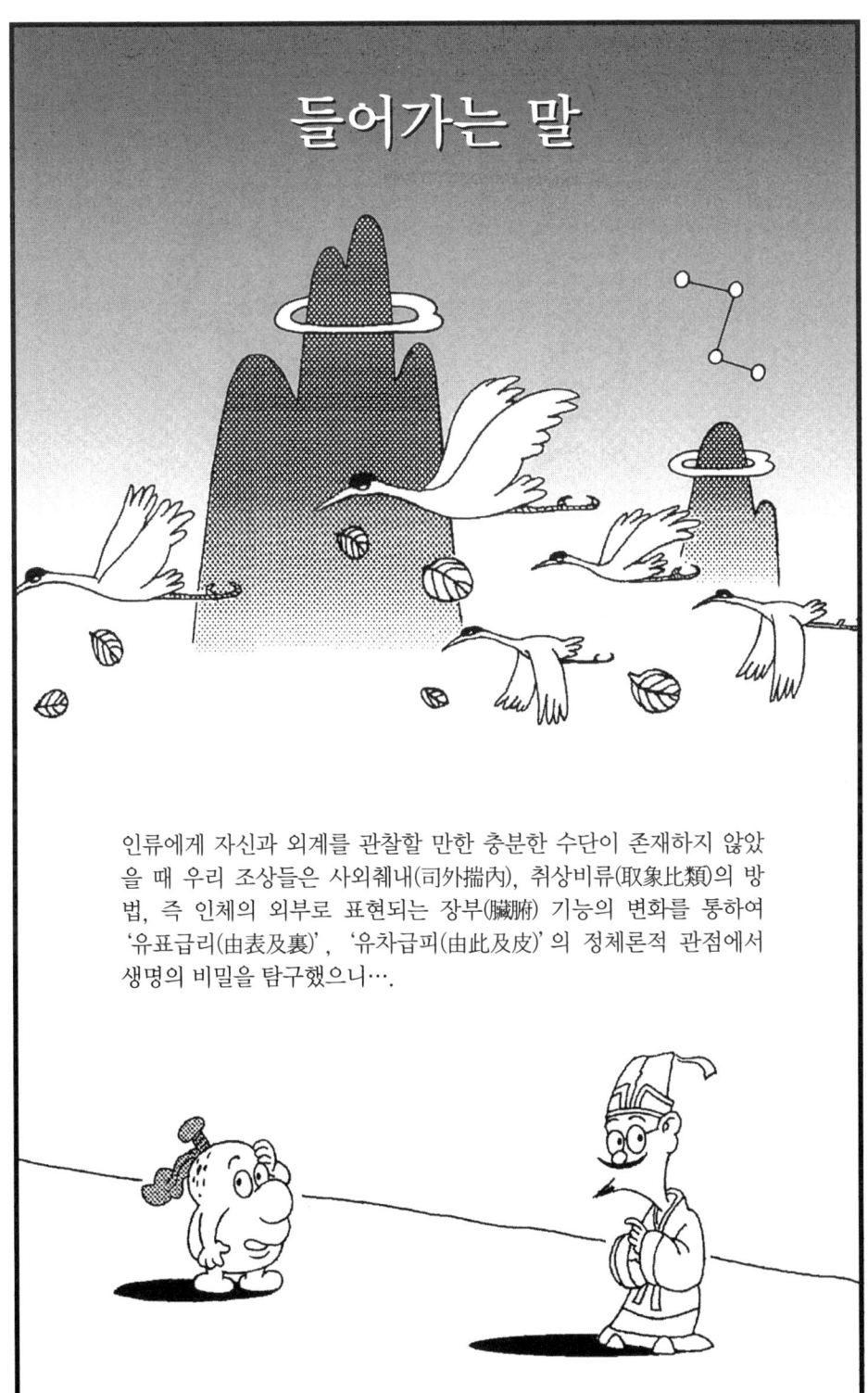

들어가는 말

인류에게 자신과 외계를 관찰할 만한 충분한 수단이 존재하지 않았을 때 우리 조상들은 사외췌내(司外揣內), 취상비류(取象比類)의 방법, 즉 인체의 외부로 표현되는 장부(臟腑) 기능의 변화를 통하여 '유표급리(由表及裏)', '유차급피(由此及皮)'의 정체론적 관점에서 생명의 비밀을 탐구했으니….

한의학 입문

생명의 비밀에 대해 말하려면 우리는 무엇보다도 현대 실증의학의 해부학적 기초에 의거하여 담론을 전개해야 할 것이다. 실증의학에서 의사가 해부학적 지식이 없다는 것은 어불성설일 뿐이다.

생명이 무엇이냐는 문제에 대해, 서양의학은 주로 물질의 구조라는 관점에서 정확하게 대상을 파악하고자 노력합니다.

해부학과 관련된 기록은 초기의 한의학 서적에도 보인다. 그런데 후대의 한의사들은 해부학에 대한 정확한 지식 없이도 병증을 치료하게 되었다. 이 지점이 변증의학으로서 한의학과 실증의학으로서 서양의학이 구별되는 곳이다.

그러나 한의학은 대상의 기능에 착안합니다. '의미'를 깨닫고 나면 '형체'는 잊는 것이지요.

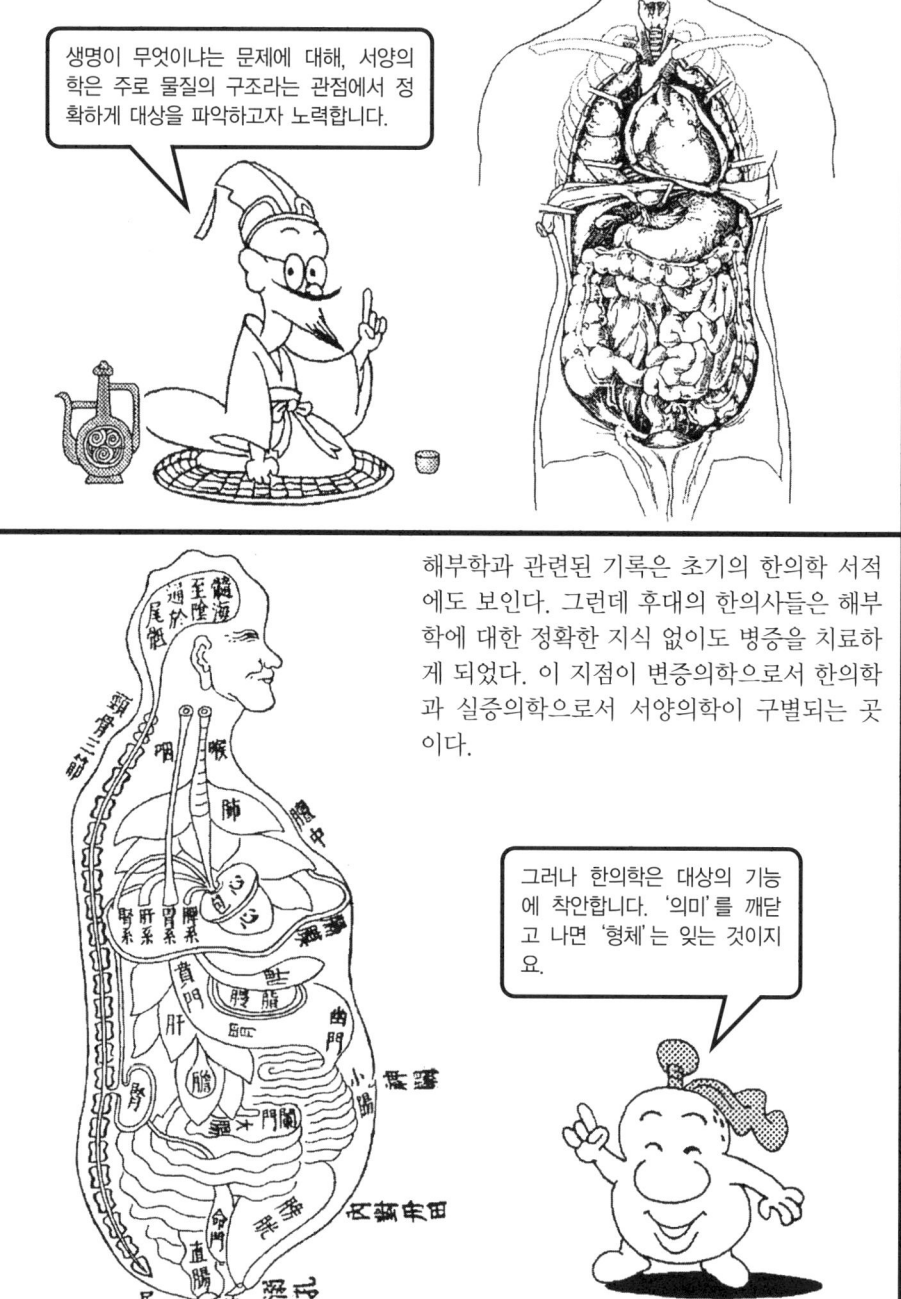

들어가는 말

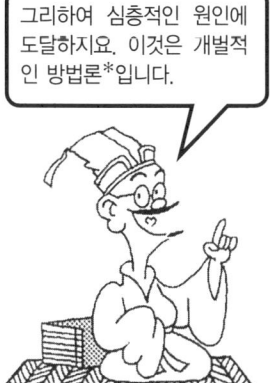

그리하여 심층적인 원인에 도달하지요. 이것은 개별적인 방법론*입니다.

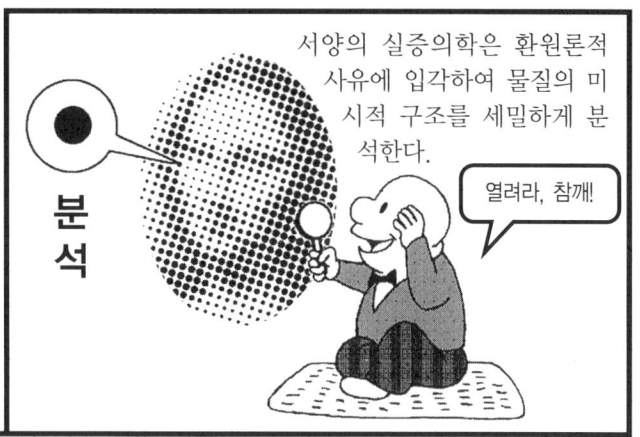

서양의 실증의학은 환원론적 사유에 입각하여 물질의 미시적 구조를 세밀하게 분석한다.

열려라, 참깨!

분석

그러나 한의학은 정체론적 영감에 의지하여, 그리고 고대에 완성된 이론적인 토대를 기초로 하여 대상의 유기적인 기능을 파악하고자 노력한다.

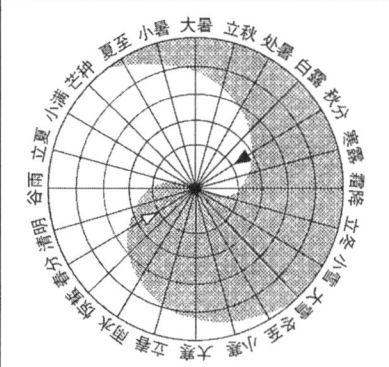

이것은 간지대를 세워 놓고 그림자를 관찰하여 방위를 구분하고 기온을 변별하는 방법으로 만들어낸 천문도(天文圖)다(자세한 내용은 《의역동원 역경》을 참고).

이것은 왼쪽 그림을 바탕으로 도출된 태극도(太極圖)다.

그러므로 한의학은 이미 2,000여 년 전에 '천인상응(天人相應)'의 우주관을 바탕으로, 음양오행(陰陽五行) 이론을 도구로 하고 장부경락(臟腑經絡) 이론을 핵심으로 하는 고도의 추상성과 광범위한 함축성을 보유하며 해석력과 추리력이 매우 강력한 이론체계를 만들어 내기에 이르렀다.

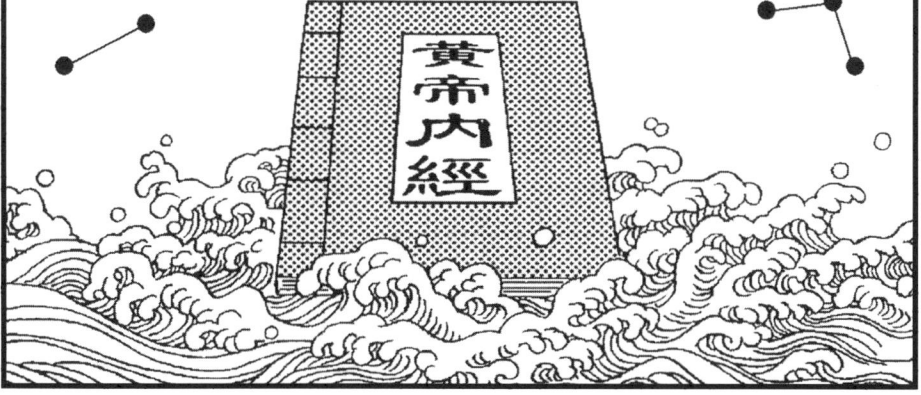

【 역주 】

개별적인 방법론 : 사람 개개인의 특수성을 고려하는 방법론을 말한다.

따라서 이 완정한 이론체계는 유구한 시간의 흐름 속에서 실증의학과의 충분한 비교검증 과정을 거치며, 사외췌내(司外揣內), 취상비류(取象比類) 즉 '유표급리(由表及裏)', '유차급피(由此及彼)'의 방법을 통해 생명의 비밀을 탐색해 오고 있다.

때문에 수천 년을 면면하게 이어오는 생명력을 얻기에 이르렀다. 자신이 깨달은 것을 극한까지 미루어 후대의 모범이 되고자 했던 과거의 의사들도, 법고창신(法古創新)에 힘쓰는 현재의 의사들도 언필칭 《황제내경黃帝內經》을 말한다.

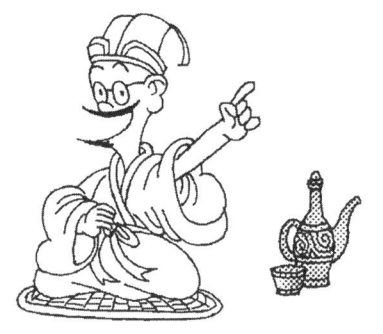
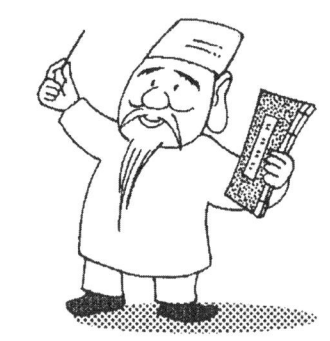

이론체계에 대한 독자의 빠른 이해를 위해 작가의 다른 책인 《의역동원 역경》의 일부 내용을 요약한다. 하도(河圖)와 낙서(洛書)의 수리(數理)-우주의 동력을 거시적이고 미시적인 관점에서 관찰하는 가장 간단한 모델-를 지렛목으로 시간과 공간을 이용하여, 만사와 만물을 기능에 따라 통일한 논리적 체계, 아울러 자세한 설명과 고증이 있다.

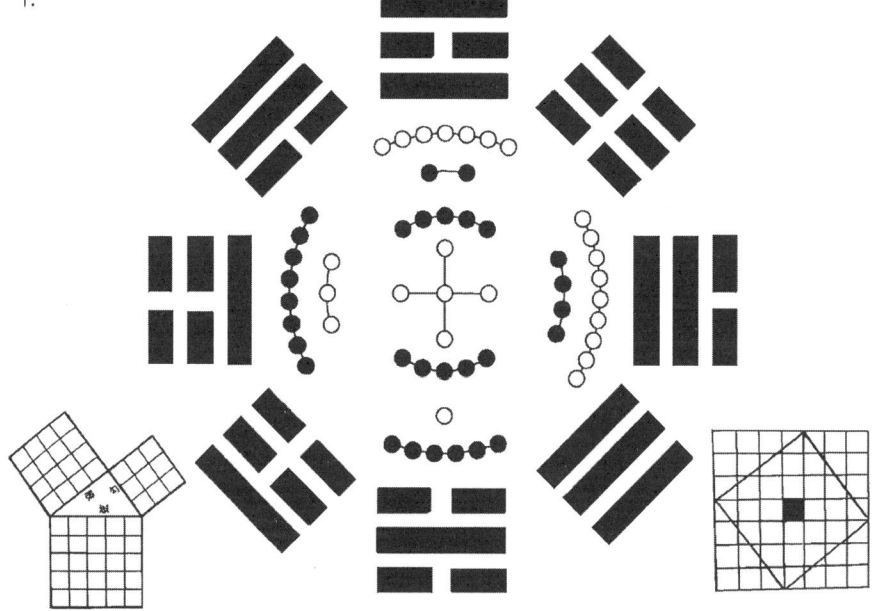

이 책은 이를 바탕으로 한 한의학과 양생법에 대해 간략한 소개이다.

제1장

한의학의 음양오행학설

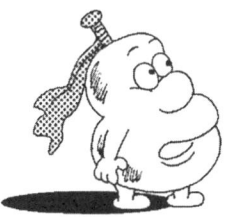
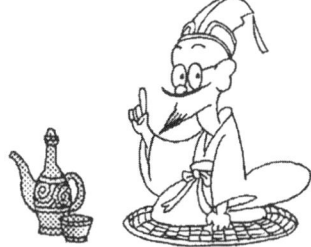

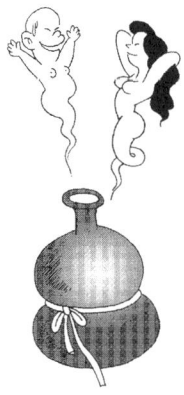

한의학을 이해하려면 먼저 한의학이 자연을 이해하는 관점에 대해 알 필요가 있다. 음양(陰陽)과 오행(五行)은 독립적이면서도 연관된 개념으로서, 음양은 대립하는 동시에 의존하는 일체 사물을 둘로 개괄한 것이고, 오행은 만물의 속성과 상호연관을 귀납한 것이다.

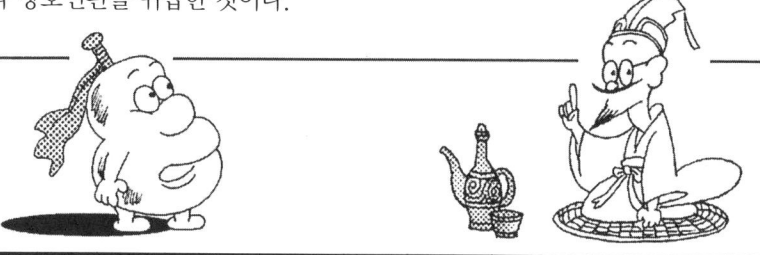

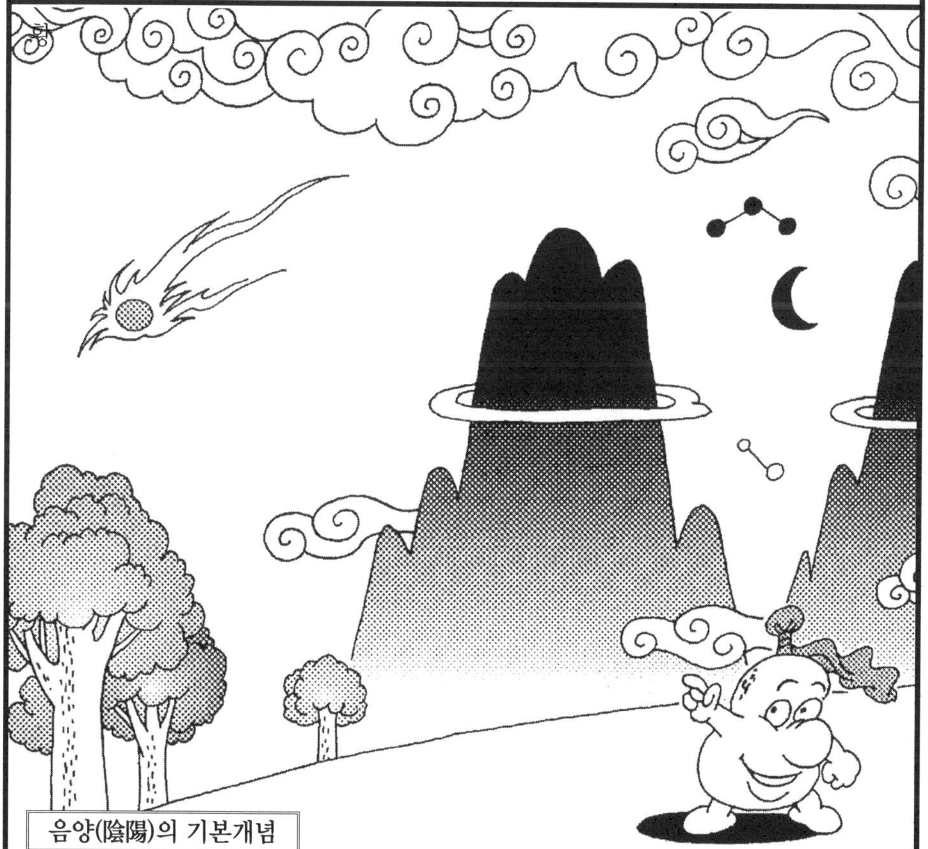

음양(陰陽)의 기본개념

음양은 고대철학의 한 범주로서, 원래 매우 구체적인 개념이었다. 음양은 애초에는 대상과 햇빛의 관계(햇빛을 향하면 양이고 등지면 음)를 의미했는데 시간이 지나면서 기후의 한서(寒暑), 방위의 상하좌우내외(上下左右內外), 운동의 조동(躁動)과 안정(安定) 등으로 의미가 확장되었다.

제1장 한의학의 음양오행학설

고대의 사상가들은 우주의 일체만물이 서로 대립하고 의존하면서 변화하는 것을 관찰하고 이를 사물 자체의 고유한 특성으로 인식했다.

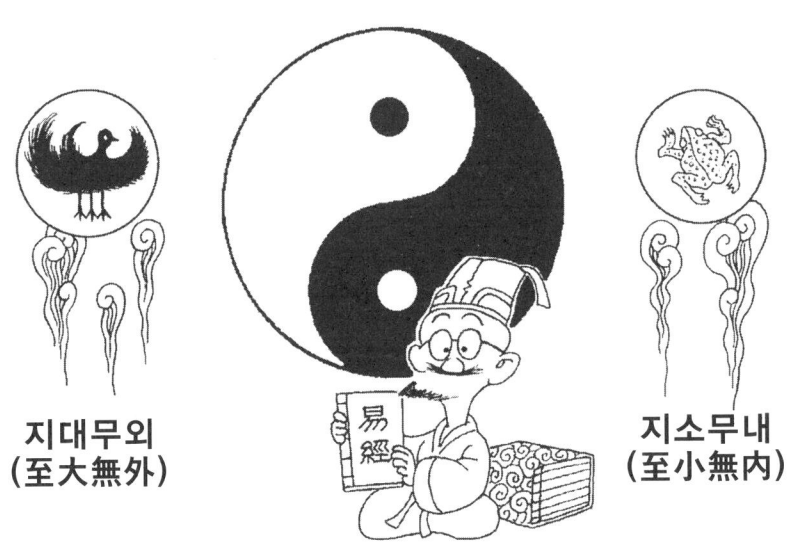

지대무외(至大無外) **지소무내(至小無內)**

음양학설에 의하면 세계는 정체(整體)로서, 음과 양의 대립과 통일의 결과이다. 음과 양은 서로 대립하면서 연관을 맺는 물질의 속성을 대표한다.

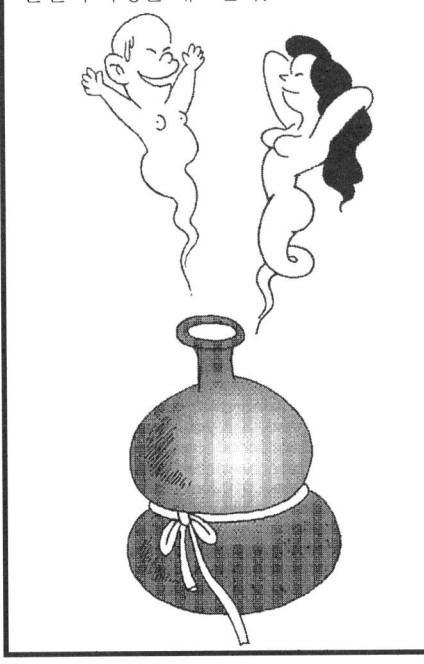

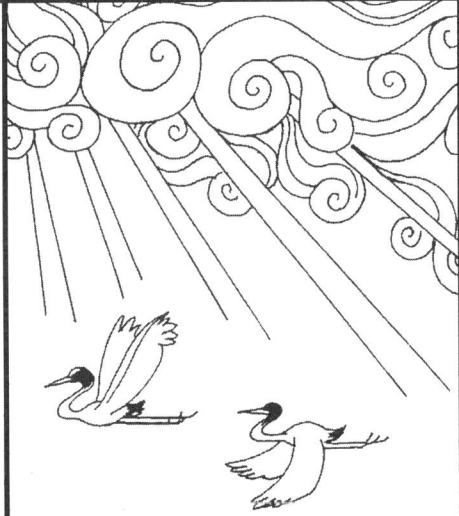

예를 들어 《황제내경 소문》〈음양응상대론(陰陽應象大論)〉에서는 이렇게 말한다. "하늘과 땅은 만물의 상하(上下)이고 음과 양은 혈기(血氣)의 남녀(男女)이다. 좌(左)와 우(右)는 음양의 도로이고 수(水)와 화(火)는 음양의 징조이다. 음양은 만물의 시작이다."

동시에 사물의 음양은 상대적이다. 예컨대 낮이 양이면 밤은 음이다. 나아가 정오 이전과 정오 이후를 상대적으로 말하면, 정오 이전은 양중지양(陽中之陽)이고 정오 이후는 양중지음(陽中之陰)이다. 그리고 자정 이전과 자정 이후를 상대적으로 말하면, 자정 이전은 음중지음(陰中之陰)이고 자정 이후는 음중지양(陰中之陽)이다. 이렇게 음양 중에 다시 음양이 구별된다.

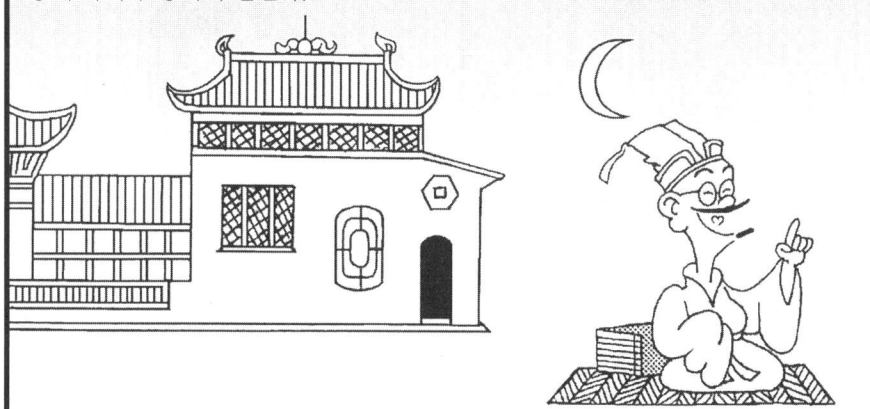

이상을 통해, 우주의 모든 사물이 음과 양으로 개괄될 수 있다는 것과 모든 사물의 내부 역시도 음과 양으로 구별될 수 있음을 알 수 있다.

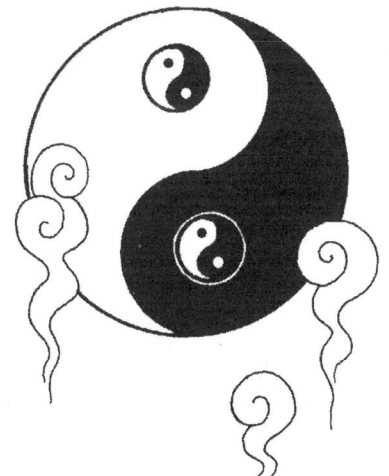

그리고 이미 음과 양으로 구별된 어느 한 쪽에서 다시 음과 양을 구분할 수 있다. 이렇게 사물이 대립하는 동시에 연관을 맺는 것은 보편적인 현상이다.

그래서 《황제내경 소문》〈음양이합론(陰陽離合論)〉에서는 이렇게 말한다.
"음양이라는 것은 헤아려서 열 가지를 들 수 있으면 미루어 백 가지를 알 수 있고, 헤아려서 천 가지를 들 수 있으면 미루어 만 가지를 알 수 있다. 만보다 커지면 다 헤아려 들 수 없지만 그 경우에도 요령은 마찬가지다."

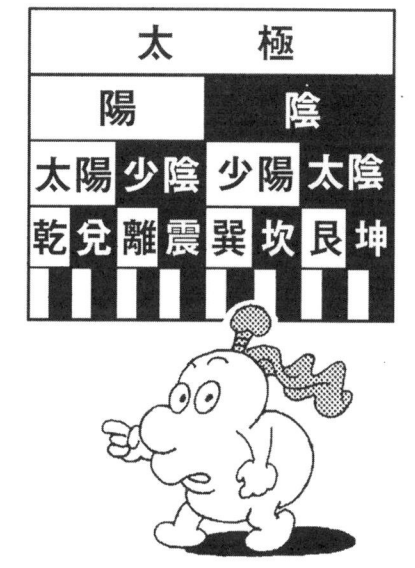

제1장 한의학의 음양오행학설

일반적으로 말해서 모든 활동적이고, 외향적이고, 상승적이고, 따뜻하고, 밝은 것은 양에 속한다.

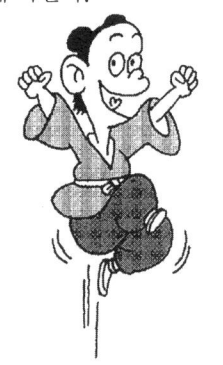

상대적으로, 정지적이고, 내수(內守)적이고, 하향적이고, 차고, 어두운 것은 모두 음에 속한다.

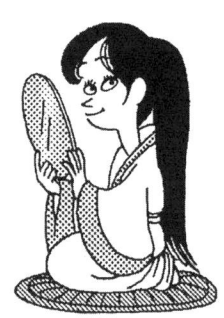

의학적인 견지에서 보면, 인체에서 추동(推動), 온후(溫煦), 흥분 등의 작용을 하는 물질과 기능은 양에 속한다.

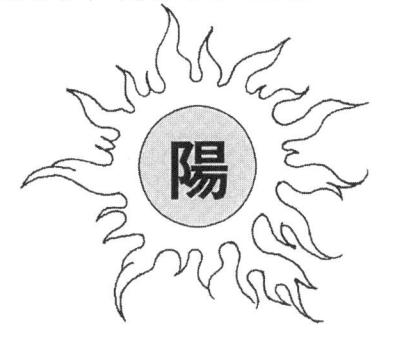

인체에서 응취(凝聚), 자윤(滋潤), 억제 등의 작용을 하는 물질과 기능은 음에 속한다.

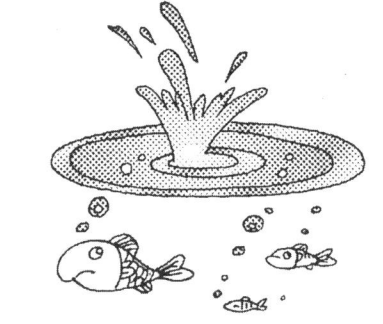

당연한 말이겠지만, 이런 구별이 타당하기 위해서는 반드시 서로 연관이 있는 하나의 대응물 또는 한 사물의 양 방면이 대상이어야 한다. 그렇지 않고 두 사물 사이에 전혀 연관이 없거나, 통일적 대립관계에 놓여 있는 한 사물의 양 방면이 아닌 경우라면 이런 구별은 무의미하다.

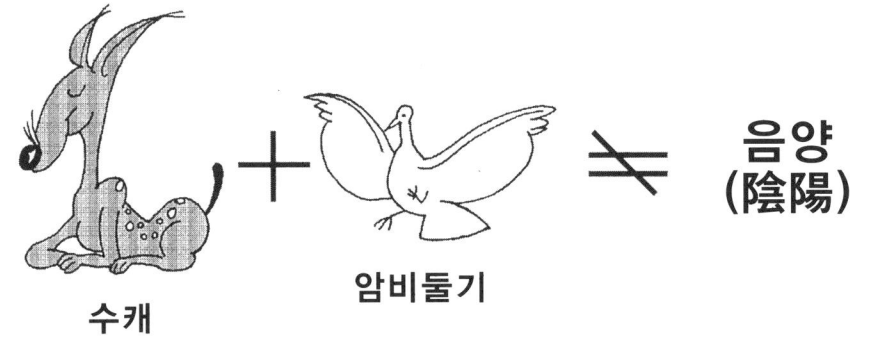

인체의 구조

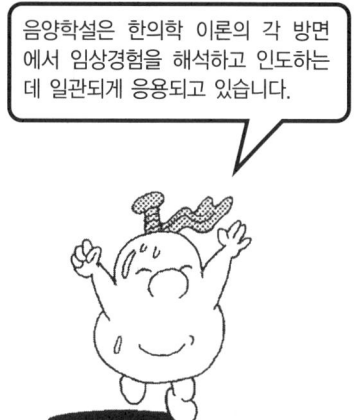

음양학설은 한의학 이론의 각 방면에서 임상경험을 해석하고 인도하는 데 일관되게 응용되고 있습니다.

인체의 구조

인체의 상부는 양이고 하부는 음이며, 체표는 양이고 체내는 음이다. 등과 배, 사지의 내외측 방면으로 보자면, 등은 양이고 배는 음이며, 사지의 외측은 양이고 내측은 음이다.

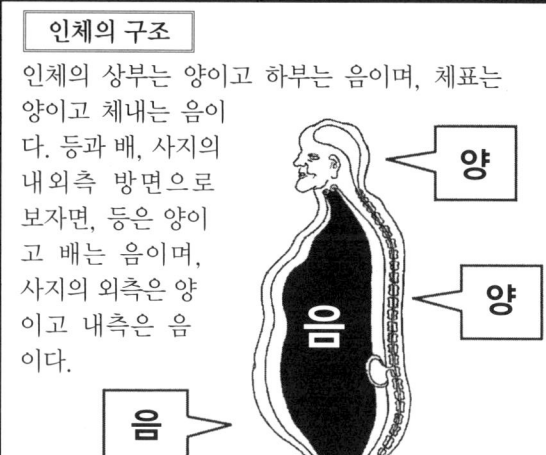

장(臟)과 부(腑)를 구분하면, 오장(五臟)은 이(裏)에 속하여 정기(精氣)를 갈무리할 뿐 쏟아내지 않기 때문에 음이며, 육부(六腑)는 표(表)에 속하여 수곡(水穀)을 전화(傳化)할 뿐 갈무리하지 못하기 때문에 양이다.

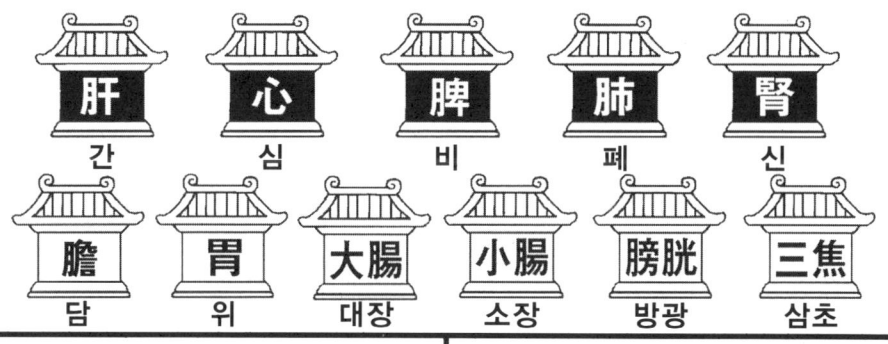

오장 중에도 각기 음양의 구별이 있다. 즉 심(心)과 폐(肺)는 상부[胸腔]에 자리하므로 양에 속하고, 간(肝)과 비(脾)와 신(腎)은 하부[腹腔]에 자리하므로 음에 속한다.

구체적으로 각 장부(臟腑)에 대해서도 음과 양의 구별이 있다. 즉 심(心)에는 심음(心陰)과 심양(心陽)이 있고 신(腎)에는 신음(腎陰)과 신양(腎陽)이 있는 것 등이 그 예이다.

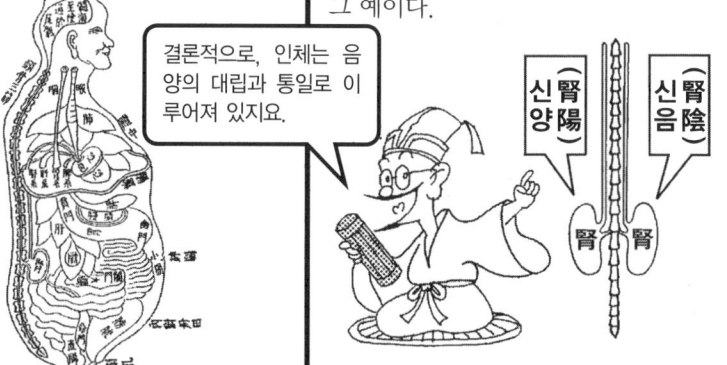

결론적으로, 인체는 음양의 대립과 통일로 이루어져 있지요.

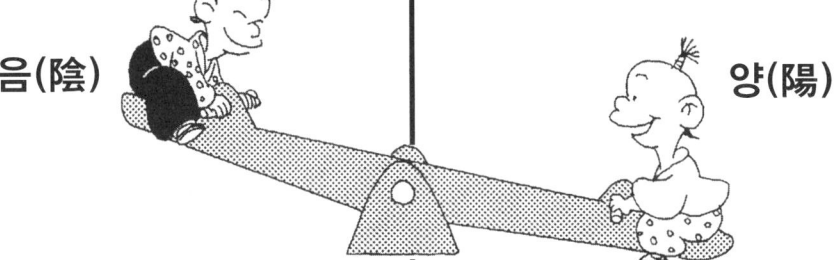

인체의 기능

음양학설에 의하면 생명활동은 음과 양의 대립과 통일에 의한 협조의 결과이다.

음(陰)　　　양(陽)

예컨대, 기능과 물질을 대비해 보면, 기능은 양에 속하고 물질은 음에 속하여, 대립과 통일의 관계에 있다.

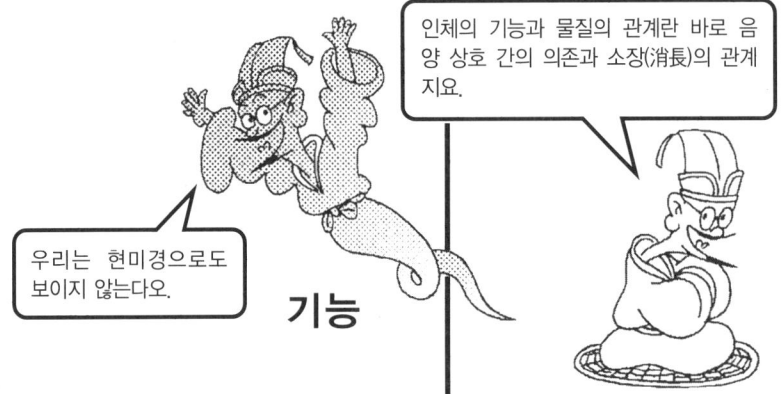

인체의 생리활동에는 물질이 필요하다. 물질이 없으면 기능이 발생하지 않는다.

우리는 현미경으로도 보이지 않는다오.

기능

그리고 생리활동의 결과는 끊임없이 물질의 신진대사를 촉진한다.

인체의 기능과 물질의 관계란 바로 음양 상호 간의 의존과 소장(消長)의 관계지요.

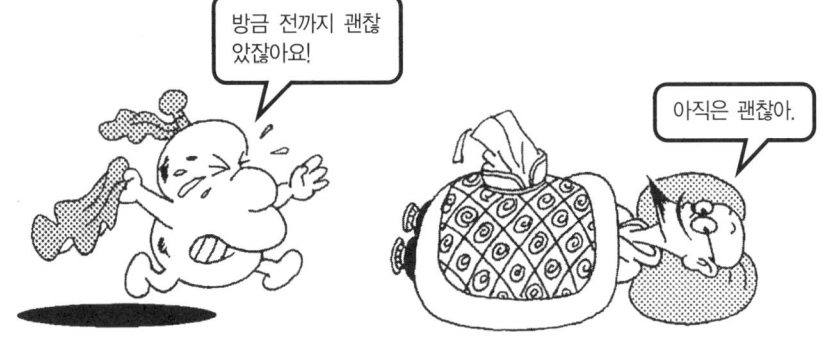

음과 양이 분리되면 생명활동은 정지된다. 그래서 《황제내경 소문》〈음양응상대론(陰陽應象大論)〉에서는 이렇게 말한다.
"음이 포용하여 양이 비밀스럽게 감추어져야 정신(精神)이 이에 다스려진다. 음과 양이 떨어져 갈라지면 정기(精氣)가 끊어진다."

방금 전까지 괜찮았잖아요!

아직은 괜찮아.

천인상응(天人相應)

'천(天)'은 자연환경을 말하고 '인(人)'은 인체를 말한다. '천인상응'이란 인체가 자연환경과 밀접한 관련이 있음을 뜻한다. 자연계의 모든 변화는 직간접적으로 인체에 영향을 미친다.

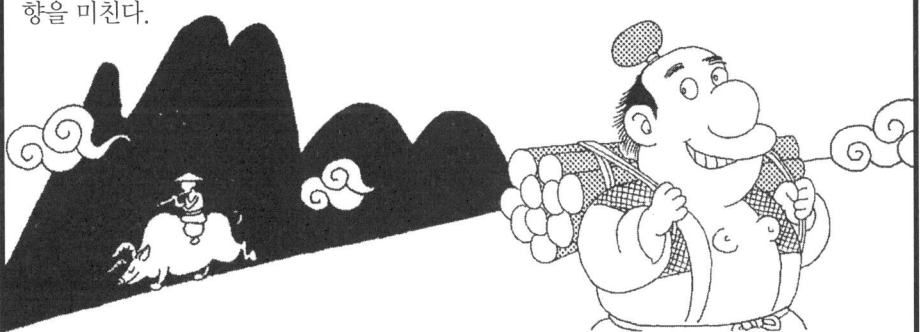

예를 들어, 봄에 싸늘하거나, 겨울에 따뜻하거나, 가뭄으로 비가 오지 않거나 하는 등의 기후변화나 차고 습한 지역 등의 환경변화는 어느 것이나 직접적으로 인체에 영향을 미친다. 인체는 이러한 변화에 적응해야 건강을 유지할 수 있다.

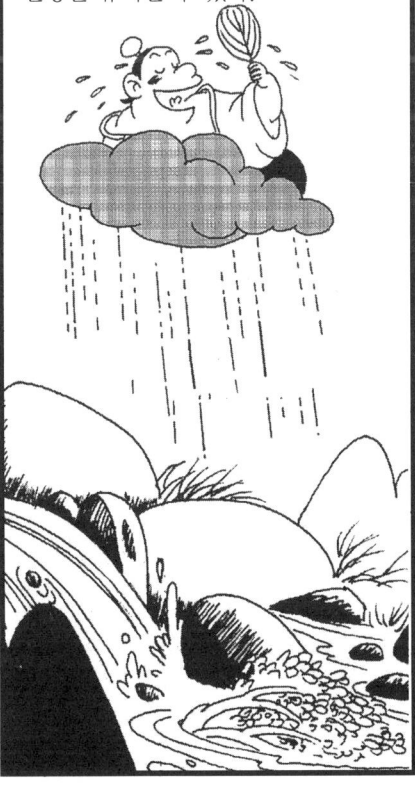

때문에 옛날 사람들은 음양소장(陰陽消長)의 이치로 자연환경과 기후의 변화를 설명했다.

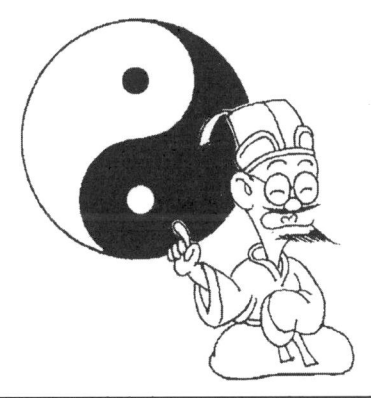

그리고 음양사시(陰陽四時)의 변화가 만물이 생장수장(生長收藏)의 변화를 겪게 하는 근본적인 법칙임을 지적했다. 사람들이 건강하게 장수하려면 이런 변화에 순종해야 한다.

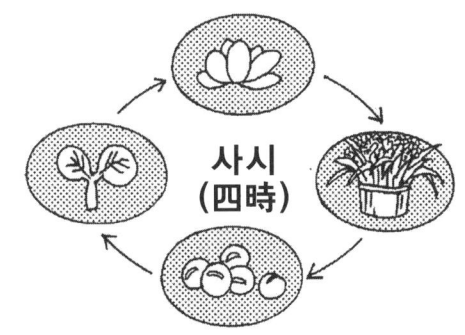

인체의 병리적 변화

인체의 내외(內外), 표리(表裏), 상하(上下) 각 부위의 물질과 물질, 기능과 기능, 기능과 물질 사이에는 반드시 상대적인 음양의 협조가 유지되어야 정상적인 생리활동이 가능하다. 이것이 건강의 기본이다.

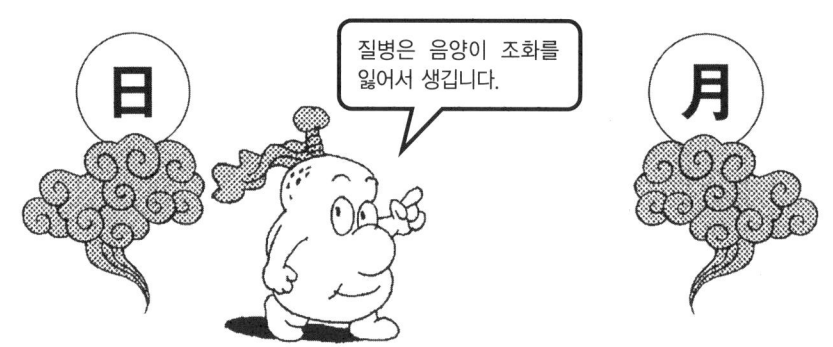

질병은 음양이 조화를 잃어서 생깁니다.

음과 양은 서로에게 뿌리가 되고 서로에게 작용하며, 서로 제약하고 서로 소장(消長)한다. 때문에 음양이 조화를 잃으면 음과 양 어느 한 쪽이 과성(過盛)하거나 부족해져서 질병이 발생한다.

정기(正氣)는 유기체의 전체적인 구조와 기능으로서, 인체의 질병에 대한 저항력 등을 포괄하는 개념이다.

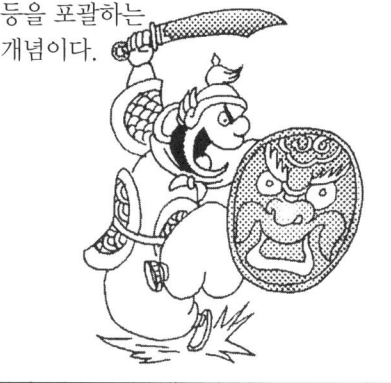

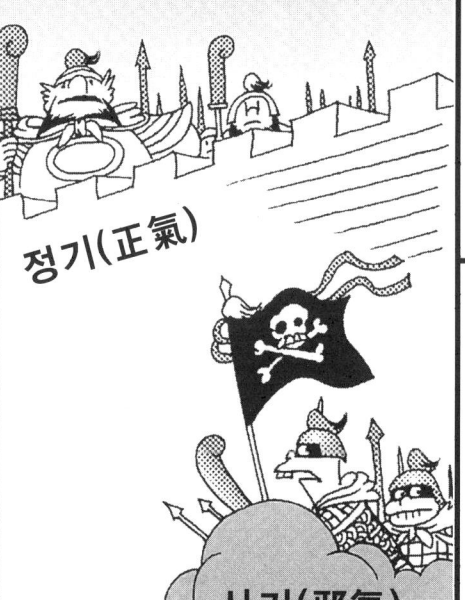

정기(正氣)

사기(邪氣)

질병의 발생은 정기(正氣)와 사기(邪氣) 두 방면과 관련이 있다.

사기(邪氣)는 질병을 유발하는 여러 요소들을 광범위하게 지칭한다. 정기와 사기 모두 속성이 음양으로 구분될 수 있다.

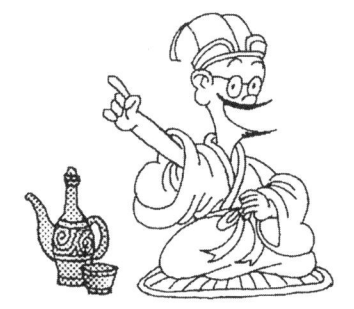

인체의 병리적 변화

정기(正氣)를 음양으로 구분하면, 정기는 음기와 양기의 두 부분을 포괄한다.

정기(正氣)

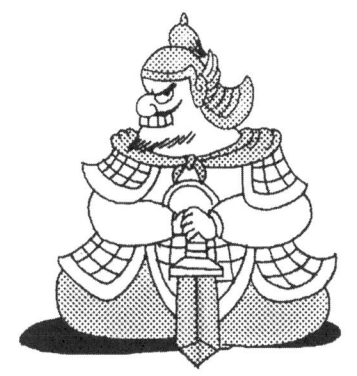

사기(邪氣) 역시 음사(陰邪)와 양사(陽邪)로 구별된다.

음사(陰邪)　양사(陽邪)

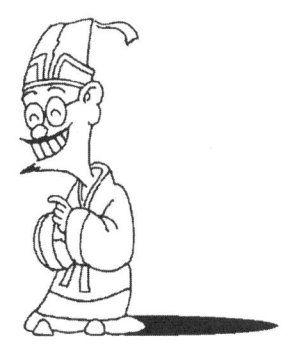

예컨대, 육음(六淫)*의 사기 가운데 한(寒)과 습(濕)은 음사이고,

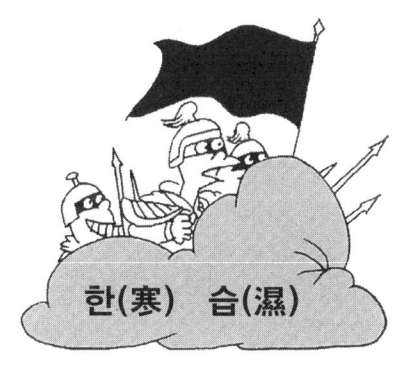

한(寒)　습(濕)

풍(風), 서(暑), 열(熱)(또는 화(火)), 조(燥)는 양사이다.

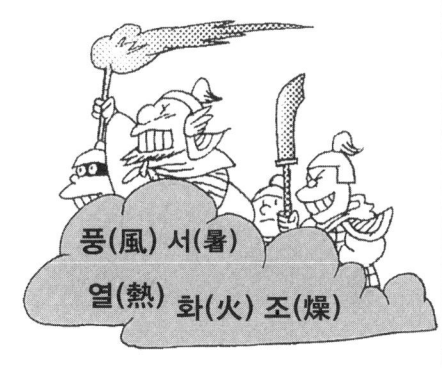

풍(風) 서(暑)
열(熱) 화(火) 조(燥)

이상을 통해, 질병이란 사기와 정기의 투쟁에 의해 음양의 편성(偏盛) 또는 편쇠(偏衰)가 초래된 것임을 알 수 있다. 때문에 질병의 병리적인 변화가 아무리 복잡하더라도 결코 음양의 편성과 편쇠에서 벗어나지 않는다.

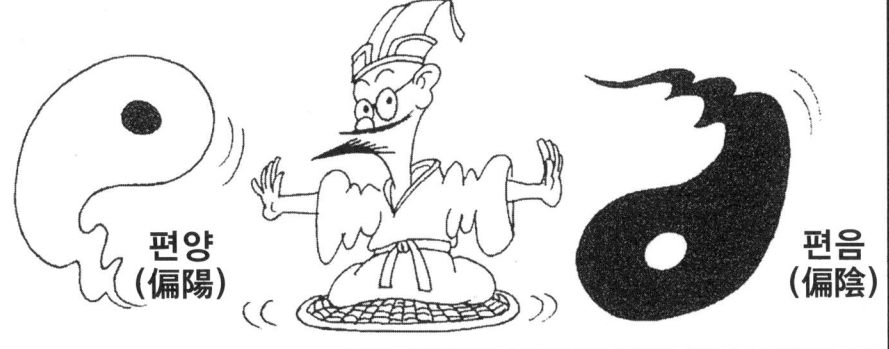

편양(偏陽)　　편음(偏陰)

【역주】

육음(六淫) : 외인성 사기로서 외감병 발생의 원인이 되는 풍(風), 한(寒), 서(暑), 습(濕), 조(燥), 화(火)의 6종 사기를 말한다.

제1장 한의학의 음양오행학설

오행(五行)의 기본 개념

오행(五行)이란 다섯 가지 물질의 운동으로서, 음양학설의 연속입니다.

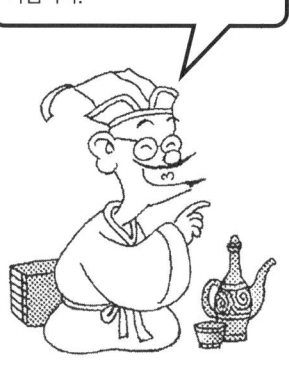

《상서尚書》의 말이다. "수(水)와 화(火)는 백성들을 먹고 마시게 하는 재료이고, 금(金)과 목(木)은 백성들을 일으키고 성취시키는 재료이고, 토(土)는 만물이 바탕삼아 자라나는 재료이다. 이것들은 사람을 위해 쓰인다." 이들을 불가결한 요소로 보았기 때문에 오재(五材)라고 불렀다.

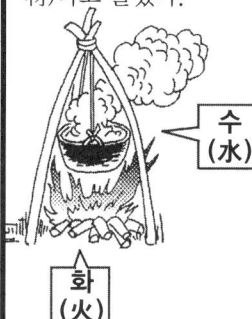

오행학설은 이러한 오재설(五材說)을 바탕으로, 우주 모든 사물의 운동과 변화의 형식으로서 그 의미가 확장된 것이다.

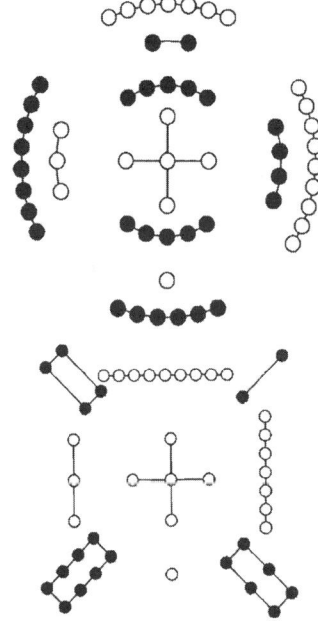

하도(河圖)와 낙서(落書)의 수리론(數理論)이 도입됨에 따라 오재는 상생(相生)과 상극(相剋)의 유기적인 관계를 부여받게 되었다.

이러한 관계는 사물 간의 상호 관계를 해석하는 데 이용되어, 모든 사물은 고립적이거나 정지적이지 않고 부단하게 상생하고 상극하는 가운데 평형을 유지하는 것으로 인식되었다.

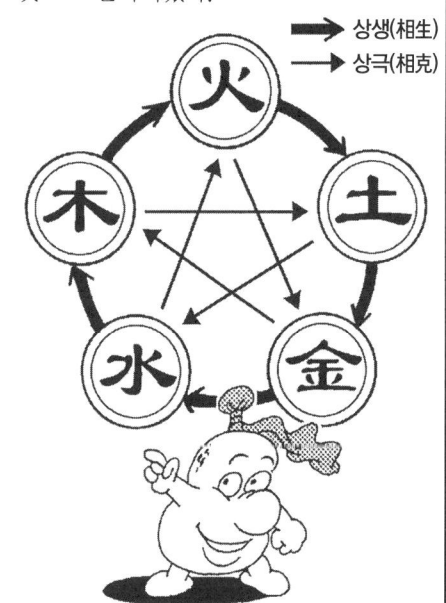

이로 인해, 오재에서 기원한 오행은 오재 자체를 초월하여 보편적인 의의를 지니게 되었다.

① **목(木)의 특성** : 옛사람들은 '목왈곡직(木曰曲直)'이라 불렀다. '곡직(曲直)'은 나무가 자라나는 모습을 지칭한 것으로서, 나무는 줄기와 가지가 곧게 뻗으면서 상부와 외부로 고르게 펼쳐진다. 때문에 생장(生長), 승발(昇發), 조달(條達) 등의 기능이나 속성을 지니는 사물은 모두 목에 속하는 것으로 의미가 확장되었다.

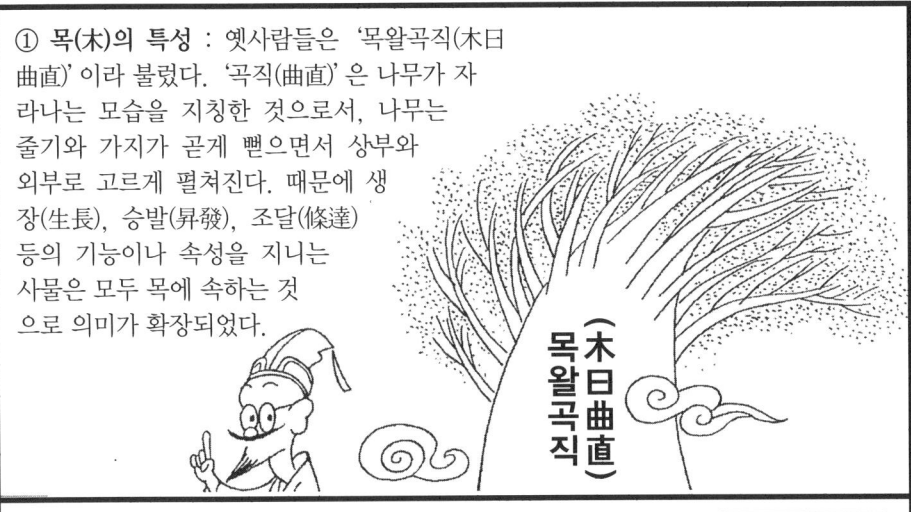

(木曰曲直) 목왈곡직

② **화(火)의 특성** : 옛사람들은 '화왈염상(火曰炎上)'이라 불렀습니다. '염상(炎上)'은 화가 온열(溫熱), 상승(上昇)의 특성을 지니고 있음을 가리키기 때문에 온열, 승등(昇騰)의 작용을 하는 사물은 모두 화에 속하는 것으로 의미가 확장되었습니다.

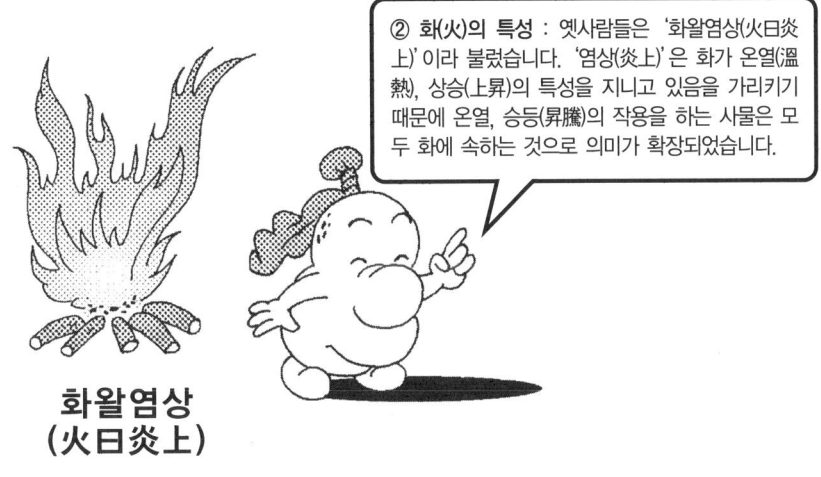

화왈염상
(火曰炎上)

③ **토(土)의 특성** : 옛사람들은 '토왈가색(土曰稼穡)'이라 불렀다. '가색(稼穡)'은 토(土)에 농작물을 파종하고 수확하는 작용이 있음을 가리킨다. 때문에 생화(生化), 승재(承載), 수납(受納)의 작용이 있는 사물은 모두 토에 속하는 것으로 의미가 확장되었다. 때문에 "토는 사행을 실음[土載四行]", "만물은 토에서 생겨 토에서 죽음[萬物土中生, 萬物土中滅]" 그리고 "토는 만물의 어미임[土爲萬物之母]"과 같은 말들이 있다.

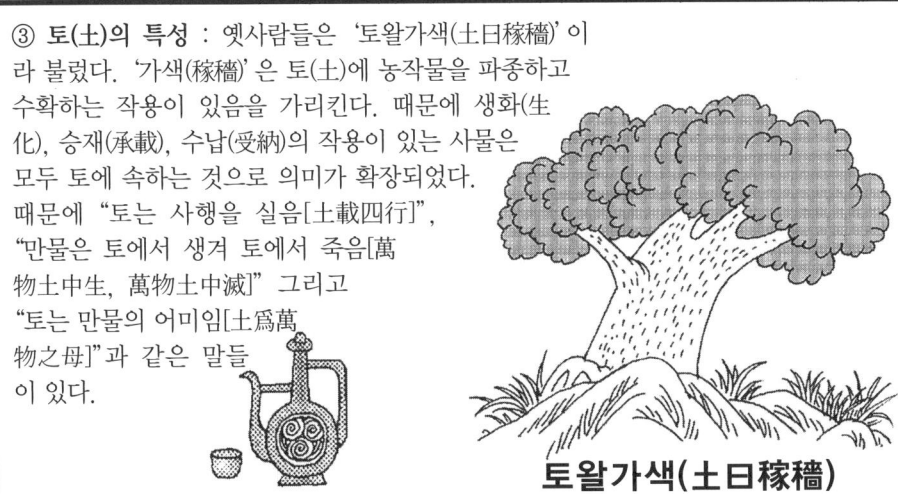

토왈가색(土曰稼穡)

오행의 기본개념

④ 금(金)의 특성 : 옛사람들은 '금왈종혁(金曰從革)'이라 불렀다. '종혁(從革)'은 변혁을 뜻한다. 때문에 청결(淸潔), 숙강(肅降), 수렴(收斂) 등의 작용이 있는 사물은 모두 금에 속하는 것으로 의미가 확장되었다.

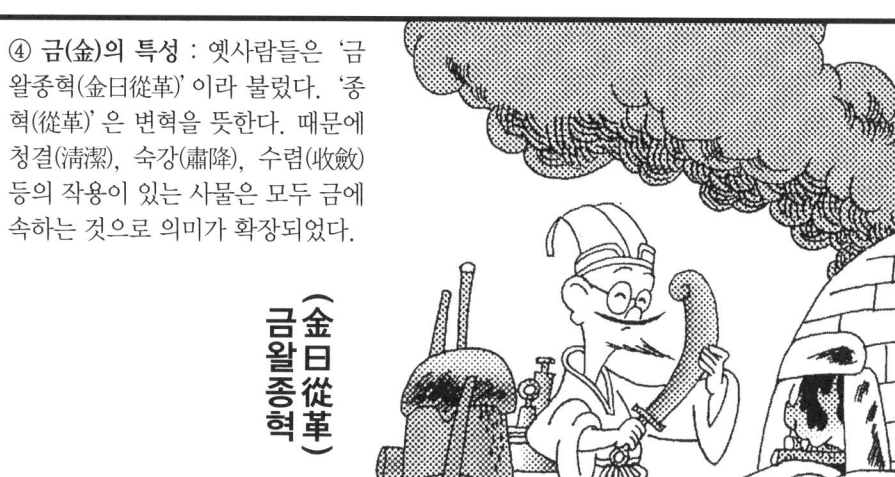

(金曰從革) 금왈종혁

⑤ 수(水)의 특성 : 옛사람들은 '수왈윤하(水曰潤下)'라 불렀다. '윤하(潤下)'는 수가 자윤(滋潤)과 하향(下向)의 특성을 지니고 있음을 말한다. 때문에 한량(寒凉), 자윤, 하향의 운동을 하는 사물은 모두 수에 속하는 것으로 의미가 확장되었다.

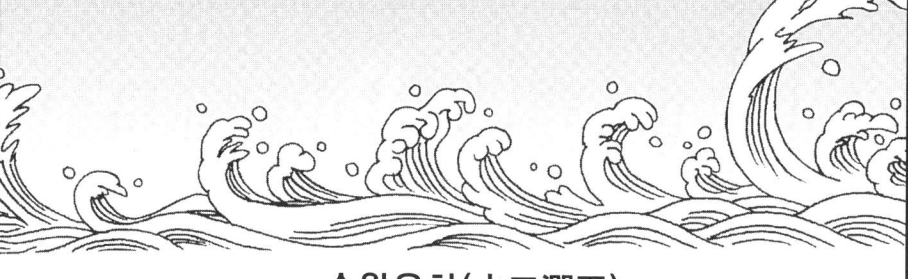

수왈윤하(水曰潤下)

⑥ 오행의 연역(演繹)과 귀류(歸類) : 오행설은 오행의 특성으로 사물의 오행 속성을 연역하고 귀류하는 것이다. 사물의 오행 속성은 목화토금수(木火土金水) 자체와 동일하지 않기 때문에 사물의 성질과 작용을 오행의 특성에 유비(類比)하여 사물의 오행 속성을 도출한다.

자연계(自然界)					五行	인체(人體)				
五味	五色	五化	五气	五方	五季		五臟	六腑	五官	五形	情志
酸	青	生	風	東	春	木	肝	膽	目	筋	怒
苦	赤	長	暑	南	夏	火	心	小腸	舌	脈	喜
甘	黃	化	濕	中	長夏	土	脾	胃	口	肉	思
辛	白	收	燥	西	秋	金	肺	大腸	鼻	皮毛	悲
鹹	黑	藏	寒	北	冬	水	腎	膀胱	耳	骨	恐

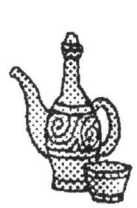

오행의 기본개념

방위를 오행에 배속하면, 해가 뜨는 동방은 목의 승발(昇發)하는 속성과 유사하므로 목에 귀속된다.

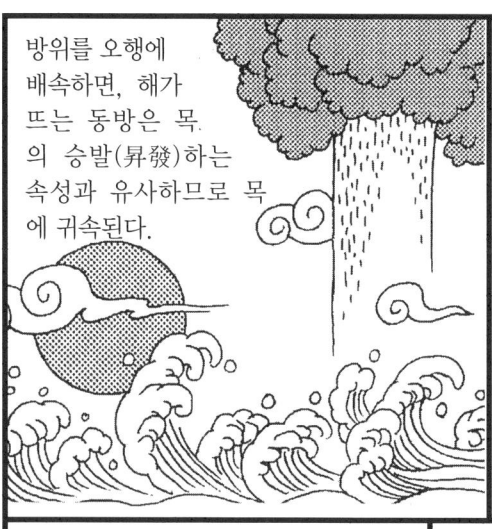

남방의 염열(炎熱)은 화의 특성과 유사하므로 화에 귀속된다.

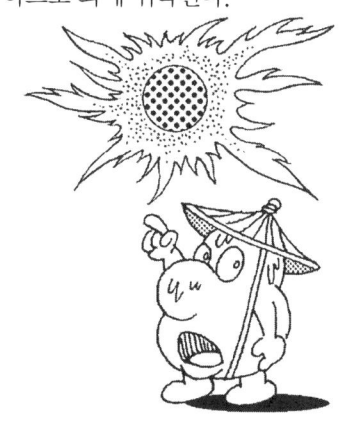

중앙은 땅이 두툼하고[敦厚] 축축하여[濕潤]하여 토의 자양(滋養)하는 속성과 유사하므로 토에 귀속된다.

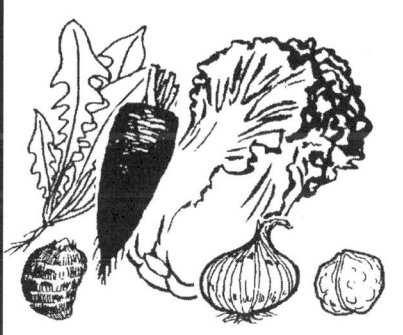

해지는 서방은 금의 숙강(肅降)하는 특성과 유사하므로 금에 귀속된다.

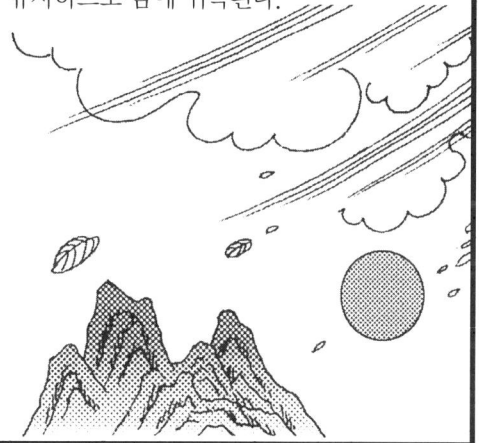

오장으로 말하면, 목은 구부러지기도 펴지기도 하여 지엽(枝葉)이 조달(條達)* 하므로 발생(發生)하는 특성이 있다. 간은 조달하기를 좋아하고 억울되는 것을 싫어하여 소설(疏泄)하는 작용을 하므로 간은 목에 귀속된다.

간(肝)

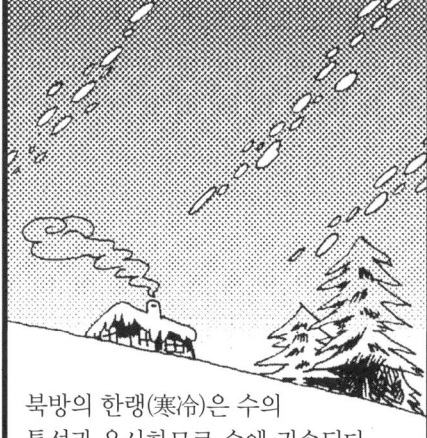

북방의 한랭(寒冷)은 수의 특성과 유사하므로 수에 귀속된다.

【 역주 】

조달(條達) : 나무의 가지가 걸서 정연하게 뻗음을 말한다.

화는 성질이 뜨거워 염상(炎上)*하는 특성이 있다. 심양(心陽)은 따뜻하게 하는 작용을 하므로 심은 화에 귀속된다.

토는 성질이 돈후(敦厚)하여 만물을 화생(化生)하는 특성이 있다. 비는 수곡(水穀)의 정미(精微)를 운화(運化), 수송(輸送)하고 오장육부(五藏六府)와 사지백해(四肢百骸)를 영양하는 작용을 하여 기혈(氣血)을 화생(化生)하는 근원이므로, 비는 토에 속한다.

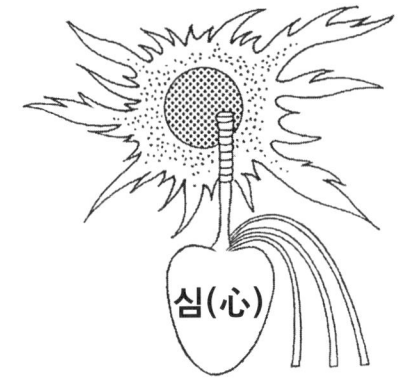

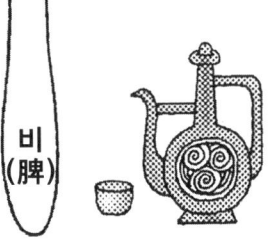

금은 청숙(清肅), 수렴(收斂)하는 성질이 있다. 폐는 청숙(清肅)하는 성질을 갖추어 숙강(肅降)하므로 폐는 금에 속한다.

수의 성질은 윤하(潤下)*하여 한윤(寒潤), 하행(下行), 폐장(閉藏)의 특성이 있다. 신은 장정(藏精), 주수(主水) 등의 기능이 있으므로 신은 수에 속한다.

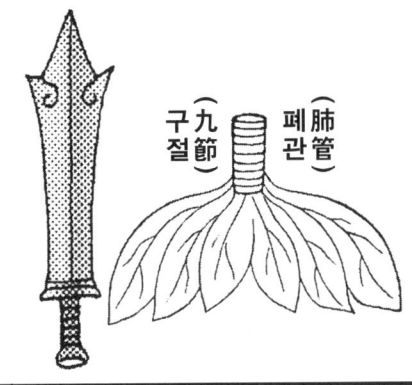

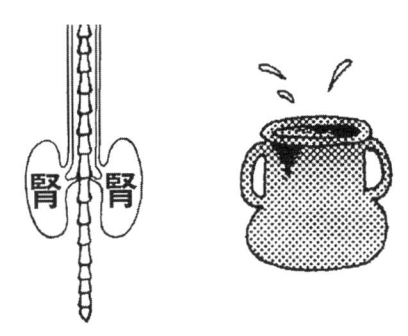

사물의 오행 속성은, 상술한 비류취상(比類取象)의 방법 외에 간접적인 연역에 의해 연속적으로 파악된다. 예를 들어 간은 목에 속하므로, '간주근(肝主筋)' 과 '간개규어목(肝開竅於目)' 의 근(筋)과 목(目) 역시 목(木)에 귀속된다. 심(心)은 화(火)에 속하므로 맥(脈)과 설(舌) 역시 화에 귀속된다.

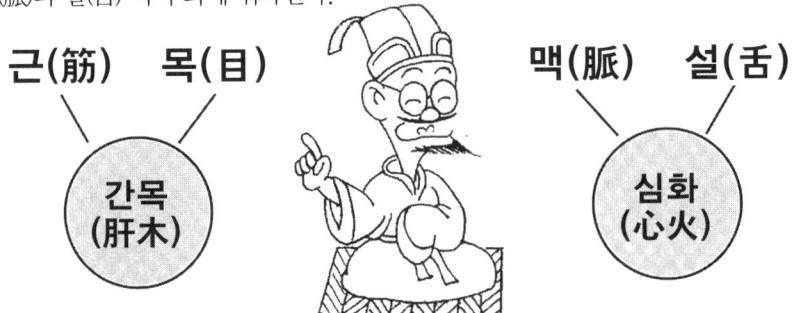

【역주】

염상(炎上) : 뜨겁게 위로 타오르는 것을 말한다.
윤하(潤下) : 자윤(滋潤)하므로 하행(下行)하는 것을 말한다.

제1장 한의학의 음양오행학설

비(脾)는 토에 속하므로 육(肉)과 구(口) 역시 토에 속한다. 그렇다면 피모(皮毛)와 비(鼻) 역시 금에 속한다. 신(腎)은 수에 속하므로 골(骨)과 이(耳), 이음(二陰) 역시 수에 속한다.

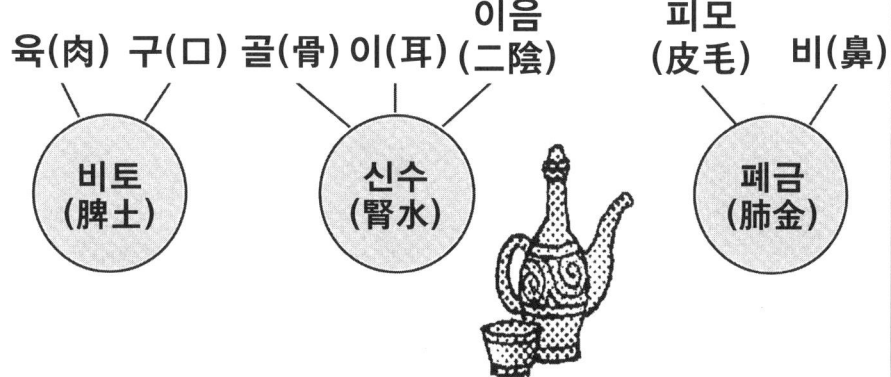

이상을 통해, 동류의 사물에는 상관성이 존재한다는 것을 알 수 있다. 예를 들어 동방(東方)은 풍(風)을 낳고, 풍은 목(木)을 낳고, 목은 산미(酸味)를 낳고, 산미는 간(肝)을 낳고, 간은 근(筋)을 낳고…

즉 방위의 동(東)과 자연의 풍(風)과 목(木) 그리고 산미(酸味)를 지닌 물질은 모두 간과 연관된다. 때문에 오행설은 사람과 자연을 통일하는 기초이기도 하다.

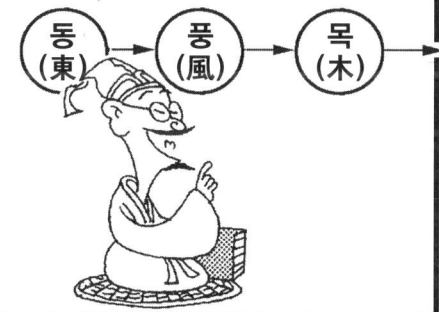
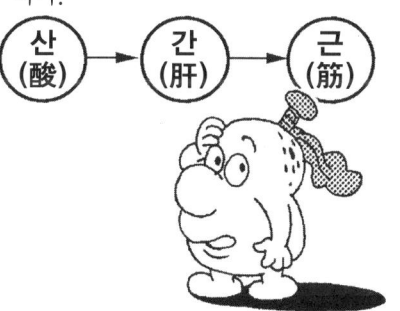

자연의 온갖 변화를 오행으로 귀납할 수 있듯이, 인체 역시도 오장(五臟)을 핵으로 하는 5개의 생리적, 병리적 계통으로 귀결된다. 이것이 바로 '천인상응(天人相應)'이다.

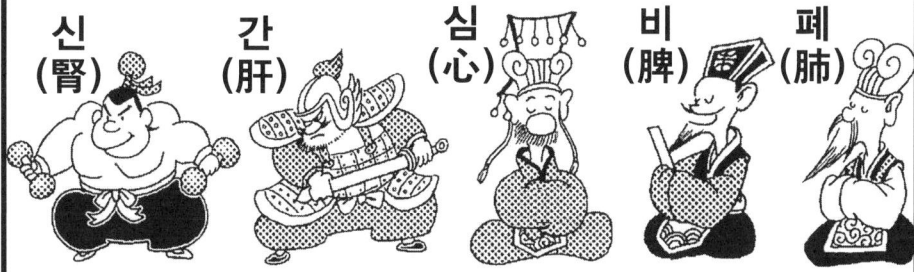

주의 : 구조와 분석을 중시하는 서양의 실증의학과 달리, 한의학은 대상의 유기적 기능을 강조한다. 때문에 이렇게 형상(形象)의 비유로 표현한다.

오행의 생(生), 극(克), 승(乘), 모(侮)

앞서 말했듯이 오행은 하도(河圖)와 낙서(洛書)의 수리론(數理論)에서 나왔다. 오행은 이런 순서로 상생(相生)하고 상극(相克)하면서 간단없이 생화(生化)하며 평형을 유지한다. 이런 특성으로 인해 오행의 각 행(行)들 사이에는 나를 낳고[生我], 내가 낳고[我生], 나를 이기고[克我], 내가 이기는[我克] 네 가지 방식의 관계가 존재한다.

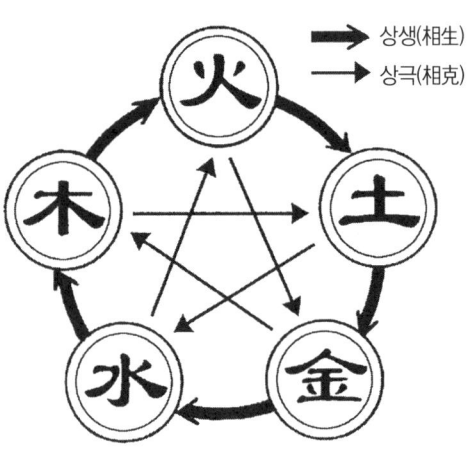

오행 간의 상관관계는 《난경難經》에서는 모자(母子)의 관계로 비유했다. 화(火)를 예로 들어 보자. 목은 화를 낳기 때문에 화의 입장에서 보면 나를 낳은 것은 목이고, 화는 토를 낳기 때문에 화의 입장에서 내가 낳은 것은 토이다. 이렇게 목은 화의 어미이고 토는 화의 자식이 되어 목과 화는 모자관계이고, 화와 토 역시 모자관계이다.

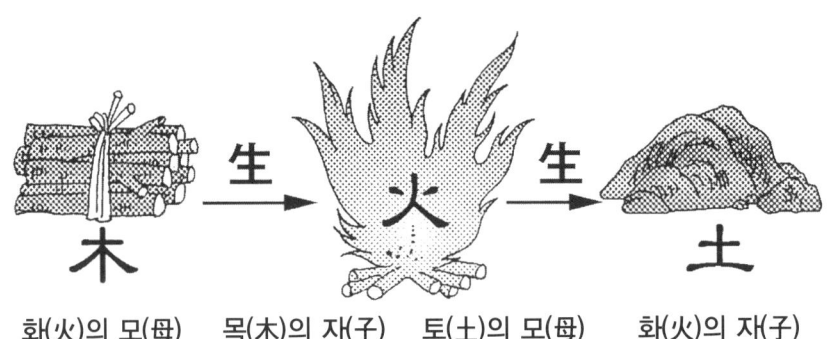

화(火)의 모(母)   목(木)의 자(子)   토(土)의 모(母)   화(火)의 자(子)

극아(克我)와 我克(아극)은 《내경》에서는 '소불승(所不勝)'과 '소승(所勝)'으로 표현했다. 즉 극아는 소불승이고 아극은 소승이다. 다시 화를 예로 들어 보자. 화는 금을 이기기[克] 때문에 화의 입장에서 보면 내가 이기는 것은 금이고, 수는 화를 이기기 때문에 화의 입장에서 보면 나를 이기는 것은 수이다.

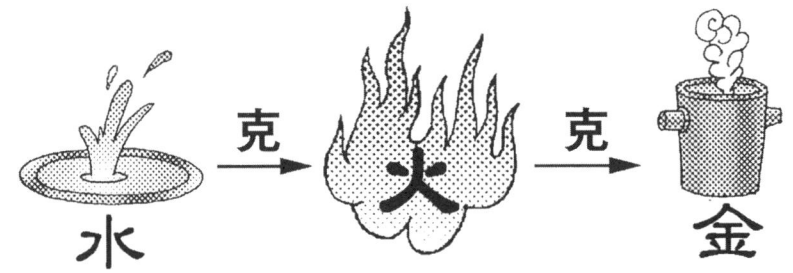

'생아(生我)'와 '아생(我生)'은 오행 중의 상생(相生)이다. 단, 생(生)하는 가운데 억제함이 있다. 예를 들어, 목으로 보면, 나를 낳는 것[生我]는 수이고 내가 낳은 것[我生]은 화인데, 수는 화를 억제하기도 한다.

'극아(克我)'와 '아극(我克)'은 오행 중의 상극(相克)이다. 그러나 이기는 가운데 낳음이 있다. 예를 들어, 목으로 보면, 나를 이기는 것[克我]은 금이고 내가 이기는 것[我克]은 토인데, 토는 금을 낳기도 한다.

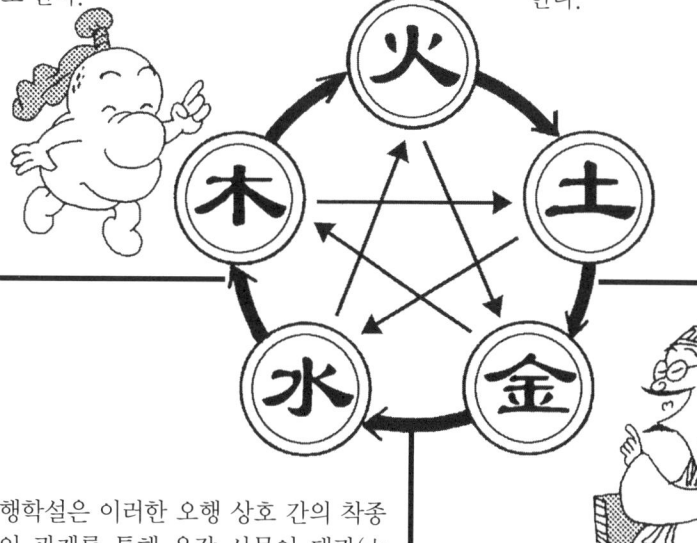

오행학설은 이러한 오행 상호 간의 착종적인 관계를 통해 온갖 사물이 태과(太過)나 불급(不及)에 빠지지 않고 정체적인 조절기제 하에 놓여 있는 현상을 설명하고 있다.

오행으로 자연을 해석하면 기후의 정상적인 변화와 자연계의 생태적인 평형을 설명할 수 있으며, 인체를 해석하면 유기체의 생리적인 평형을 설명할 수 있다.

① **상승(相乘)** : '승(乘)'은 강한 것이 약한 것을 능멸하는 의미이다. 상승이란, 오행 중의 한 행(行)이 나를 이기는 한 행(行)에 의해 지나친 억제를 받음에 따라 일어나는 일련의 상극 반응을 말한다.

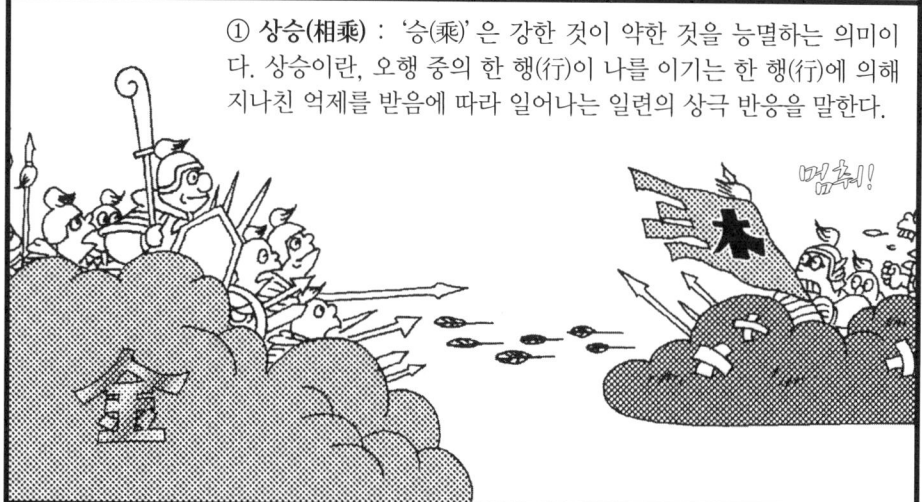

제1장 한의학의 음양오행학설

【역주】

반극(反克) : 즉 상극 관계가 뒤집어졌음을 말한다.

상승(相乘)이 일어나는 원인에는 두 가지가 있다. 첫째, 오행 중의 한 행이 원래부터 지나치게 강성한 경우이다. 이렇게 되면 그 행이 자신이 이기는 행을 지나치게 억제하게 되므로 억제를 받는 행이 허약해지게 되어 오행 간의 평형에 이상이 발생한다.
예를 들어, 목이 지나치게 강성하면 토를 억제하게 되므로 토의 부족이 초래된다. 이런 현상을 '목승토(木乘土)'라고 부른다.

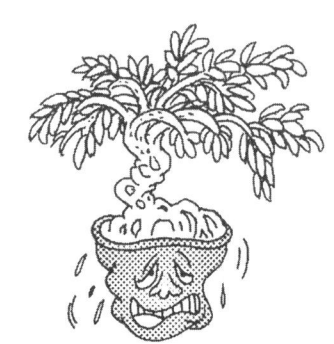

목승토(木乘土)

둘째, 오행 중의 한 행이 원래부터 허약한 경우이다. 이렇게 되면 나를 이기는 행에 의한 억제가 강해져서 내가 더 쇠약해지게 된다. 예를 들어 화가 원래부터 부족하여 화를 억제하는 수의 힘이 상대적으로 증강되면 화는 더욱 부족해진다. 이런 현상을 '화허수승(火虛水乘)'이라고 부른다.

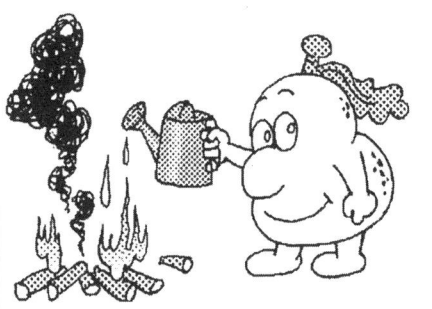

화허수승(火虛水乘)

② **상모(相侮)** : '모(侮)'는 여기서 '반모(反侮)'를 가리킨다. 상모는 어떤 한 행이 지나치게 강성함에 따라, 원래 나를 이기게 되어 있는 행을 반대로 업신여기는 현상을 말한다. 그래서 반모는 반극(反克)*이라 불리기도 한다. 예를 들어 목은 원래 금의 억제를 받게 되어 있는데 목이 특히 강성해지면 금의 억제를 받지 않을 뿐 아니라 반대로 목을 업신여기게 된다. 이런 현상을 '목모금(木侮金)'이라 부른다.

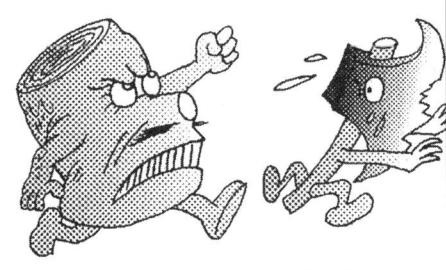

목모금(木侮金)

금 자체가 허약함으로 인해 목을 억제하지 못하고 역으로 목에게 업신여김을 당하는 경우도 있다. 이런 현상은 '금허목모(金虛木侮)' 라 부른다.

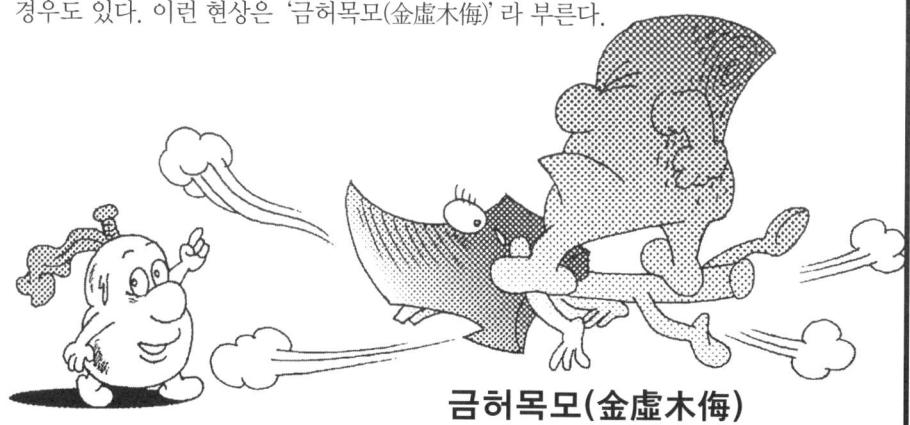

금허목모(金虛木侮)

③ **상승과 상모의 구별** : 상승은 상극 순서의 정방향으로 지나치게 강한 억제가 발생하여 오행 간의 평형에 이상이 초래되는 현상이다.

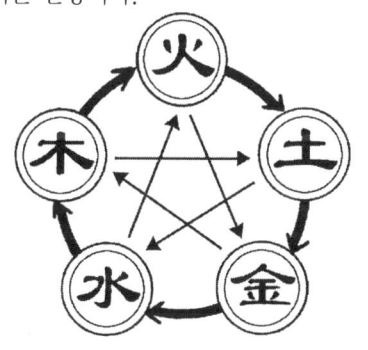

상모는 오행 상극 순서의 역방향으로 억제가 발생하여 오행 간의 평형에 이상이 초래되는 현상이다.

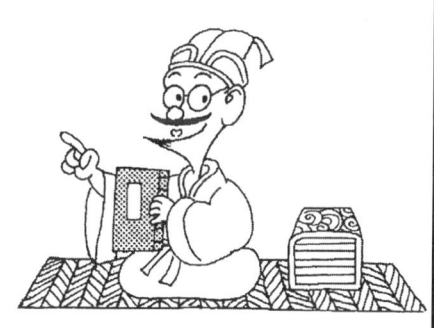

④ **상승과 상모의 관계** : 상승과 상모가 동시에 발생하기도 한다. 예를 들어 목이 지나치게 강성해졌을 때 목승토(木乘土)가 발생할 수도 있고 목모금(木侮金)이 발생할 수도 있으며, 금이 허약해졌을 때 목모금(木侮金)이 발생할 수도 있고 화승금(火乘金)이 발생할 수도 있다. 때문에 상승과 상모 사이에는 밀접한 관련이 존재한다.

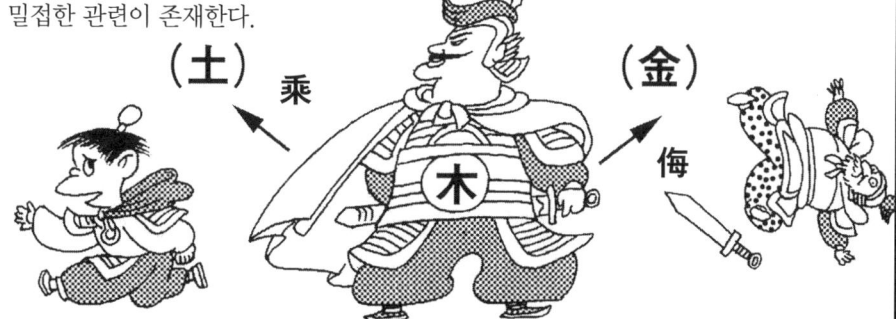

제1장 한의학의 음양오행학설

오행의 생리

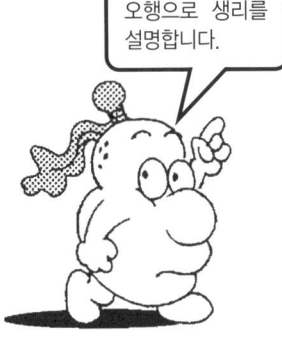
오행으로 생리를 설명합니다.

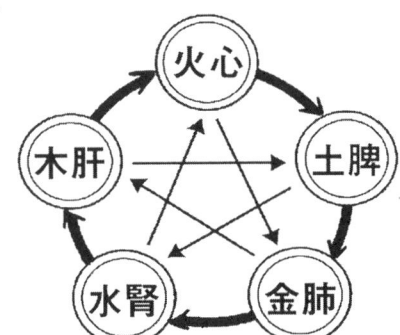
오행을 생리에 응용하려면 먼저 오장을 오행에 배속해야 한다. 오행을 인체와 관련 지우는 핵심적인 근거는 오장의 생리적인 특성과 오행의 각종 특성 간의 상관관계이다.

예를 들어, 폐(肺)는 금(金)에 속하는데, 금속은 소리가 잘 나고 사람의 말과 소리는 폐기의 고동(鼓動)에 의해 발생한다.

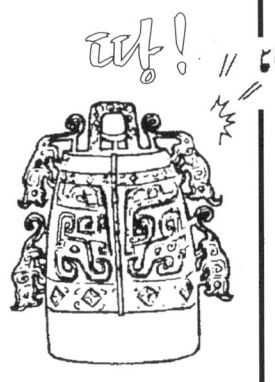

그리고 폐는 눈장(嫩臟)*으로서 화기(火氣)의 훈증(熏蒸)을 무서워한다. 그러므로 오행 중의 금은 오장 중의 폐에 배합된다.

폐장(肺臟)

또, 비(脾)는 토(土)에 속하는데, 토는 만물의 어미로서 만물을 화생(化生)한다.

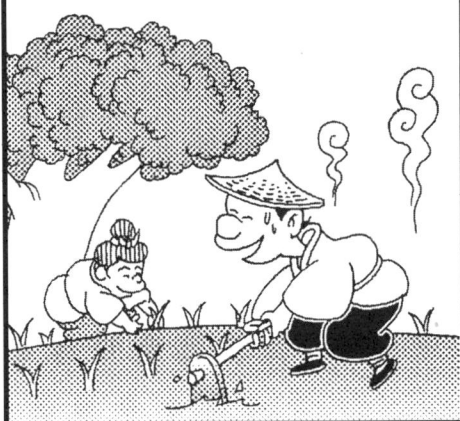

다시 말해서, 비위의 소화와 흡수에 의해 영양이 공급되지 않으면 사람은 생존할 수 없다.

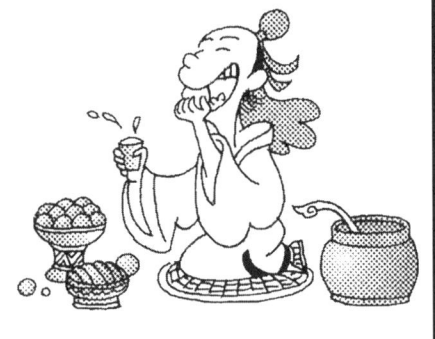

【역주】 눈장(嫩臟) : 폐가 취약한 장기임을 말한 것이다.

아울러 음식물의 소화, 흡수, 섭취, 배설에는 일정한 규칙성이 있어 토의 온화하고 항상적인 특성과 일치한다.

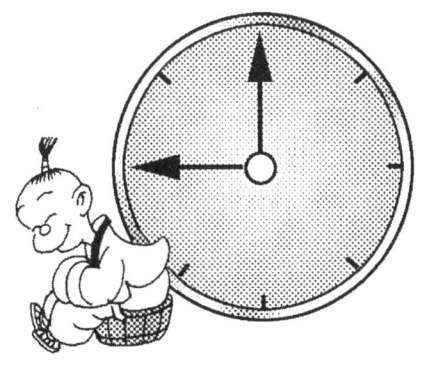

때문에 오행 중의 토는 오장 중의 비에 배합된다.

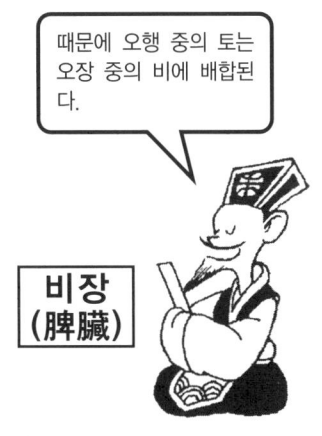

비장(脾臟)

불꽃은 위로 솟는다.

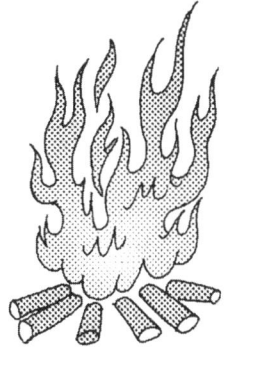

그리고 심은 위로 혀에 공규를 열므로, 심이 병들어 혀끝이 붉고 혀가 아프며, 얼굴이 붉어지는 등의 증상들이 나타나면 심화상염(心火上炎)으로 진단할 수 있다.

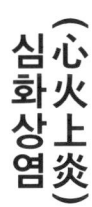
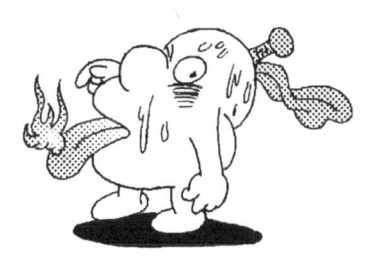

심화상염 (心火上炎)

그래서 오행 중의 화는 오장 중의 심에 배합된다.

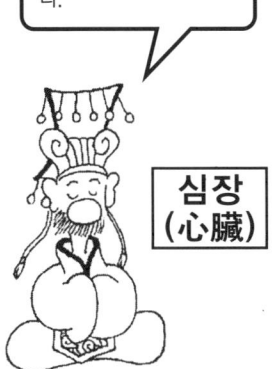

심장(心臟)

수(水)의 성질은 정확히 화와 반대이다. 즉 수는 아래로 내려간다.

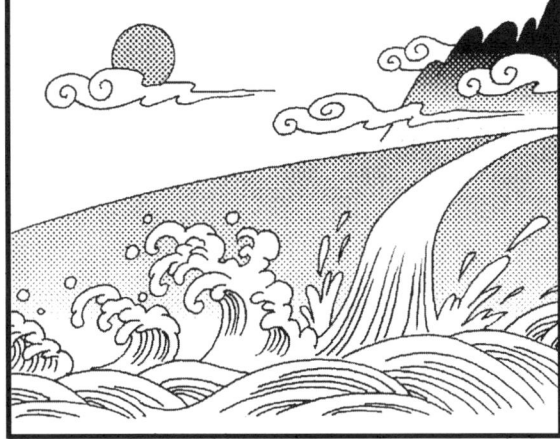

제1장 한의학의 음양오행학설

그리고 사람이 매일 마시는 수분은 삼초(三焦)를 통과하여 아래로 내려간 다음 최종적으로 방광을 경유하여 체외로 배설된다.

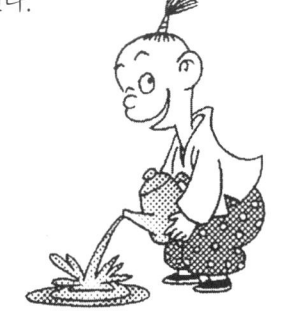

고인들은 이런 관찰을 통해 수분을 배설하는 기능이 신(腎)과 밀접한 관련이 있음을 알게 되었다.

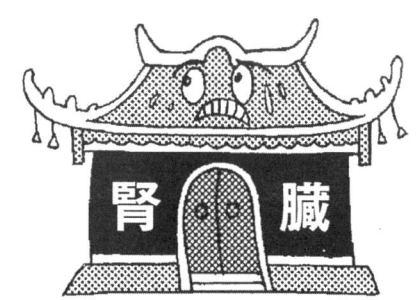

신장이 정상이면 소변이 잘 나가지만 신장이 병들면 소변에 이상이 발생한다. 때문에 신장을 '수장(水藏)'이라 부르며, 오행 중의 수에 배합된다.

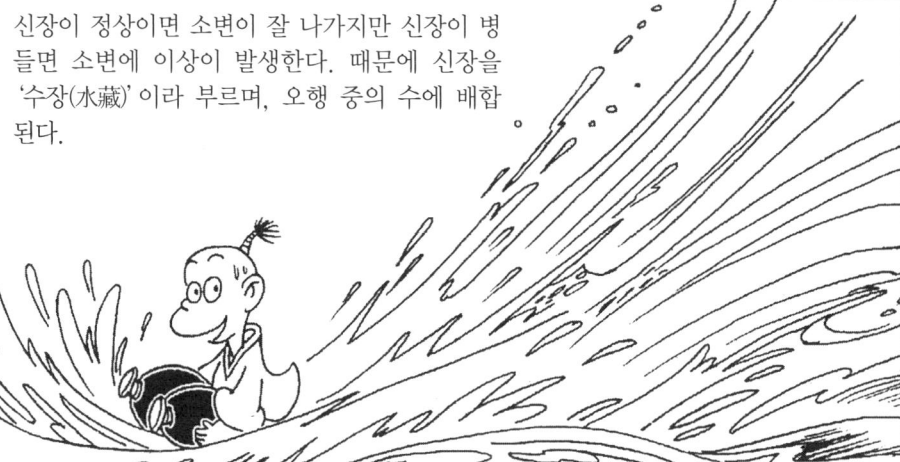

간(肝)은 목(木)에 배합된다. 목은 상부를 향하여 사방으로 펼쳐지는 성질이 있으며, 이런 성질이 매우 강하다.

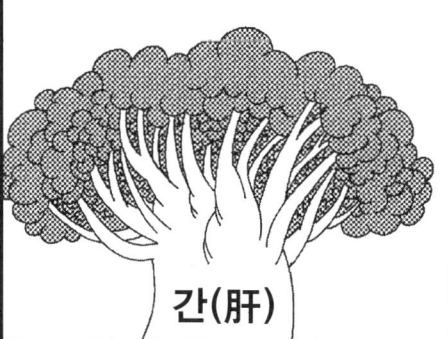

이런 점에서 목은 소설(疏泄)에 능한 '장군지관(將軍之官)'인 간과 연관이 있기 때문에 간에 배속된다.

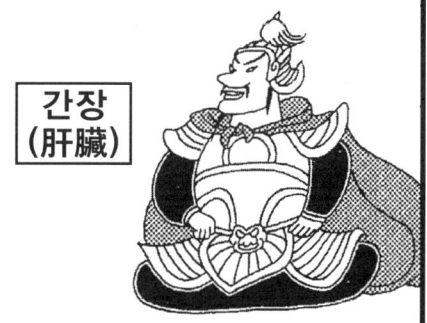

오행의 생리

오행이 오장에 배합되고 나면 상생, 상극의 원리에 따라 장부 간의 상호조장, 상호촉진 그리고 상호약속(相互約束), 상호억제의 상관관계를 설명할 수 있다.

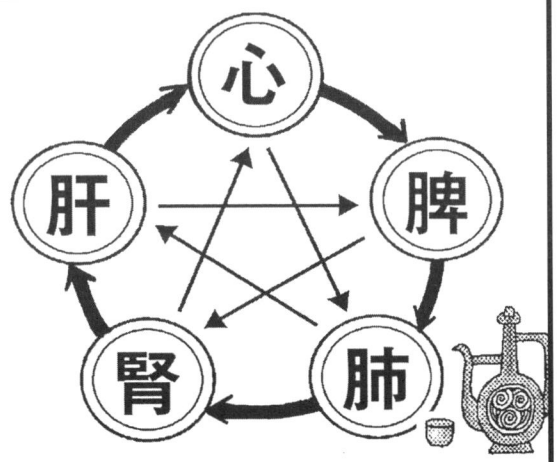

장부 간의 상극(相克) 기제에 이상이 발생하면 정상적인 평형을 유지할 수 없게 된다.

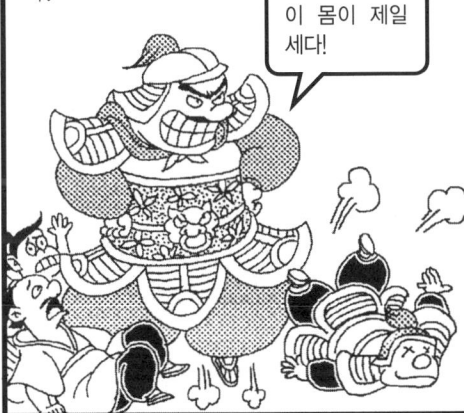

상생(相生) 기제에 이상이 발생하면 생화(生化)의 기능을 유지할 수 없게 된다.

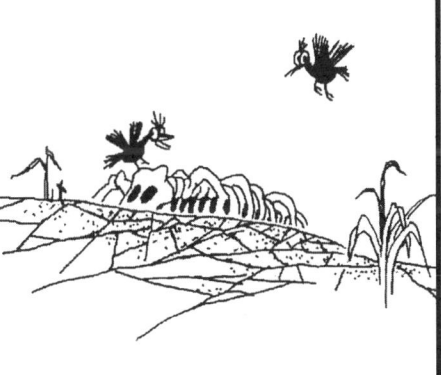

나아가 오행을 이용하여 상호생화, 상호제약과 제중유화(制中有化)*, 화중유제(化中有制)*의 원리를 설명한다. 이런 것들이 모두 오행을 생리에 응용하는 일반적인 의의이다.

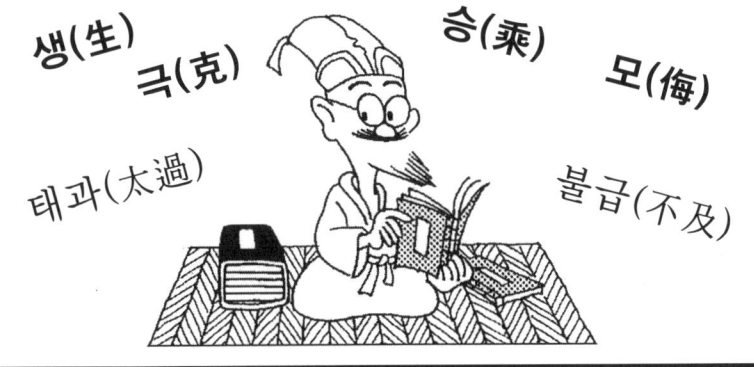

【역주】

제중유화(制中有化) : 즉 생화하는 가운데 제약하는 현상을 말한다.
화중유제(化中有制) : 즉 제약하는 가운데 생화하는 현상을 말한다.

오행의 병리(病理)

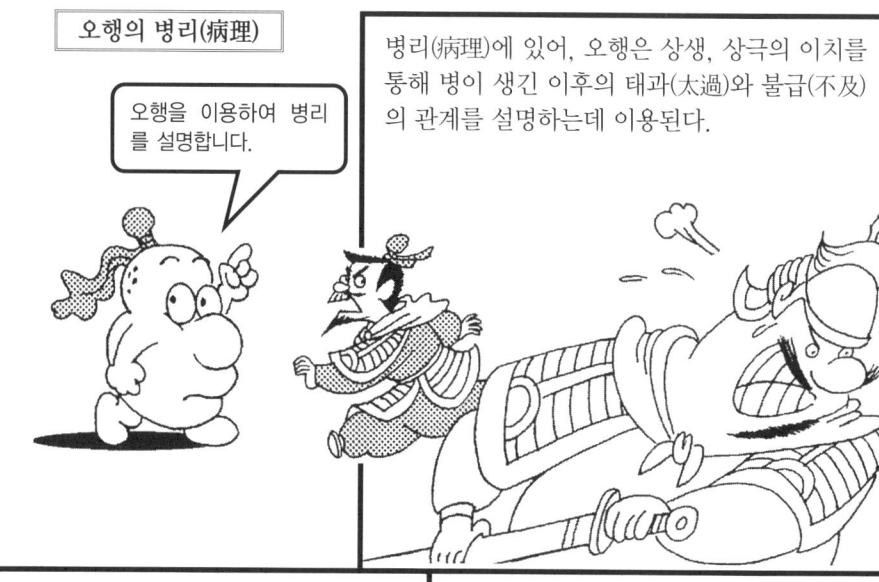

병리(病理)에 있어, 오행은 상생, 상극의 이치를 통해 병이 생긴 이후의 태과(太過)와 불급(不及)의 관계를 설명하는데 이용된다.

오행을 이용하여 병리를 설명합니다.

건강할 때에는 장부가 각기 맡은 바 임무를 수행하며 서로 협조한다.

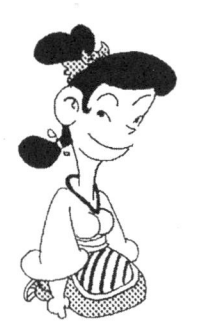

일단 외감(外感) 또는 내상(內傷)의 병인(病因)을 받아서 어떤 한 장의 기능 또는 물질적 토대에 태과 또는 불급이 초래되면 즉각 질병이 발생한다.

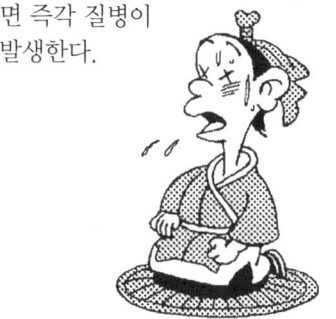

병이 생겼는데 제 때에 적절한 조치를 시행하지 못하여 병이 진행되도록 내버려 두면 관련된 장기로 영향이 파급되어 병변이 유발된다.

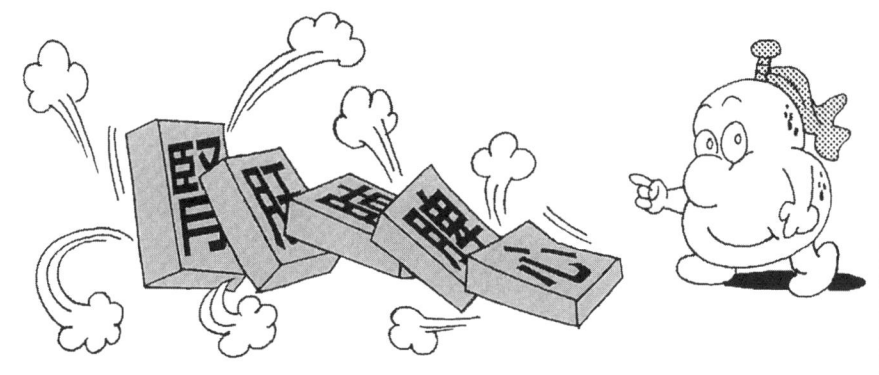

예를 들어, 급격한 분노나 괴로운 고민으로 간(肝)을 상하여, 왕성해진 간기(肝氣)에 의해 비(脾)의 소화기능이 영향을 받으면 소화불량 증상이 나타난다. 이런 현상을 '목극토(木克土)'라 부르는데, 이것은 상극의 원리이다.

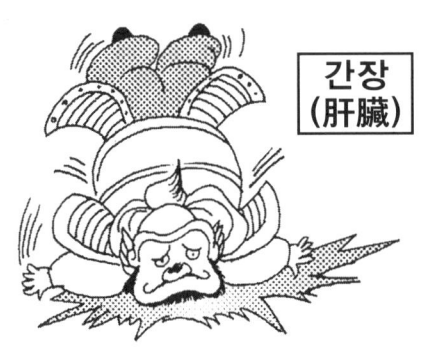
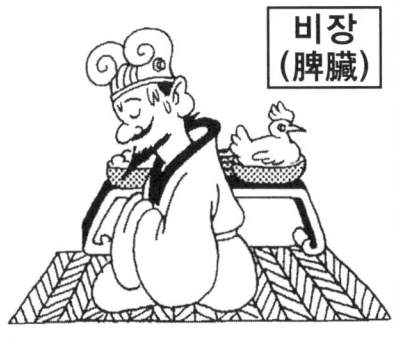

이와 반대로, 어떤 한 장기의 기능에 이상이 생긴 경우 관련이 있는 건강한 장기가 병든 장기의 회복을 돕게 된다.

예를 들어 폐로병(肺癆病)*을 앓는 사람의 경우, 비를 건강하게 해 주는 방법을 통해 식욕이 왕성해지게 함으로써 체력의 회복을 도와 쾌유를 유도할 수 있다. 이것을 '토생금(土生金)'이라 부른다.

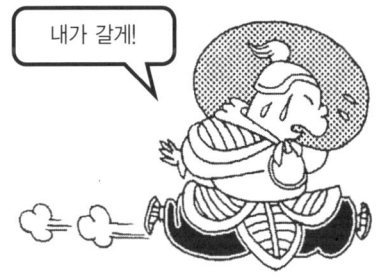
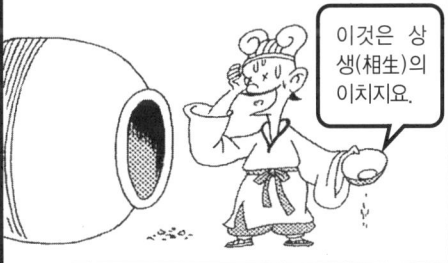

이상의 두 예를 통해 오행이 병리에 응용되는 의의를 알 수 있습니다.

음양오행을 진단과 치료에 응용하는 방법에 대해서는 '팔강(八綱)'과 '팔법(八法)' 등의 장에 소개되어 있다.

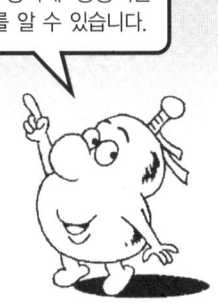
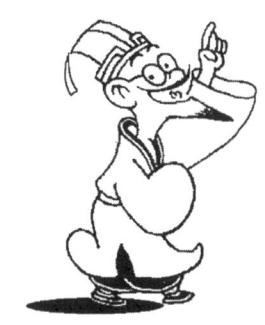

【역주】

폐로병(肺癆病) : 지금의 폐결핵과 관련이 있다.

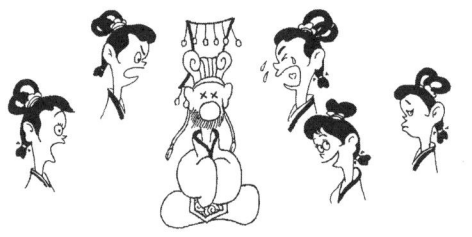

제2장

장상학설(藏象學說)

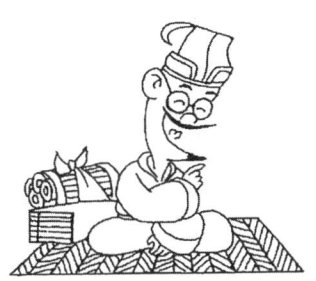
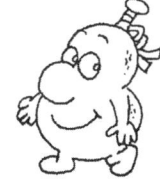

장상학설(藏象學說)

장상학설은 인체에 나타나는 생리적, 병리적 현상을 관찰하여 각 장부의 생리적 기능과 병리적 변화 및 장부 간의 상호관계를 연구하는 분야로서, 인체의 생리와 병리를 밝히는 데 양생을 인도하는 구체적인 의의를 지닌다.

'장상(藏象)'의 '장(藏)'은 인체 속에 감춰진[藏] 장(臟)을 가리키고, '상(象)'은 외부로 드러나는 생리적, 병리적 표현을 가리킨다.

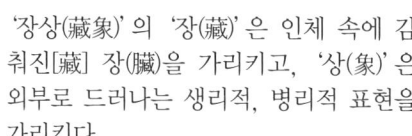

얼굴은 붉고 귀는 붉으니, 간(肝)에 화(火)가 몹시 성하구나.

따라서 장상학설은 장부를 기초로 한다. 장부는 내장의 총칭으로서, 내장은 생리적 특징에 따라 장(臟), 부(腑), 기항지부(奇恒之腑)로 나뉜다.

장(臟)은 심(心), 폐(肺), 비(脾), 간(肝), 신(腎)으로서 총칭 오장(五臟)이다. 부(腑)는 담(膽), 위(胃), 소장(小腸), 대장(大腸), 방광(膀胱), 삼초(三焦)로서 총칭 육부(六腑)이다. 기항지부(奇恒之腑)는 뇌(腦), 수(髓), 골(骨), 맥(脈), 담(膽), 여자포(女子胞)이다.

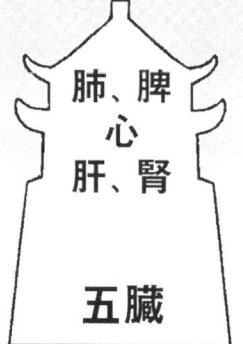

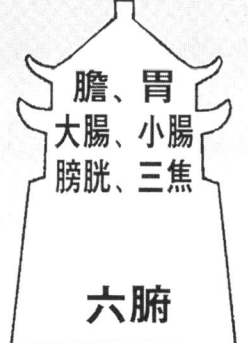

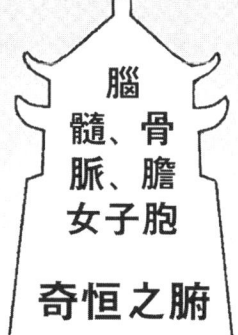

장상학설

오장(五臟)의 공통적인 특징은 정기(精氣)의 화생(化生)과 저장이다. 때문에 잘 허(虛)해진다.

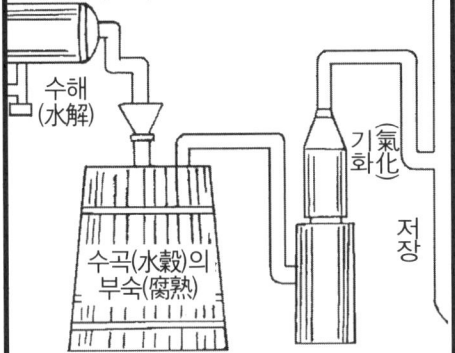

육부(六腑)의 공통적인 특징은 음식물의 수성(受盛)과 전화(傳化)이다. 때문에 쉽게 실(實)해진다.

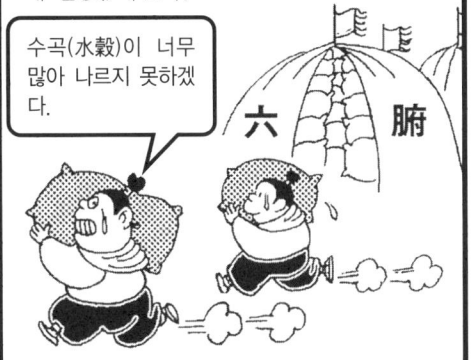

수곡(水穀)이 너무 많아 나르지 못하겠다.

기항지부(奇恒之腑)는 부(腑)이긴 한데 육부와 달리 직접적으로 수곡(水穀)과 접촉하지 않고 흡사 장처럼 정기(精氣)를 저장하는 작용을 한다. 때문에 '기항지부'라 불린다.

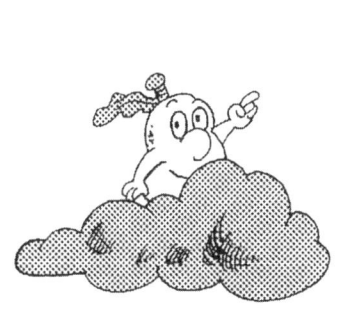

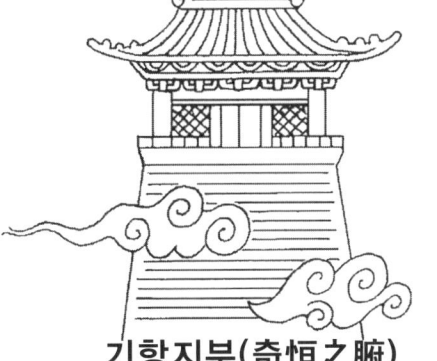

기항지부(奇恒之腑)

장과 부의 구별은, 생리적인 기능의 설명 뿐 아니라 진단과 치료에 있어서도 구체적인 의의를 지닙니다.

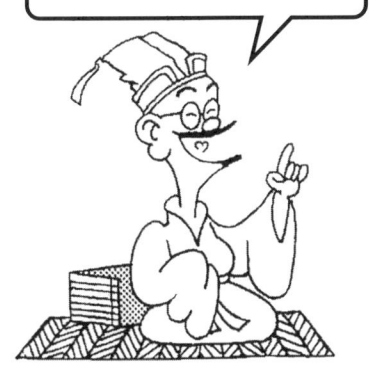

실례로, 진단적으로 보았을 때, 장병(臟病)은 허해서 오는 경우가 많고 부병(腑病)은 실해서 오는 경우가 많다.* 그리고 치료에 있어서도 장이 실하면 짝이 되는 부를 사(瀉)하고 부가 허하면 짝이 되는 장을 보(補)하는 방법이 쓰인다.*

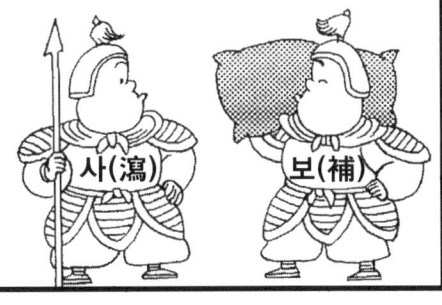

【역주】

장병다허(臟病多虛), 부병다실(腑病多實) : 장은 정기를 저장하므로 정기가 부족해져서 병이 오는 경우가 많고, 부는 수곡을 전화하므로 수곡이 막혀서 오는 경우가 많다.

장실자사기부(臟實者瀉其腑), 부허자보기장(腑虛者補其臟) : 장은 정기를 저장하므로 실하더라도 사하지 않으며, 부는 수곡을 전화하므로 허하더라도 보하지 않는다.

제2장 장상학설

장상학설은 세 과정을 거치며 형성되었다. 첫째, 고대의 해부학적 지식은 형태학을 수립하는 데 기초가 되었다.

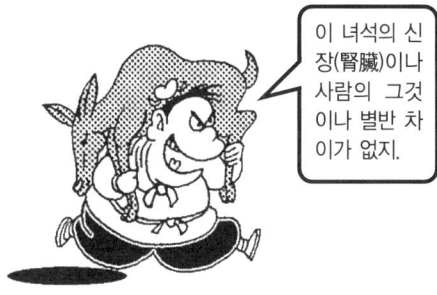

둘째는 장기간에 걸친 인체의 생리적, 병리적 현상에 대한 관찰이다.

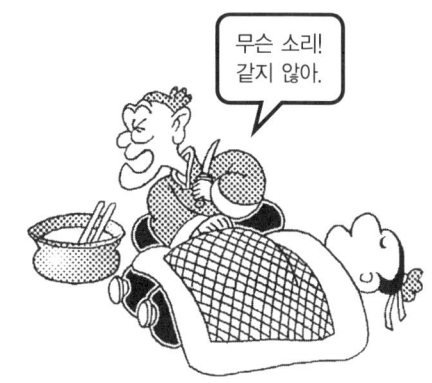

예컨대, 피부에 한기(寒氣)를 받아서 감모에 걸리면 코막힘, 콧물, 기침, 가래 등의 증상이 나타나므로 피부와 코, 폐(肺) 사이에는 밀접한 관계가 있는 것으로 인식되었다.

셋째는 반복적인 임상 경험이다. 병리적인 현상과 치료 반응을 관찰하며 인체의 특정 기능에 대한 분석과 반증이 반복적으로 이루어졌다.

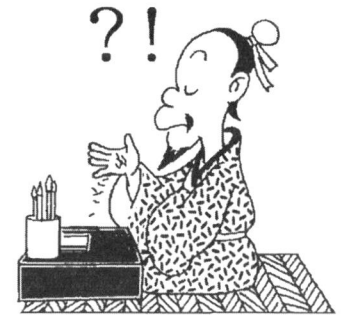

예컨대, 눈병은 간(肝)을 치료하여 낫는 경우가 많았다. 이런 경험이 반복됨에 따라 "간은 눈으로 공규를 엶[肝開竅於目]"이라는 인식이 도출되었다.

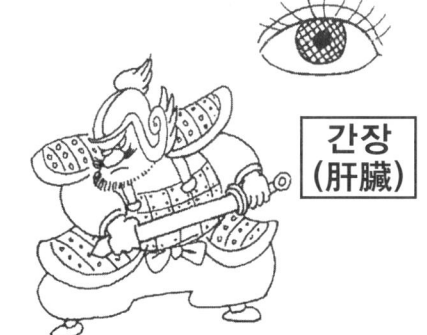

또 신(腎)을 보하는 약이나 음식을 먹고서 부러진 뼈가 빨리 붙는 경우가 있었다. 이로 인해 신의 정기(精氣)에는 골격의 생성을 촉진하는 기능이 있음을 인식하게 되었으며, 이에 따라 '신주골(腎主骨)'이라는 말이 나오게 되었다.

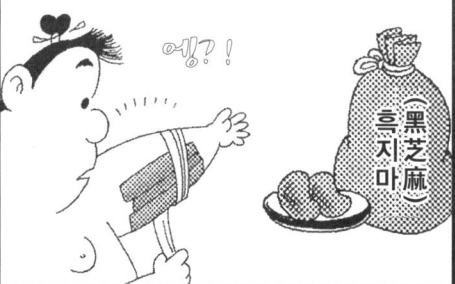

【역주】

속락(屬絡) : 경맥은 속락관계에 의해 장부에 연결된다. 즉 한 경맥은 그것이 소속되는 장부가 있는데 이 관계를 속(屬)이라고 한다. 또 그 경맥은 자신이 소속된 장부와 표리관계에 있는 장부에 얽혀드는데 이 관계를 낙(絡)이라고 한다. 수태음경은 위로 들어 보면, 수태음경은 폐에 속하고 폐의 짝인 대장에 낙한다.

50

장상학설은 주된 특징은 오장 중심의 정체관에 있다. 오장은 음이 되고 육부는 양이 되어, 한 장과 한 부가 음양으로 서로 표리를 이루며 정체를 구성한다.

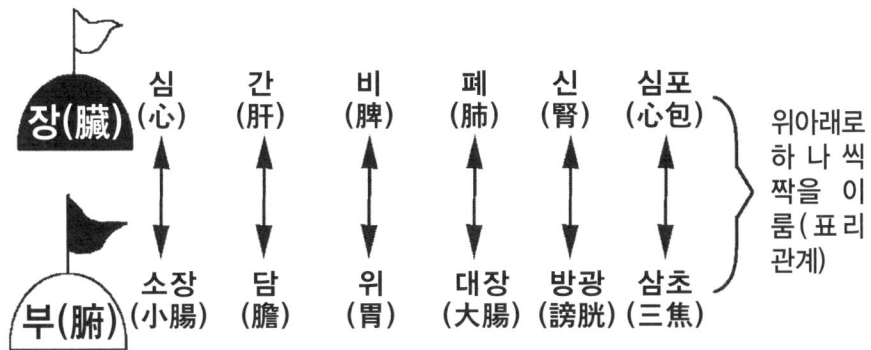

하나의 장과 부가 표리관계로 맺어지는 주요 근거는, 경락(經絡)이 음양으로 짝지워져 순행한다는 점과 경락이 장부와 속락(屬絡)*관계로 연결되어 있다는 점이다.

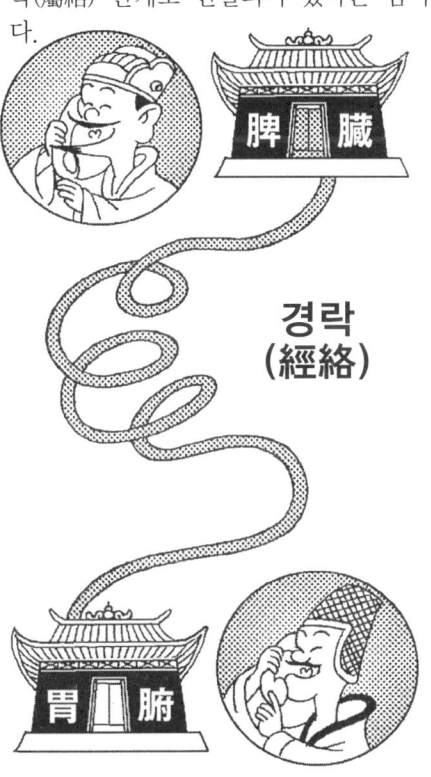

특정 장과 부 사이에는 밀접한 기능적인 연관이 존재한다.

오장은 형체(形體), 공규(孔竅)*와 기능적인 연계를 통해 정체를 형성한다. 오장이 각기 자신의 외후(外候)를 지니는 것도 장상학설 정체관의 표현이다.

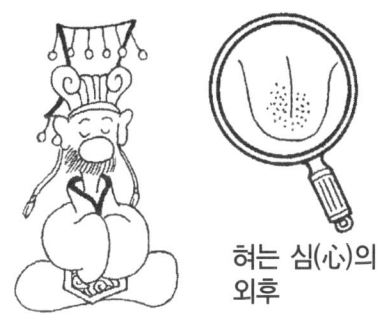

혀는 심(心)의 외후

예컨대, 심은 영화가 얼굴에 드러나고 충실함은 혈맥(血脈)에 드러나며 혀로 공규를 연다. 비는 영화가 순사백(脣四白)*에 드러나고 충실함은 기육(肌肉)*에 드러나며 입에 공규를 연다.

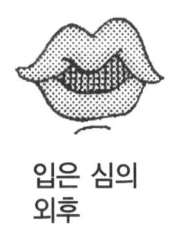
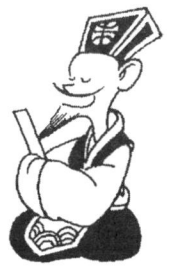

입은 심의 외후

【역주】

형체(形體), 공규(孔竅): 형체는 피부, 기육, 혈맥, 근, 골을 말하며, 공규는 얼굴 가장자리 하얀 부위를 말한다.
순사백(脣四白): 입술 가장자리 하얀 부위를 말한다.
기육(肌肉): 살을 말한다. 즉 피부 아래 골 사이의 살찐 부위이며, 기육에는 근육이 포함된다. 그에 비해 '근(筋)'은 근막(筋膜)과 힘줄을 말한다.

제2장 장상학설

오장은 정신(精神)활동과 밀접한 관련이 있다. 정신활동이 대뇌와 관련되어 있음은 《황제내경黃帝內經》 등의 문헌에도 기록이 보인다.

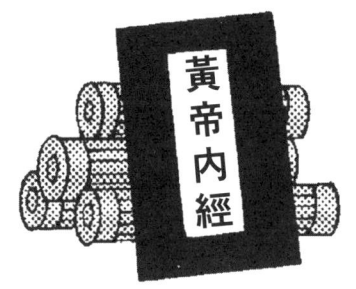

그러나 장상학설에 의하면 사람의 정신활동은 오장과 밀접한 관련이 있다.

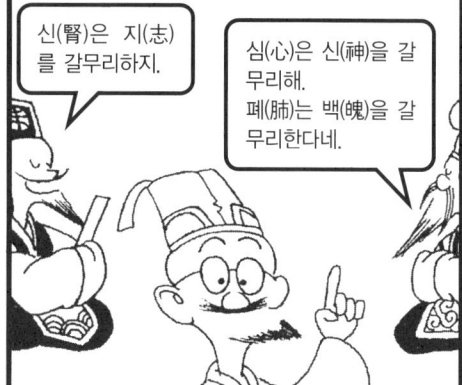

신(腎)은 지(志)를 갈무리하지.

심(心)은 신(神)을 갈무리해.
폐(肺)는 백(魄)을 갈무리한다네.

오장은 전신의 생리기능을 통솔하기 때문에 대뇌의 기능이 정상을 유지하기 위해서는 오장 기능의 평형이 유지되어야만 한다.

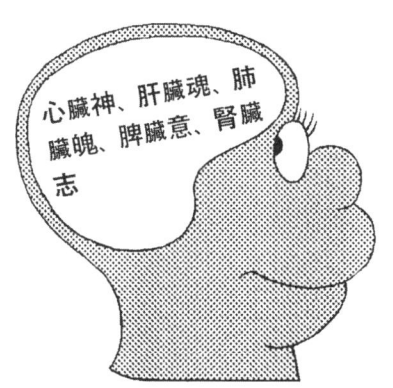

心臟神、肝臟魂、肺臟魄、脾臟意、腎臟志

오장 기능의 이상은 대뇌의 정신활동에 필연적으로 영향을 끼칩니다.

역으로, 정신활동의 이상은 반드시 오장의 기능에 영향을 미치게 된다.

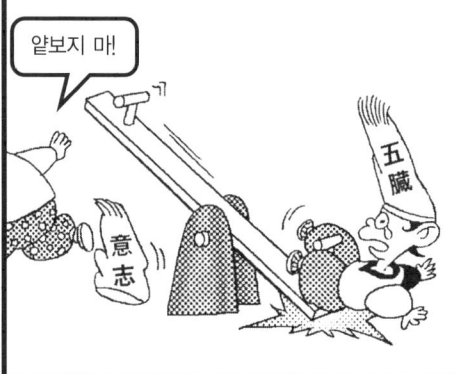

얕보지 마!

意志 五臟

때문에 한의학은 대뇌의 역할을 모르지 않지만 대뇌를 뛰어 넘어 정신활동이 오장과 갖는 관련을 깊이 탐구한다.

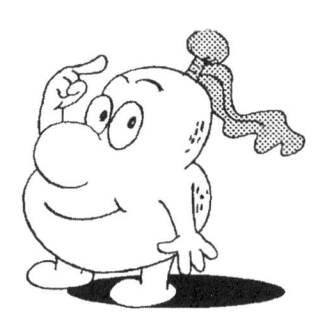

오장의 기능적인 협조는 체내 환경의 상대적인 항상성을 유지하는 데 있어 중요하다.

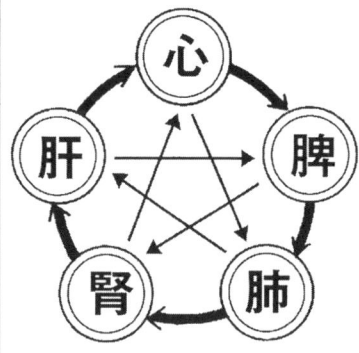

동시에 오장은 형체, 공규와의 연계 그리고 정신활동과의 연관을 통하여 인체 내외의 환경을 소통함으로써 상대적인 평형을 유지케 한다.

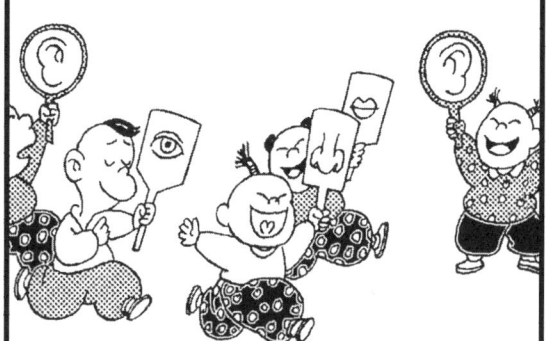

이상을 종합해 볼 때, 장상학설은, 형성에 있어 어느 정도 해부학적 지식에 기반하고 있지만, 그보다는 주로 '사외췌내(司外揣內)' 즉 외부로 드러나는 것을 통해 내부를 헤아리는 방법에 근거하여 수립되었음을 알 수 있다.

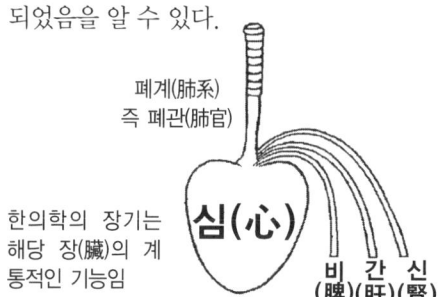

한의학의 장기는 해당 장(臟)의 계통적인 기능임.

그러므로 한의학은 결과에 있어 필연적으로 실증적인 범주를 뛰어넘어 자신만의 생리적, 병리적 이론체계를 건립하기에 이르렀다.

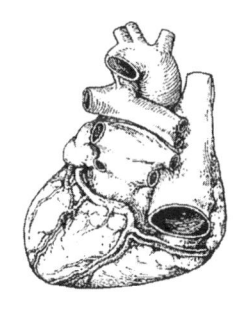

서양 실증의학의 장기는 해당 장기의 구체적인 구조임.

때문에 장상학설의 한 장은 항상 서양 해부학적 장기 여러 개의 기능을 포괄한다. 역으로 서양 해부학적 장기 하나에 대응하는 기능이 장상학설의 여러 장에 분산되는 것도 가능하다.

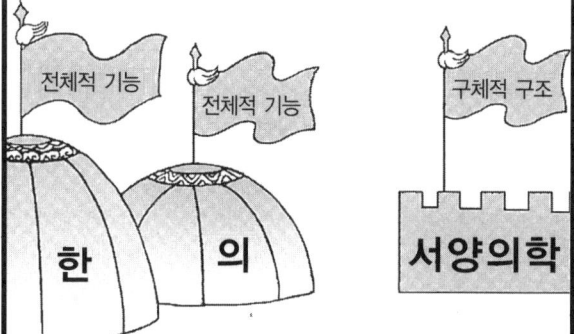

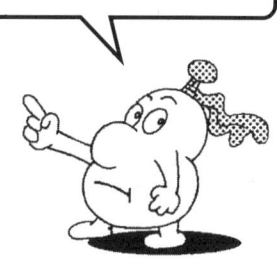

이렇듯이 장상학설의 장부는 단순히 해부학적 개념만을 의미하는 것이 아니라 인체의 생리적, 병리적 기능에 대한 계통적인 개괄입니다.

오장(五臟)

오장(五臟)은 심(心), 폐(肺), 비(脾), 간(肝), 신(腎)의 총칭이다. 오장은 각기 정해진 역할이 있으나 심장만은 오장을 주재하는 작용을 한다.

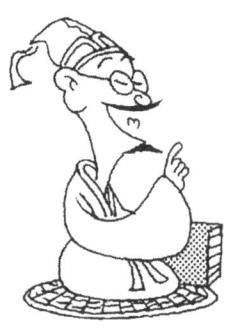
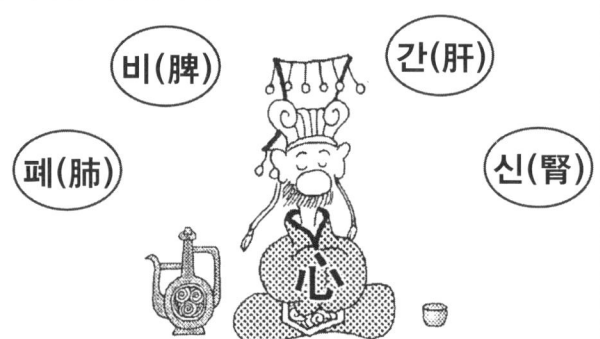

오장 간의 상생, 상극에 의한 평형은 음양오행학설에서 자세하게 설명한 바 있다.

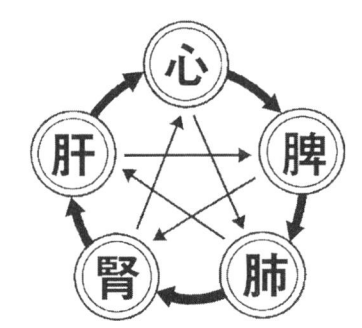

심장(心臟)

심(心)은 생명활동의 근원으로서 신명(神明)을 주재하고 혈맥(血脈)을 조화하는 군주지관(君主之官)이다. 심장은 흉강 내 횡격막 상부에 위치한다. 첨부로 가면서 길고 뾰족해지는, 피지 않은 연꽃의 꽃술 모양이다. 심포(心包)가 외부를 호위하고 있다.

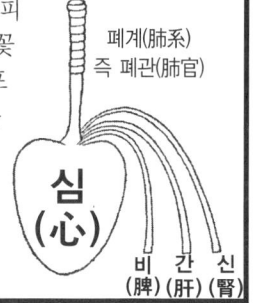

심은 신(神)의 집, 혈(血)의 주인, 맥(脈)의 우두머리로서, 오행으로 보면 화에 속하며 생명활동을 주재하는 기능이 있다. 때문에 군주지관(君主之官)으로 불린다.

수소음심경(手少陰心經)과 수태양소장경(手太陽小腸經)이 심과 소장 사이를 연락하기 때문에 심과 소장은 서로 표리를 이룬다.

소장(小腸)

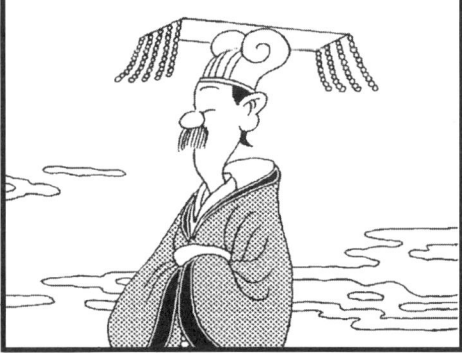
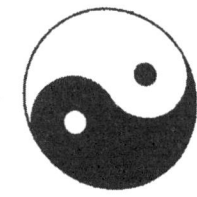

심의 기능은 크게 둘이다. 첫째 혈맥(血脈)을 주재한다.

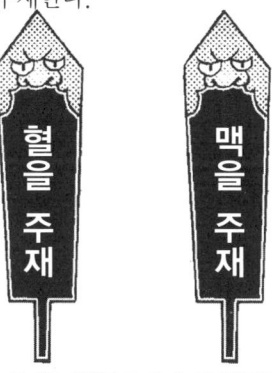

혈(血)의 주재와 맥(脈)의 주재, 양 방면을 포괄

혈(血)은 맥(脈)의 내부로 운행되는데, 심장의 박동에 의지하여 수송되면서 전신을 영양하는 작용을 한다.

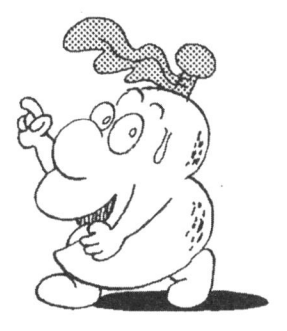

맥(脈)은 곧 혈맥(血脈)으로서, 경맥(經脈)으로 불리기도 하는 바, 혈지부(血之府)*이다. 맥은 혈이 운송되는 통로이므로 맥도(脈道)가 잘 소통되고 영기(營氣)와 혈액의 기능이 건전해야 혈액이 정상적으로 운행된다.

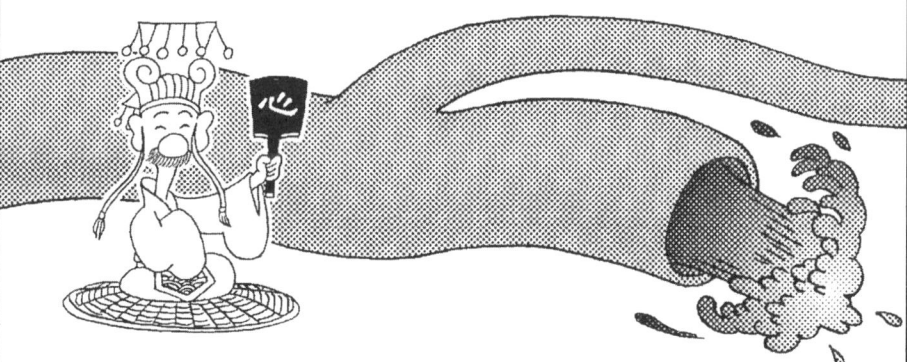

《황제내경黃帝內經》의 말인 "심은 몸의 혈맥을 주재함[心主身之血脈]"*과 "심은 충실함이 혈맥에서 보임[心者, 其充在血脈]"*은 심(心), 맥(脈), 혈(血)이 이 하나의 계통을 구성하고 있음을 지적한 것이다.

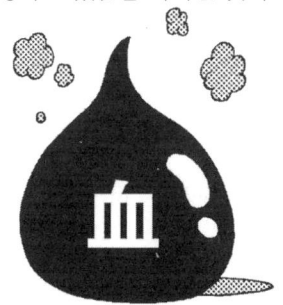

심의 지배를 받는 이러한 기능들의 계통은 심의 정상적인 박동에 의지한다. 때문에 심장의 정상적인 박동은 매우 중요하다.

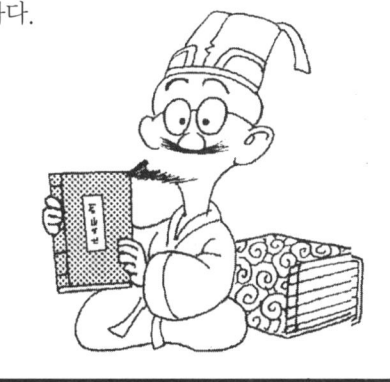

【역주】

혈지부(血之府) : 《황제내경 소문》〈맥요정미론〉에 "夫脈者血之府也"라고 했다. '부(府)'는 '부고(府庫)'로서 모인다는 뜻이다. 혈은 맥내에 모임을 말한 것이다.

심주신지혈맥(心主身之血脈) : 심이 온몸의 혈맥을 주재한다는 뜻.

심자, 기충재혈맥(心者, 其充在血脈) : 심 정기(精氣)의 충실 여부가 혈맥으로 드러난다는 뜻.

제2장 장상학설

심장의 박동은 주로 심기(心氣)에 의지합니다.

심기가 충만해야 혈액이 맥도 내를 정상적으로 운행하면서 전신을 영양할 수 있다. 이렇게 되면 얼굴에 화색이 돌고 윤기가 나며 맥상이 화완(和緩)*하게 나타난다.

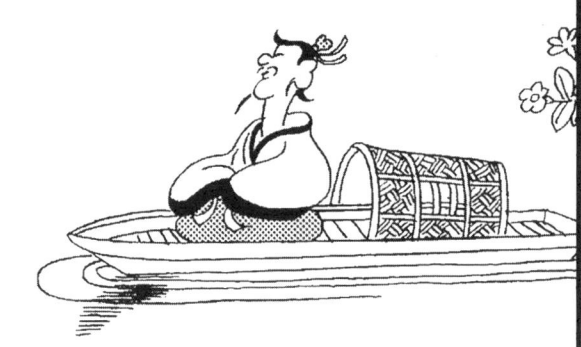

혈액이 정상적으로 운행되려면 혈액 자체가 충분해야한다. 만일 혈액이 충분하지 못하면 혈맥이 허해져서 혈액이 정상적으로 운행되지 못한다. 이렇게 되면 어혈(瘀血)이 생기고, 입술이 파래지며, 심장 부위가 갑갑하고 아픈 증상이 나타나고, 결(結), 대(代), 촉(促)* 등의 맥상(脈象)이 보이게 된다.

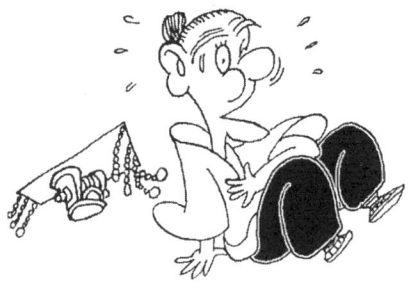
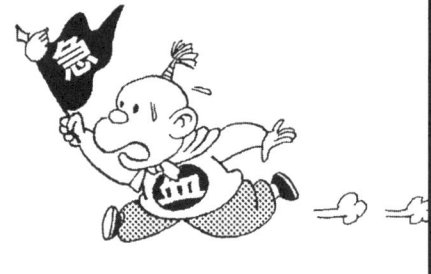

심의 주된 기능은 둘째로 신명(神明)의 주재입니다. 이런 기능은 '심은 신을 갈무리함[心藏神]'으로도 표현되는데, 신(神)에는 넓은 뜻과 좁은 뜻이 있습니다.

넓은 뜻에서 신(神)은 외부로 표현되는 생명활동 전체를 가리킨다. 이것은 형상(形象)에서 얼굴색, 눈의 광채, 말, 대답, 몸동작에 이르기까지 모든 것을 포함한다. 이런 의미에서는 통상적으로 신기(神氣)로 불린다.

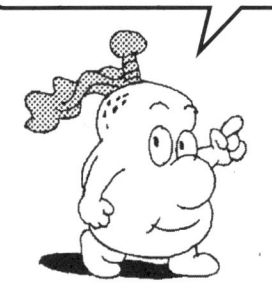
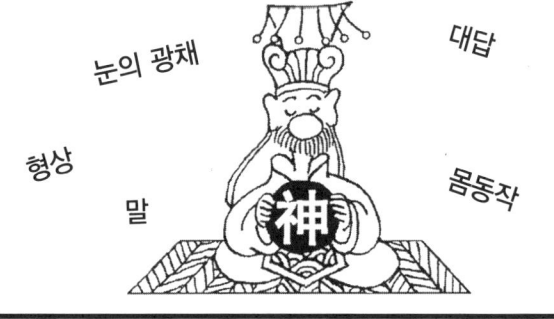

【역주】

화완(和緩) : 부드럽고 느긋한 것을 말한다. 위기(胃氣)가 있는 맥으로서 건강한 맥 즉 평맥(주脈)이다.

결(結), 대(代), 촉(促) : 모두 부정맥에 속하는 맥으로서 심에 병이 있을 때 보인다.

좁은 뜻에서 신(神)은 심(心)이 주재하는 신지(神志) 즉, 정신활동을 가리킨다. 이 신(神)의 활동은 인체의 기능을 구성하는 중요한 부분일 뿐 아니라 일정한 조건 하에서 유기체 기능 전체의 평형에 영향을 미친다.

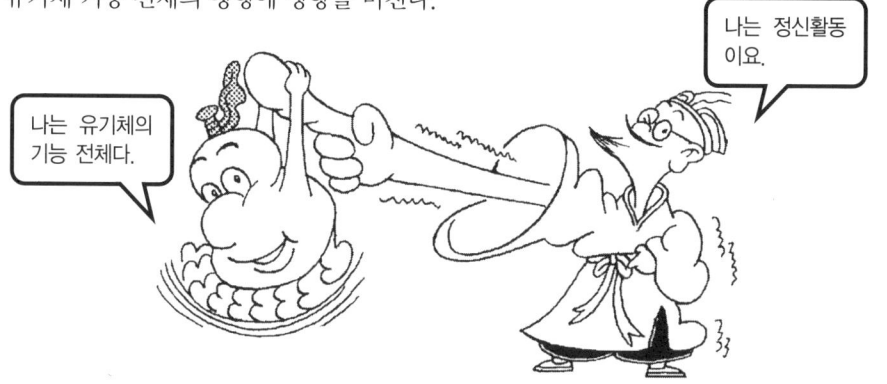

사람의 정신활동은 대뇌의 기능, 즉 대뇌의 외계 사물에 대한 반응이다. 이런 점은 일찍이 《황제내경》에 명확하게 설명되어 있다.

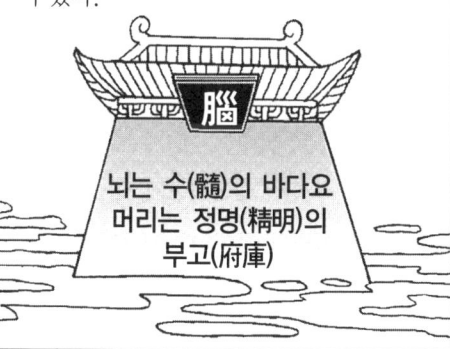

그러나 장상학설에 의하면 사람의 정신활동은 오장 특히 그 중에서도 심(心)의 기능에 귀속된다.

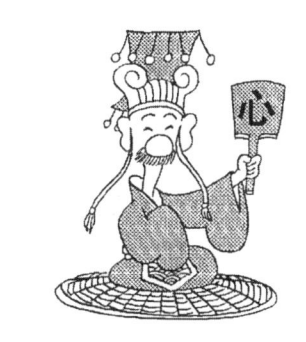

《황제내경 영추》〈본신(本神)〉에 "사물에 다가가는 것이 심[所以任物者謂之心]"이라고 했다. '임(任)'은 '담임(擔任)'의 뜻으로서, 심이 외래의 정보를 접수하는 기능이 있음을 말한 것이다.

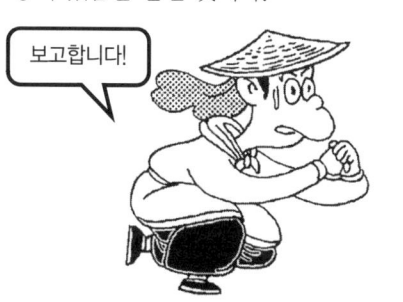

고인(古人)은 심을 '오장육부지대주(五臟六腑之大主)'라고 불렀다. 따라서 신명(神明)을 주재하는 기능은 심에서 분리될 수 없습니다.

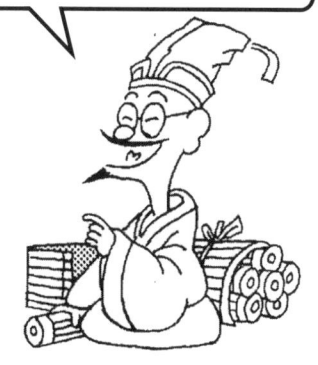

제2장 장상학설

장개빈은 《유경類經》에서 다음과 같이 지적했다. "심은 장부의 주인으로서 혼백(魂魄)을 통솔하고 의지(意志)를 아우른다. 때문에 근심[憂]이 심을 움직이면 폐가 응하고, 생각[思]이 심을 움직이면 비가 응하고, 성냄[怒]이 심을 움직이면 간이 응하고, 놀람[恐]이 심을 움직이면 신이 응한다. 이것이 소위 '오지가 오직 심의 명령을 받음[五志唯心所使]'*이다."

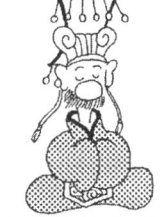
근심이 심을 움직이면 폐(肺)가 응함

생각이 심을 움직이면 비(脾)가 응함

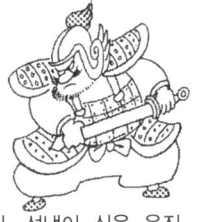
(기쁨을 주재)의지를 아우르고 혼백을 통솔함

성냄이 심을 움직이면 간(肝)이 응함

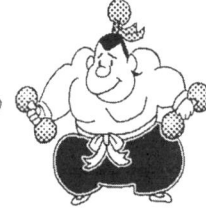
두려움이 심을 움직이면 신(腎)이 응함

또 이런 말도 있다. "정지(情志)에 의한 손상은, 오장에 각기 소속이 있긴 하지만 그 유래를 찾아보면 모두 심에서 시작된다."

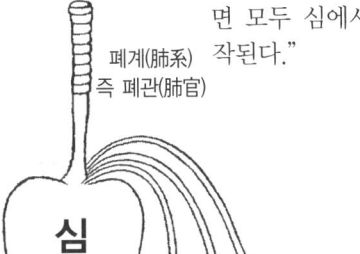
폐계(肺系) 즉 폐관(肺官)
심(心)
비(脾) 간(肝) 신(腎)

그러므로 신지(神志)를 주재하는 심의 기능에 이상이 생기면 불면(不眠), 다몽(多夢), 기억감퇴 등의 증상이 나타나고 심하면 섬어(譫語)*, 혼미(昏迷)* 등의 증상이 나타난다.

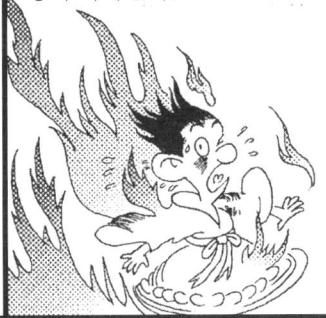

그밖에, 심의 신지(神志)를 주재하는 기능과 혈맥을 주재하는 기능 사이에는 밀접한 연관이 있다. 혈액은 신지 활동의 물질적 기초이기 때문이다.

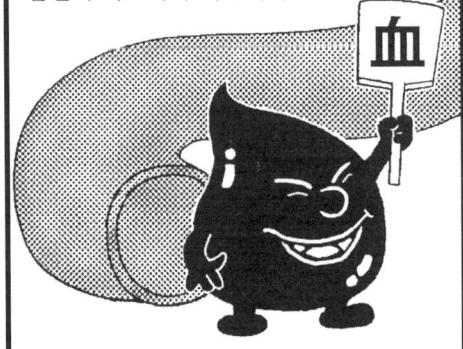

심의 혈맥을 주재하는 기능이 정상이어야 신지를 주재하는 기능도 정상을 유지할 수 있다. 때문에 혈맥을 주재하는 심의 기능에 이상이 생기면 필연적으로 신지에 변동이 발생한다.

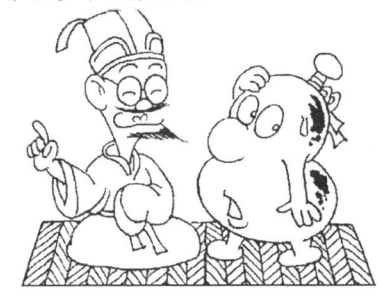

【역주】
오지유심소사(五志唯心所使) : 오지(五志)하는 우(憂), 사(思), 희(喜), 노(怒), 공(恐)의 감정을 말한다. 이런 감정들이 모두 심에 의해 일어난다는 뜻이다.
섬어(譫語) : 의식이 떨어지며 헛소리를 하는 증상을 말한다.
혼미(昏迷) : 의식이 혼미해지는 증상을 말한다. 섬어보다 중증이다.

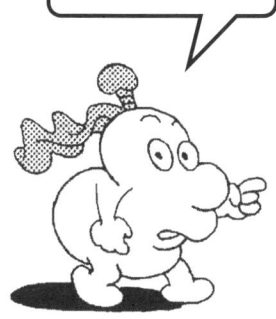

'심(心)은 정지가 기쁨임[心在志爲喜]', 이 말은 심의 기능이 정지(情志) 가운데 기쁨[喜]과 관련이 있음을 뜻한다. 장상학설에 의하면 정지(情志)의 변화는 오장 생리기능의 변화에 따른 것이다. 때문에 오지(五志)를 오장에 나누어 배속한다.

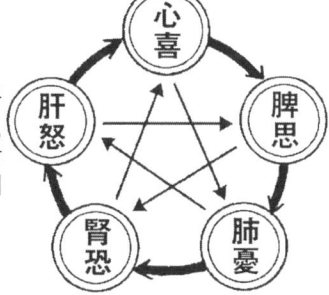

그로써 기쁨[喜], 성냄[怒], 근심[憂], 생각[思], 두려움[恐]이 발생함.

사람에게는 오장이 있어 오기(五氣)를 화생함.

오지(五志) 가운데 기쁨은 심에 속하므로, 기뻐하면 기가 부드럽고 뜻[志]이 이루어져 영위가 잘 소통된다.

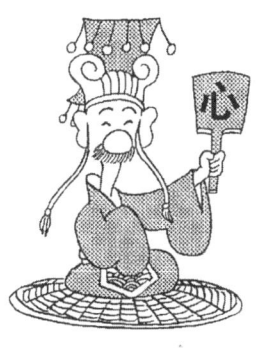

그러나 기뻐하고 즐거워함이 과도하면 신지(神志)가 흩어져 심이 상해를 입는다.

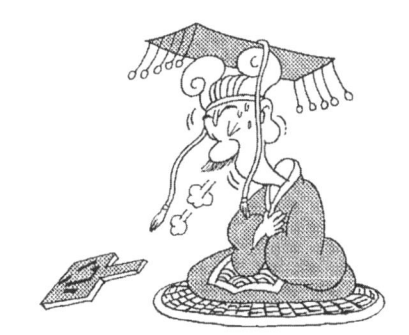

심(心)이 신명(神明)을 주재한다는 관점에서 보면, 과도뿐 아니라 불급(不及)에 의한 변화도 존재한다. 일반적으로 말해서 신(神)이 유여(有餘)하면 웃음이 멎지 않고, 신(神)이 부족하면 슬퍼한다. 그러나 심은 신명(神明)의 주인이기 때문에 기쁨만이 아니라 오지의 과도 모두가 심의 신지를 상할 수 있다.

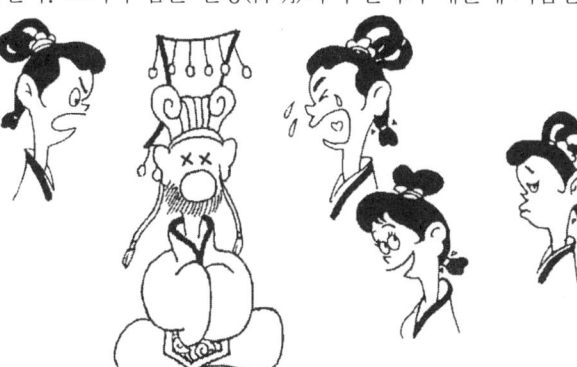

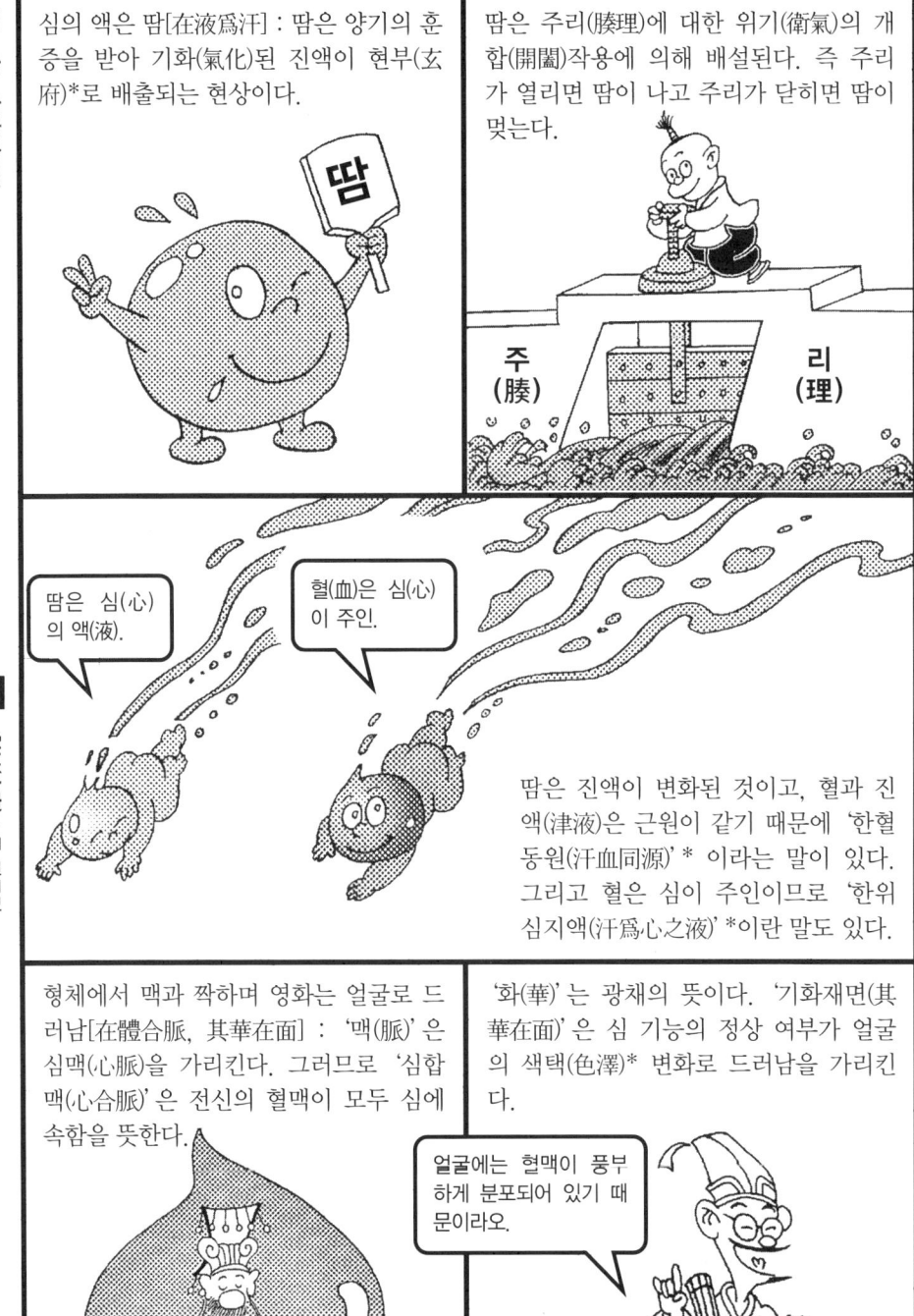

심장

심은 혀에 공규를 엶[在竅爲舌] : '재규(在竅)'는 '공규를 엶[開竅]'의 뜻이다. 심이 혀에 공규를 연다는 말은 혀가 심의 외후(外候)임을 지적한 것이다. 혀는 또 '심지묘(心之苗)'* 라고 불리기도 한다.

혀는 주로 맛을 느끼고 언어를 표출하는 일을 담당하므로, 혀의 이런 기능은 신지를 주재하는 심의 기능에 의지한다.

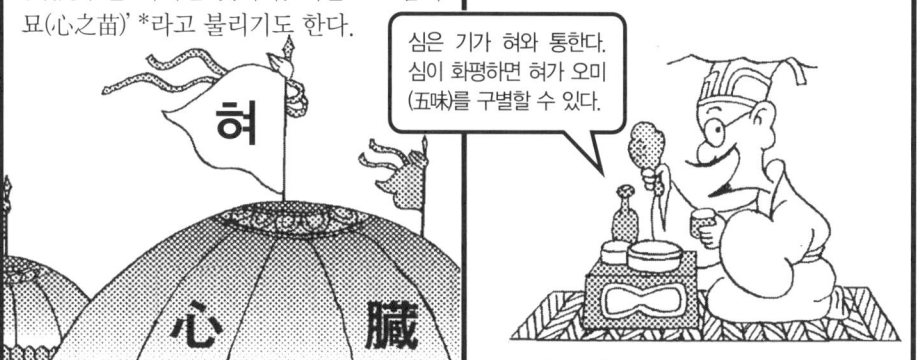

심은 기가 혀와 통한다. 심이 화평하면 혀가 오미(五味)를 구별할 수 있다.

혀에는 표피가 없는데다 혈관이 잘 발달되어 있기 때문에 혀의 색택(色澤)을 통해 직접적으로 기혈의 순환을 관찰하고, 혈맥을 주재하는 심의 기능을 판단할 수 있다.

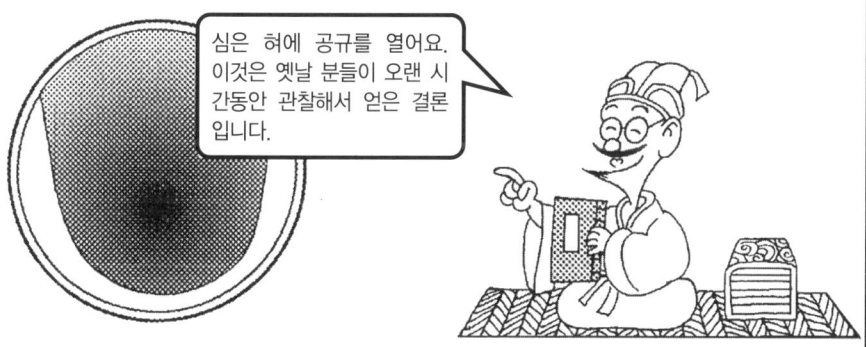

심은 혀에 공규를 열어요. 이것은 옛날 분들이 오랜 시간동안 관찰해서 얻은 결론입니다.

심의 기능이 정상이면 혀가 붉고 윤기가 있으며,* 놀림이 부드럽고 맛을 잘 느낀다.

심의 양기(陽氣)가 부족하면 혀가 묽어지고 커지며, 심의 음기(陰氣)가 부족하면 혀가 진해지고 작아진다.

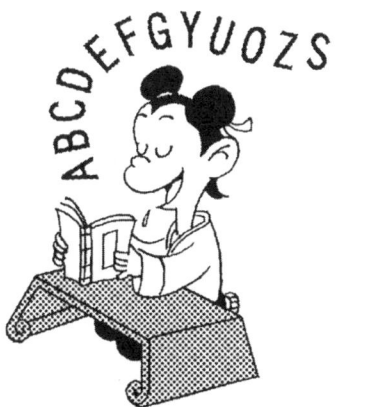

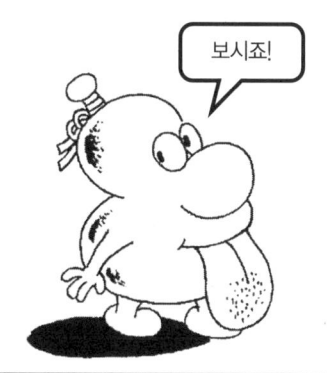

보시죠!

【역주】

심지묘(心之苗) : 묘(苗)는 밖으로 자라난 싹이라는 뜻이라는 뜻. 심기(心氣)가 밖으로 드러난 것이라는 뜻.

정상설(正常舌) : 담홍색에 흰색의 얇은 태가 덮여 있고 적당히 윤기가 있는 것이 정상이다.

제2장 장상학설

심화가 치솟으면[心火上炎] 혀가 새빨개지고 심한 경우 혀에 종창이 생기기도 한다. 어혈이 심을 막으면[心血瘀阻] 혀가 어두운 자색을 띠거나 어반(瘀斑)이 생기기도 한다.

신명을 주재하는 심의 기능에 이상이 발생하면 혀가 오그라들고 뻣뻣해지며, 말이 둔해지거나 말을 못하게 되는 등의 증상이 나타난다.

이상이…오장 가운데 심에…대, 대, 대…한 소, 소개야.

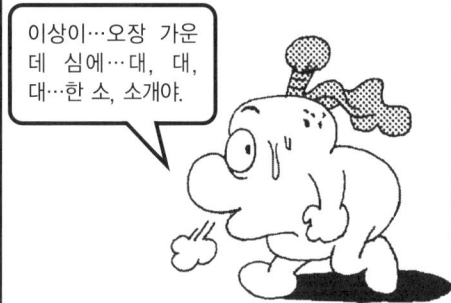

심포락(心包絡)은 약칭 '심포(心包)'이고 '단중(膻中)'으로도 불립니다. 심장의 외부를 둘러싸는 막으로서 심장을 호위하는 기능을 갖고 있지요.

심(心)은 포락(包絡)의 내부에 있고 전중(膻中)은 심의 외부에 있다. 그래서 《황제내경》은 심포락을 심(心)을 에워싸는 성곽에 비유했다. 경락학설에 의하면 수궐음심포경(手厥陰心包經)은 심포락에 속하여 수소양삼초경(手少陽三焦經)과 서로 표리를 이루기 때문에, 심포는 장(臟)으로 불리기도 한다.

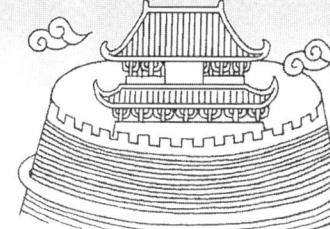

【역주】

신혼(神昏) : 열로 인해 신지, 즉 의식이 흐릿해지는 증상이다.
섬어(譫語) : 의식이 흐릿해져 헛소리를 하는 증상이다.

단, 장상학설에 의하면 포락은 심(心)의 외성(外城)으로서 심장을 보호하고 있기 때문에, 외사(外邪)가 심을 침범한 경우 포락이 먼저 병을 받게 된다. 예컨대 온병학설(溫病學說)에 의하면 외감열병(外感熱病)을 앓는 중에 나타나는 신혼(神昏)*, 섬어(譫語)* 등의 증상은 열입심포(熱入心包)라 불린다.

폐장(肺臟)

폐(肺)는 공기 출납의 본부로서, 치절(治節)을 주재하고 피모(皮毛)와 짝하는 재상지관(宰相之官)이다. 폐는 흉강에 위치하며 좌우 각각 1개씩이다. 장부 가운데 가장 높은 위치에 있기 때문에 '화개(華蓋)'* 라 불린다.

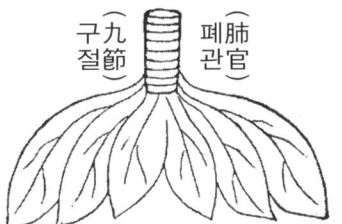

폐엽(肺葉)은 취약하여 한열을 견디지 못하기 때문에 사기(邪氣)의 침습을 받기 쉽다. 때문에 눈장(嫩臟)으로도 불린다. 백(魄)이 머무는 곳이고 기(氣)를 주재하며 오행 중에 금(金)에 속한다.

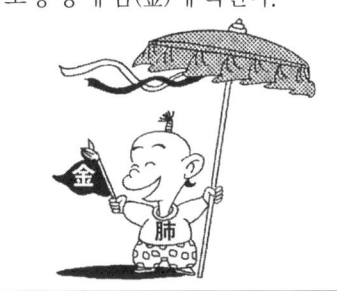

폐의 주요 기능은 기(氣)의 주재와 호흡(呼吸)의 담당으로서, '일신지기(一身之氣)'*와 '호흡지기(呼吸之氣)'*를 포괄한다. 일신지기를 주재하는 폐의 기능은 우선적으로 기의 생성, 특히 종기(宗氣)의 생성으로 드러난다. 종기는 폐가 흡입한 청기(淸氣)가 비위(脾胃)에 의해 운화(運化)된 수곡정기(水穀精氣)와 결합되어 생성된다.

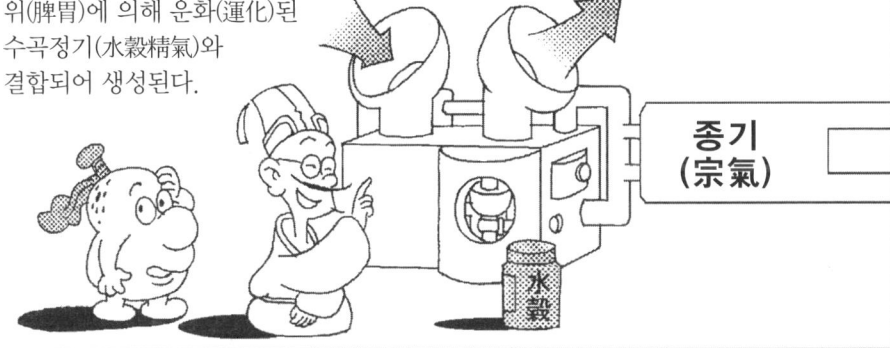

이로 인해 폐의 호흡기능은 종기의 생성에 직접적으로 영향을 미치며 일신지기의 생성에도 영향을 미친다. 그리고 폐의 기능은 일신지기에 대한 조절로도 드러나는데, 폐의 호흡이란 바로 기의 승강출입(升降出入)에 대한 조절이다.

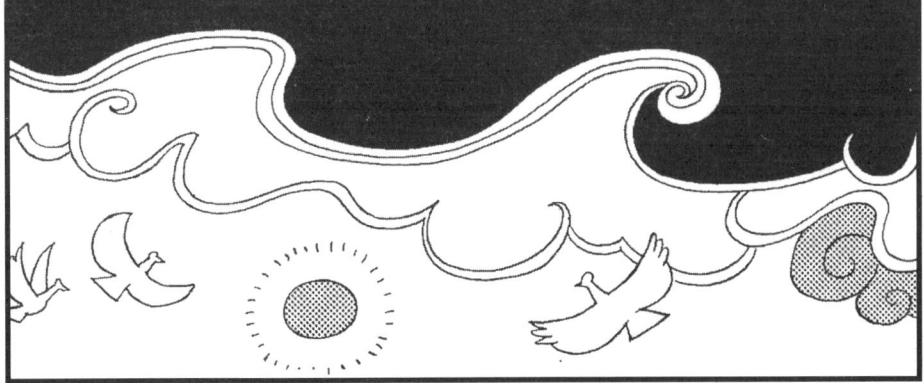

【역주】

화개(華蓋) : 화개는 마차에 달린 우산 모양의 덮개를 말한다. 폐의 모습을 형용한 것이다.
일신지기(一身之氣) : 몸 전체의 기운을 말한다.
호흡지기(呼吸之氣) : 호흡하는 기운을 말한다.

제2장 장상학설

폐는 호흡지기(呼吸之氣)를 주재함[肺主呼吸之氣] : 폐는 체내외로 기체가 교환되는 곳이다. 폐의 토고납신(吐故納新)* 과정을 통해 기의 생성과 승강출입이 촉진된다.

때문에 기가 생성되고 기기(氣機)*가 창달하기 위해서는 폐의 호흡기능이 조화로워야 한다.

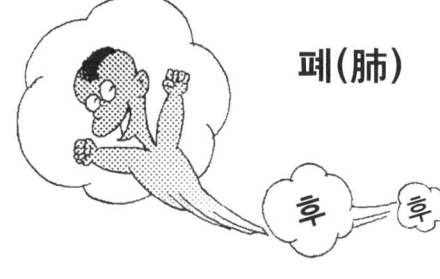
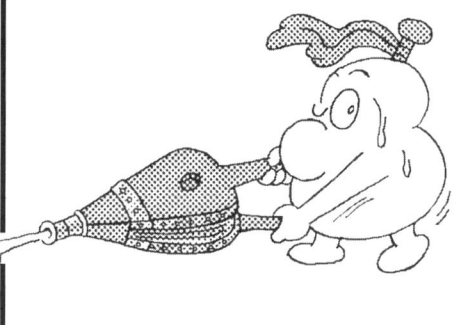

그러나 기가 부족하거나 승강출입에 이상이 생기거나, 또는 혈의 운행과 혈액의 수포, 배설 과정에 이상이 생기면 폐의 호흡에 영향을 초래하여 호흡장애가 발생한다.

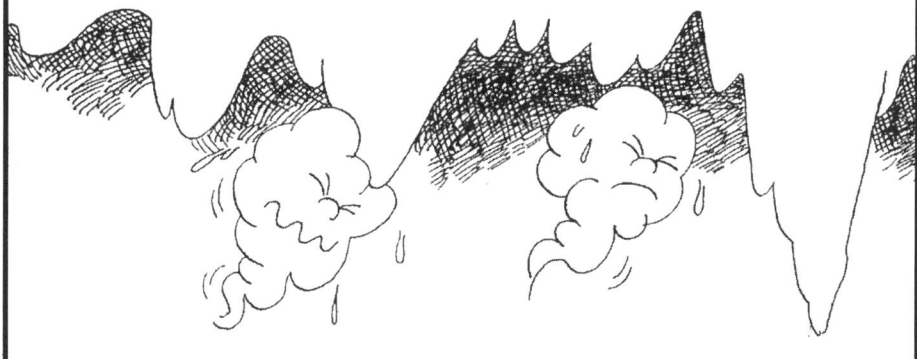

폐는 선발(宣發)과 숙강(肅降)을 주재함[肺主宣發肅降] : '선발(宣發)'은 '선포(宣布)'와 '발산(發散)'을 가리킨다. 즉 폐기(肺氣)의 상향성 확산과 외향성 산포이다.

'숙강(肅降)'이란 '청숙(清肅)', '결정(潔淨)', '하강(下降)'이다. 즉 폐기의 하강과 호흡기의 청결을 유지하는 작용이다.

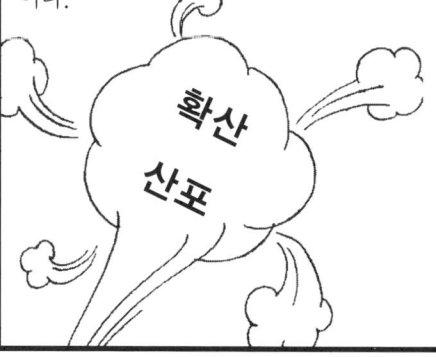
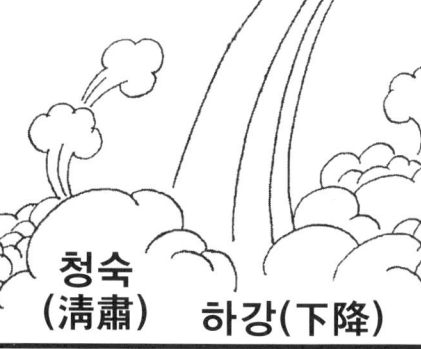

【역주】
토고납신(吐故納新) : 묵은 것을 밀어내고 새로운 것을 안으로 들이는 뜻으로서, 호흡을 표현한 것이다.
기기(氣機) : 즉 기의 승강출입을 말한다.

폐의 이러한 기능은 주로 세 방면으로 구체화된다. 첫째, 폐는 기화(氣化)를 통해 체내의 탁기(濁氣)를 배설한다.

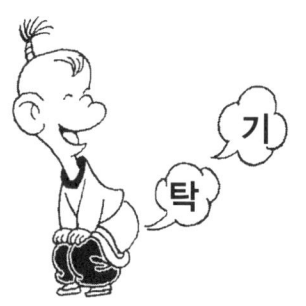

둘째, 비(脾)에 의해 전수(傳輸)된 진액 및 수곡정미(水穀精微)를 전신으로 산포(散布)하고 피모까지 수송한다.

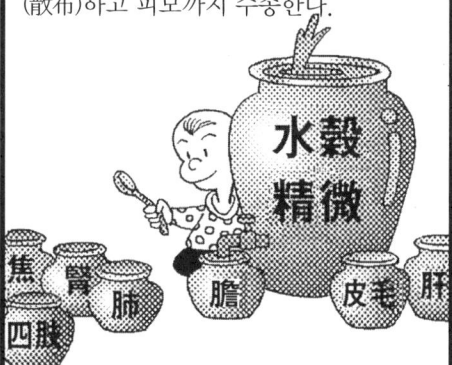

셋째, 위기(衛氣)를 선발하고 주리(腠理)의 개합을 조절하여, 대사를 마친 진액을 땀으로 변화시켜 체외로 배출한다.

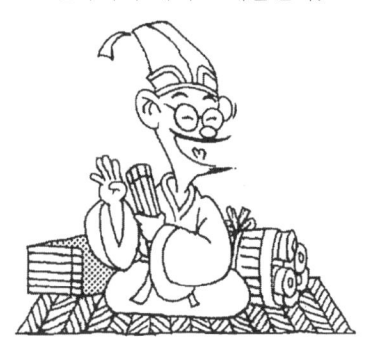

따라서 폐의 선발기능에 이상이 생기면 바로 호기불리(呼氣不利), 흉민(胸悶), 해수(咳嗽) 및 코막힘, 재채기 그리고 무한(無汗) 등의 증상이 나타난다.

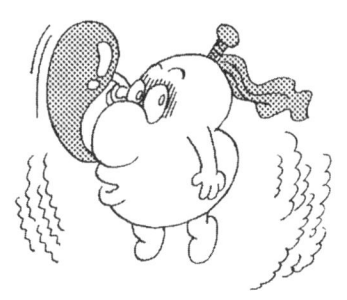

폐의 선발과 숙강은 상반적이면서도 상성(相成)적인 운동으로서 서로 제어하고 영향을 미친다. 그러므로 일단 이상이 발생하면 폐기실조(肺氣失調) 또는 폐실숙강(肺失肅降)의 병변이 출현한다.

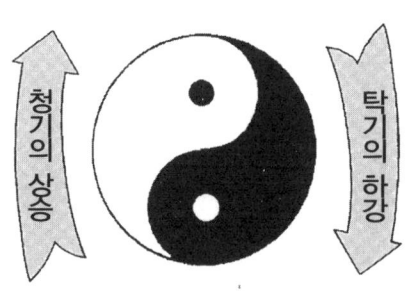

수도를 통조함[通調水道] : '통(通)'은 '소통(疏通)'이고 '조(調)'는 '조절(調節)'이다. 수도(水道)는 수액이 운행되고 배설되는 통로이다.

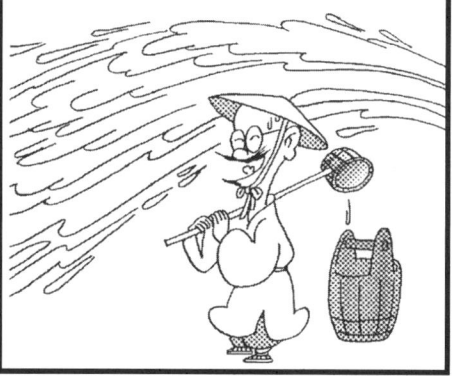

제2장 장상학설

폐에 의해 수도가 통조된다는 말은, 폐의 선발과 숙강에 의해 체내 수액의 수포, 운행, 배설 과정이 소통되고 조절됨을 의미한다.

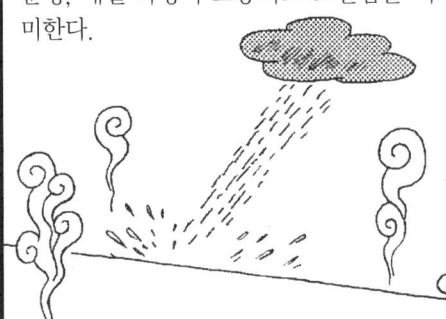

폐의 선발(宣發)에 의해 진액과 수곡정미가 온몸으로 선포될 뿐 아니라, 주리가 열려 땀이 배설된다.

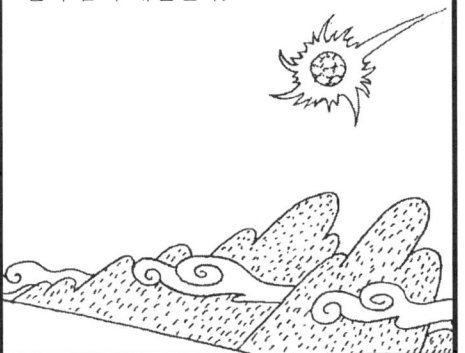

폐의 숙강(肅降)에 의해 흡입된 청기(淸氣)가 신(腎)으로 수납(受納)될 뿐 아니라, 체내의 수액이 하부로 수송되어 오줌이 생성되는 근원이 된다.

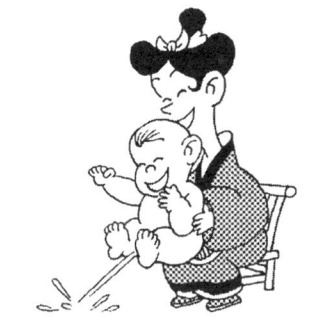

신과 방광의 기화작용을 거치면 오줌이 생성되어 체외로 배출되는데, 이것은 폐의 수도를 통조하는 작용에 달려 있다. 만일 어느 한 곳에라도 이상이 발생하면 수액이 정류되어 담(痰)이나 음(飮)이 생기기도 하고 심하면 수종(水腫)이 발생한다.

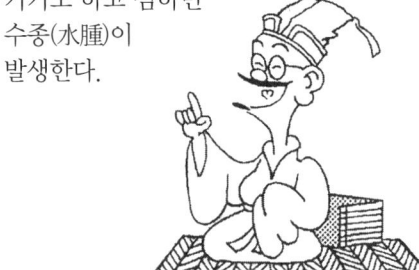

백맥(百脈)을 조회(朝會)하고 치절(治節)을 주재함[朝百脈, 主治節] : '조(朝)'는 모은다는 뜻이다. '폐조백맥(肺朝百脈)'은 온몸의 혈액이 경맥(經脈)을 통과하고 폐로 모여, 폐의 호흡에 의해 기체의 교환이 이루어진 다음에 전신으로 수포됨을 말한다.

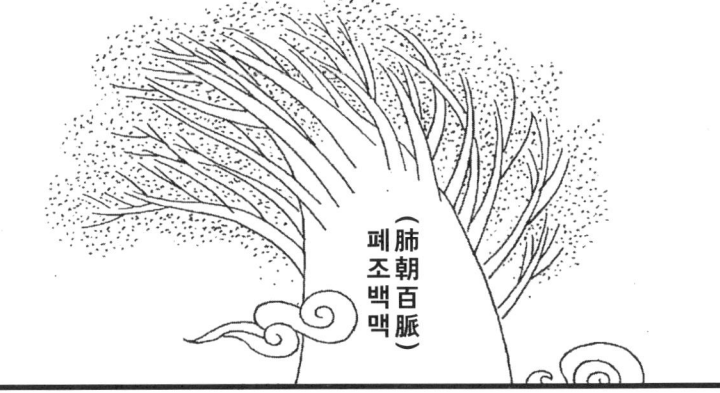

폐장

전신의 혈(血)과 맥(脈)은 모두 심(心)에 속하므로 심장의 박동은 혈액이 운행되는 근본적인 동력이다.

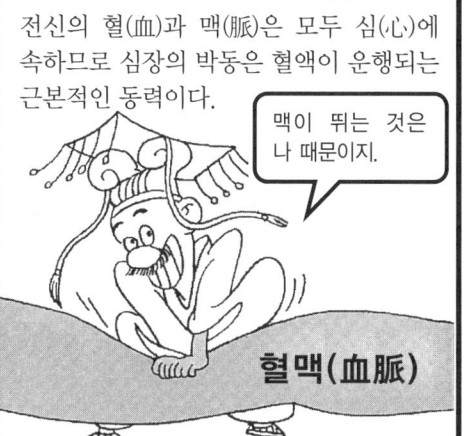

그런데 혈이 운행되기 위해서는 기의 추동(推動)도 필요하다. 폐는 일신지기(一身之氣)를 주재하므로 혈액의 운행도 폐의 추동에 의지한다.

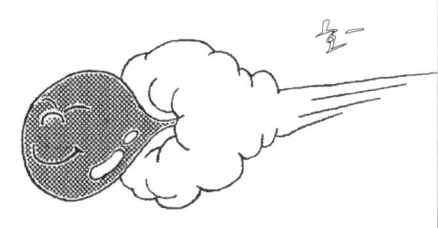

'치절(治節)'은 관리와 조절이다. 폐의 치절기능은 주로 네 가지로 구체화된다. 첫째, 호흡을 주재하여 리드미컬한 호흡운동이 이루어지게 한다.

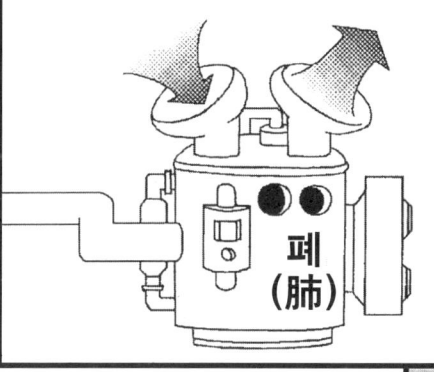

둘째, 폐의 호흡운동에 따라 전신의 기기(氣機) 즉 승강출입(升降出入)이 조절된다.

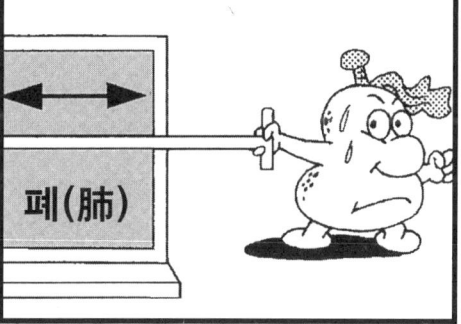

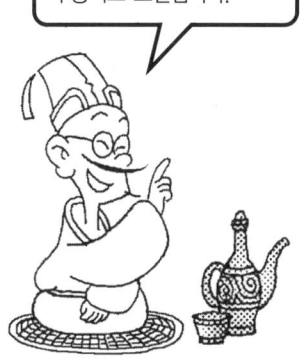

넷째, 선발과 숙강은 진액의 수포, 운행, 배설을 관리하고 조절한다. 따라서 '폐주치절(肺主治節)'은 폐의 주요 기능을 개괄한 것이다.

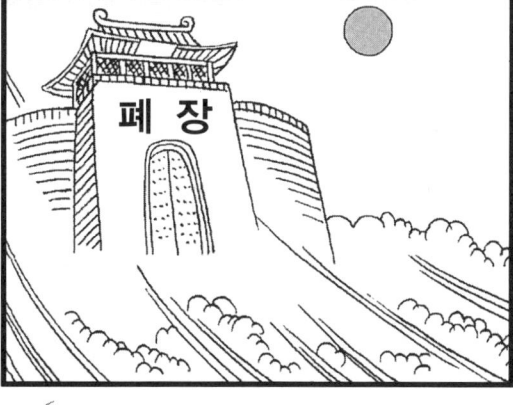

폐의 정지는 근심임[肺在志爲憂] : 오지(五志)를 오장에 배속하면 폐의 정지(情志)는 근심이다.

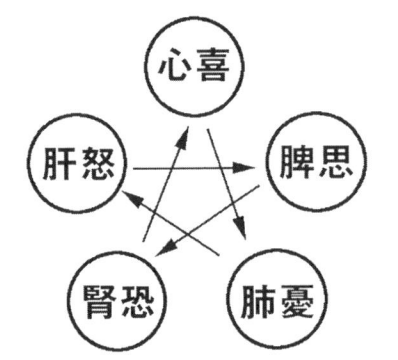

근심[憂]과 슬픔[悲]의 감정은 완전히 같은 것은 아니지만 인체의 생리에 미치는 영향에 있어서는 대체로 동일하다. 때문에 둘 모두 폐의 정지이다.

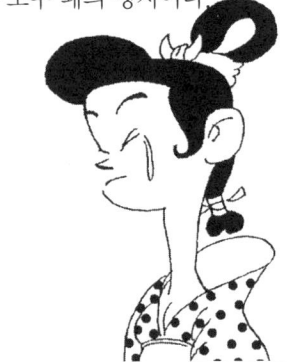

근심과 슬픔은 기를 끊임없이 사그라들게 한다.

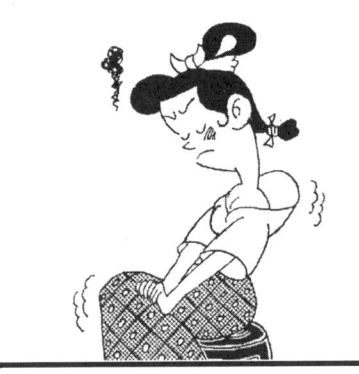

때문에 《황제내경 소문》〈거통론(擧痛論)〉은 이렇게 말한다. "심계(心系)가 급해지면 폐가 퍼지고 폐엽(肺葉)이 들리므로 상초(上焦)가 통하지 못해 영기(營氣)가 흩어지지 않아서 열기(熱氣)가 안에 쌓입니다. 때문에 기가 사그라듭니다."

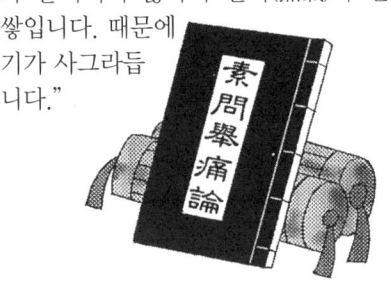

폐의 액은 콧물임[在液爲涕] : 눈물[涕]은 코의 점막에서 분비되는 점액으로서 비강(鼻腔)을 윤활하는 기능이 있다.

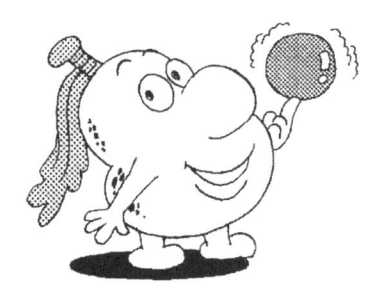

코[鼻]는 폐의 공규로서 정상적인 상태라면 콧물이 비강을 윤활할 뿐 밖으로 흐르지 않는다. 그러나 폐가 차지면 맑은 콧물이 흘러내리며, 폐가 뜨거워지면 누런 콧물이 흘러내린다. 폐가 마르면 코가 마른다.

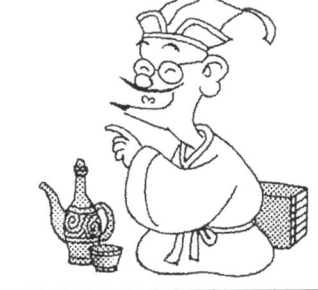

형체에서 피부와 짝하며 영화는 피모로 드러남[在體合皮, 其華在毛] : 피모(皮毛)는 전신의 피부, 땀구멍, 체모 등의 조직을 포괄한다. 이것은 인체의 표면으로서 위기(衛氣)의 온양(溫養)과 진액의 윤활을 받는다.

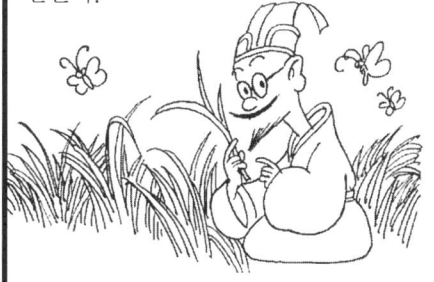

폐는 기를 주재하고 위(衛)에 속하기 때문에, 위기(衛氣)를 선발(宣發)하고 피모(皮毛)로 정(精)을 수송하는 기능을 갖는다. 그러므로 정상적인 상태에서는 살결이 치밀하고 체모에 광택이 있어, 사기에 저항하는 능력이 강하다.

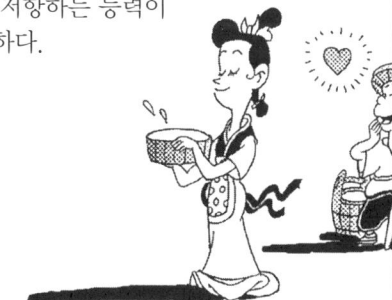

폐기가 약해져 위기를 선발하고 피모로 정을 수송하는 기능이 떨어지면 위기가 고밀(固密)하지 못하게 되므로 땀을 많이 흘리고 감기에 잘 걸리거나, 피모(皮毛)가 타고 마르는 등의 증상이 나타난다.

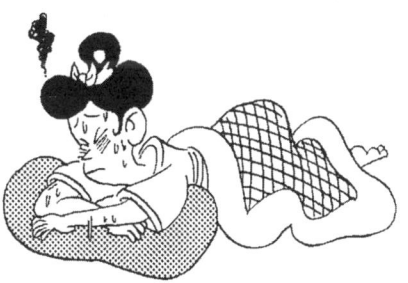

폐와 피모는 서로 짝이기 때문에 외사(外邪)가 피모를 침범하면 폐에도 영향이 파급된다. 외사에 의해 주리가 막혀 위기가 울체되면 폐기도 선포(宣布)되지 못하기 때문이다.

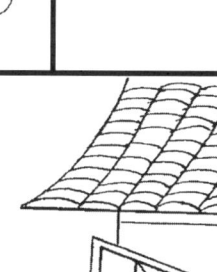

한의학에서는 땀구멍을 '기문(氣門)'이라고 부른다. 즉 땀구멍이 폐의 선발과 숙강을 따르며 인체 내외의 기체를 교환하고 폐기(肺氣)를 선포하는 창문의 역할을 하고 있음을 지적한 것이다.

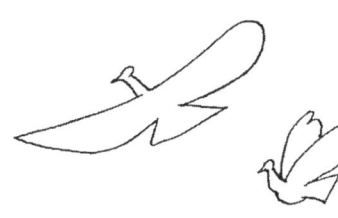

폐장

제2장 장상학설

폐는 코에 공규를 염[在竅爲鼻] : 폐는 코에 공규를 열며, 코와 숨구멍[喉]은 통하여 폐에 연계된다. 코와 숨구멍은 호흡의 문호이기 때문에 '비위폐지규(鼻爲肺之竅)', '후위폐지호(喉爲肺之戶)'*라는 말이 있다.

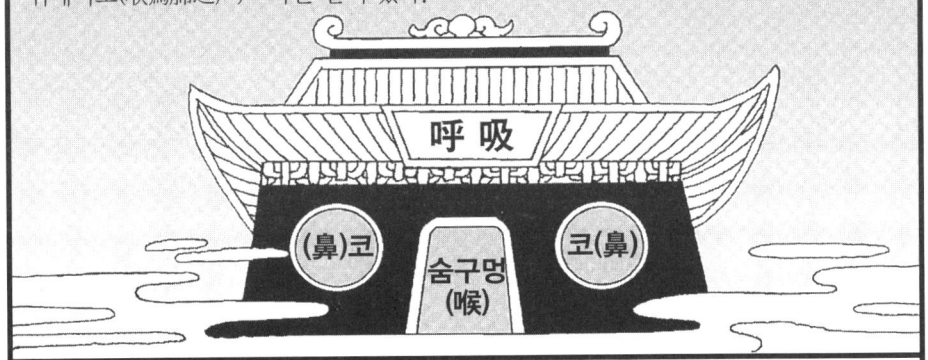

코의 후각과 숨구멍의 발성은 폐기의 작용이다. 그래서 폐기가 조화로워 호흡이 매끄러우면 냄새를 잘 맡고 음성이 퍼져나간다.

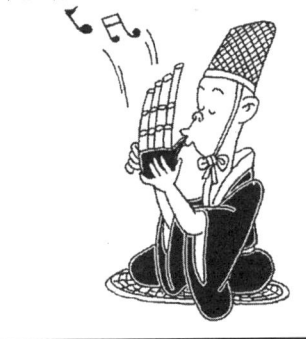

《황제내경 영추》〈맥도(脈度)〉에 "폐기는 코와 통한다. 폐가 조화로우면 코가 냄새를 맡는다."라고 했다.

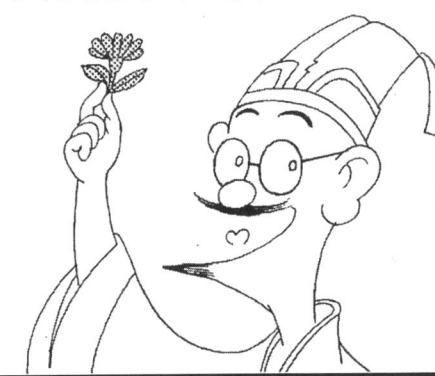

【역주】
후위폐지호(喉爲肺之戶) : '문(門)'이 대문이라면 '호(戶)'는 방문이다.
후양(喉癢) : 목구멍이 가려운 증상.
실음(失音) : 목이 쉬거나 목소리가 나오지 않는 증상.

폐는 코로 공규를 열며 숨구멍과 직접 통해 있기 때문에 외사에 의한 폐의 침습은 주로 코와 숨구멍을 경유하여 이루어지며, 폐의 병변은 주로 코와 숨구멍에 나타난다. 예컨대 코막힘, 콧물, 재채기, 후양(喉癢)*, 실음(失音)* 등의 증상이 그것이다.

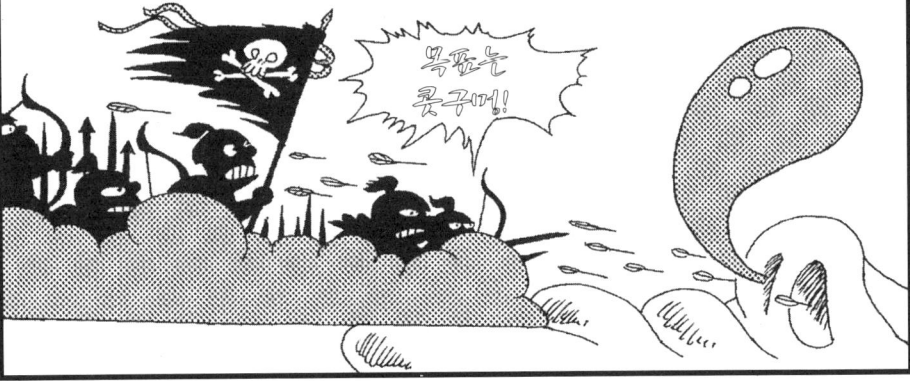

70

비장(脾臟)

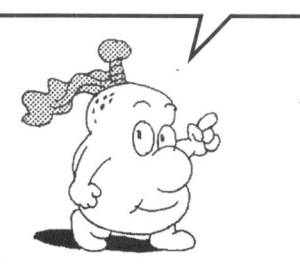

비(脾)는 영양물질 공급의 거점으로 중초에 위치하여 횡격막 아래에 있다. 주요 기능은 운화(運化)의 주재, 승청(升淸)*, 혈액의 통섭(統攝)입니다.

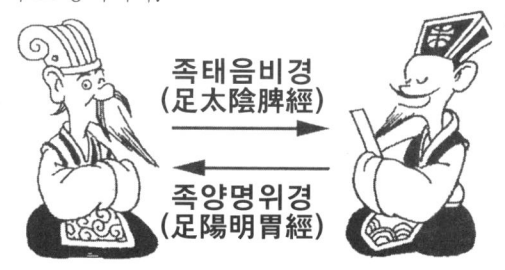

족태음비경(足太陰脾經)과 족양명위경(足陽明胃經)은 위(胃)에서 연락되어, 비(脾)와 위(胃)는 표리를 이룬다. 비와 위는 소화기 계통에 속하는 주요 장기이다.

족태음비경(足太陰脾經)
족양명위경(足陽明胃經)

비(脾) 표(表)   위(胃) 리(裏)

생명활동의 지속과 기혈진액(氣血津液)의 생성은 모두 비위(脾胃)에 의한 수곡(水穀)의 운화(運化)에 의지한다. 그래서 비위는 기혈 생화의 원천 즉, '후천지본(後天之本)'으로 불린다.

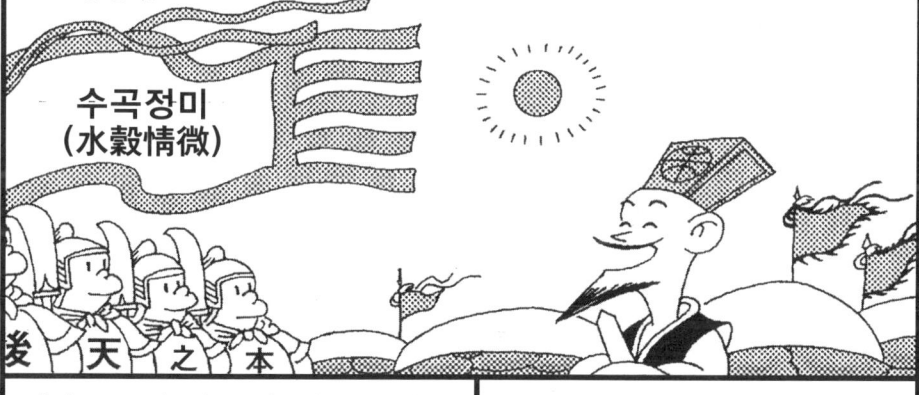

수곡정미(水穀精微)

後天之本

비의 주요 기능은 무엇보다도 '운화(運化)'의 주재이다. '운(運)'은 운전(運轉)을 말하고, 화는 소화(消化)를 말한다.

비가 운화를 주재한다는 말은, 수곡정미(水穀精微)를 만들고, 그것을 전신으로 운전함을 뜻한다. 비의 이런 기능은 수곡(水穀)의 운화와, 수액(水液)의 운화 두 방면으로 구분될 수 있다.

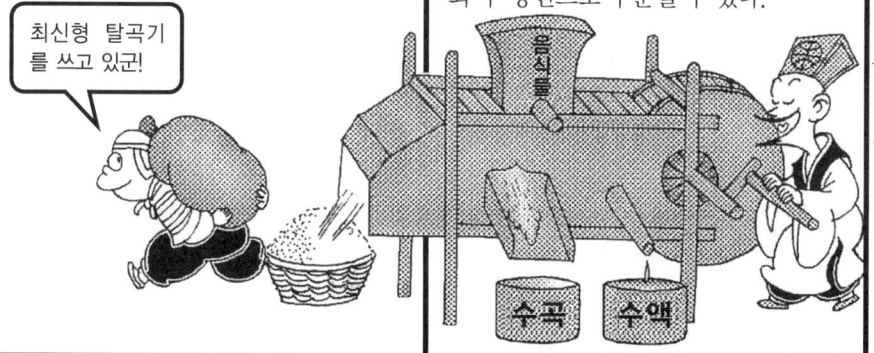

최신형 탈곡기를 쓰고 있군!

【 역주 】

승청(升淸) : 청기(淸氣)를 상승시키는 것을 말한다.

제2장 장상학설

수곡(水穀)의 운화[運化水穀] : 위(胃) 내로 음식물이 들어오면, 실제 소화와 흡수는 위와 소장에서 이루어진다.

그러나 비(脾)의 운화를 거쳐야만 수곡정미가 만들어지고, 또 이것이 전신으로 산포(散布)될 수 있다.

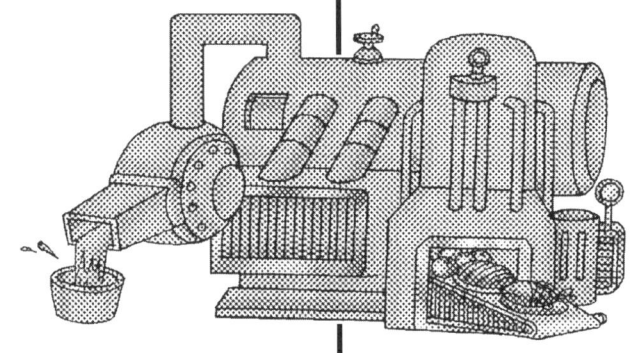

따라서 비에 의해 수곡정미의 운화가 잘 이루어져야 유기체의 소화, 흡수기능이 건강하게 유지될 수 있으며, 화생된 정(精), 기(氣), 혈(血), 진액(津液)이 충분히 영양을 공급할 수 있다. 이렇게 되면 온몸의 조직과 기관들이 영양을 받으므로 정상적인 생리활동이 유지된다.

【역주】

소수(消瘦) : 몸이 마르는 증상이다.

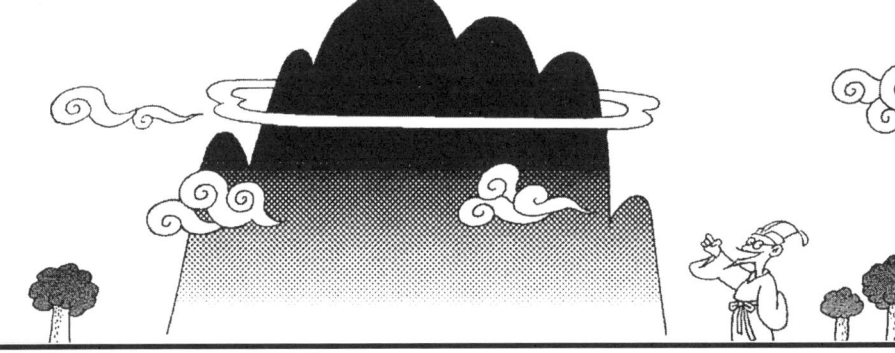

그렇지 않으면 복창(腹脹), 변당(便溏), 식욕부진 및 권태, 소수(消瘦)*, 기혈부족(氣血不足) 등의 병변이 나타난다.

비위(脾胃)를 후천지본(後天之本)이라고 하는 까닭은 비위가 기혈을 생화하는 근원이기 때문이지요.

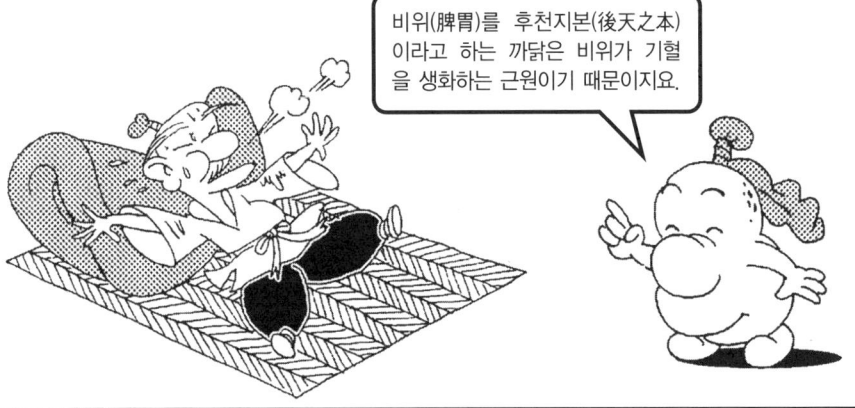

수액(水液)의 운화[運化水液] : 수습(水濕)의 운화라고도 한다. 수액의 흡수, 수송, 확산을 가리킨다. 비의 운화기능 가운데 하나이다.

따라서 수습을 운화하는 비의 기능이 왕성해야 수액의 비정상적인 정체로 인한 습(濕), 담(痰), 음(飮) 등의 생성을 막을 수 있다.

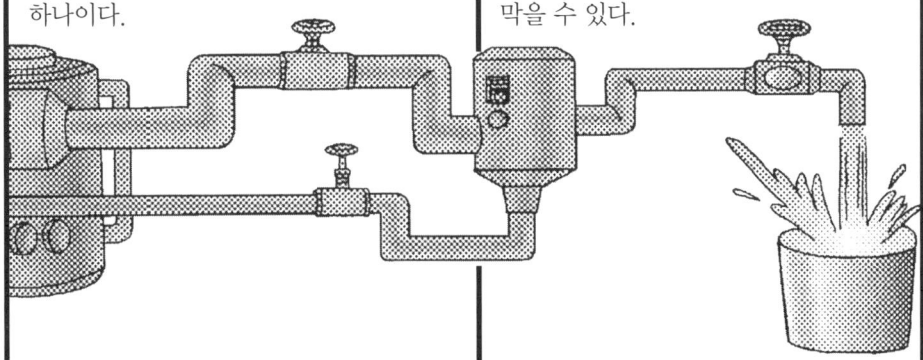

음식물 중에서 흡수되는 영양물질은 주로 액상 물질에 속한다. 이른바 수습을 운화하는 기능이란 수곡정미 중의 많은 수분을 제때에 폐와 신으로 전수(轉輸)하여 기화작용을 거쳐 땀과 오줌으로 변화시켜 체외로 배설되도록 하는 것이다.

그렇지 않고 비의 수습을 운화하는 기능이 감퇴되면 앞서 말한 병리적 산물이 생성되며, 심하면 수종(水腫)이 초래된다.

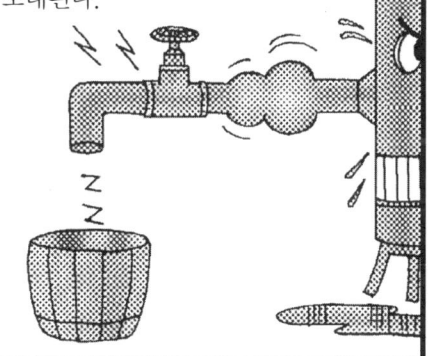

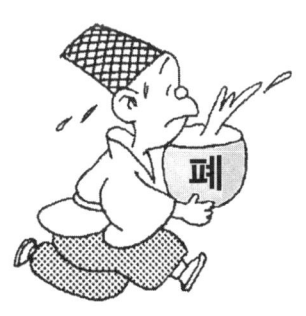

그래서 《황제내경 소문》〈지진요대론(至眞要大論)〉의 말에 "모든 습(濕), 종(腫), 만(滿)은 다 비(脾)에 속한다."라고 했다.

비허생습(脾虛生濕)은 비위생담지원(脾爲生痰之源)과 비허수종(脾虛水腫)의 발생기전에 불과합니다.

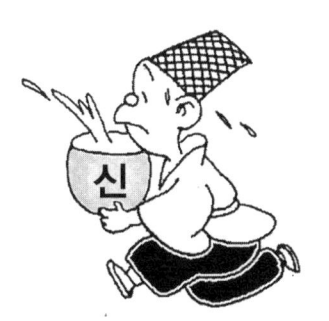

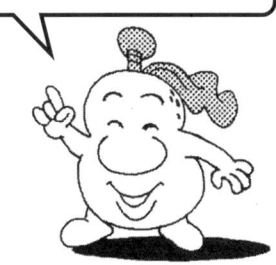

그러므로 일상생활 중에 음식의 영양에 주의해야 할 뿐 아니라 비위를 잘 보호해야 한다.

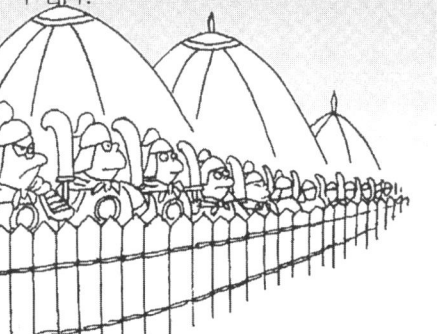

만일 병을 앓는 중이라면 음식금기에 맞추어 복약(服藥) 시 비위를 고려해야 한다. 이것은 '후천지본(後天之本)'으로서 비의 특성이 병의 예방과 양생에 구체적으로 드러난 것이다.

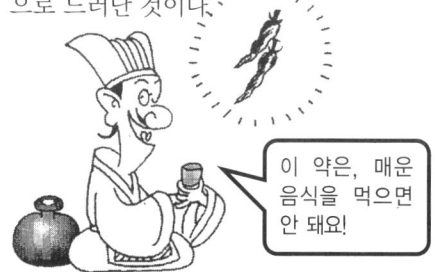

이 약은, 매운 음식을 먹으면 안 돼요!

승청(升淸)을 주재함[主升淸] : '승(升)'은 비기(脾氣) 운동의 특징으로서 상승을 뜻한다. '청(淸)'은 수곡정미 등의 영양물질을 뜻한다. '승청(升淸)'은 수곡정미 등의 영양물질이 흡수되어 위로 심, 폐, 머리, 눈으로 수포된 다음 심폐(心肺)의 작용을 거쳐 기혈(氣血)로 화생되어 전신을 영양하는 것을 말한다.

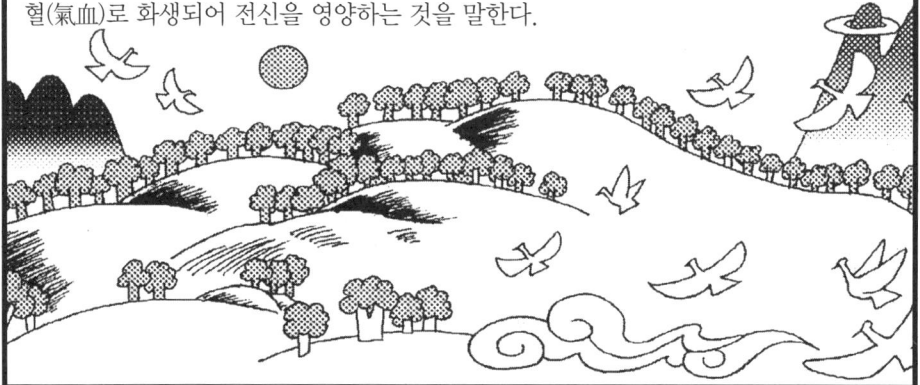

승(升)과 강(降)은 반대 방향의 운동으로서, 비의 승청(升淸)은 위의 강탁(降濁)에 상대적으로 말한 것이다. 이것이 승청의 첫째 의미이다.

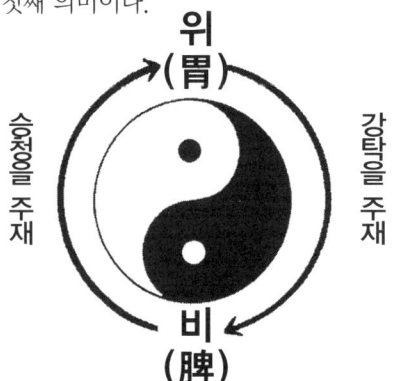

둘째, 장부 간 승청의 상인(相因)과 평형은 체내 생리의 항상성을 유지하는 데 있어 중요한 요소이다.

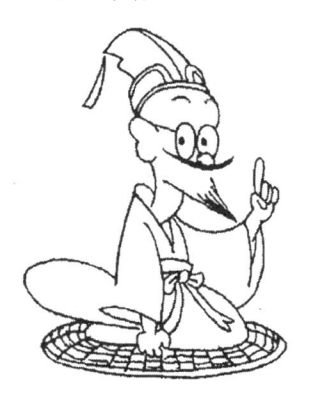

따라서 비의 승청 기능이 정상이면 수곡 정미 등 영양물질이 정상적으로 흡수되고 수포되므로 원기(元氣)가 충만하여 장기가 하수(下垂)되지 않는다.

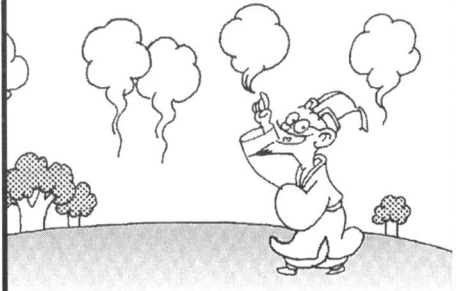

그러나 수곡이 운화되지 못하면 기혈이 생화될 원천이 없어지므로 신피핍력(神疲乏力)*, 현훈(眩暈), 복창(腹脹), 설사(泄瀉) 등의 증상이 나타난다. 또 비기(脾氣)가 하함(下陷)되면 구설탈항(久泄脫肛)*이나 심하면 내장하수(內臟下垂)* 등의 증상이 나타난다.

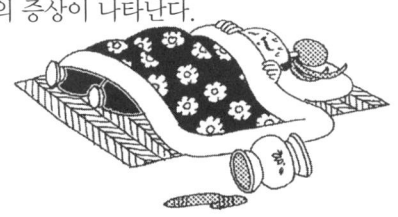

통혈(統血)을 주재함[主統血]: '통(統)'은 통섭(統攝)의 뜻이다. '통혈'은 비(脾)에 맥관 내를 운행하는 혈액을 통섭하여 밖으로 넘치는 것을 막는 기능이 있음을 말한다.

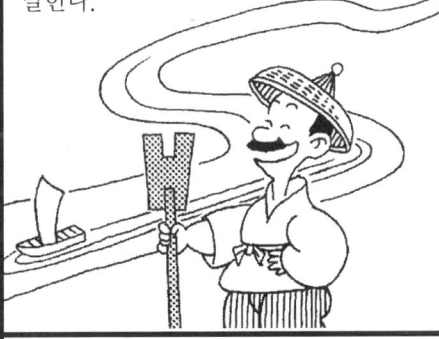

비통혈(脾統血)은 실질적으로 기의 고섭(固攝)에 의해서이다. 즉 비가 혈액을 통섭할 수 있는 것은 비가 기혈 생화의 원천인 점과 밀접한 관련이 있다.

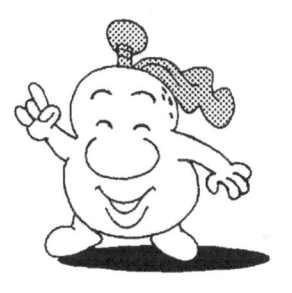

【역주】

신피핍력(神疲乏力): 정신이 피곤하고 기운이 없는 증상이다.
구설탈항(久泄脫肛): 장기간 설사가 지속되며 항문이 밖으로 빠져나오는 증상이다.
내장하수(內臟下垂): 자궁이나 직장 등이 아래로 처지는 증상이다.

비의 운화기능이 왕성하면 기혈이 충만하므로 기의 고섭작용이 강해진다.

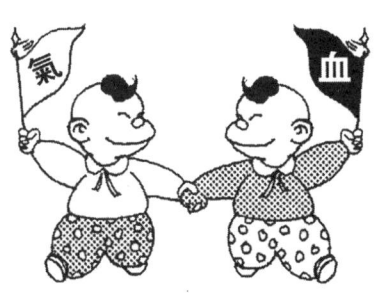

그렇지 않으면 기혈이 생화될 근원이 없어져서 기혈이 허해지므로 기의 고섭능력이 감퇴되어 출혈 증상이 생긴다. 예컨대, 변혈(便血), 요혈(尿血), 붕루(崩漏) 같은 것들은 '비불통혈(脾不統血)'이라 불린다.

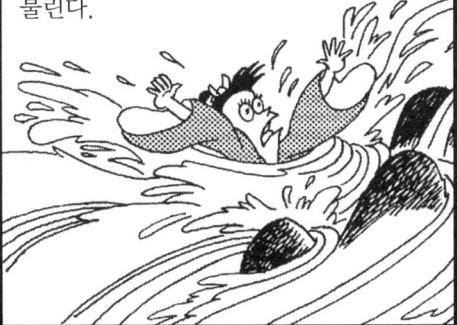

정지는 생각임[脾在志爲思] : '사(思)'는 생각, 사고(思考), 사려(思慮)이다.

생각[思]은 비의 정지(情志)지만 '심주신명(心主神明)'과 관련이 있다. 때문에 '생각이 심(心)에서 나오면 비(脾)가 이것에 응한다.'는 말이 있다.

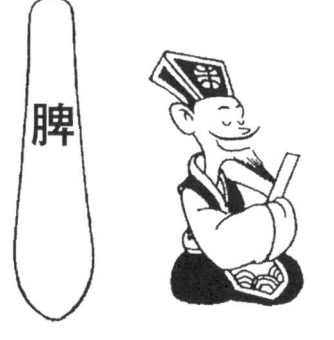
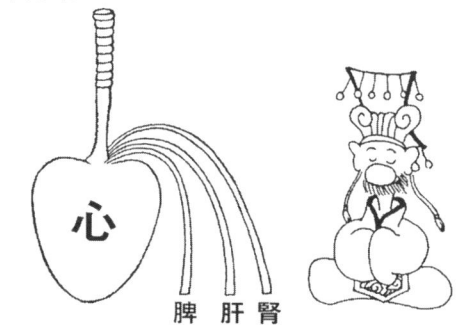

생각을 지나치게 하거나 생각하는 것이 이루어지지 않으면 정상적인 생리활동에 영향을 미친다.

가장 중요한 영향은, 기(氣)의 흐름을 막아서 기체(氣滯)와 기결(氣結)을 초래한다는 것이다.

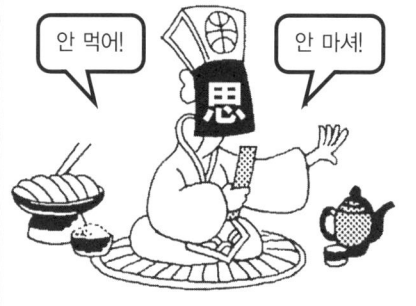

장부에 미치는 영향으로 말하자면, 무엇보다도 비의 운화기능을 들 수 있다.

속에 기결(氣結)이 있으면 비의 승청(升淸)기능에 장애가 발생한다. 그러므로 생각을 많이 하면 항상 불사음식(不思飮食)*, 완복창만(脘腹脹滿)*, 두목현훈(頭目眩暈) 등의 증상을 유발할 수 있다.

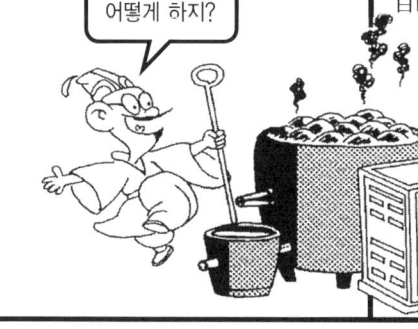

【역주】

불사음식(不思飮食) : 때가 되어도 음식 생각이 나지 않는 증상.

완복창만(脘腹脹滿) : 식후에 헛배가 더부룩한 증상.

제2장 장상학설

76

액은 맑은 침임[脾在液爲涎] : '연(涎)'은 입 안의 진액으로서, 타액 중에 맑은 것을 말한다.*

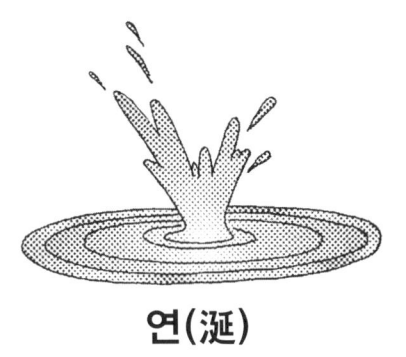

이것은 구강의 점막을 보호하고 구강을 윤택하게 하는 작용이 있으며, 음식을 먹을 때 다량으로 분비되어 음식의 탄인(呑咽)과 소화를 돕는다.

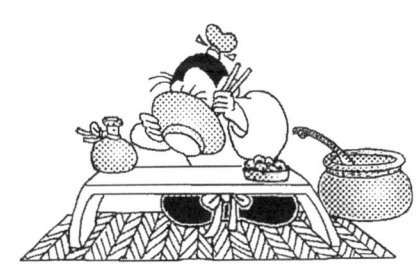

정상 상태에서 침은 위로 입으로 올라와 입 밖으로 넘치지는 않는다. 그러나 비위가 불화(不和)하면 침의 분비가 급격하게 증가되어 침이 저절로 입밖으로 흘러 나온다. 그래서 비는 오액(五液) 가운데 있으면 멀건 침[涎]이라고 말한다.*

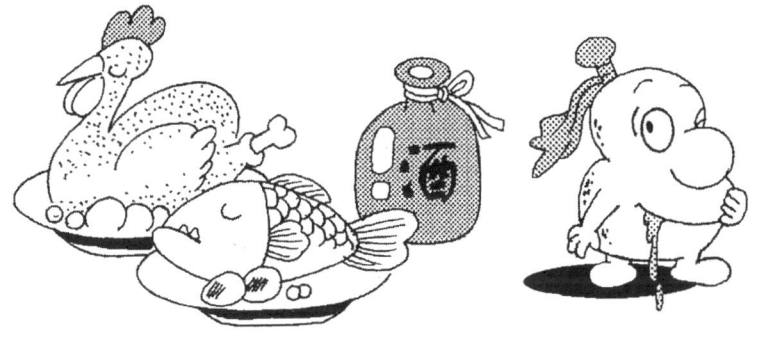

형체에서 기육, 사지와 짝함[脾在體合肌肉·四肢] : 비위는 기혈이 화생되는 원천이기 때문에 온몸의 기육이 풍만해지기 위해서는 비위에 의해 운화된 수곡정미(水穀精微)의 영양이 필요하다.

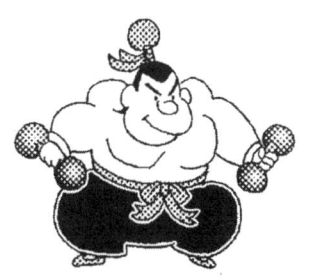

때문에 기육의 왕성 여부는 비위의 운화 기능과 관련이 있다. 비위의 운화기능에 장애가 생기면 반드시 살이 말라 뼈만 남고 힘이 없어 사지를 쓰지 못하게 된다. 이것이 '위병(萎病)'을 치료할 때 양명(陽明) 만을 취혈(取血)[治萎獨取陽明]' 하는 근거이다.*

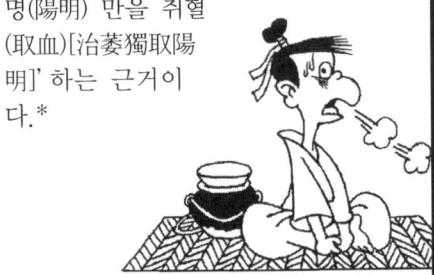

【역주】

연(涎) : 진한 것은 '타(唾)'로서 신(腎)의 액이다.

비재액위연 : 즉 '비재액위연(脾在液爲涎)' 이다.

위병(萎病) : 위병은 팔다리가 무르고 힘이 없어지는 병을 말한다.

제2장 장상학설

사지(四肢)는 체간에 비하여 인체의 말단이기 때문에 '사말(四末)'로 불린다. 이 역시 비위에 의한 수곡정미의 자양을 받아야 한다.

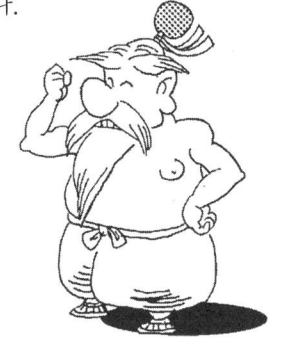

사지의 영양은 전적으로 청양(淸陽)의 상승과 선포에 의지한다. 때문에 《황제내경소문》〈음양응상대론(陰陽應象大論)〉에서는 "청양은 사지를 충실하게 한다[淸陽實四肢]"라고 했다.

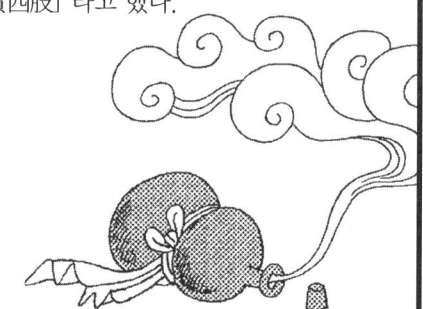

비는 운화와 승청을 주재하기 때문에 비기가 튼튼하면 사지가 충분한 영양을 공급받아 가볍고 힘이 세어진다.

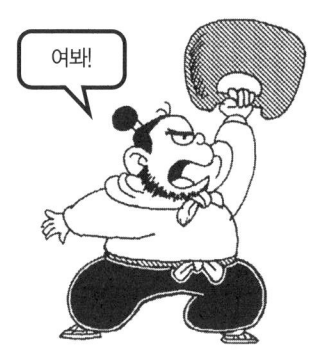

비기가 튼튼하지 못하면 청양이 상승하지 못하므로 권태롭고 무력해지며, 심하면 위축되고 허약해져 몸을 쓰지 못하게 된다.

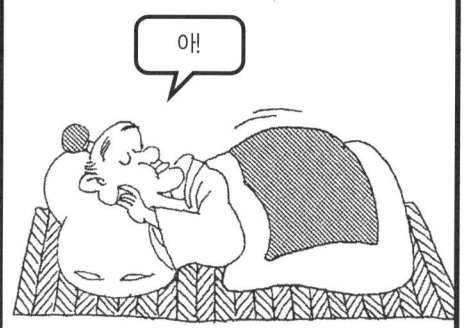

비는 입에 공규를 열고 영화는 입술로 드러남[脾在竅爲口, 其華在脣] : 비는 입에 공규를 여는데, 입은 소화관의 최상단이다. 그러므로 입에 공규를 연다는 것은 음식의 섭취와 입맛 등이 비의 운화 기능과 밀접한 관련이 있음을 의미한다.

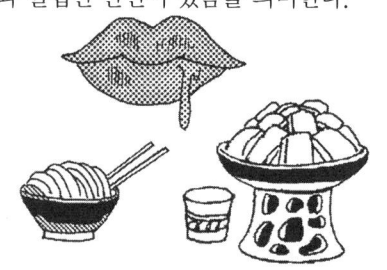

입맛의 정상 여부는 전적으로 비위의 운화기능, 즉 비의 승청기능과 위의 강탁기능의 영향을 받는다.

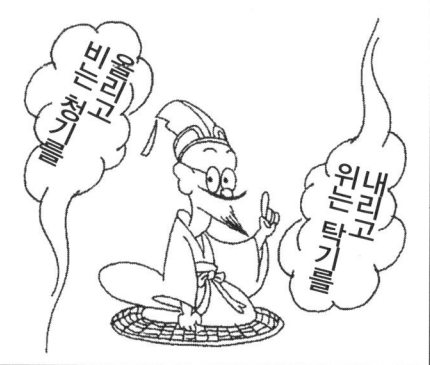

비위가 튼튼하면 입맛이 정상이고 식욕이 좋다.

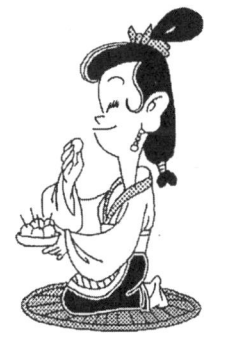

그렇지 않으면 입맛이 없고, 입이 달고, 입이 텁텁하고, 입이 쓴 등의 이상 감각이 나타나 음식의 섭취에 영향을 미친다.

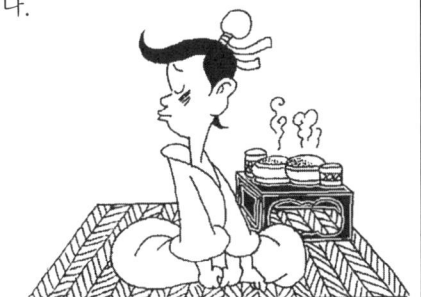

간장(肝臟)

입술의 색택(色澤)은 전신 기혈의 충실 여부와 관련이 있다. 비는 기혈이 생화되는 근원이기 때문에 입술의 색택은 온몸의 기혈 뿐 아니라 비위 운화기능의 상태를 반영한다.

간(肝)은 혈액을 저장하는 큰 창고로서, 모려(謀慮)와 장혈(藏血)을 주재하는 장군지관(將軍之官)이다. 복강에 위치하는데, 횡격막 아래 우측 늑부에 있다. 백(魄)의 처소이고 혈(血)을 저장하며 근(筋)의 우두머리이다.

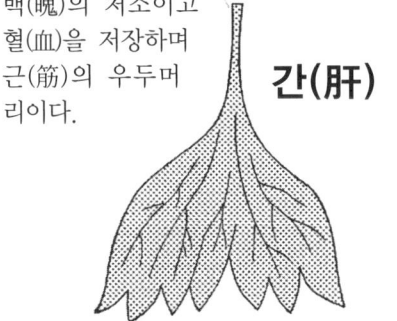

간(肝)

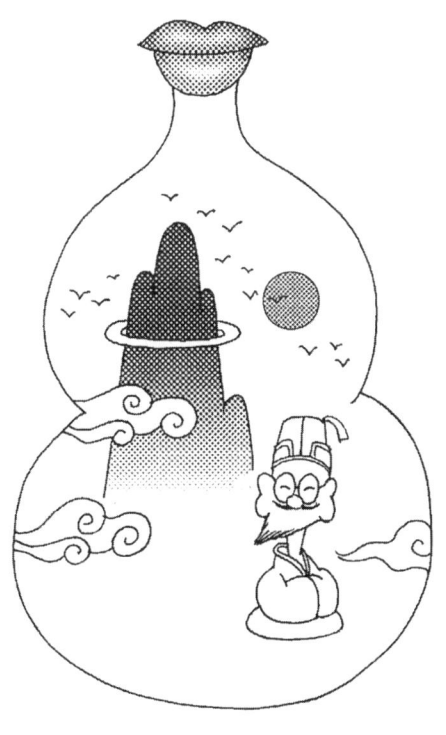

사람은 천지의 축소판

간은 오행 가운데 목에 속하여 동방을 주재하고 상승을 주재한다. 그래서 《황제내경 소문》〈영란비전론(靈蘭秘傳論)〉은 "간은 장군지관으로서 모려가 나온다."라고 했다. 간의 기능은 소설(疏泄)과 장혈(藏血)이다.

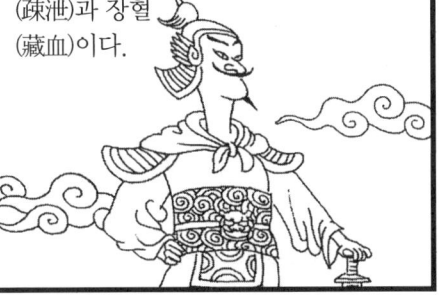

간은 담과 족궐음간경과 족소양담경으로 연계될 뿐 아니라 직접적으로 접촉하며 표리관계를 이루고 있다.

간의 주요 기능은 우선적으로 소설(疎泄)이다. '소(疏)'는 소통이고, '설(泄)'은 발설(發泄), 승발(升發)이다.

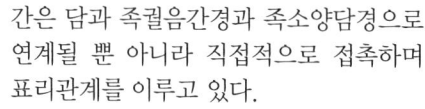

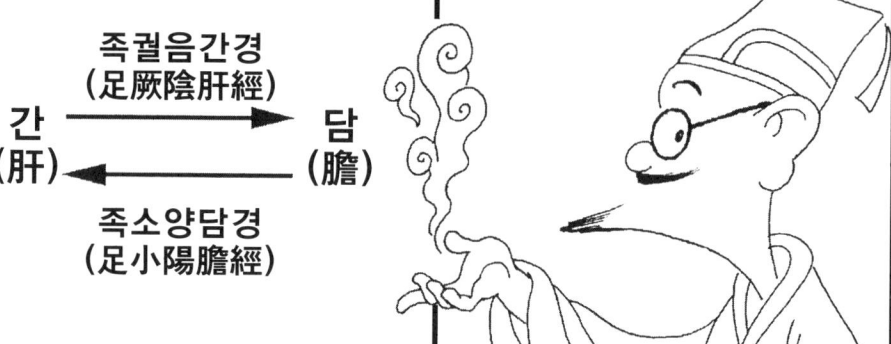

간의 소설기능은, 간의 강(剛)하고 상승적이고 활동적인 특징이 반영된 것으로서, 전신의 기기(氣機)를 펼치고 혈액과 진액의 운행을 추동하는 데 필수적인 요소이다. 간의 소설작용은 주로 세 방면으로 구체화된다.

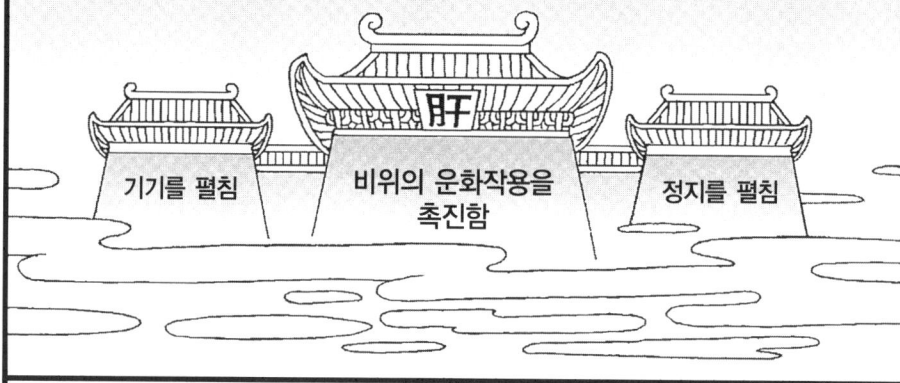

기기를 펼침[調暢氣機] : '기기(氣機)'는 기의 승강출입(升降出入) 운동을 말한다. 유기체의 장부, 경락, 기관 등의 활동은 기의 승강출입 운동에 의지한다.

간은 상승적이고 활동적인 특징이 있으므로 기기의 소통(疏通), 창달(暢達), 승발(升發)에 중요한 역할을 한다.

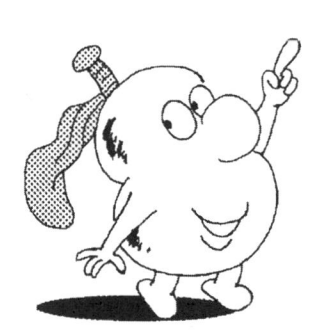

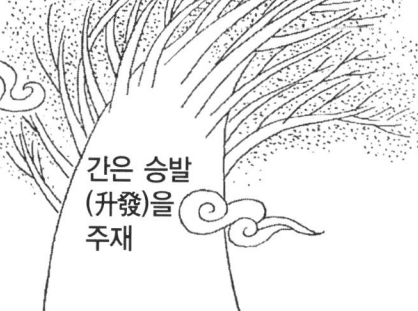

따라서 간의 소설기능은 기의 승강출입 운동의 평형을 조절하는 역할을 한다.

간의 소설 기능이 정상이면 기기가 조창(調暢)하고 기혈이 조화되므로 경락이 잘 통하고 장부, 기관 등의 활동이 조화롭게 된다.

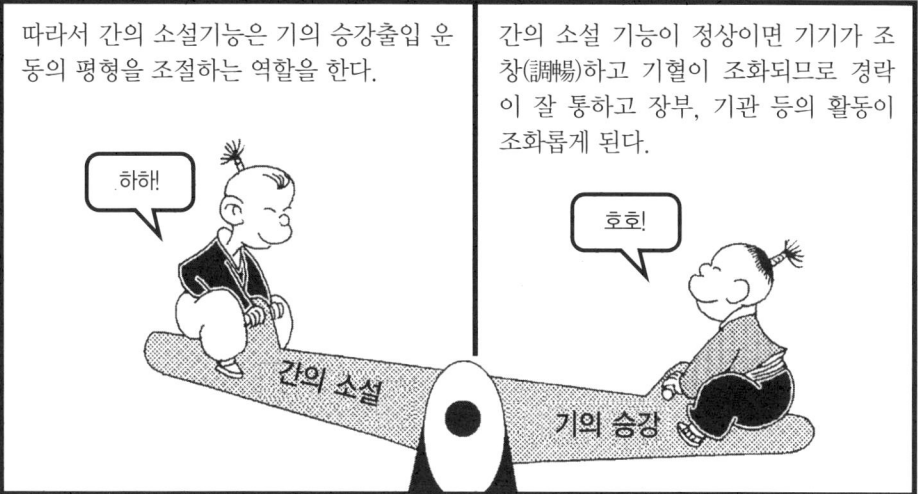

그렇지 않으면 두 가지 형태의 병리적인 현상이 출현한다. 첫째, 간의 소설기능이 감퇴되면 기의 승발(升發)이 부족해져 기기의 소통과 창달이 장애를 받으므로 '기기불창(氣機不暢)', '기기울결(氣機鬱結)' 등의 병리적 변화가 일어나 흉협(胸脇), 유방 또는 소복(小腹) 등의 부위에 국부적인 창통(脹痛)이나 불편한 감각이 나타난다.

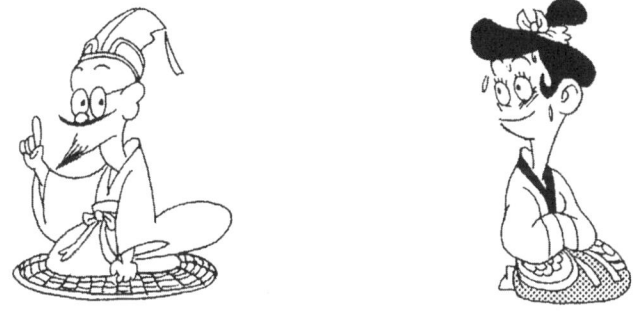

둘째, 간의 승발이 지나치면 기의 승발이 항진되고 기의 하강이 부족해지므로 '간기상역(肝氣上逆)'의 병리변화가 일어나 두목창통(頭目脹痛)*, 면홍목적(面紅目赤)*, 이노(易怒)* 등의 병리적인 변화가 나타난다.

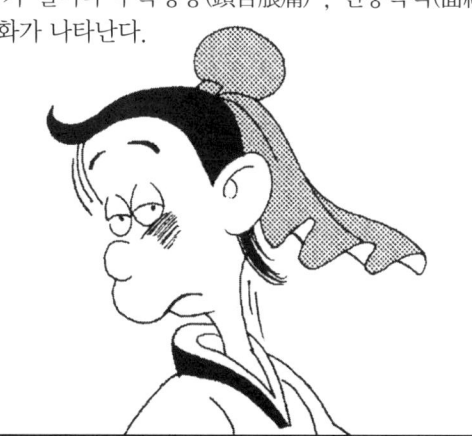

【역주】

두목창통(頭目脹痛) : 머리와 눈이 터질 듯 아픈 증상을 말한다.
면홍목적(面紅目赤) : 얼굴이 빨개지고 눈에 핏발이 서는 증상을 말한다.
이노(易怒) : 화를 잘 내는 증상을 말한다.

제2장 장상학설

기기의 상승이 지나쳐 '기수혈역(氣隨血逆)'의 상태가 되면 토혈(吐血), 객혈(喀血) 등 혈액이 상부로 넘치는 병리적인 변화가 나타난다. 심한 경우 갑자기 의식을 잃고 쓰러지기도 하는데, 이것을 '기궐(氣厥)'이라고 한다.

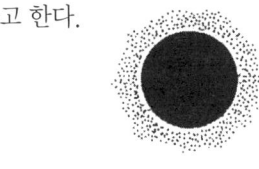

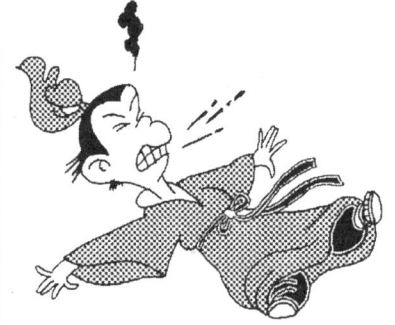

혈액의 운행과 진액의 수포 역시 기의 승강출입 운동에 의지한다. 따라서 기기가 울결되어 혈액의 운행에 장애가 초래되면 어혈(瘀血)이 발생한다.

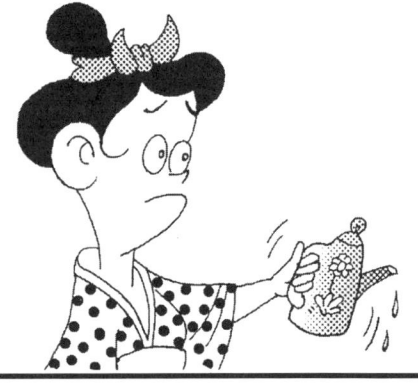

기기의 울결로 인해 진액 수포에 장애를 초래하면 담(痰), 수(水) 등의 병리적 산물이 발생한다.

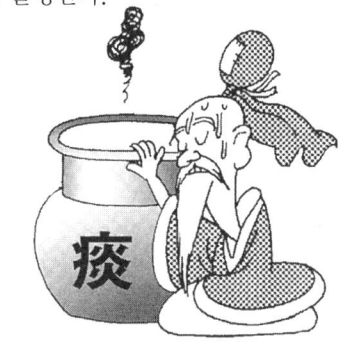

경우에 따라서 징적(癥積)이나 종괴가 생기기도 하며, 부녀자인 경우에는 월경불순, 생리통, 경폐(經閉) 등이 초래될 수 있다.

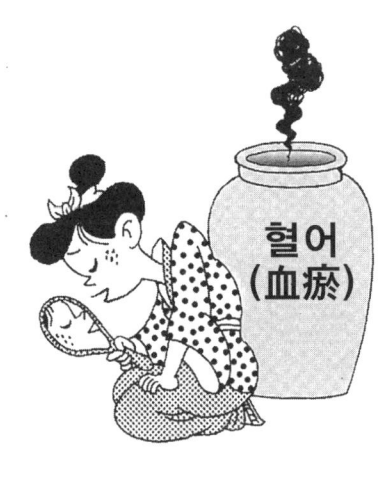

경우에 따라서 담이 경락을 막아 담핵(痰核)*이 생기기도 하고, 수습(水濕)이 정체되어 고창(鼓脹)*이 생기기도 한다.

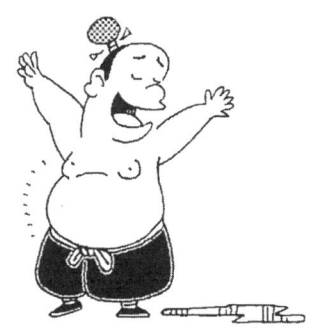

【역주】

담핵(痰核) : 살갗 속에 응어리가 져 멍울이 생기는 증상.
고창(鼓脹) : 뱃가죽이 북처럼 팽팽하게 부풀고 속이 그득하며 더부룩한 병.

비위의 운화를 촉진하는 기능 : 비위 운화 기능의 정상 여부를 결정하는 중요한 요소는 비의 승청과 위의 강탁 사이의 평형이다.

그리고 간의 소설기능 역시 비위의 승강과 밀접한 관련이 있다. 간의 소설기능의 정상은 비위 승강기능의 정상을 결정하는 중요한 조건이다.

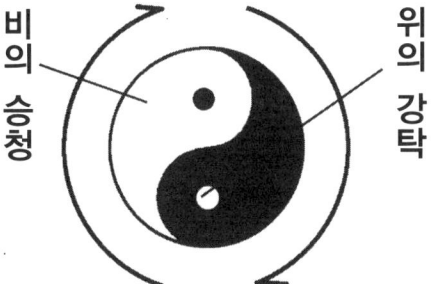

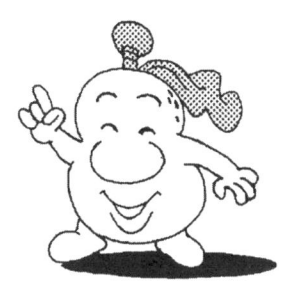

간의 소설기능에 이상이 생기면 비의 승청기능에 영향이 초래되어 위로는 현훈(眩暈)이 나타나고 아래로는 손설(飱泄)이 나타날 뿐 아니라,

위의 강탁기능에도 영향이 초래되어 위로는 구역(嘔逆)과 애기(噯氣)*가 나타나고, 가운데로는 완복창만동통(脘腹脹滿疼痛)*이 나타나고, 아래로는 변비가 나타난다.

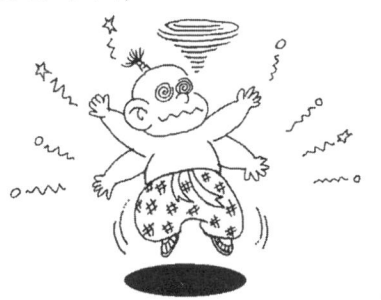

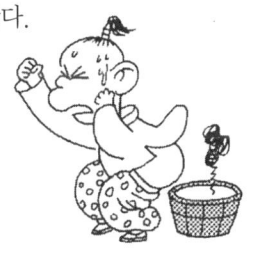

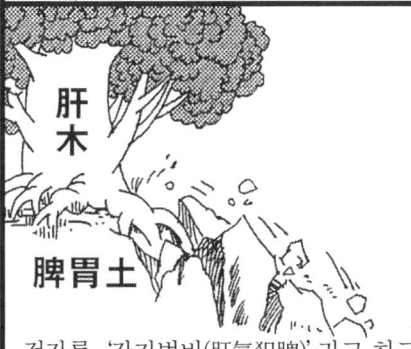

전자를 '간기범비(肝氣犯脾)'라고 하고 후자를 '간기승위(肝氣乘胃)'라고 부르는데, 총칭하여 '목왕승토(木旺乘土)'*라고 한다.

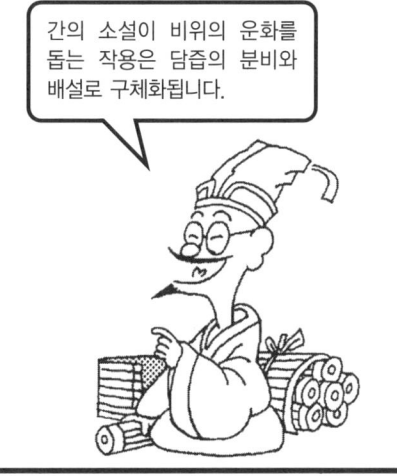

간의 소설이 비위의 운화를 돕는 작용은 담즙의 분비와 배설로 구체화됩니다.

간장

【역주】

애기(噯氣) : 트림을 말한다.
완복창만동통(脘腹脹滿疼痛) : 윗배부, 즉 명치 아래 부분이 더부룩하고 아픈 증상을 말한다.
목왕승토(木旺乘土) : 간은 목에 속하고 비위는 토에 속한다.

제2장 장상학설

담(膽)은 간에 붙어 있고 담즙은 간기(肝氣)의 여분이 축적되어 만들어진 것이므로, 담즙의 분비와 배설은 실질적으로 간의 소설기능에 의지한다. 간의 소설기능이 정상이면 담즙이 정상적으로 분비, 배설되어 비위의 운화를 돕게 된다.

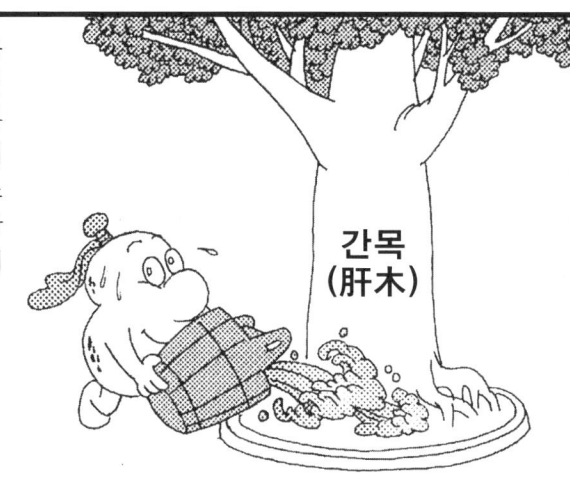

간기가 울결(鬱結)되면 담즙의 분비와 배설에 영향이 초래되어 협하창만(脇下脹滿)*·동통*, 구고(口苦)*, 납식불화(納食不化)* 등의 증상이 나타나며 심하면 황달 등의 병이 생기기도 한다.

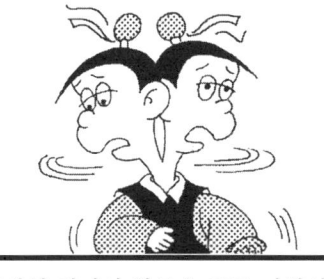

정지를 펼침[調暢情志] : 정지의 활동은 '심주신명(心主神明)'의 기능에 속하지만 간의 소설기능과도 밀접한 관련이 있다.

정상적인 정지의 활동은 주로 기혈의 정상적인 운화에 의지한다. 정지의 이상이 유기체의 생리에 미치는 영향은 주로 정상적인 혈액의 운화를 간섭한다는 데 있다.

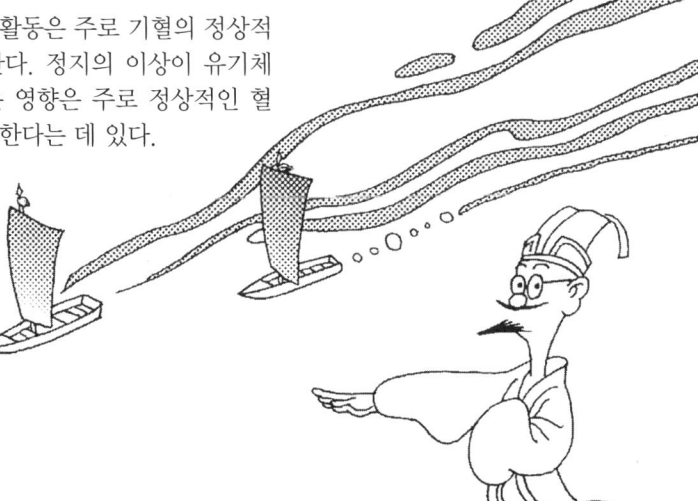

【역주】

협하창만(脇下脹滿)·동통 : 옆구리 아래가 더부룩하고 불편하거나 아픈 증상을 말한다.
구고(口苦) : 담즙이 입으로 올라와 입이 쓴 증상이다.
납식불화(納食不化) : 먹은 음식이 소화되지 않고 그대로 걸려 있는 증상이다.

간장

간의 소설기능이 갖는 정지를 펼치는 작용은 실질적으로 기기를 펼치는 작용에서 파생된 것이다. 간의 소설기능이 정상이면 기기가 펼쳐져 기혈이 조화되므로 기분이 명랑해진다.

소설기능에 이상이 생기면 간기가 울결되어 정서가 쉽게 억울되므로 조금만 자극을 받아도 강한 억울이 발생한다.

간의 승발, 소설이 지나치면 양기가 위로 솟구치므로 정서가 조급해져서 조금만 자극을 받아도 쉽게 성을 내게 된다. 이것은 간의 소설 기능이 정서에 영향을 미친 것이다.

반대로 반복적이고 지속적인 정서의 변동 역시 간의 소설기능에 영향을 미쳐 간기울결이나 간기의 지나친 승설에 의한 병리적 변화를 초래할 수 있다.

그외 부녀자의 배란과 월경, 남성의 사정은 간의 소설기능과 밀접한 연관이 있습니다.

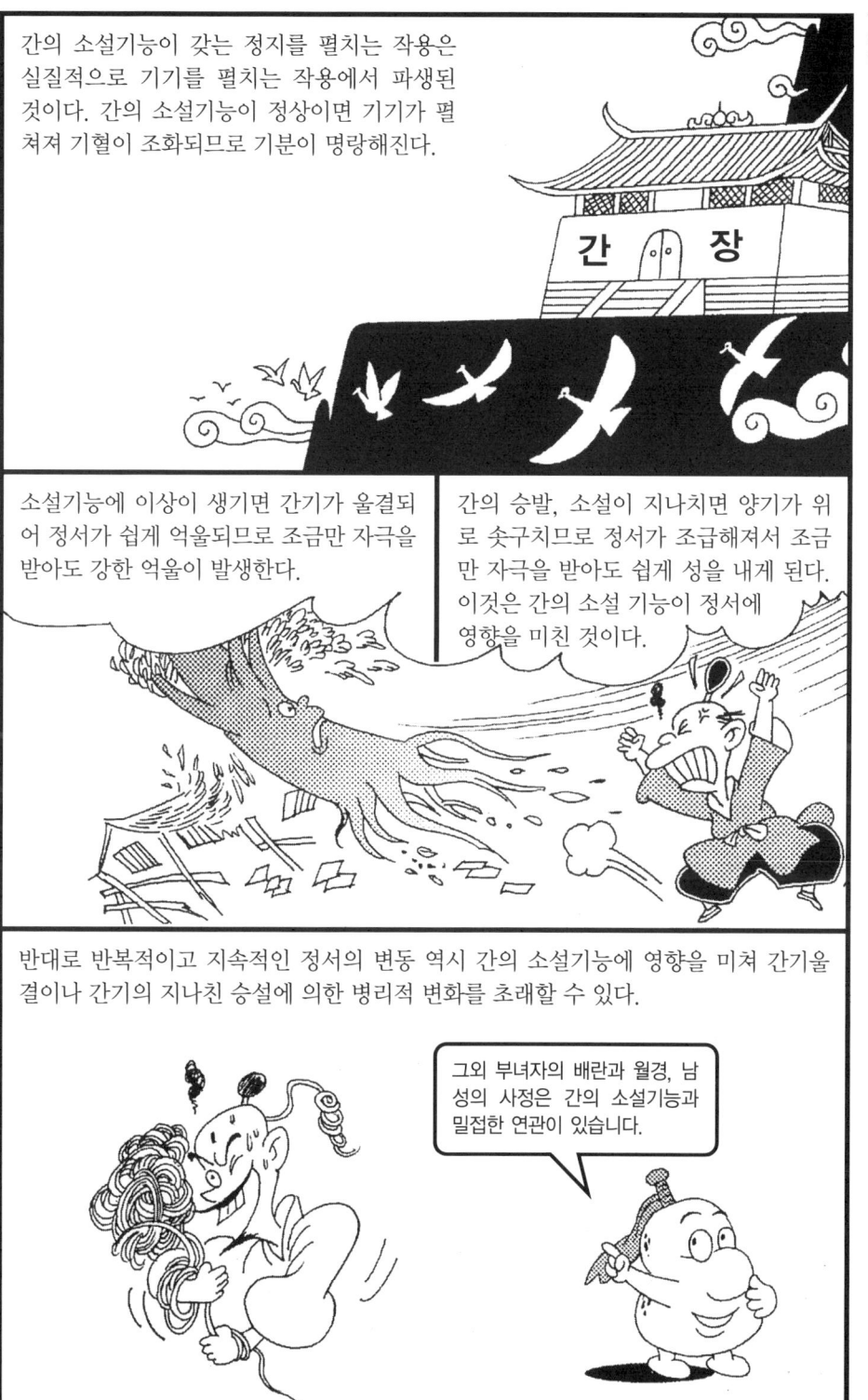

간은 장혈을 주재함[肝主藏血] : '간장혈(肝藏血)'은 간이 혈액을 저장하고 혈액량을 조절하는 기능이 있음을 뜻한다. 간의 장혈기능은 주로 간장 내부에 필수적으로 일정량의 혈액이 저장되는 것으로 구체화된다. 이를 통해 간은 양기의 지나친 승발을 억제함으로써 소설기능을 유지시켜 기기가 부드럽게 소통되도록 한다.

단 간의 장혈기능에는 인체 각 부분 혈액량의 분배를 조절하는 기능이 포함된다. 특히 이점은 간 외부를 순환하는 혈액량을 조절하는 데 중요하게 작용한다.

다음으로, 간의 장혈기능은 출혈의 방지에도 중요한 역할을 한다.

정상적인 상태에서 인체 각 부분의 혈액량은 항상적이다. 그러나 인체 활동량에 증감이 발생하거나, 정서에 변화가 일어나거나, 기후가 변하는 등의 변동 요인이 발생하면 인체 각 부분의 혈액량도 그에 따라 변화된다.

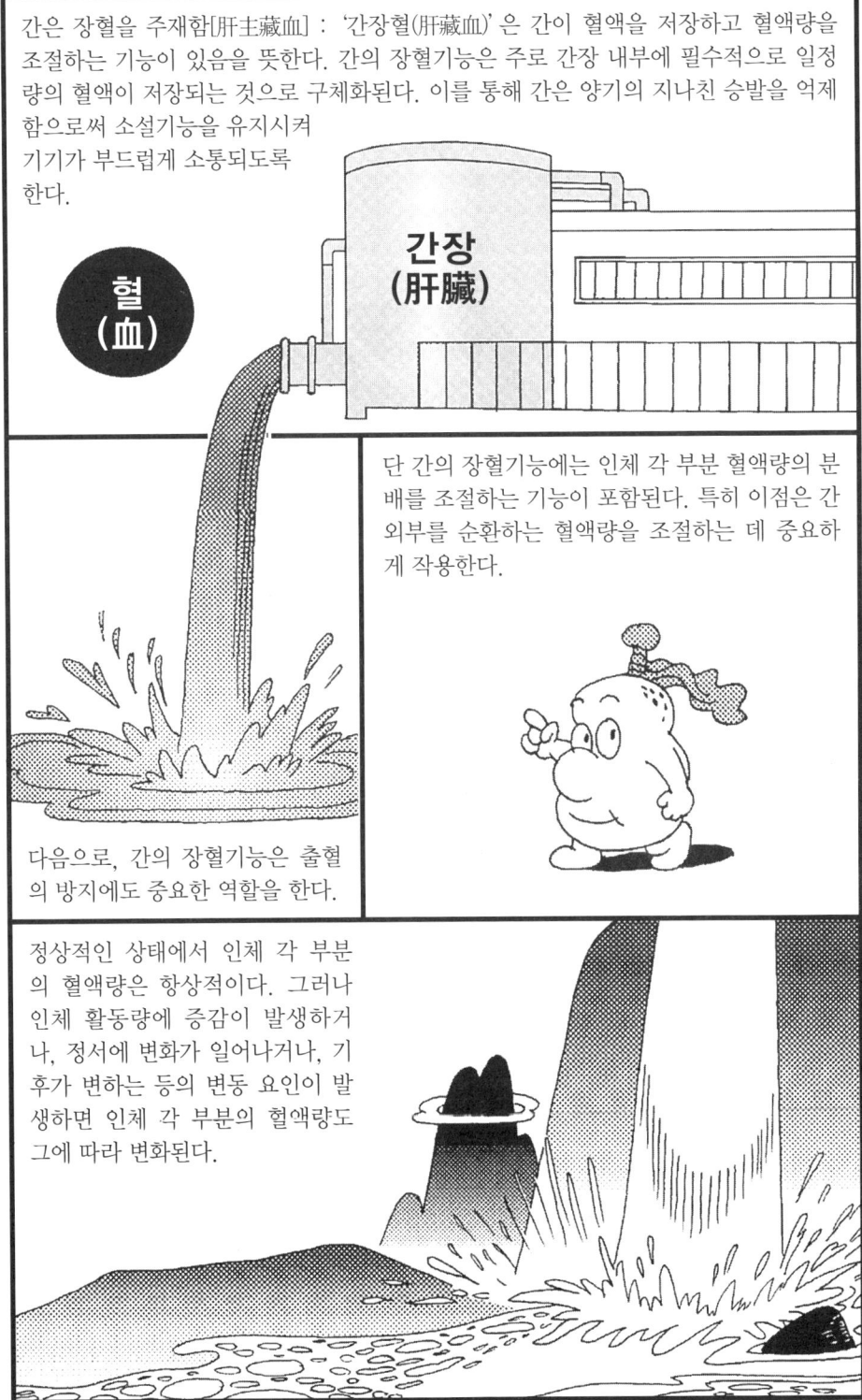

격렬한 활동을 했거나 급격한 정서적 자극을 받는 경우, 간은 저장하고 있던 혈액을 외부로 수송하여 필요한 곳에 공급하게 된다. 활동을 하지 않거나 정서가 안정되어 있을 때에는 활동의 감소에 따라 간 외부의 혈액량이 상대적으로 감소되므로 혈액이 간으로 귀환하게 된다. 이른바 "사람이 누우면 혈액이 간으로 돌아감"이 그것이다.

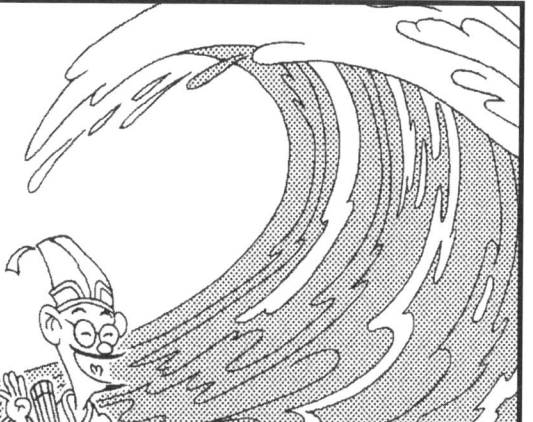

간에는 장혈기능이 있기 때문에 인체 각 부분의 생리활동은 모두 간과 밀접한 관련이 있다.

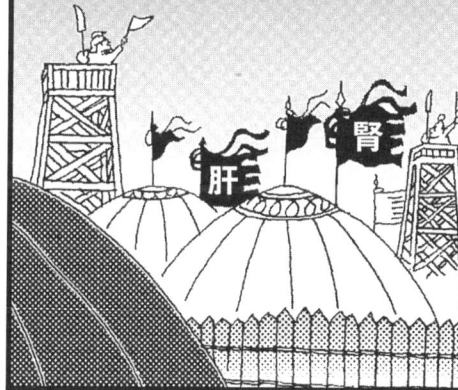

예를 들어, 간에 병이 생겨 장혈기능에 이상이 발생하면 혈허(血虛) 또는 출혈(出血) 증상이 나타날 뿐 아니라 신체 여러 부위에 혈액 공급의 부족을 의미하는 병변들이 나타나게 된다.

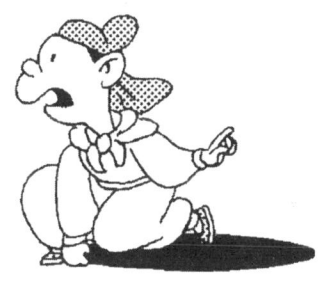

실제로 간에 혈이 부족하여 눈을 영양하지 못하면 눈이 깔깔하고 별이 보이는 증상이나 야맹증이 나타난다. 또 근을 영양하지 못하면 근맥이 당기고 팔다리가 저리며 굴신이 부드럽지 못한 등의 증상이 생긴다. 때문에 《황제내경 소문》〈오장별론(五臟別論)〉에서는 "간이 혈액을 받으면 볼 수 있고, 다리가 혈액을 받으면 걸을 수 있고, 손이 혈액을 받으면 잡을 수 있고, 손가락이 혈액을 받으면 쥘 수 있다."라고 했다.

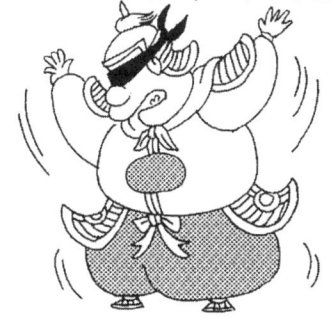
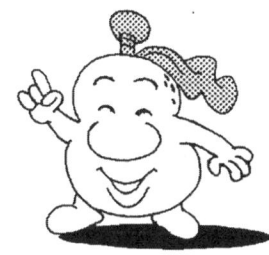

간의 장혈기능은 여성의 월경으로도 구체화된다. 간에 혈이 부족하거나 간이 혈을 저장하지 못하면, 월경량이 줄어들고 심하면 경폐(經閉)가 되기도 하며, 월경량이 많아지거나 심하면 붕루(崩漏) 등의 증상이 나타나기도 한다.

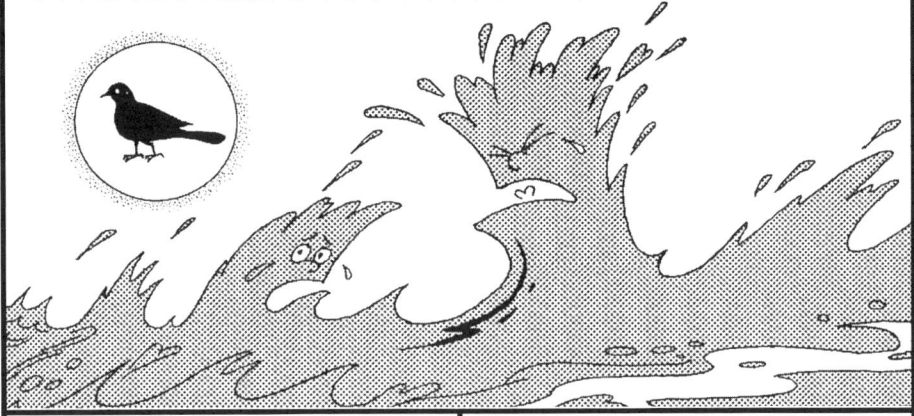

간의 혈액량을 조절하는 작용은, 때문에 충분한 혈액의 비축을 전제로 한다. 혈액이 충분히 비축되어 있어야 간이 혈액량을 조절할 수 있다.

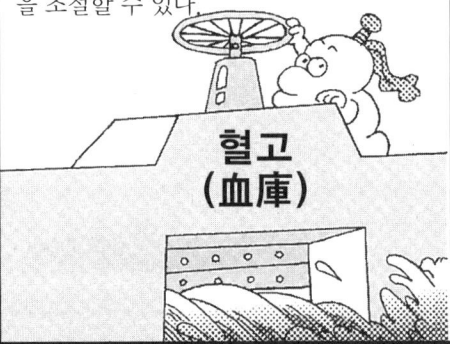

저장한 혈액을 외부로 수포하는 간의 작용은 실질적으로 소설기능이 혈액운행 방면으로 구체화된 것이다.

따라서 간의 혈액량을 조절하는 기능은 반드시 장혈기능과 소설기능 사이에 평형이 유지되어야 원활하게 이루어질 수 있다.

만일 소설기능이 항진되거나 장혈기능이 감퇴되면 각종 출혈 증상이 초래될 수 있으며, 소설기능이 감퇴되거나 간기가 울결되면 어혈이 발생할 수 있다.

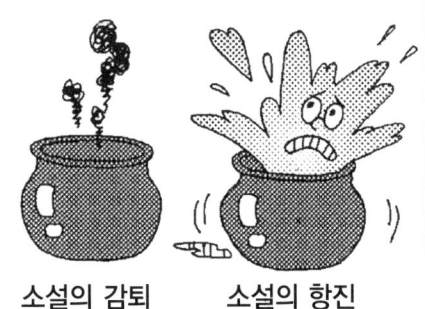

소설의 감퇴 　　소설의 항진

그 외에 '간장혼(肝藏魂)'이란 말이 있다. '신을 따라 왕래하는 것이 혼[隨神往來謂之魂]'이며, '혼은 신이 변화된 것[魂乃神之變]'으로서 혼은 신에서 파생된 것이다.

혼(魂)은 신(神)과 마찬가지로 혈(血)이 물질적인 토대이다. 심(心)은 혈을 주재하기 때문에 신(神)을 간직하고 간(肝)은 혈을 저장하기 때문에 혼(魂)을 간직한다.

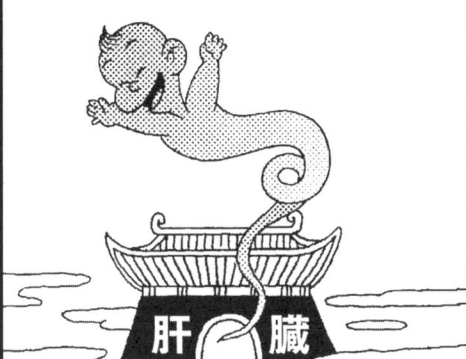 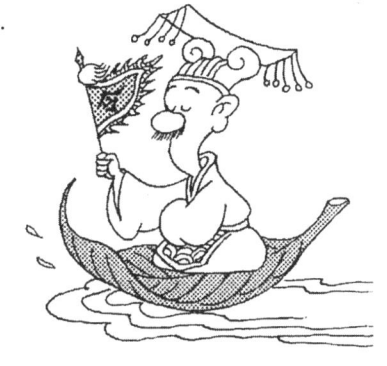

간의 장혈기능이 정상이면 혼이 안정된다. 그러나 간혈(肝血)이 부족하고 심혈(心血)이 줄어들면 혼이 안정되지 못하여 경해(驚駭)*, 다몽(多夢), 와매불안(臥寐不安), 몽유(夢遊), 잠꼬대 증상이 나타나고, 심하면 환각 등의 증상이 나타나기에 이른다.

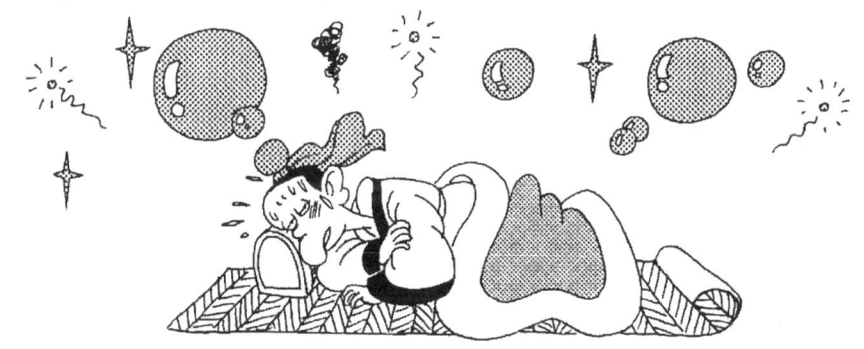

간의 정지는 성냄임[肝在志爲怒] : 성냄[怒]은 정서가 격동할 때 보이는 정지의 변화이다. 성냄은 기혈을 상승, 역란(逆亂)케 하고 양기를 상승, 누설케 하여 구혈(嘔血), 손설(飱泄)을 초래할 수 있다.

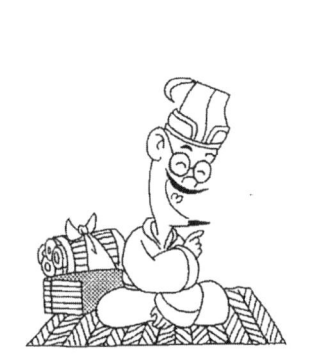 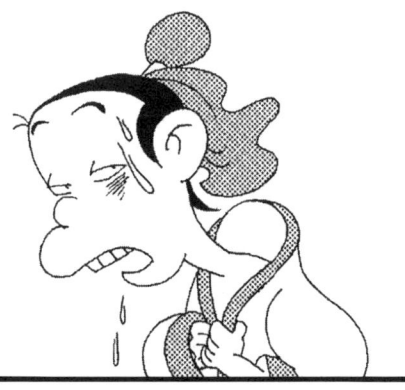

【역주】

경해(驚駭) : 잘 놀라는 증상을 말함.

제2장 장상학설

간은 소설을 주재하므로 양기의 상승, 발산은 간의 작용이다. 때문에 간은 정지가 성냄이다. 심하게 성내면 반드시 양기의 상승, 발산이 지나치게 되므로 '성냄은 간을 상한다(怒傷肝)'고 말한다. 반대로 간의 음혈(陰血)이 부족하여 간의 양기가 지나치게 상승, 누설되는 경우에는 가벼운 자극에도 쉽게 성나게 된다.

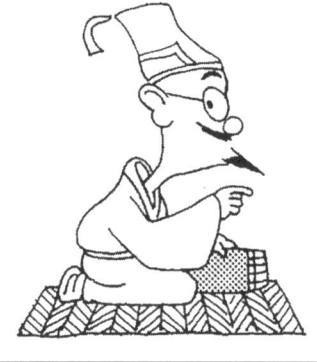 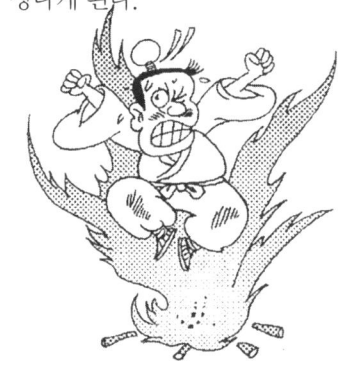

액은 눈물임[在液爲淚] : 간은 눈에 공규를 여는데, 눈물은 눈에서 나온다. 눈물은 안구를 자윤하고 보호하는 기능이 있다.

눈물이 정상적으로 분비되면 안구를 자윤하여 밖으로 넘치지 않는다. 그러나 이물이 침입하면, 눈물이 다량으로 분비되어 안구를 씻어내고 이물을 제거하는 작용을 한다.

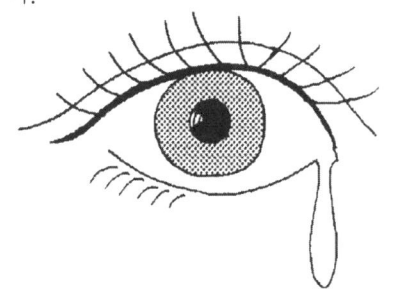 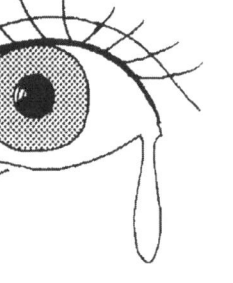

【역주】

풍화적안(風火赤眼) : 풍화가 눈을 자극하는 병리적 상황을 말한다.

병리적인 상황에서는 이상분비를 보인다. 예를 들어 간의 음혈(陰血)이 부족하면 안구가 메마른다.

풍화적안(風火赤眼)*이나 간경습열(肝經濕熱) 등의 병리적 상황에서는 눈곱이 많이 끼거나, 바람을 쏘이면 눈물이 흐르는 등의 증상이 나타난다.

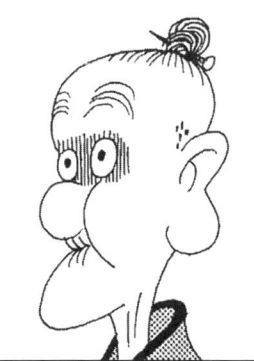 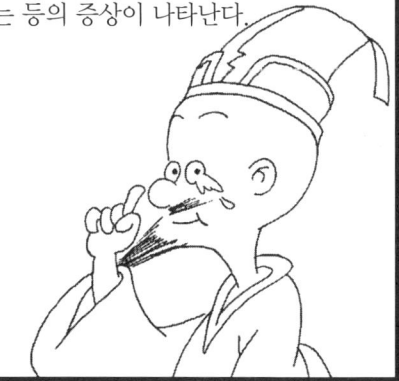

형체에서 근과 짝하며 영화가 손발톱으로 드러남[在體爲筋, 其華在爪] : '근(筋)'은 근막(筋膜)으로서 골(骨)에 부착되고 관절에 모여, 관절과 기육(肌肉)의 조직을 연결한다.

근과 기육의 수축과 이완은 지체 관절의 굴신 또는 회전 운동이다.

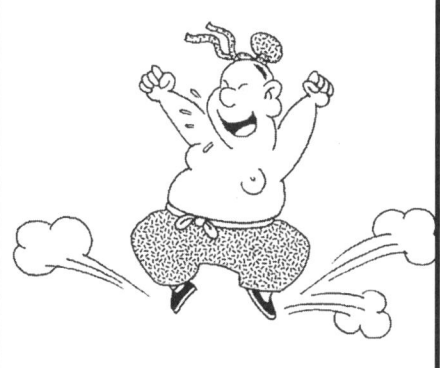

근막은 간혈(肝血)의 영양에 의지하므로 간혈이 충분해야 근막이 영양을 받고, 근막이 영양을 받아야 운동이 자유롭다.

간의 기혈이 부족하여 근막이 영양을 받지 못하면 근력이 줄어들고, 운동이 자유롭지 못하며, 손발이 떨리고, 팔다리가 저리는 증상이 나타나고 심하면 계종(瘈瘲)* 같은 병이 발생한다.

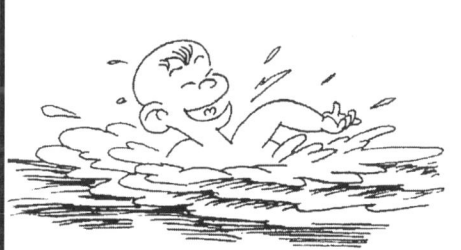
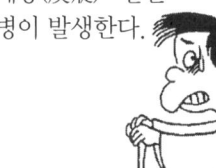

조(爪)는 손발톱으로서, 간혈의 성쇠를 반영한다. 간혈이 충분하면 손발톱이 단단하고 윤기가 흐른다.

그러나 간혈이 부족하면 손발톱이 약해지고 마르며 윤택이 없어진다. 심하면 변형되어 균열이 생기기도 한다.

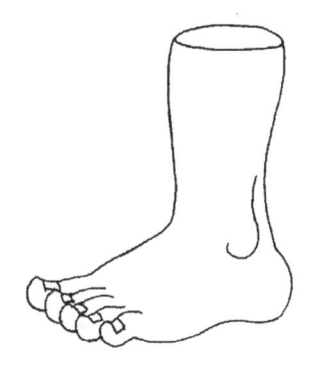
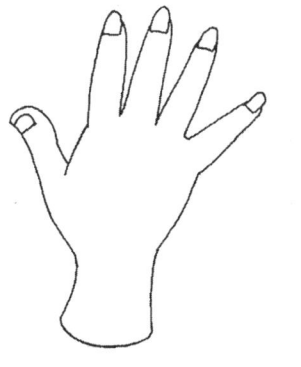

【역주】

계종(瘈瘲) : 팔다리에 이완과 수축이 반복되면서 경련이 이는 병증을 말한다.

제2장 장상학설

간은 눈에 공규를 엶[在竅爲目] : 눈은 '정명(精明)'으로도 불리는데, 시각기관이다. 간은 경맥이 위로 눈과 연계되기 때문에 시력은 간의 소설과 간혈의 영양에 의지한다.

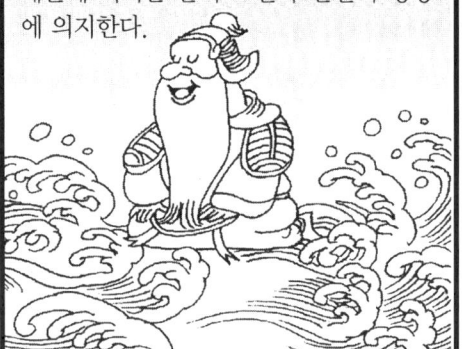

《황제내경 영추》〈맥도(脈度)〉에서는 "간기는 눈과 통한다. 간이 조화로우면 오색(五色)을 구별할 수 있다."라고 말했다. 단, 오장육부의 정기(精氣)가 모두 눈으로 주입되기 때문에 눈은 다른 장부와도 연관이 있다.

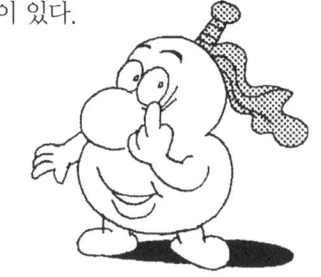

예컨대 《황제내경 영추》〈대혹론(大惑論)〉에서는 "정(精)이 모여 눈이 되니, 골(骨)의 정은 동자(瞳子)가 되고, 근(筋)의 정은 흑안(黑眼)이 되며, 혈(血)의 정은 락(絡)이 되고, 기(氣)의 정은 백안(白眼)이 되며, 기육(肌肉)의 정은 안포(眼胞)가 된다. 근골형기(形氣)의 정을 싸서 맥(脈)과 함께 목계(目係)를 이루니, 목계는 위로 뇌에 연결되고 뒤로 뒷덜미 속으로 나온다."라고 했다.

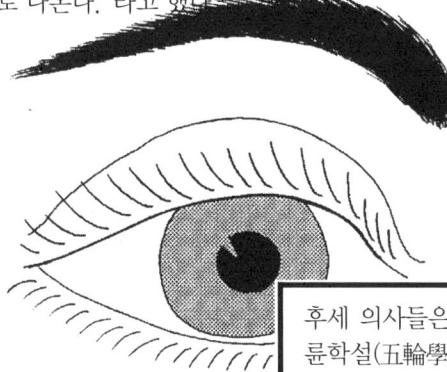

후세 의사들은 이런 이론을 바탕으로 오륜학설(五輪學說)을 고안하여 안과(眼科) 변증논치(辨證論治)의 기초로 삼았다.

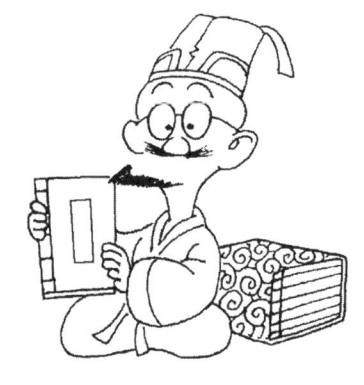

눈을 통해 간 기능의 정상여부를 볼 수 있다. 예를 들어 간혈(肝血)이 부족하면 안구가 마르고 물체가 모호하게 보이거나 야맹 증상이 나타난다. 간경에 풍열(風熱)이 있으면 눈에 핏발이 서고 안구가 아프다. 간화(肝火)가 위로 솟으면 흰자위에 예막(翳膜)이 생긴다. 간양(肝陽)이 항진되면 어지럼증이 나타난다. 간풍(肝風)이 발동하면 목사상시(目斜上視) 증상이 나타난다.

신장(腎臟)

신(腎)은 정기(精氣)를 저장하는 저장실로서, 골수를 생성하고 기교(伎巧)를 주재하는 작강지관(作强之官)이다. 허리 부위 척주 양방에 위치하는데 좌우 각각 하나씩이다. 때문에 '요자신지부(腰者腎之府)'라고 부른다. 신은 선천지정(先天之精)이 있기 때문에 장부음양의 근본이고 생명의 원천이다. 때문에 선천지본(先天之本)으로 불린다.

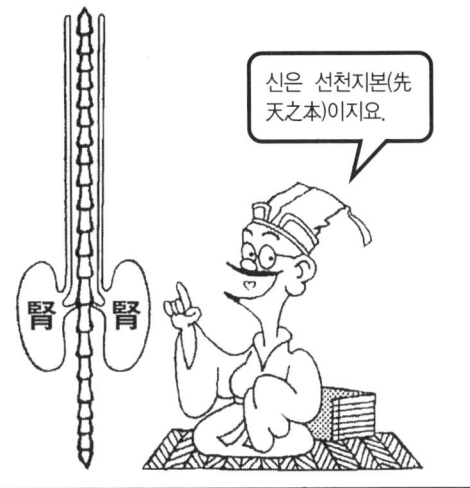

신은 선천지본(先天之本)이지요.

신은 오행 중 수(水)에 속하며, 주요 기능은 정기의 저장과 생장, 발육, 생식, 수액대사의 주재이다.

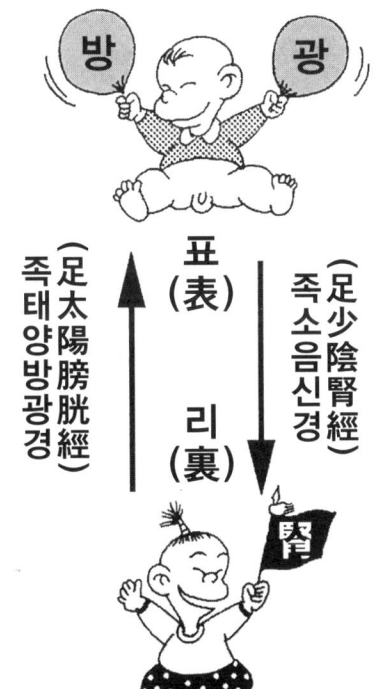

족소음신경(足少陰腎經)과 족태양방광경(足太陽膀胱經)에 의해 연결되어 있으며, 수액대사 방면에서도 직접적인 연관이 있기 때문에 신은 방광과 표리를 이룬다.

신의 주요 생리기능은 무엇보다도 장정(藏精)이다. 신정(腎精)은 생장, 발육, 생식을 주재한다.

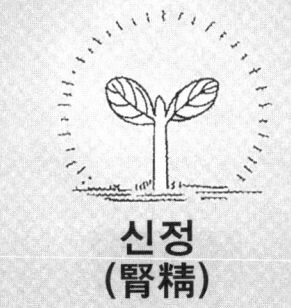

신이 정기를 저장하는 이유는, 정기가 체내에서 합당한 효과를 발휘할 수 있는 좋은 조건을 만들 수 있도록, 허투루 유실됨 없이 유기체의 생장, 발육, 생식에 영향을 미치게 하기 위해서다.

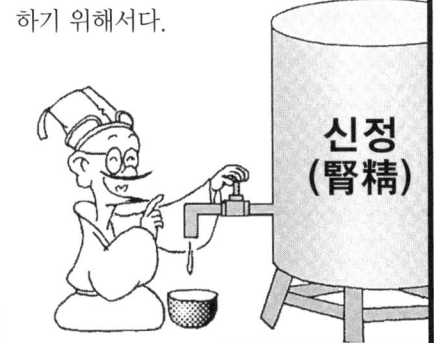

정기는 인체를 구성하는 기본물질로서, 인체의 생장과 발육 및 각종 기능의 물질적 기초이다. 정기는 선천지정(先天之精)과 후천지정(後天之精)을 포괄한다.

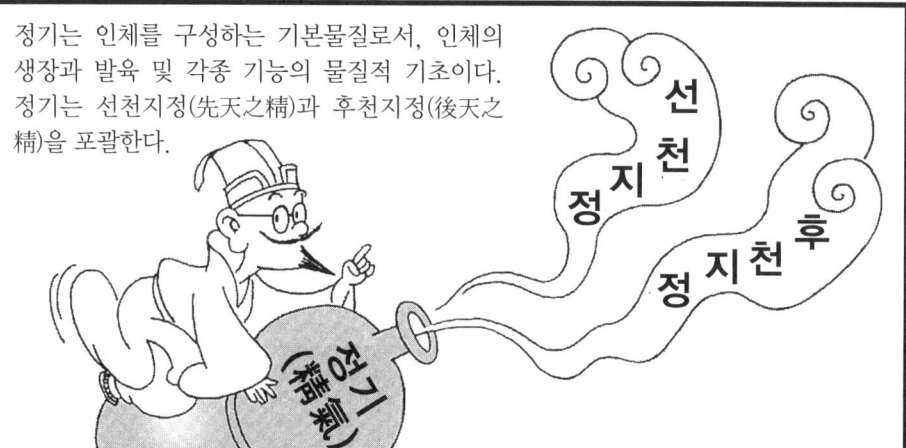

선천지정은 부모에게 받은 생식지정(生殖之精)을 말한다. 생명과 함께 와서 배태(胚胎)를 이루는 원시 물질이다. 그래서 '신위선천지본(腎爲先天之本)'이라고 말한다.

후천지정은 출생 후, 비위의 운화에 의해 생성된 수곡의 정기 및 장부의 활동에 의해 화생된 정기 가운데 대사에 쓰이고 난 잉여분이다.

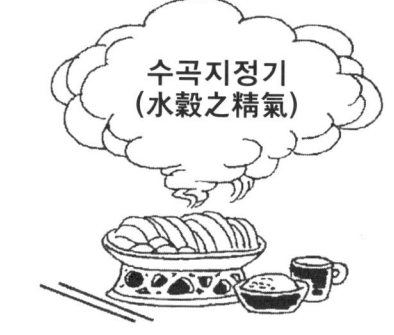

둘은 유래는 달라도 모두 신(腎)에 귀속되어 서로 의존하고 서로 이용한다. 선천지정은 후천지정에 의해 보충되어야 기능을 발휘할 수 있으며, 후천지정은 선천지정의 도움에 의지해 화생된다. 이렇게 서로 돕고 이루면서 신중정기(腎中精氣)가 형성된다.

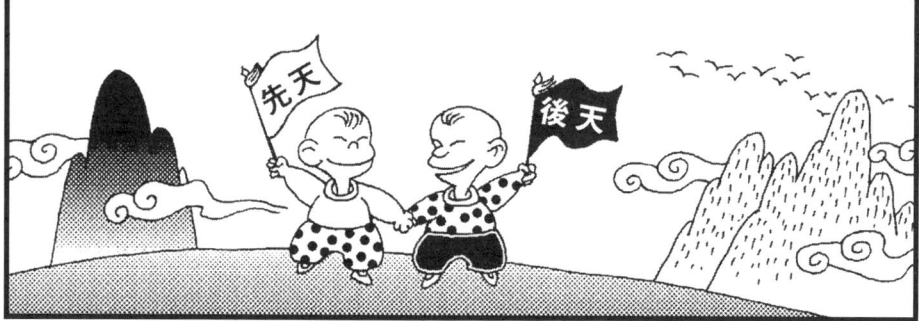

신중정기(腎中精氣)의 주요기능은, 유기체의 생장과 발육을 촉진하는 한편 점진적으로 생식능력을 갖추게 하는 것이다. 이런 관점은 《황제내경 소문》〈상고천진론(上古天真論)〉에 보인다.

신장

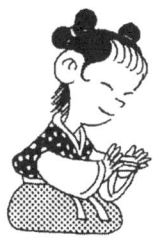
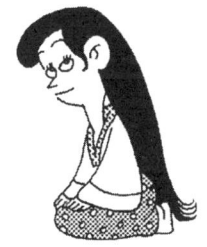
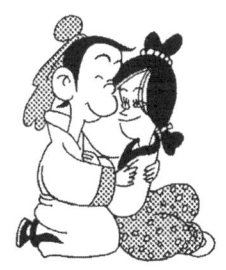

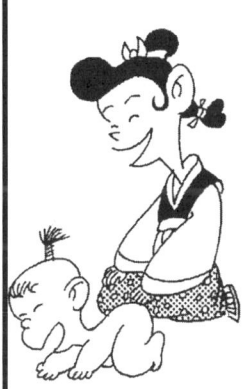

여자는 7살에 신기(腎氣)가 차올라 젖니를 갈고 모발이 무성해지기 시작한다. 14살에 천계(天癸)(인체의 성장발육과 생식기능을 촉진하고, 여자의 월경과 임신을 주도하는 생명의 뿌리가 되는 기운)가 생산되어 임맥(任脈)이 통하고 태충맥(太衝脈)이 왕성해지므로 월경이 주기적으로 도래하여 임신을 할 수 있다. 21살에 신기(腎氣)가 충만해지므로 사랑니가 나서 치아가 완전하게 자란다. 28살에 근골이 강건해지며, 모발의 성장이 극에 달하여 가장 무성해지므로 이때 신체가 가장 견실하다. 35살에 기혈이 점차 쇠약해지므로 얼굴이 타기 시작하고 두발이 쇠하기 시작한다. 49살에 임맥(任脈)의 기혈이 허약해지고 태충맥이 쇠약해져 천계가 고갈되므로 월경이 끊어진다. 때문에 형체가 늙고 쇠하여 더 이상 생식력을 갖을 수 없게 된다.

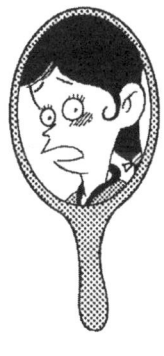

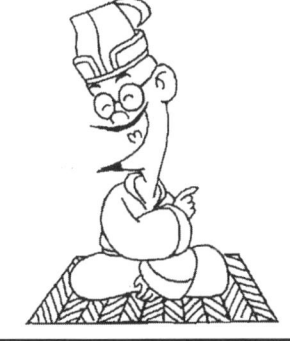
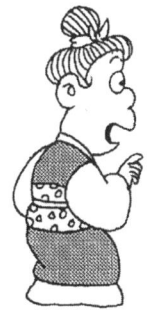
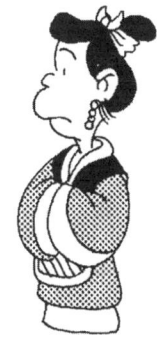

제2장 장상학설

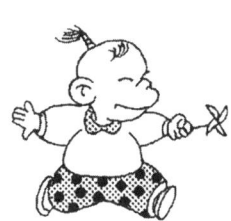
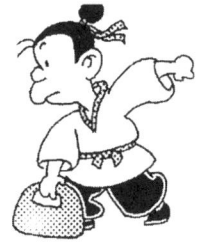
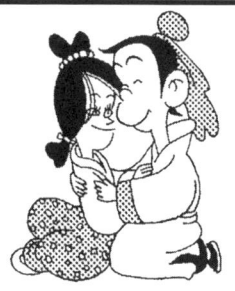

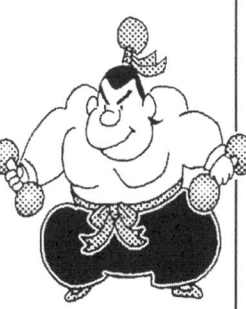

남자는 8살에 신기(腎氣)가 충실해져 모발이 무성해지기 시작하고 젖니를 간다. 16살에 신기가 왕성해져 천계(天癸)가 생산되므로 정기(精氣)가 충일하여 사정이 가능해진다. 그래서 이때가 되면 교합(交合)에 의해 생식이 가능하다. 24살에 신기가 충만해지므로 근골이 강건해지고 사랑니가 나서 치아가 완전하게 자라난다. 32살에 근골이 성대해지고 기육이 풍만해져 장실해진다. 40살에 신기가 쇠퇴하므로 두발이 빠지기 시작하고 이가 마른다. 48살에 양기가 상부에서 쇠하므로 얼굴이 초췌해지고 귀밑머리가 하얘진다. 56살에 간기(肝氣)가 쇠퇴하므로 근맥의 활동이 불편해진다. 64살에 천계가 고갈되고 정기도 감소되어 신기가 쇠퇴하므로 몸이 쇠약해지고 치아와 두발이 빠진다. 신장은 수(水)를 주재하므로 오장육부의 정기(精氣)를 받아서 저장한다. 때문에 오장이 왕성해야 신장이 정기를 밖으로 쏟을 수 있다. 이제 늙어서 오장이 다 쇠갈하고 근골이 무력하고 천계가 말라 두발이 하얘지고 몸이 무겁고 걸음걸이가 불안하다. 그래서 더 이상 자녀를 낳지 못한다.

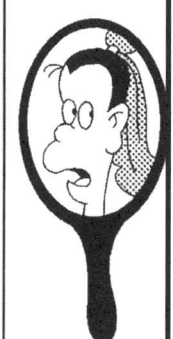

【역주】

요슬산연(腰膝痠軟) : 허리와 무릎이 시고 무력한 증상을 말함.
설건홍이소진(舌乾紅而少津) : 혀가 붉어지고 메마르는 설진(舌診) 상의 소견을 말함.

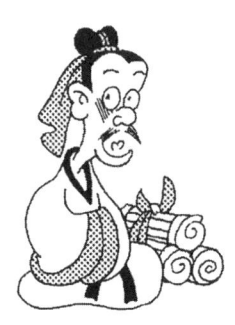
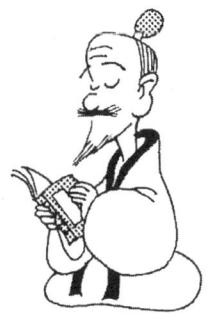
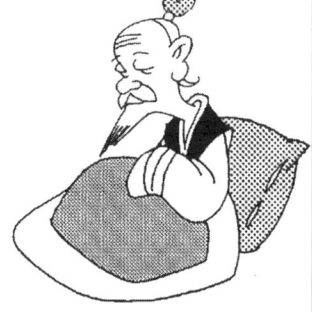

이상의 설명은 사람이 나서 자라고 건장했다가 늙고 죽는 자연적인 변화가 신중(腎中) 정기(精氣)의 성쇠와 밀접한 관련이 있음을 지적하고 있다. 신정(腎精)의 작용을 신음(腎陰)과 신양(腎陽)으로 개괄하면 다음과 같다.

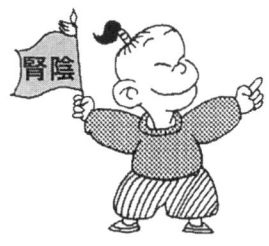 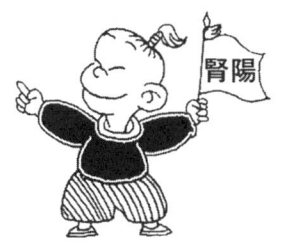

신음은 장부와 조직을 자양(滋養)하고 유윤(濡潤)한다.

신양은 장부와 조직을 추동(推動)하고 온후(溫煦)한다.

신음과 신양은 각각 원음(元陰)과 원양(元陽) 또는 진음(眞陰)과 진양(眞陽)으로 불리기도 한다. 이것은 인체의 음양적 근본으로서 상호제약, 상호의존, 상호작용의 관계를 통해 각 장부의 음양 평형을 유지한다.

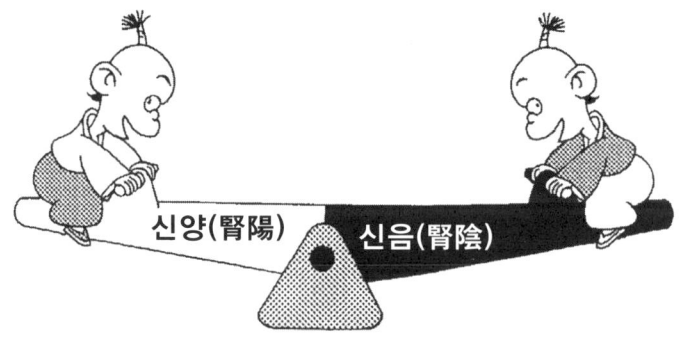

신음과 신양의 평형이 무너지면 신음허(腎陰虛) 또는 신양허(腎陽虛)가 이루어 진다. 내열(內熱), 현훈(眩暈), 이명(耳鳴), 요슬산연(腰膝酸軟)*, 유정(遺精), 설질홍이소진(舌質紅而少津)* 등은 신음허의 증후이다.

피비핍력(疲憊乏力)*, 형한지랭(形寒肢冷)*, 요퇴(腰腿)의 산통(酸痛)과 위약(萎弱), 소변의 청장(淸長) 또는 불리(不利), 유뇨실금(遺尿失禁), 설질담(舌質淡)*, 및 기능감퇴 그리고 부종(浮腫) 등은 신양허의 증후이다.

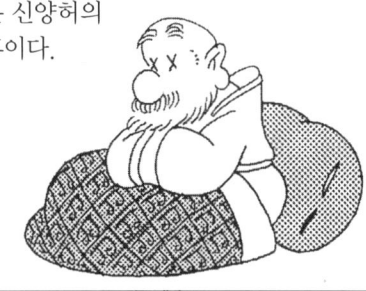

【역주】

피비핍력(疲憊乏力) : 항상 피곤하고 기운이 없는 증상을 말함.
형한지랭(形寒肢冷) : 몸이 차고 손발이 써늘한 증상을 말함.
설질담(舌質淡) : 혀가 붉어지는 설진 상의 소견을 말함.

제2장 장상학설

신음(腎陰)과 신양(腎陽)은 각 장부음양*의 근본이기 때문에 신음과 신양의 이상은 다른 장부음양의 이상을 유발한다.

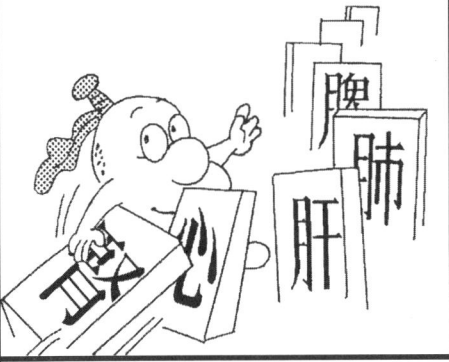

만일 간(肝)이 신음의 자양을 받지 못하면 '수불함목(水不涵木)'이라 불리는 간양상항(肝陽上亢)과 심한 경우 간풍내동(肝風內動)이 발생한다.

심(心)이 신음의 제어를 받지 못하면 심화상염(心火上炎)이 발생하거나 심신음허(心腎陰虛)가 유발된다.

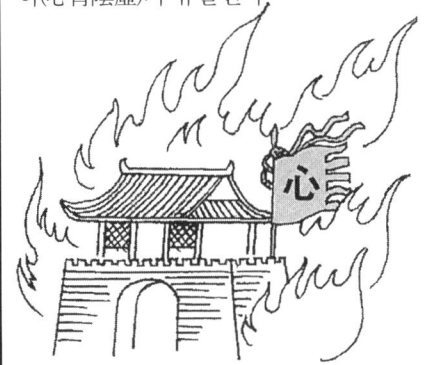

폐(肺)가 신음의 자양을 받지 못하면 인조(咽燥)*, 건해(乾咳), 조열(潮熱)*, 승화(升火) 등의 신음허 증상이 나타난다.

비(脾)가 신양의 온후(溫煦)를 받지 못하면 오경설사(五更泄瀉)*, 하리청곡(下利淸穀) 등의 신양허 증상이 나타난다.

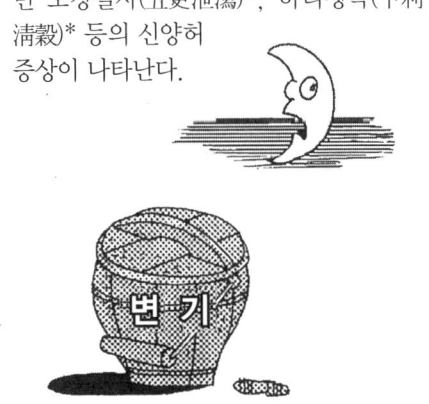

심(心)이 신양의 온후를 받지 못하면 심계(心悸), 지맥(遲脈), 한출(汗出), 지랭(肢冷), 기단(氣短)* 등의 신양허 증상이 나타난다.

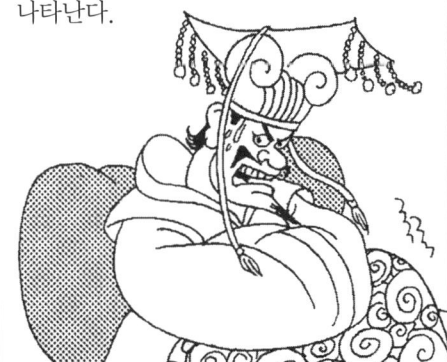

【역주】

장부음양 : 예를 들어, 간양(肝陽), 간음(肝陰), 심양(心陽), 심음(心陰) 등등.
인조(咽燥) : 목구멍이 건조한 증상을 말함.
조열(潮熱) : 오후 또는 밤중에 열이 조수처럼 밀려오는 증상을 말함.
오경설사(五更泄瀉) : 이른 새벽에 설사하는 증상을 말함.

역으로 다른 장부음양의 이상상태가 장기간 지속되면 신에 영향을 미쳐 신정(腎精)이 손상되므로, 신음, 신양에도 이상이 생긴다. 이것을 '구병상신(久病傷腎)'이라고 한다.

신정(腎精)은 신음과 신양의 물질적 기반이기 때문에 신음허(腎陰虛)와 신양허(腎陽虛)는 실제로 신정부족(腎精不足)의 표현이다.

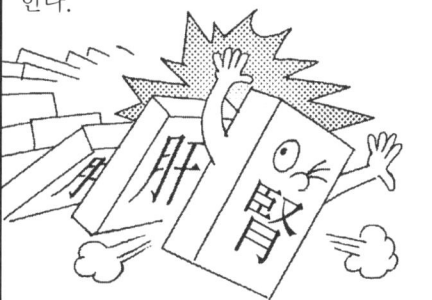
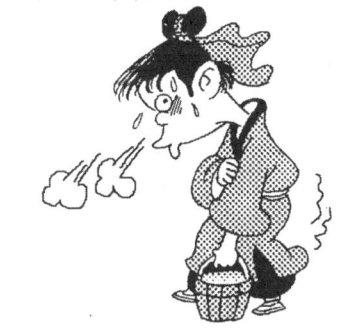

때문에 신음허가 어느 정도에 이르면 신양에도 영향을 미쳐 음양양허(陰陽兩虛)로 발전하게 된다. 이것을 '음손급양(陰損及陽)'이라고 한다.

또 신양허가 어느 정도에 이르면 역시 신음에 영향을 미쳐 음양양허로 발전하게 된다. 이것을 '양손급음(陽損及陰)'이라고 한다.

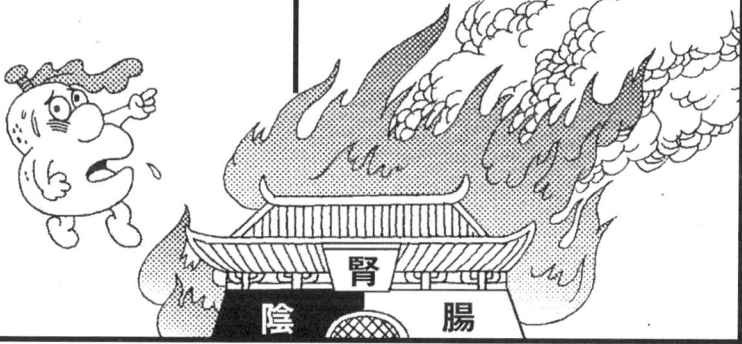

아울러 신정의 손상은 표현이 매우 다양하여 어떤 경우에는 신정이 손상된 상태에서도 음양실조의 정황이 명확히 포착되지 않는다. 때문에 신정의 손상을 신정부족(腎精不足)과 신기허(腎氣虛)로 구별하기도 한다.

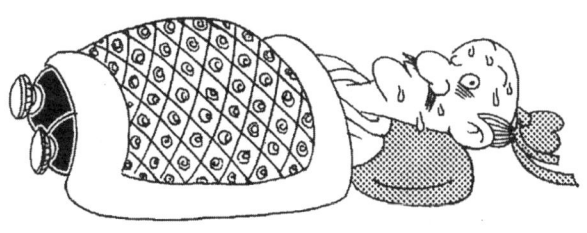

【역주】
하리청곡(下利淸穀) : 설사에 소화되지 않은 음식물이 섞여 나오는 증상을 말함.
기단(氣短) : 호흡이 얕고 촉박하며 무력한 증상을 말함.

제2장 장상학설

신은 수액을 주재함[腎主水液] : 신정(腎精)의 기화(氣化)에 의해 체내의 진액이 수포(輸布)되고 배설되어 진액대사의 평형이 유지됨을 말한다.

진액은 위의 납입(納入), 비의 운화(運化), 폐의 선발(宣發)과 숙강(肅降), 신의 기화(氣化)를 거쳐 삼초(三焦)에 의해 전신으로 수송된다.

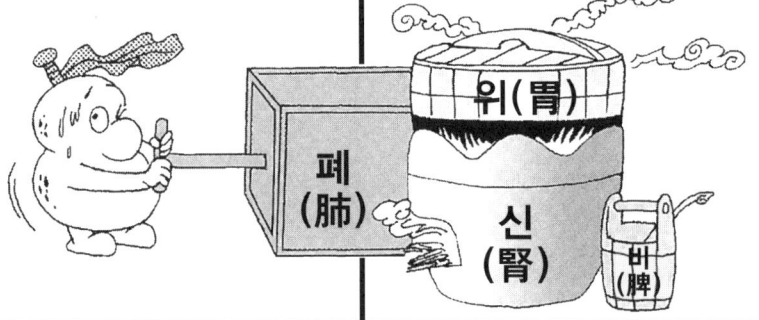

대사를 거친 진액은 땀이나 오줌 또는 기(氣)가 되어 체외로 배출된다.

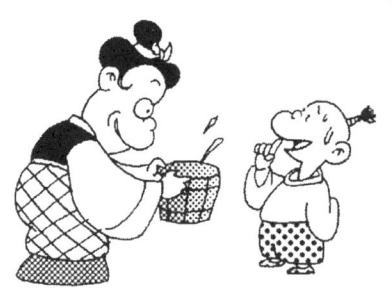

신정의 기화는 실제로 인체의 진액대사를 주재하므로, 폐와 비의 진액대사 역시 신정의 기화에 의존한다.

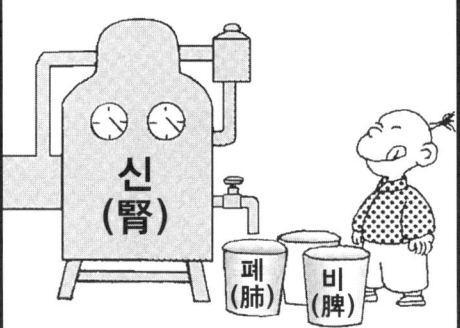

특히 오줌의 생성과 배설은 직접적으로 신정의 기화와 관련된다. 신에 의한 이런 과정은 진액대사의 평형을 유지하는 데 매우 중요하기 때문에 신주수액(腎主水液)이라고 말한다.

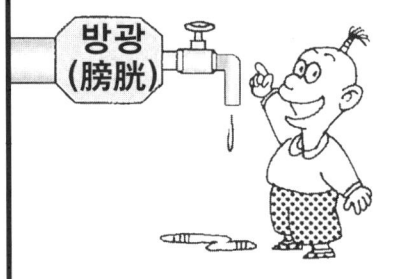

신의 이런 기능에 이상이 생기면 '관문불리(關門不利)'라 불리는 소변대사의 장애가 발생하므로 요량감소, 부종 등의 병리적인 현상이 나타난다. 그리고 수액이 기화되지 못함에 따라 소변청장(小便淸長), 요량증가 등의 병리적인 현상이 나타난다.

신은 납기를 주재함[腎主納氣] : '납'은 '고섭(固攝)', '수납(受納)'의 뜻이다. 이것은 신이 폐에 의해 흡입된 청기(淸氣)를 수납하여 호흡이 얕아지는 것을 방지해야 기체의 내외 교환이 정상적으로 이루어짐을 말한다. 호흡은 폐에 의해 주도되지만 신에 의한 납기작용의 도움을 받아야 한다. 신의 납기는 실제로 신의 폐장(閉藏)작용이 호흡운동으로 표현되는 것이라고 하겠다.

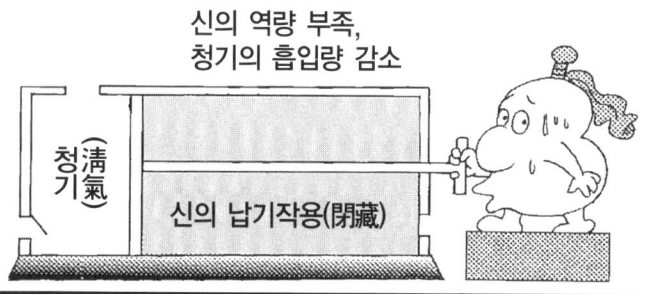

폐의 호흡은 일정한 심도가 유지되어야 한다. 그러므로 신의 납기기능이 정상이어야 호흡이 균일하게 조화된다.

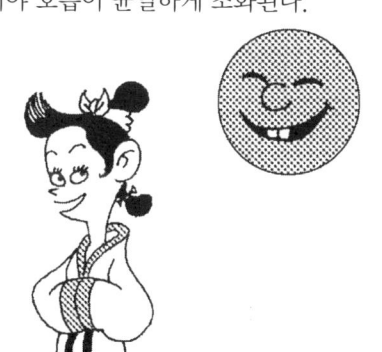

그렇지 않으면 호흡이 얕아져서 천식(喘息), 호다흡소(呼多吸少) 등의 병리적인 현상이 나타난다. 이것을 '신불납기(腎不納氣)'라고 한다.

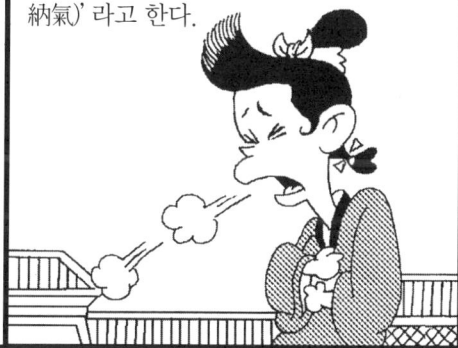

신의 정지는 공임[腎在志爲恐] : '공(恐)'은 두려움으로서 '경(驚)'과 유사하다. 단 '경'은 무의식 중에 갑작스런 일에 놀라는 것이고, '공'은 의식 중에 놀라는 것이다. 공은 속칭 '담겁(膽怯)'이라고도 한다.

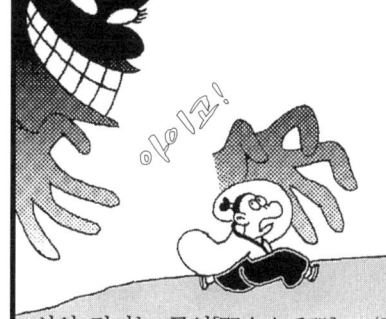

'경'과 '공'은 신에 속하며 '공'은 신의 정지이나, 모두 심주신명(心主神明)과 관련이 있다. 심(心)은 신(神)을 갈무리하므로 신(神)이 상하면 심(心)이 겁을 먹어 놀라게 된다.

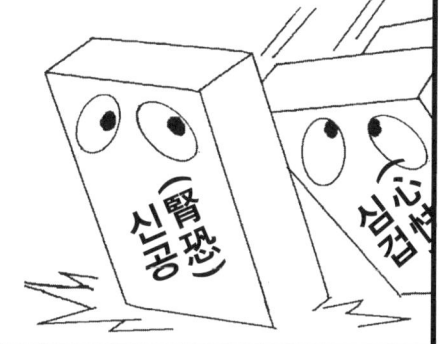

《황제내경 소문》〈거통론(擧痛論)〉의 말에 "공즉기하, 경즉기란(恐則氣下, 驚則氣亂)"이라고 했다. '공즉기하'는 사람이 두려워하는 상황에 있으면 상초(上焦)의 기기(氣機)가 폐색되어 기가 하초를 압박하므로, 하초가 창만(脹滿)하게 되고 심한 경우 소변을 지리기도 함을 말한 것이다.

'경즉기란'이란, 인체의 정상적인 생리활동이 갑작스런 요란을 당하여 심신불안(心神不安), 수족무조(手足無措) 등의 증상이 출현하는 것을 말한다.

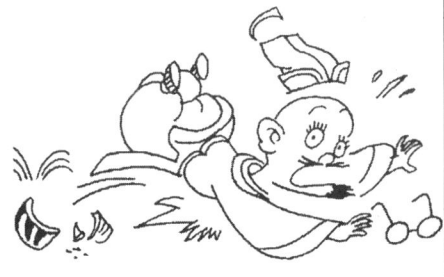

신의 액은 끈끈한 침임[腎在液爲唾] : '타(唾)'는 끈끈한 침이다. 신정(腎精)이 변화된 것이므로 뱉지 않고 삼키면 신정(腎精)을 자양한다.

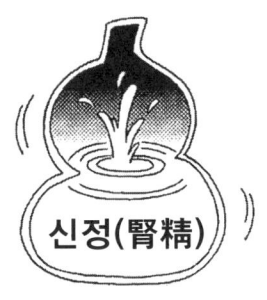

침을 많이 뱉거나 장기간 침을 뱉으면 신정이 소모된다. 그래서 옛날 도인술(道引術)에서는 혀로 위턱을 핥아 침이 입안에 가득 고이게 한 다음에 삼키는 방법으로 신정을 자양했다.

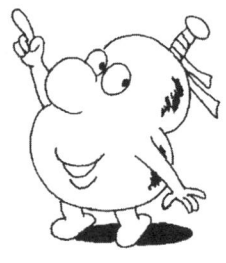

신의 형체는 뼈로서, 신은 뼈를 주재하고 골수를 생성하며 영화가 머리털로 드러남[腎在體爲骨, 主骨主髓, 其華在髮] : 뼈를 주재하고 골수를 생성하는 기능은 실제로 신정이 갖고 있는 인체의 발육을 촉진하는 기능 가운데 중요한 부분의 하나다.

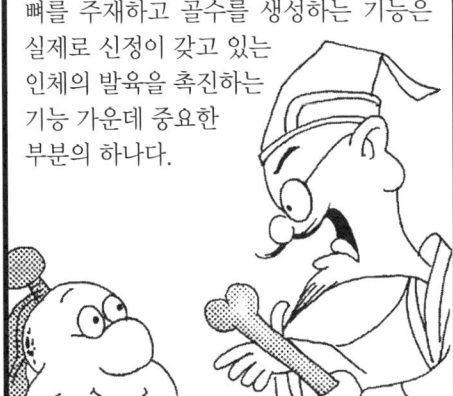

뼈의 생장과 발육은 골수의 충만 및 그에 의한 영양에 의지하므로 신정이 충만해야 골수를 자양할 수 있다. 어린이의 신문지폐(囟門遲閉), 노인의 골다공증 등 모든 정기(精氣)가 부족한 증상들은 골수의 부족과 상관이 있다.

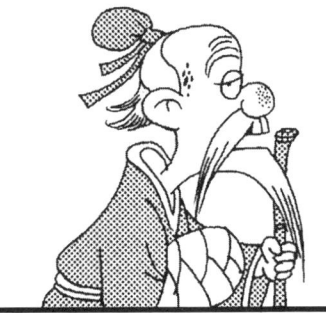

'수(髓)'에는 골수와 뇌수 그리고 척수가 있다. 이들은 모두 신정에 의해 화생된다.

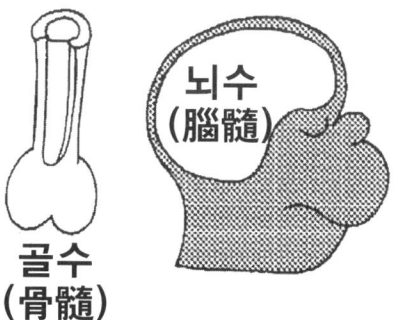

때문에 신정의 성쇠는 뼈의 생성과 발육에 영향을 미칠 뿐 아니라, 척수와 뇌수의 충만과 발육에도 영향을 미친다.

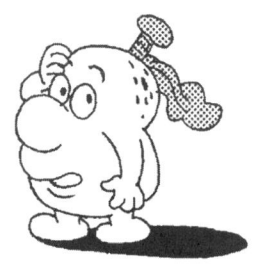

척수가 뇌로 상승하면 수(髓)가 집적되어 뇌가 형성된다. 때문에 척수를 '뇌해(腦海)'라고 부른다.

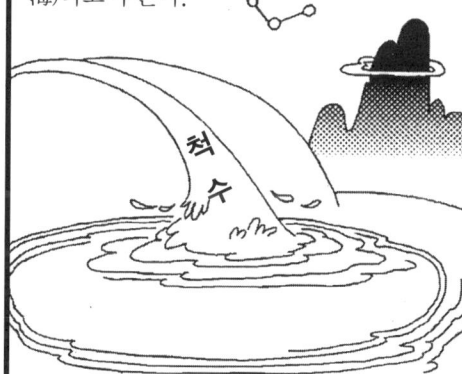

신정이 충만하면 수해(髓海)가 영양을 받아 뇌가 건강하게 자라므로 정명지부(精明之府)로서의 뇌의 기능이 충분하게 발휘될 수 있다.

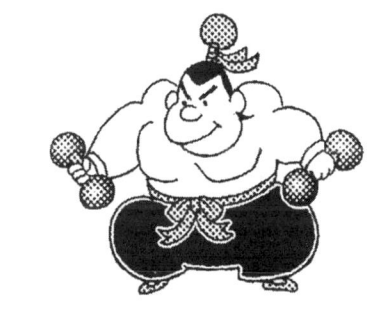

이것은 실로 《황제내경 영추》〈해론(海論)〉에서 말한 대로이다. "수해(髓海)가 유여하면 몸이 가볍고 힘이 넘쳐 자연히 자신의 역량을 넘어선다. 수해가 부족하면 뇌가 흔들려 귀가 울리고 다리가 시리며 어지럽고 눈이 보이지 않으며 기운이 없어 자꾸 누우려 한다." 《황제내경 소문》〈영란비전론(靈蘭秘傳論)〉의 말에 "신은 작강지관(作强之官)으로서 여기에서 기교(技巧)가 나온다."라고 한 것은, 실제로 신정이 골수를 생성하는 작용이 있음을 지적한 것이다.

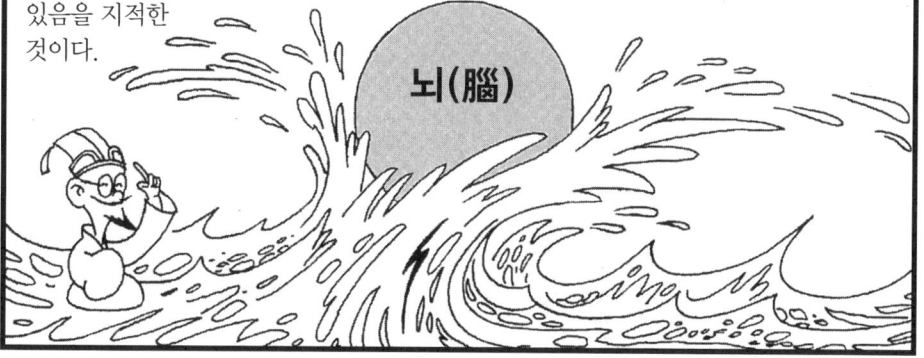

이는 뼈의 나머지임[齒爲骨之餘] : 이[齒]와 뼈는 근원이 같아 충만한 신정에서 비롯되므로 이의 생장과 탈락은 신정의 성쇠와 밀접한 관련이 있다.

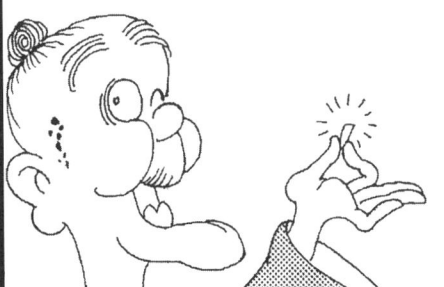

신정이 충만하면 이가 견고하여 쉽게 빠지지 않으나, 신정이 부족하면 이가 약해지고 심하면 빠지기도 한다.

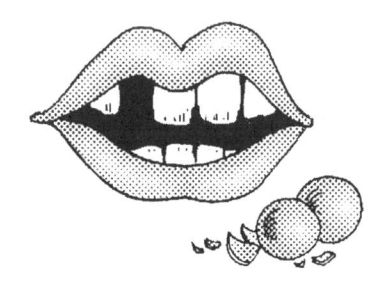

그외, 수양명경(手陽明經)과 족양명경(足陽明經)이 이의 내부를 통과하기 때문에 이의 병변은 수족양명경(手足陽明經) 그리고 비위(脾胃)의 질병과 관련이 있다.

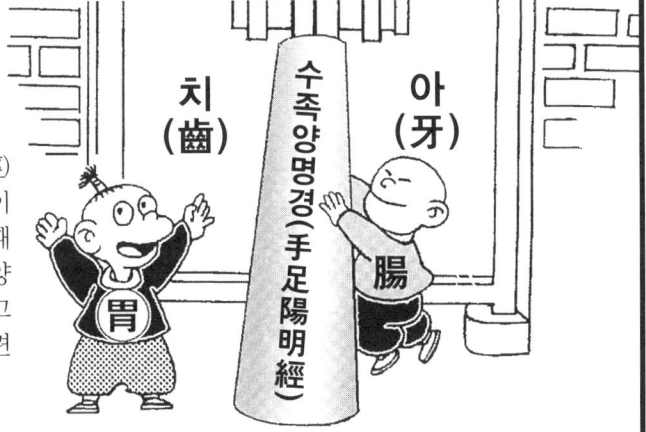

머리털의 생장은 완전히 정(精)과 혈(血)에 의존한다. 신은 정을 갈무리하기 때문에 '신은 영화가 머리털로 나타난다[其華在髮]'는 말이 있다.

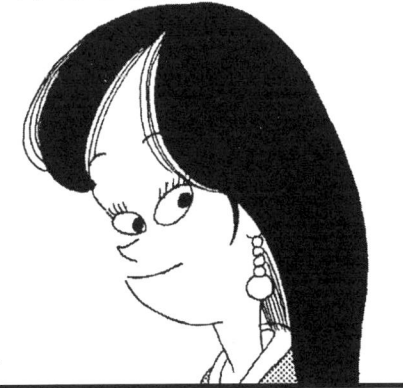

머리털이 자라고 윤기를 유지하기 위해서는 신정의 자양뿐 아니라 혈액의 영양이 필요하다. 때문에 '머리털은 피의 여분[髮爲血之餘]'이란 말이 있다.

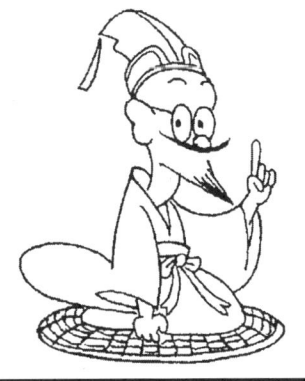

청장년기에는 정혈(精血)이 충분하므로 머리털이 길고 윤기가 흐르지만, 노인이 되면 정혈이 부족하므로 머리털이 하얘지고 빠진다. 이것이 보통이다. 그러나 젊은 사람이 일찍 쇠하여 머리털이 까칠해지고 빠지고 하얘지는 경우가 있는데, 이것은 신정의 부족 그리고 혈허(血虛)와 관련이 있다.

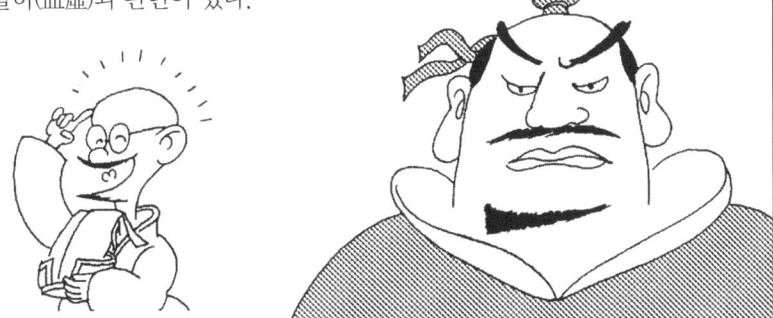

신은 이음 및 귀에 공규를 엶[在竅爲耳及二陰] : 귀가 청각기관으로서 갖는 민감도는 신정의 충만 여부와 직접적으로 관련이 있다. 소위 '신이 조화로우면 귀가 오음을 들을 수 있다[腎和則耳能聞五音]' 라는 말이 이것이다.

신정이 충만하여 수해(髓海)가 영양을 받으면 청각이 예민하여 소리를 잘 구별하게 된다.

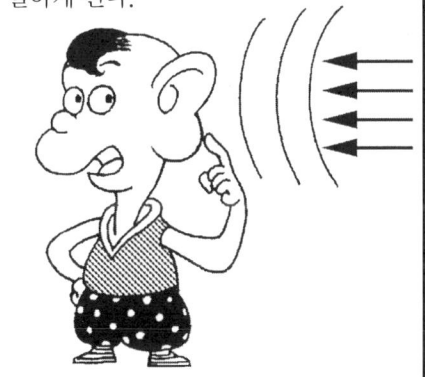

그렇지 않으면 청력이 감퇴되거나 이명(耳鳴) 증상이 나타나며 심하면 이롱(耳聾) 증상이 나타나기도 한다. 늙으면 신정이 감소하기 때문에 청력이 감퇴되는 경우가 많다.

이음(二陰) : 즉 전음(생식기)와 후음(항문). 전음은 배뇨와 생식기관이며 후음은 대변을 배설하는 통로이다.

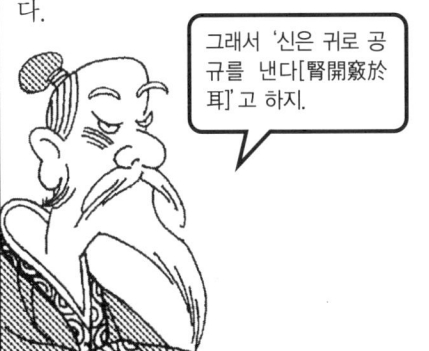

그래서 '신은 귀로 공규를 낸다[腎開竅於耳]'고 하지.

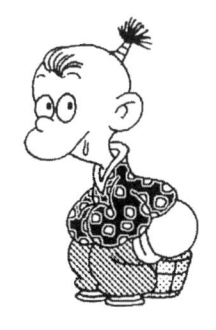

오줌의 배설은 방광에서 일어나지만 신의 기화(氣化)작용에 의존하여 완성된다.

때문에 빈뇨(頻尿), 유뇨(遺尿), 요실금(尿失禁), 요량감소 또는 요폐(尿閉) 등의 증상은 모두 신의 기화기능의 이상과 관련이 있다.

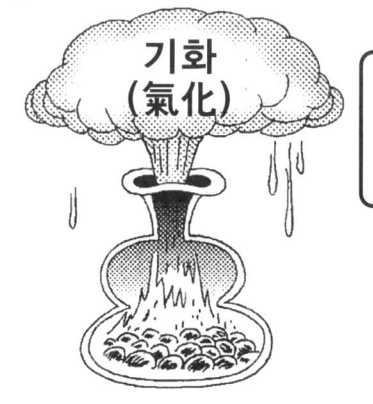

생식기능 역시도 신의 주도로 이루어진다는 점은 앞서 설명드린 바 있지요.

대변의 배설은 본래 대장이 조박(糟粕)을 전화(傳化)하는 기능에 의하지만 신의 기화기능과 관련이 있어,

신양(腎陽)이 부족하면 기화작용이 원활하게 이루어지지 못하여 양허(陽虛)변비나 양허설사가 생길 수 있다.

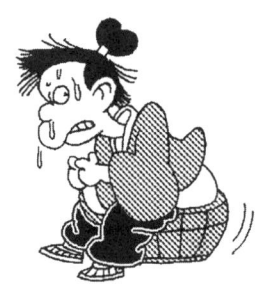

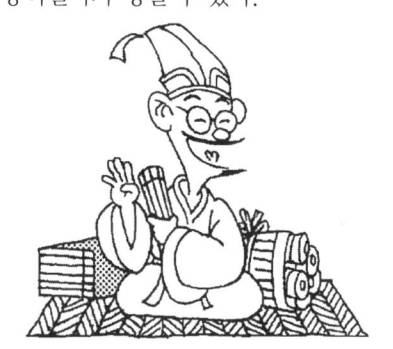

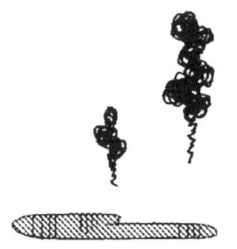

신의 봉장(封藏)기능에 이상이 생기면 구설활탈(久泄滑脫)* 이 나타난다. 때문에 '신은 이음에 공규를 연다[腎開竅於二陰]'는 말이 있다.

신음(腎陰)이 부족하면 대장의 진액이 말라 변비가 생긴다.

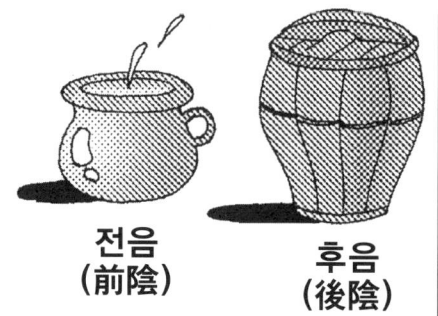

전음(前陰)　　후음(後陰)

【역주】

구설활탈(久泄滑脫) : 설사가 장기간 지속되어 항문이 빠지는 증상을 말함.

제2장 장상학설

그 외, 한의학에 의하면 신장 내부에 별도로 전신 양기의 근본이 되는 장(藏) 하나가 존재한다. 바로 '명문지화(命門之火)'로서, '명문화(命門火)'로 간칭된다.

명문화는 생명활동의 원동력으로서, 모든 장기와 조직의 활동에는 이것의 온양(溫養)과 추동(推動)이 필요하다.

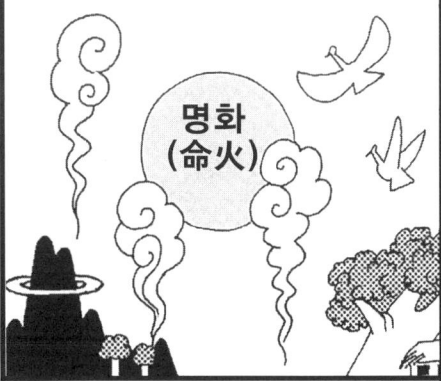

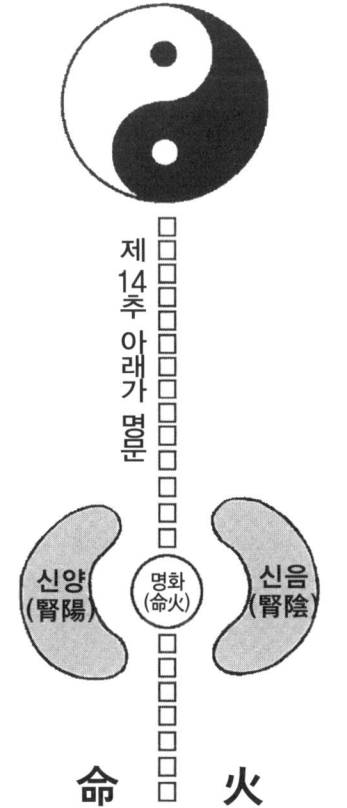

오장의 음기(陰氣)는 이것 없이는 자양(滋養)을 받을 수 없으며, 양기는 이것 없이는 선발(宣發)할 수 없다. 때문에 명문화는 생명의 근본이다.

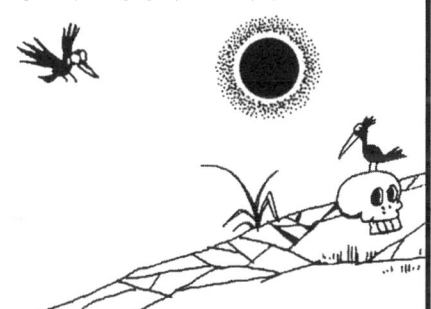

정상적인 상태에서 명문화는 지나친 항진과 감퇴가 없어야 한다. 그렇지 않으면 이와 관련된 질병이 발생한다. 명문화가 지나치게 항진되면 상화(相火)가 발생되어 원기(元氣)를 해친다.

명문화가 감퇴되면 양허(陽虛)가 유발되어 오경설사(五更泄瀉)나 신불납기(腎不納氣)가 초래되고, 심한 경우 성기능이 감퇴되어 양위(陽痿), 조설(早泄), 불잉(不孕) 등의 증상이 나타난다.

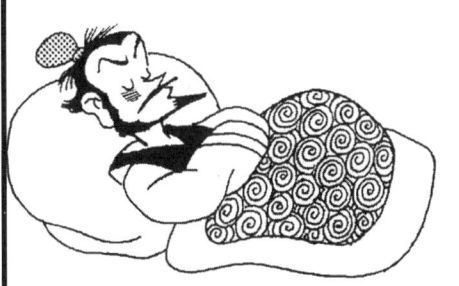

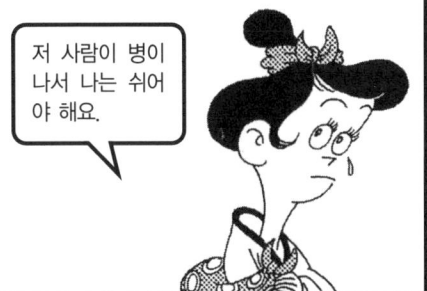

육부(六腑)

육부는 담(膽), 위(胃), 대장(大腸), 소장(小腸), 방광(膀胱), 삼초(三焦)의 총칭이다. 이들은 음식물을 소화시켜 조박(糟粕)으로 전화(傳化)한다는 점에서 기능이 동일하다. 때문에 《황제내경 소문》〈오장별론(五藏別論)〉의 말에 "육부(六腑)는 음식물을 전화(傳化)하고 정기(精氣)를 갈무리하지 않는다. 때문에 수곡(水穀)으로 차 있긴 해도 정기(精氣)가 충만하진 않다. 왜냐하면 수곡이 입으로 들어오면 위(胃)가 차고 장(腸)은 비며, 수곡이 장으로 내려오면 장이 차고 위가 비기 때문이다."라고 했다. 육부는 이렇게 음식물의 전화(傳化)를 담당하기 때문에 '실이불능만[實而不能滿]'*이라고 말한다.

음식물은 몸안으로 들어와서 배설될 때까지 7개의 관문을 통과하면서 흡수와 소화에 도움을 받는다. 이 7개의 관문은 《난경》에 따르면 '칠충문(七衝門)'이다. 즉 입술은 비문(飛門)이고, 치아는 호문(戶門)이고, 회인(會咽)*은 흡문(吸門)이고, 위는 분문(賁門)이고, 위의 하구는 유문(幽門)이고, 대장과 소장의 접속부는 난문(闌門)*이고, 대장의 하단은 백문(魄門)이다.

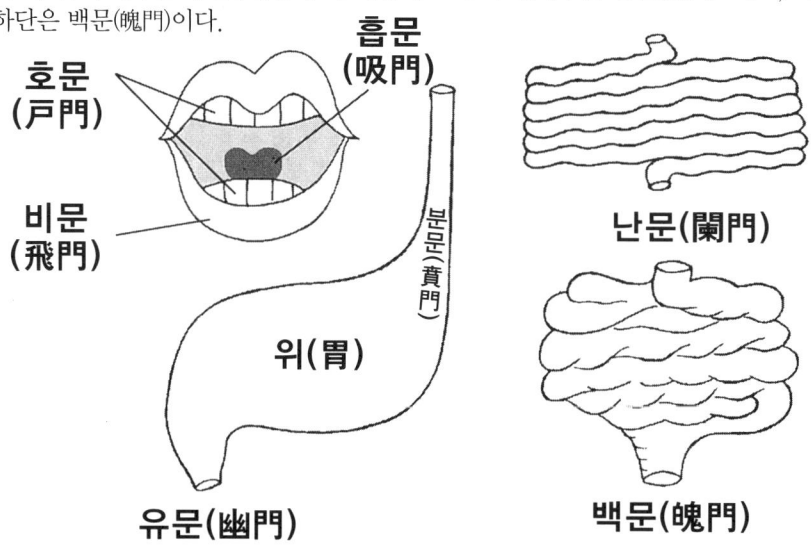

칠충문 가운데 어디에 병변이 발생하더라도 음식물의 수납, 소화, 흡수, 배설에 영향을 미칠 수 있다. 육부는 음식물을 전화하는 특징이 있기 때문에 '실이불능만(實而不能滿)'하며, 육부는 하강이 순리이고 소통이 작용이다. 단, 소통과 하강의 태과(太過)나 불급(不及)은 모두 병태에 속한다.

【역주】

실이불능만[實而不能滿]: 음식물이 차긴 해도 정이 충만하지는 않음을 뜻함.

회인(會咽): 식도의 상단을 말한다.

난문(闌門): 비문(屝門)이라고도 함.

담(膽)

중청지부(中淸之腑)로서 결단(決斷)을 주재하는 중하부의 장기인 담(膽)은 육부의 첫머리에 놓이며, 기항지부(奇恒之腑)에도 속한다. 담은 간(肝)과 이웃하여 간의 단엽(單葉) 사이에 부착되어 있다.

그리고 담은 간과 경맥으로 서로 연결되어 서로 표리(表裏)를 이룬다.

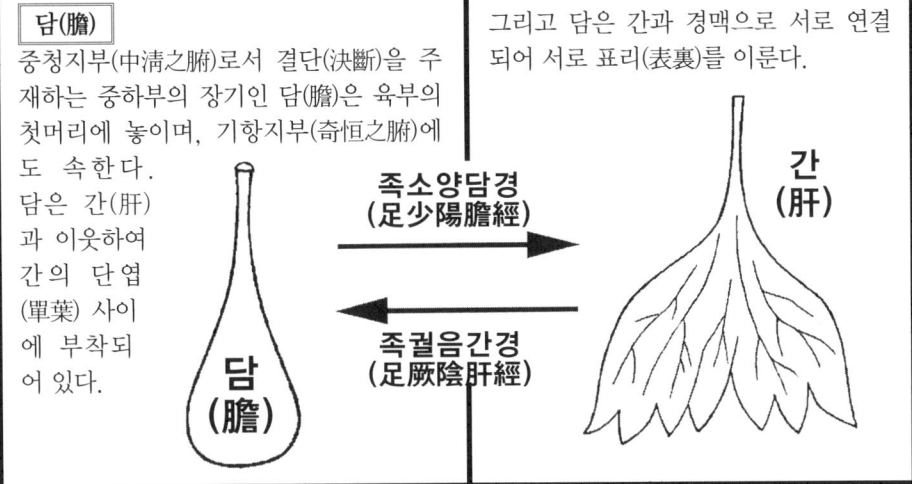

담 속에 저장된 맑은 액이 담즙이다. 담즙은 맛이 쓰고 색이 황록으로서, 간(肝)의 정기에서 화생된 것이 담에 모였다가 소장(小腸)으로 분비되어 소화를 돕는 역할을 하므로, 비위의 기능과 관련이 있다. '토득목이달(土得木而達)'*이라는 말은 간담(肝膽)과 비위 간의 극중유용(克中有用), 제즉화생(制則化生)의 관계를 오행으로 개괄한 것이다.

담즙의 생성과 배설은 간의 소설기능에 의해 조절된다. 간의 소설기능이 정상이면 담즙의 배설이 용이하고 비위의 운화기능 역시 건강하다.

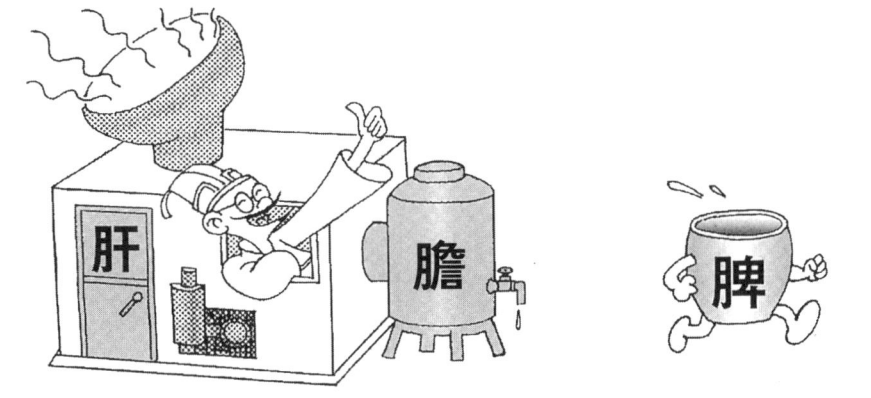

【 역주 】

토득목이달(土得木而達) : 비토(脾土)가 간목(肝木)의 억제를 통해 생리적인 기능을 발휘함을 말한 것이다.

그렇지 않고 간의 소설기능에 이상이 생기면 담즙의 배설이 원활하지 못하게 되어 비위의 운화기능에도 이상이 발생한다. 이렇게 되면 협하(脇下)에 창만(脹滿)이나 동통이 나타나고, 음식이 줄고, 변이 묽어지는 등의 증상이 나타난다.

담즙이 위로 올라오면 입이 쓰고, 황록색의 쓴 물을 게우는 증상이 나타난다. 담즙이 담 밖으로 넘치면 황달(黃疸)이 발생한다.

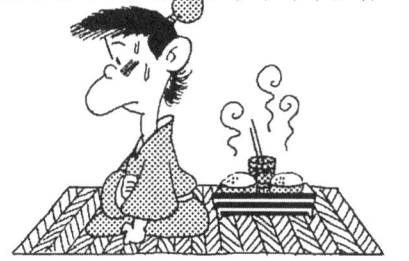
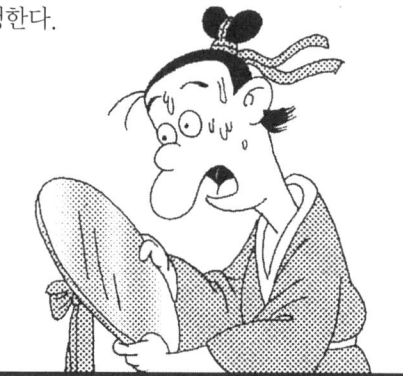

결론적으로, 담의 주요 생리기능은 담즙을 배설하고 저장하는 것으로서, 직접적으로 음식물의 소화와 관련이 있다. 때문에 담은 육부 가운데 하나이다.

담은 자체로 음식물을 전화하는 기능이 없는데다 담즙을 저장한다는 점에서 위나 장 등 다른 부와는 기능적으로 구별됩니다. 그래서 기항지부(奇恒之腑)에 속합니다.

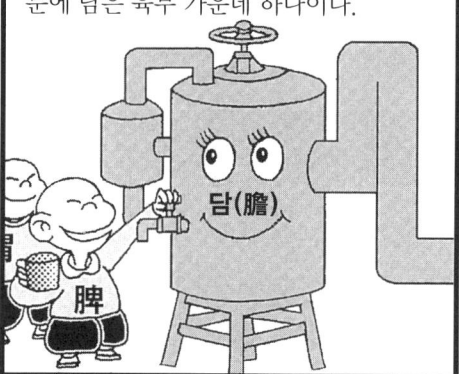
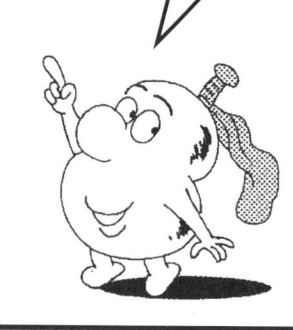

위(胃)

수곡(水穀)을 부숙(腐熟)하고 수납을 주재하는 곡식 창고로서의 위(胃)는 위완(胃脘)이라고도 불리는데, 상완(上脘), 중완(中脘), 하완(下脘)의 세 부위로 나뉜다.

위의 상부는 상완(上脘)으로서 분문(賁門)을 포함한다. 위의 중부는 중완(中脘)으로서 위의 몸체 부분이다. 위의 하부는 하완(下脘)으로서 유문(幽門)을 포함한다. 위의 주요 생리 기능은 수곡을 부숙하고 탁기를 하강시키는 것이다.

수납을 주재하고 수곡을 부숙함[主受納, 腐熟水穀] : '수납(受納)'은 접수하고 수용한다는 뜻이며, '부숙(腐熟)'은 위에 의한 음식물의 기초적인 소화과정으로서 유미죽이 형성되는 것을 의미한다.

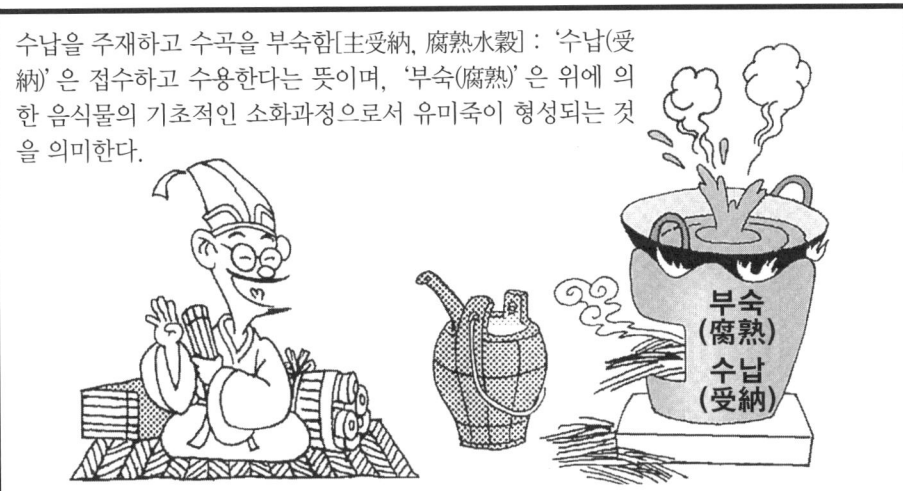

음식물이 입으로 들어가면 식도를 통과하여 위 속에 수납된다. 때문에 위는 '태창(太倉)' 또는 '수곡지해(水穀之海)'로도 불린다.

위 속으로 수납된 음식물은 위에 의한 부숙(腐熟) 과정을 거친 후 소장으로 내려가게 되는데, 그 가운데 정미(精微)로운 것이 비(脾)의 운화(運化)에 의해 전신을 영양한다.

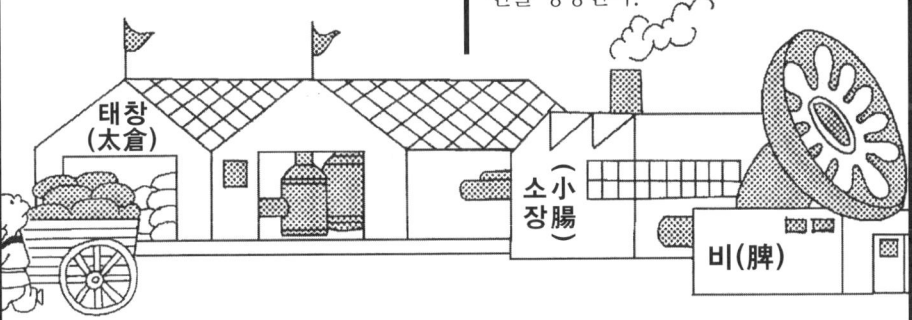

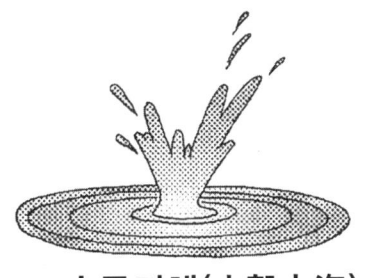

수곡지해(水穀之海)

인체의 생리활동이 유지되고 기혈진액(氣血津液)이 만들어지기 위해서는 음식물의 영양이 필요하다. 때문에 위는 '수곡기혈지해(水穀氣血之海)'로도 불린다.

따라서 위에 수납과 부숙의 기능이 있긴 하지만, 위의 이런 기능은 반드시 비의 운화기능과 배합되어야 음식물을 정미로 변화시켜 기혈진액(氣血津液)을 만들 수 있다.

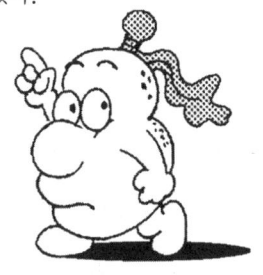

《황제내경 소문》〈옥기진장론(玉機眞藏論)〉의 "오장은 모두 위(胃)에서 기(氣)를 받으므로 위는 오장의 뿌리이다."라는 말은, 위기(胃氣)의 유무가 지극히 중요하여 질병의 치료에 있어서도 "위기의 보호[保胃氣]"가 원칙임을 설명해 준다.

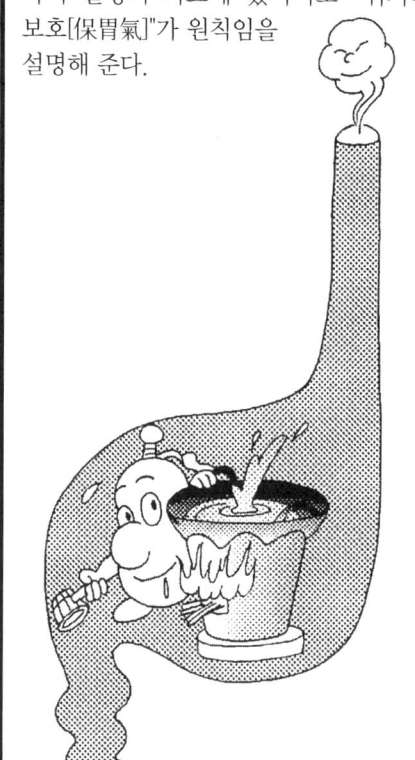

위는 통강을 주재하여 하강으로 조화를 이룸[胃主通降, 以降爲和] : 위는 '수곡지해(水穀之海)'이므로 음식물은 위의 부숙을 거친 후에 반드시 소장으로 하강하여 또 한 번 소화흡수되는 과정을 거쳐야 한다. 그래서 '위주통강, 이강위화(胃主通降, 以降爲和)'라고 한다.

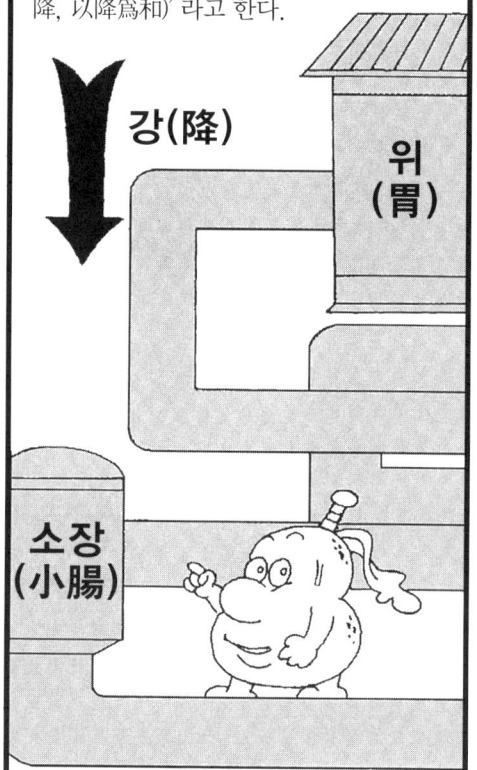

장상학설에 의하면, 소화계통의 유기성은 비승위강(脾升胃降)으로 개괄된다. 때문에 위의 통강작용에는, 음식물 찌꺼기를 대장으로 내려 보내는 소장의 작용과 조박(糟粕)을 전화(傳化)하는 대장의 기능이 포함된다.

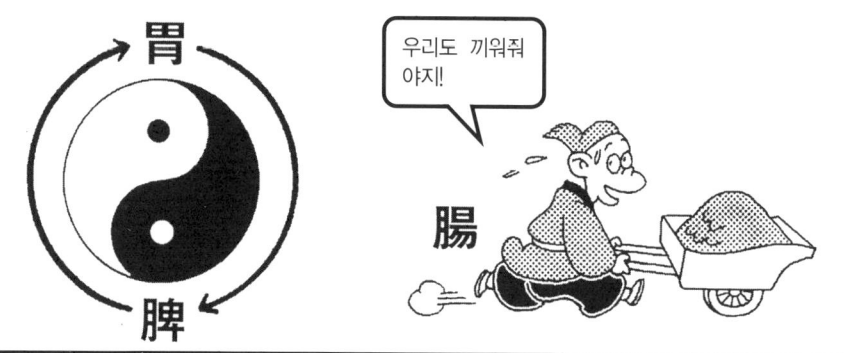

위의 통강(通降)이란 탁기의 하강[降濁]으로서, 강탁(降濁)은 수납의 전제조건이다. 그래서 위의 통강기능에 이상이 생기면 식욕에 영향을 미칠 뿐 아니라, 탁기가 하강하지 못함으로 인해 구취, 완복의 창만(脹滿) 또는 동통 및 대변비결(大便秘結) 등의 증상이 생기게 한다.

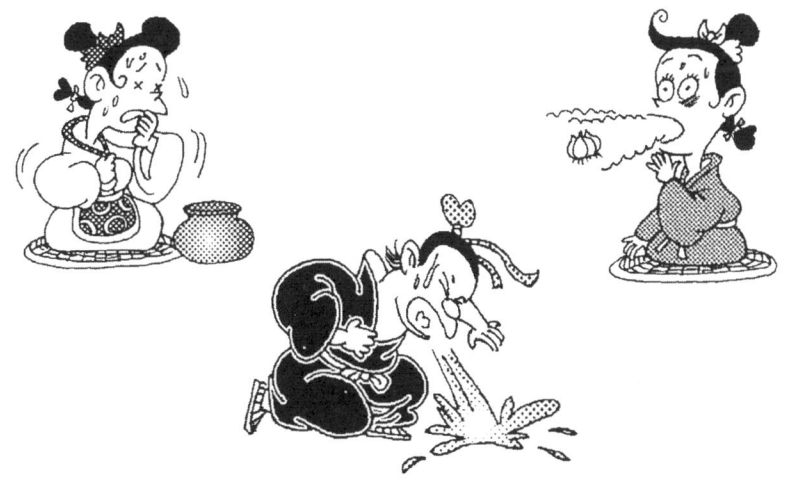

위기가 하강하지 못하는 정도가 아니라 위로 치밀어 오르는 지경이 되면, 썩은 냄새가 나는 트림을 하고, 속이 메스껍고, 토하고, 딸꾹질 하는 등의 증상이 나타난다.

소장(小腸)

청탁(清濁)의 분별과 화물(化物)의 수성(受盛)을 주재하는 소장은 상당히 긴 소화관으로서 복강에 위치하는데, 상구(上口)는 유문(幽門) 부위에 있어 위의 하구와 연접하고, 하구는 난문 부위에 있어 대장의 상구와 연접한다. 소장과 심(心)은 경맥에 의해 연결되어 있기 때문에 소장은 심과 표리를 이룬다. 소장의 주요 기능은 화물의 수성과 청탁의 분별이다.

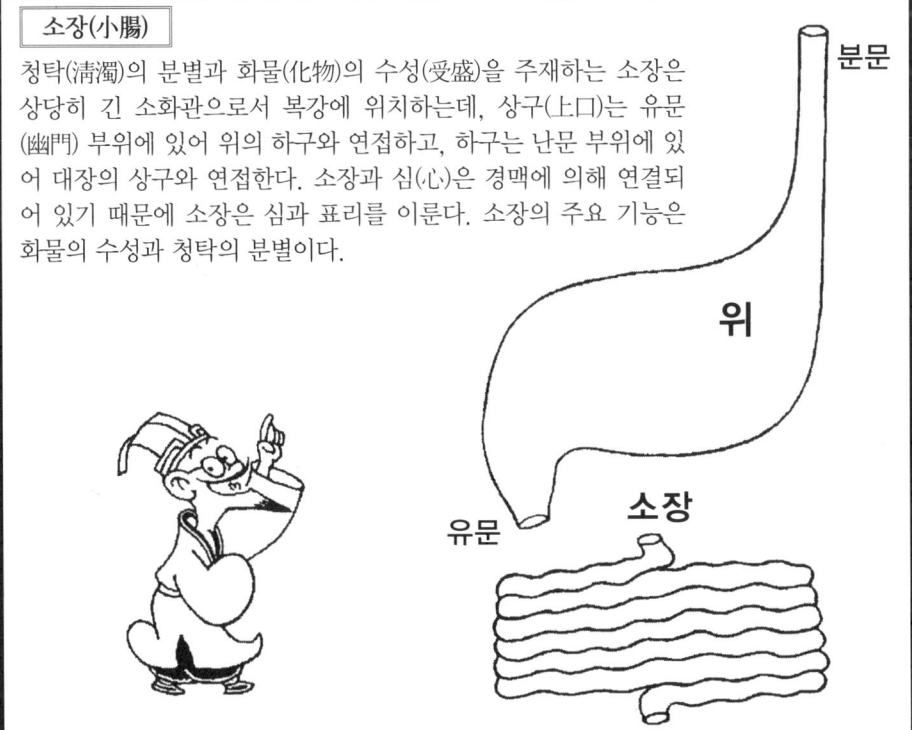

화물(化物)의 수성(受盛)을 주재함 : '수성'은 음식물을 용기에 받아서 담는다는 뜻이다. '화물'은 '변화(變化)', '소화(消和)', '화생(化生)'의 뜻을 포함한다.	수성에는 주로 두 가지가 뜻이 있다 : 첫째, 소장은 위에 의해 기초적인 소화가 이루어진 음식물을 받아서 담는 용기라는 뜻.
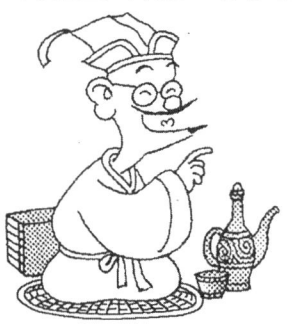	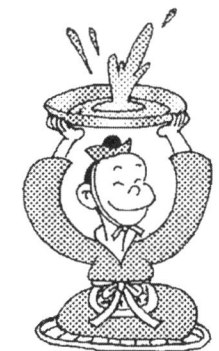
둘째, 위에 의해 기초적인 소화가 이루어진 음식물이 소장 내에서 상당 기간 머물면서 한 번 더 소화흡수가 이루어진다는 뜻.	소장의 화물(化物)기능은 위에 의해 기초적인 소화가 이루어진 음식물을 한 번 더 소화시켜 정미로 변화시키는 과정이다.
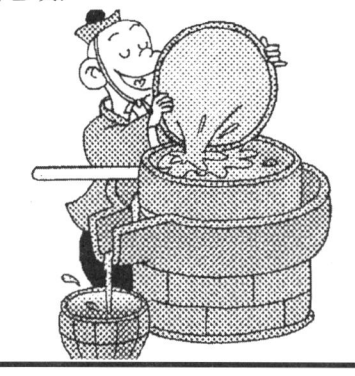	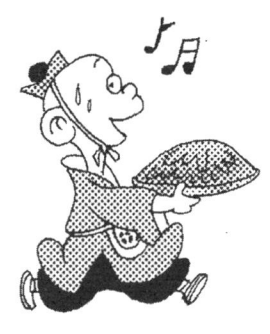

청탁의 비별(泌別) : '비(泌)'는 '분비(分泌)'의 뜻이고, '별(別)'은 '분별(分別)'의 뜻이다. 소장의 청탁을 비별하는 기능은 주로 세 방면으로 드러난다. 첫째, 소화를 거친 후 음식물을 수곡정미와 찌꺼기로 분리하는 것.

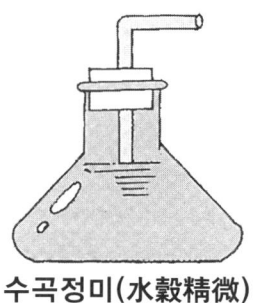
수곡정미(水穀精微)

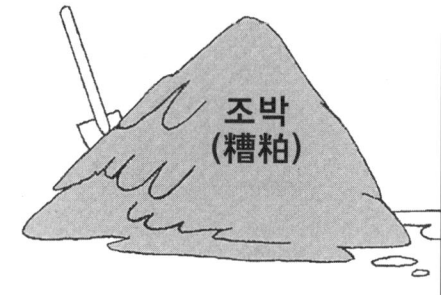
조박(糟粕)

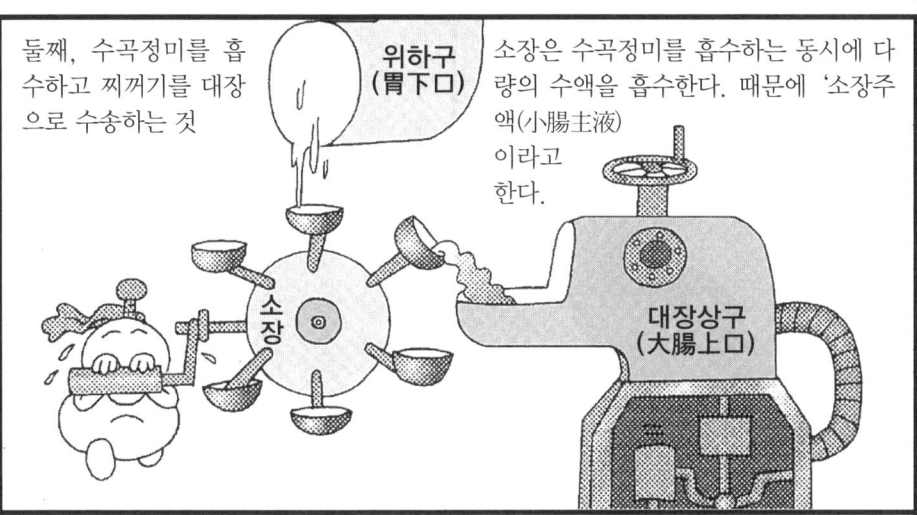

둘째, 수곡정미를 흡수하고 찌꺼기를 대장으로 수송하는 것

소장은 수곡정미를 흡수하는 동시에 다량의 수액을 흡수한다. 때문에 '소장주액(小腸主液)'이라고 한다.

장개빈의 《황제내경 소문》〈영란비전론(靈蘭秘傳論)〉 주석에 나오는 말이다. "소장은 위(胃)의 아래에 위치하여 위장 내의 수곡(水穀)을 수성(受盛)하여 청탁을 분별한다. 수액은 이곳을 통과하여 전음(前陰)으로 스며 내리고, 조박은 이곳을 통과하여 후음(後陰)으로 모인다. 비기(脾氣)는 기화되어 상승하고, 소장은 기화되어 하강한다. 때문에 '화물출언(化物出焉)'이다."라고 말했다.

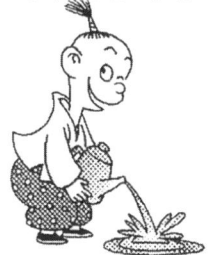

수액은 소장을 통과하여 전음으로 스며 내린다.

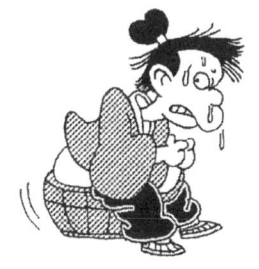

조박은 소장을 통과하여 후음으로 모인다.

소장의 비별청탁 기능이 정상이면 대소변이 정상이고, 그렇지 못하면 대변이 묽어지고 소변이 짧아진다. 그러므로 소장 내의 수액량은 요량과 관련이 있다.

임상에서 상용되는 '소변을 빼서 대변을 단단하게 하는 방법[利小便卽所以實大便]'은 이런 원리를 응용한 것이랍니다.

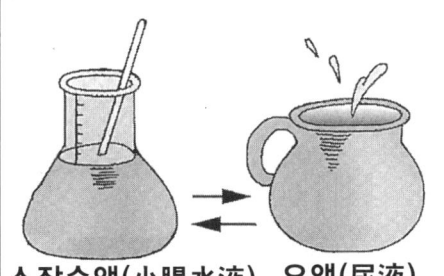

소장수액(小腸水液) 요액(尿液)

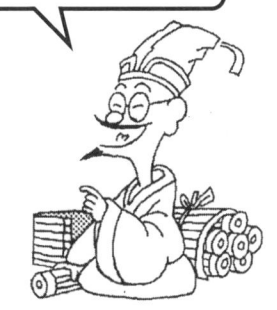

때문에 소장의 수성화물(受盛化物), 비별청탁(泌別淸濁) 기능은 실제로 비위의 승청강탁(升淸降濁) 기능이 구체적으로 드러난 것이다.

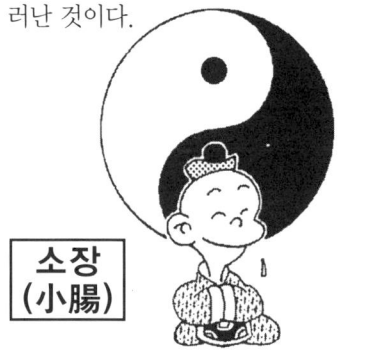

소장의 기능에 이상이 생겨 탁기가 상부로 몰리면 복창(腹脹), 복통, 구토, 변비 등의 증상이 나타나고, 정기가 하부로 몰리면 변당(便溏), 설사 등의 증상이 나타난다.

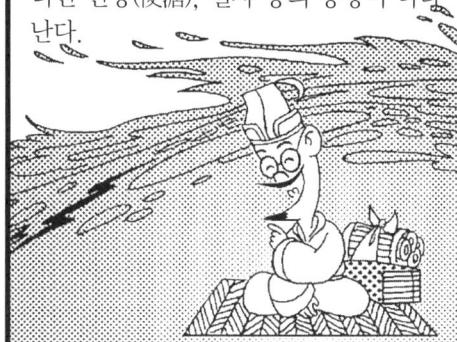

대장(大腸)

조박(糟粕)을 전화(傳化)하고 변화를 주재하는 전도지관(傳導之官)인 대장 역시 복강에 위치하는데, 상구는 난문 부위에 있어 소장과 연결되고 하단은 항문에 바로 연결된다. 대장은 폐와 경맥으로 연결되어 서로 표리를 이룬다. 대장의 주요 기능은 조박을 전화하는 것이다.

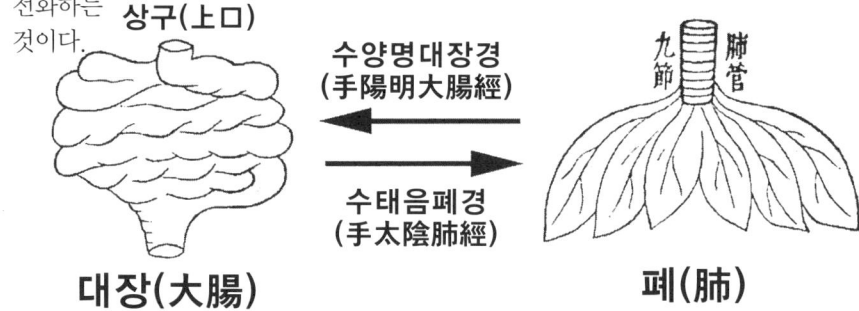

대장은 소장에서 보내온 음식물 찌꺼기를 받아서 여분의 수액을 흡수하여 분변을 만들고 체외로 배출시킨다. 이런 작용은 위(胃)의 강탁(降濁)기능의 연장이다.

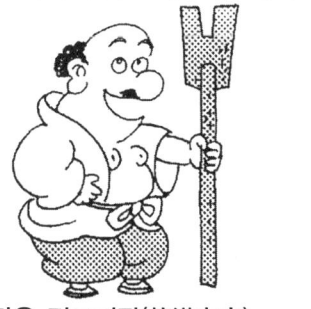

대장은 전도지관(傳導之官)

별도로, 대장의 이런 전도(傳導)작용은 신(腎)의 기화(氣化)기능과 관련이 있다. 때문에 '신은 대소변을 주관한다[腎主二便]'는 말이 있다.

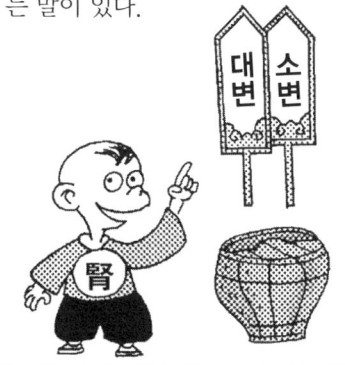

방광(膀胱)

진액을 저장하고 기화(氣化)를 주재하는 주도지관(州都之官)인 방광은 소복(小腹)의 중앙에 위치하여 오줌을 저장하는 기관으로서, 신(腎)과 직접 연결되어 있다.

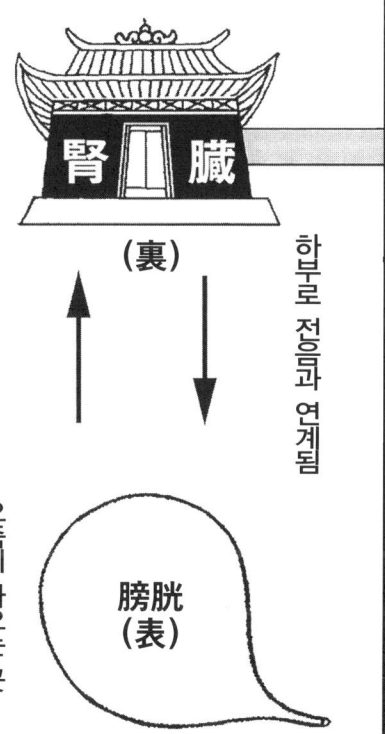

방광과 신은 경락으로 연결되어 표리를 이룬다. 방광의 주요 기능은 요액의 저장과 배설이다. 오줌은 진액이 변화된 것이다. 오줌은 신의 기화작용에 의해 생성되어 방광으로 수송되었다가 일정 기간을 머무른 다음에 체외로 배출된다.

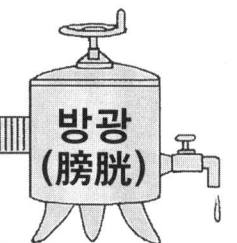

때문에 《황제내경 소문》〈영란비전론(靈蘭秘傳論)〉에 "방광은 주도지관(州都之官)으로서 진액을 저장하고 있다고 기화(氣化)가 이루어지면 배출시킨다."라고 했다.

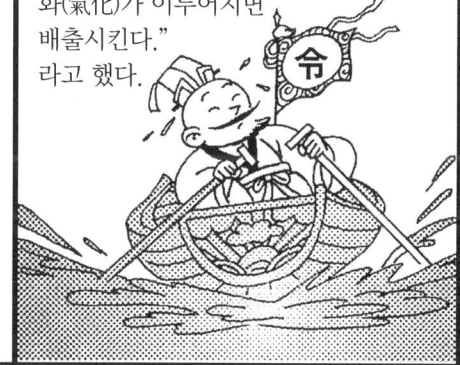

방광의 기능은 전적으로 신(腎)의 기화(氣化)에 의존한다. 그래서 방광의 기화(氣化)는 실제로 신의 기화기능에 예속되어 있다.

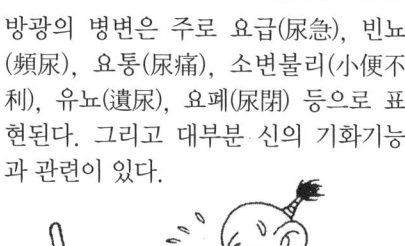

방광의 병변은 주로 요급(尿急), 빈뇨(頻尿), 요통(尿痛), 소변불리(小便不利), 유뇨(遺尿), 요폐(尿閉) 등으로 표현된다. 그리고 대부분 신의 기화기능과 관련이 있다.

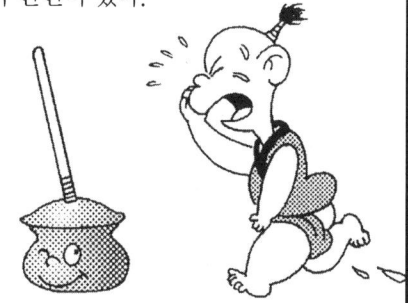

삼초(三焦)

수도(水道)를 소통하고 기혈의 순환을 주재하는 결독지관(決瀆之官)인 삼초는 육부 가운데 하나로서, 이름만 있고 형체가 없다. 일반적으로 삼초는 흉강과 복강에 넓게 분포하는 부로서, 인체의 장부 가운데 가장 크기 때문에 '고부(孤府)'로 불린다.

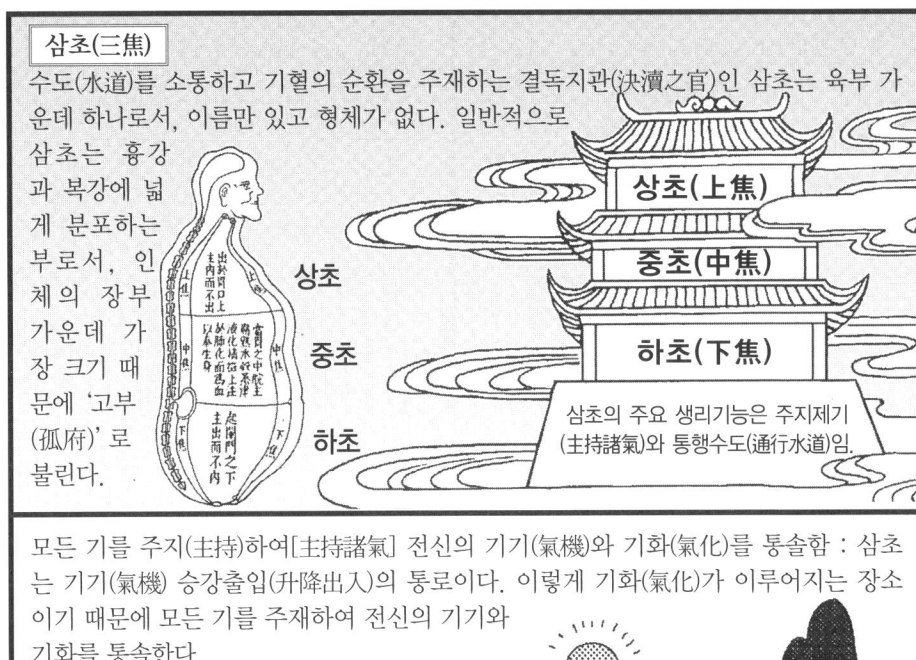

삼초의 주요 생리기능은 주지제기(主持諸氣)와 통행수도(通行水道)임.

모든 기를 주지(主持)하여[主持諸氣] 전신의 기기(氣機)와 기화(氣化)를 통솔함 : 삼초는 기기(氣機) 승강출입(升降出入)의 통로이다. 이렇게 기화(氣化)가 이루어지는 장소이기 때문에 모든 기를 주재하여 전신의 기기와 기화를 통솔한다.

인체의 기는 삼초를 통과하여 오장육부로 수포되고 전신으로 충만된다.

《중장경中藏經》의 삼초 관련 언급이다. "삼초는 오장육부와 영위경락(營衛經絡) 그리고 내외상하(內外上下)의 기를 통솔하므로 삼초가 통하면 내외좌우상하가 모두 통한다. 온몸의 관주(灌注), 내외의 조화, 좌우의 영양, 상하의 소통에 이르기까지 이보다 더 큰 것은 없다."

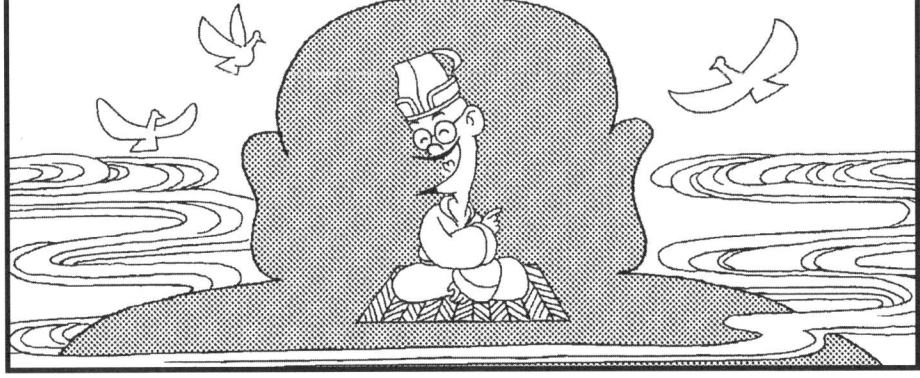

수액 운행의 통로임 : 《황제내경 소문》〈영란비전론(靈蘭秘傳論)〉에 "삼초는 결독지관(決瀆之官)으로서, 여기에서 수도(水道)가 나온다."라고 했다. '결(決)'은 '소통'의 뜻이며 '독(瀆)'은 '하수도[溝渠]'로서 '결독(決瀆)'은 수도를 소통한다는 뜻이다. 삼초에는 수도를 소통하고 수액을 운행시키는 작용이 있으므로 삼초는 수액이 승강출입하는 도로이다.

수액의 대사는 폐(肺), 비(脾), 위(胃)와 장(腸), 신(腎) 및 방광(膀胱) 등 장부의 협조에 의해 완성된다. 단, 반드시 삼초에 의해 수도가 통조되어야 정상적인 수액의 승강출입이 이루어진다.

삼초의 수도가 원활하게 소통되지 못하면 폐, 비, 신 등의 수액을 수포하고 조절하는 기능이 실현되기 어렵다.

그래서 수액대사의 평형을 삼초기화(三焦氣化)라고 합니다.

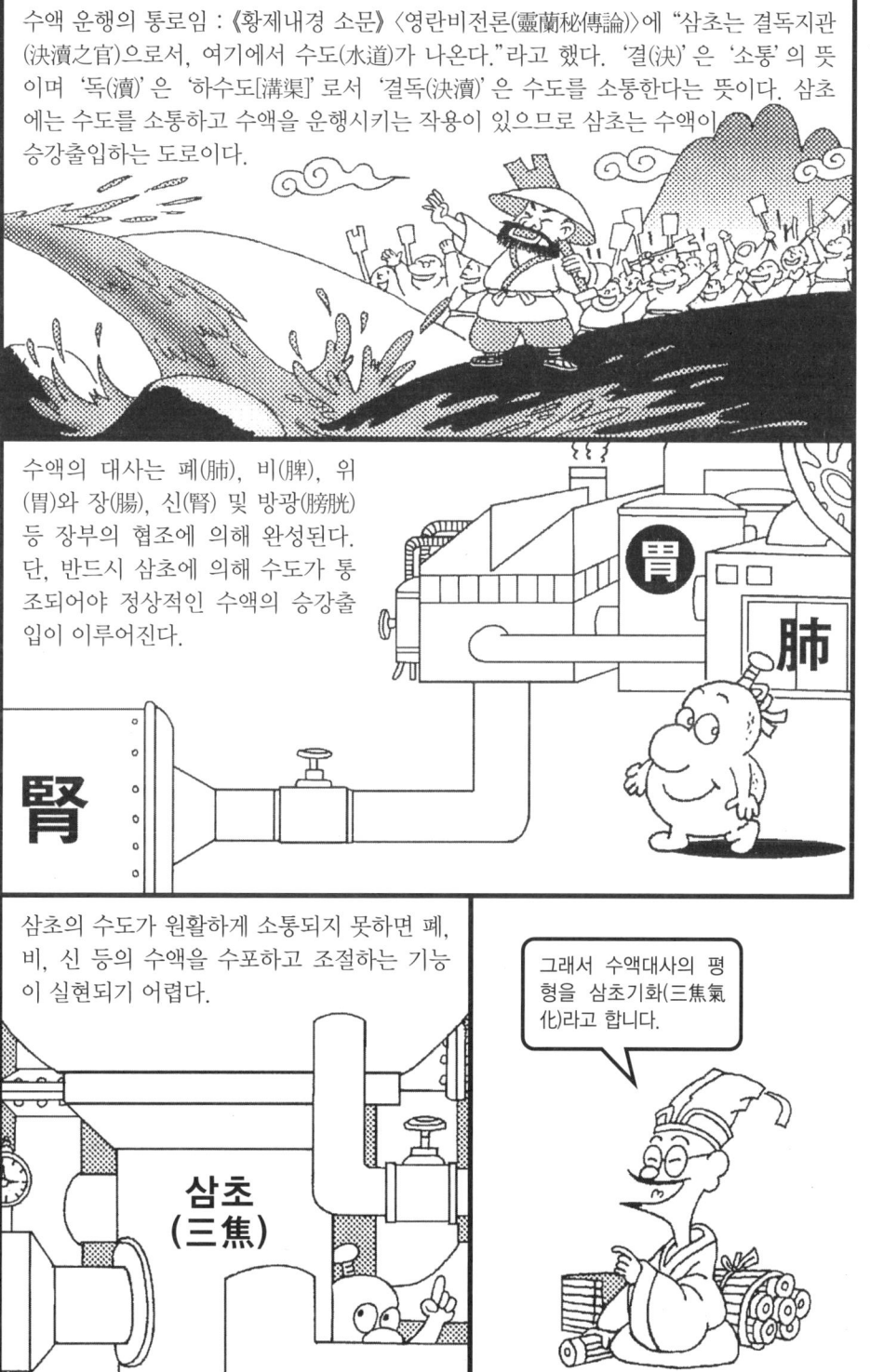

① **상초(上焦)** : 일반적으로 횡격막 위의 흉부로서, 심(心)과 폐(肺) 그리고 두부(頭部)를 포괄하는 부분을 '상초'라고 부른다.

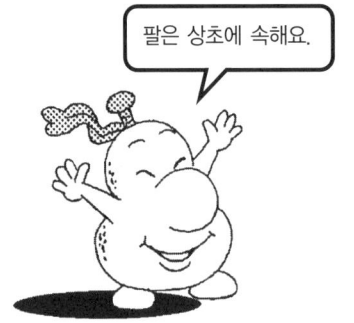

팔은 상초에 속해요.

상초의 주요 기능은 승발(升發)과 선산(宣散)이다. 단, 상승만 하지 않고 상승을 마치면 하강한다. 때문에 '상초여무(上焦如霧)'라는 말이 있다.

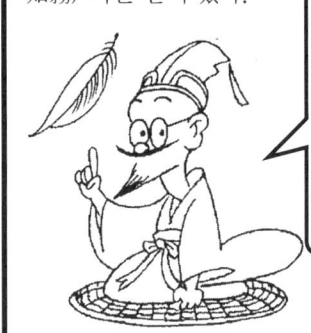

상초의 치료는 깃털처럼 가볍게 합니다. 가벼운 약을 쓰지 않으면 사기(邪氣)를 들어 올릴 수 없어요.

② **중초(中焦)** : 횡격막 이하 배꼽 이상의 복부로서, 비(脾), 위(胃), 간(肝), 담(膽)을 포괄한다.

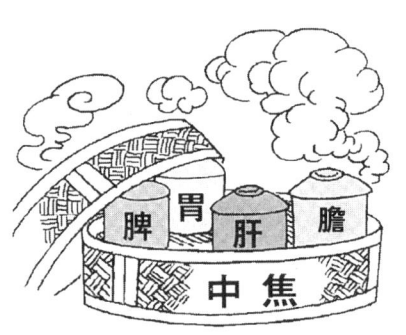

중초의 기능은 실제로 비위의 운화기능에 포함된다. 때문에 '중초여구(中焦如漚)'라는 말이 있다.

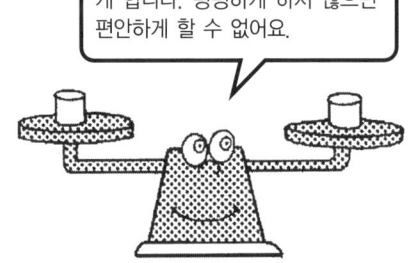

중초의 치료는 저울처럼 평평하게 합니다. 평평하게 하지 않으면 편안하게 할 수 없어요.

③ **하초(下焦)** : 일반적으로 위장 아래 부위와 장기 즉 소장, 대장, 신(腎) 그리고 방광 등의 부위가 이에 해당된다. 후세에는 간신(肝腎)의 정혈(精血), 명문(命門)의 원기(元氣) 등도 여기에 귀속시켰기 때문에 그 기능이 확장되었다. 하초의 기능은 조박과 오줌을 배설하는 것이다.

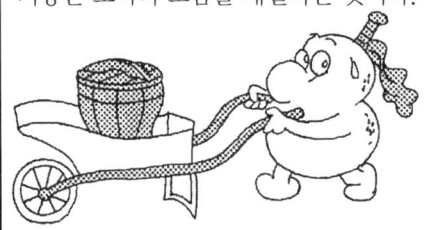

《온병조변溫病條辨》에서 "하초의 치료는 저울추처럼 한다. 무겁게 하지 않으면 가라앉히지 못한다."라고 지적한 것은, 실제로 이런 개념 속에 포함되어 있다.

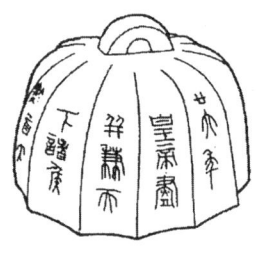

기항지부(奇恒之腑)

기항지부는 뇌(腦), 수(髓), 골(骨), 맥(脈), 담(膽), 여자포(女子胞) 등의 여섯 개 장기조직을 포괄한다. 형태적으로 보았을 때 대부분 속이 비어서 부(腑)와 비슷하나, 기능상으로 음식을 소화하고 배설하는 통로가 아니다. 또한 정기(精氣)를 저장하여 장(臟)과 기능적으로 유사하다.

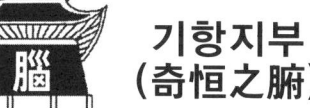
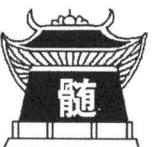
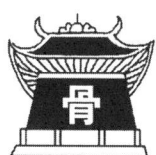
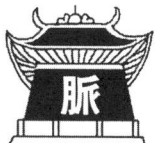
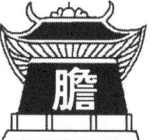
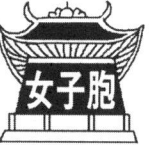

《황제내경 소문》〈오장별론(五藏別論)〉에서는 "이 여섯 가지는 지기(地氣)로부터 생겨서 모두 음(陰)에 기를 갈무리하고 땅의 성질을 본떴으니, 그러므로 갈무리만 하고 기를 내보내지 않아 기항(奇恒)의 부(腑)라고 부릅니다."라고 하였다. 기항(奇恒)의 부(腑) 중에서 육부(六腑)의 하나인 담(膽)을 제외한 나머지는 모두 표리(表裏) 배합과 오행(五行) 배속이 없어, 오장육부(五臟六腑)와는 또 다른 특징이 있다.

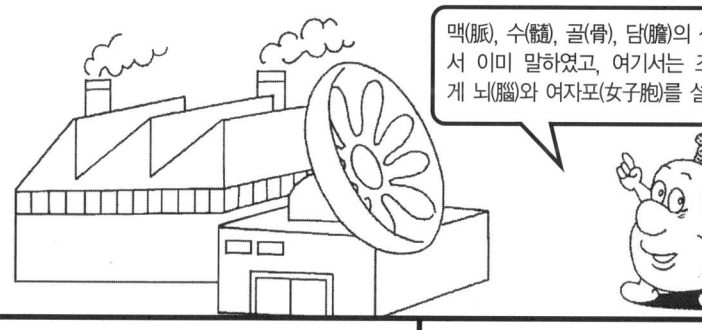

맥(脈), 수(髓), 골(骨), 담(膽)의 생리는 앞에서 이미 말하였고, 여기서는 조금 자세하게 뇌(腦)와 여자포(女子胞)를 설명할게요.

뇌(腦) : 뇌(腦)는 머리 속에 위치하며 수(髓)가 모여서 만들어진 것이다. 한의학에서는 "모든 수(髓)는 뇌(腦)에 속한다." 또는 "뇌(腦)는 수(髓)가 모인 바다이다[腦爲髓之海]."라고 설명하여 둘 사이의 관계를 표현하고 있다.

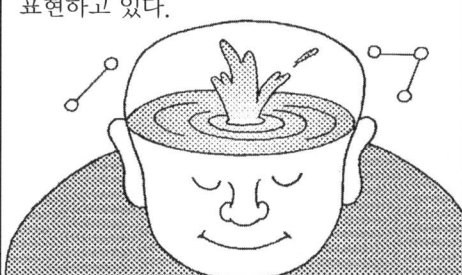

뇌의 기능은 《황제내경 소문》〈맥요정미론(脈要精微論)〉에서 "머리는 정명(精明)의 부(府)이다[頭者精明之府]."라고 말하였다. 뇌(腦)에 관한 설명은 《내경》 안에 꽤 많은 부분에 자세하게 적혀있다.

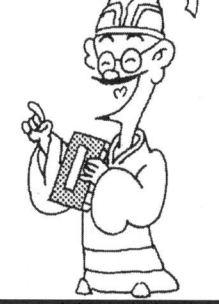

제2장 장상학설

《의림개착醫林改錯》은 뇌의 기능을 이렇게 귀납하고 있다. "정신 활동의 사고력과 기억력은 뇌에 있다. 음식에서 기혈(氣血)이 생기고 기육(肌肉)이 자라남에 따라 수곡(水穀)의 정즙(精汁) 가운데 상승하여 뇌로 들어간 것이 뇌수(腦髓)이다.

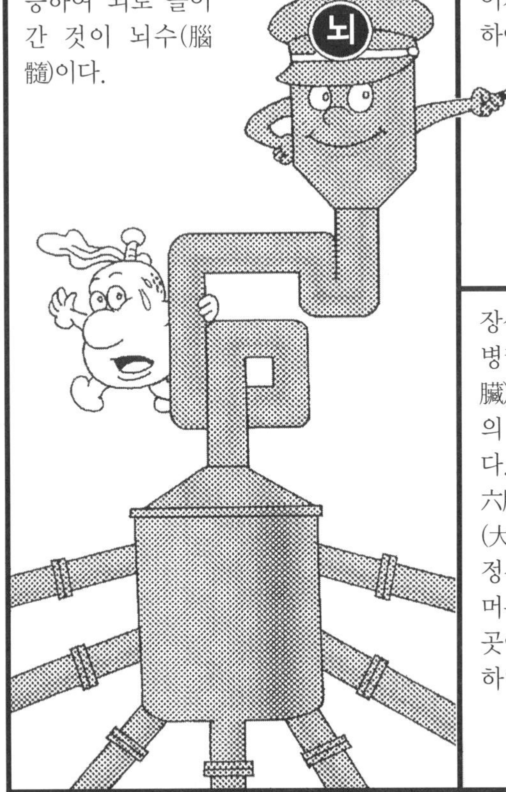

두 귀가 뇌로 통하므로 들리는 소리가 뇌로 들어오고, 두 눈도 실처럼 연결되어 뇌까지 이어져 있으므로 보이는 사물의 모습이 뇌로 들어오고, 코도 뇌로 통하므로 맡은 냄새가 뇌로 들어온다. 어린 아이가 돌이 지날 무렵에는 뇌가 점점 발달하여 한두 마디 말을 하게 된다."

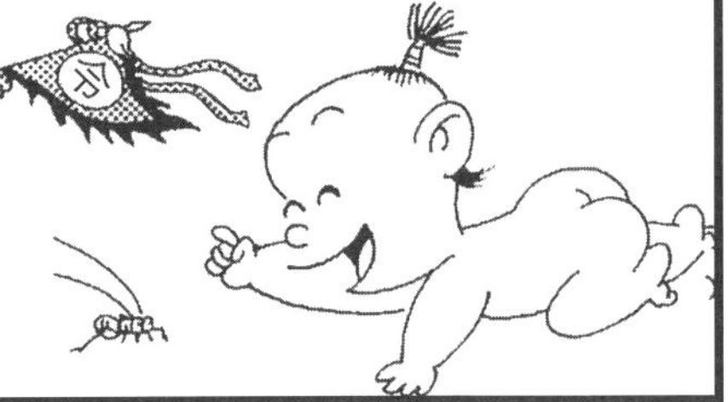

장상학설(藏象學設)에서는 뇌의 생리와 병리를 모두 심(心)으로 귀납시켜 오장(五臟)에 배속하였다. "심(心)은 군주(君主)의 지위로서 여기서 신명(神明)이 나온다."라고 보아서, 심(心)이 오장육부(五臟六腑)의 대주(大主)이며 정신(精神)이 머무는 곳이라 하였다.

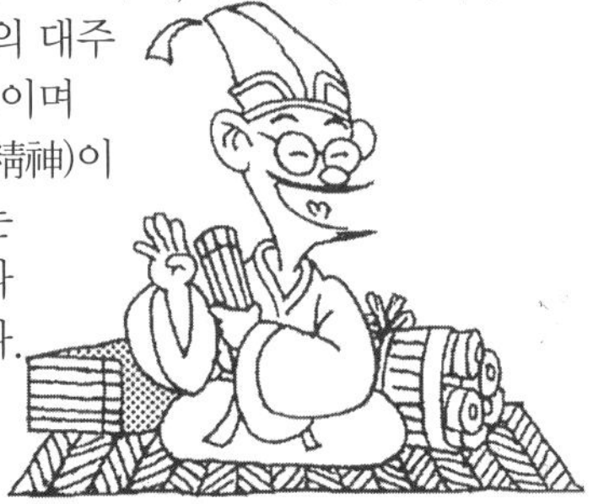

또한, 신(神)을 다섯 가지의 다른 신(神), 즉 혼(魂), 백(魄), 의(意), 지(智), 신(神)으로 나누고 이를 오장(五臟)에 나누어 배속하였는데, 모두 심(心)의 통섭과 명령 아래에서만 작용을 나타낼 수 있다.

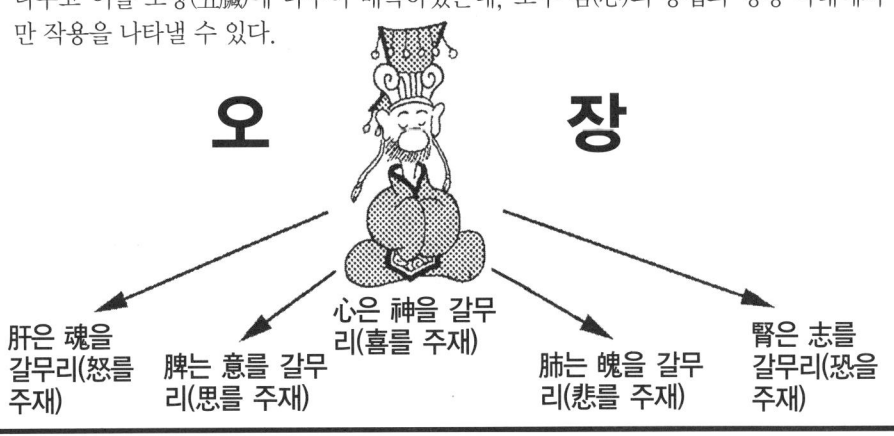

오장

肝은 魂을 갈무리(怒를 주재)
脾는 意를 갈무리(思를 주재)
心은 神을 갈무리(喜를 주재)
肺는 魄을 갈무리(悲를 주재)
腎은 志를 갈무리(恐을 주재)

그 중에서도 특히 심(心), 간(肝), 신(腎)의 관계는 더욱 밀접하다. 때문에 정지(情志)와 관련된 병들에 대하여 간단하게 신명(神明)을 주관하는 심(心)만의 병이고, 다른 네 장(臟)과는 무관하다고 생각할 수 없다.

뇌(腦)의 병변에 대하여 또 단순하게 신(腎)의 책임이고, 다른 네 장(臟)과는 무관하다고도 할 수 없다.

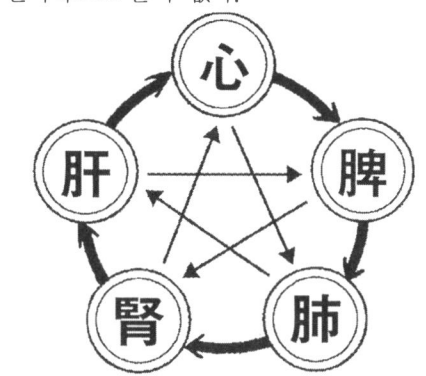

여자포(女子胞) : 포궁(胞宮)이라고도 하니, 곧 자궁이다. 아랫배에 위치하여 방광의 뒤에 있으며 뒤집어진 배 모양을 하고 있다. 여자포(女子胞)는 월경을 일으키고 태아를 잉태하여 기르는 기관이다.

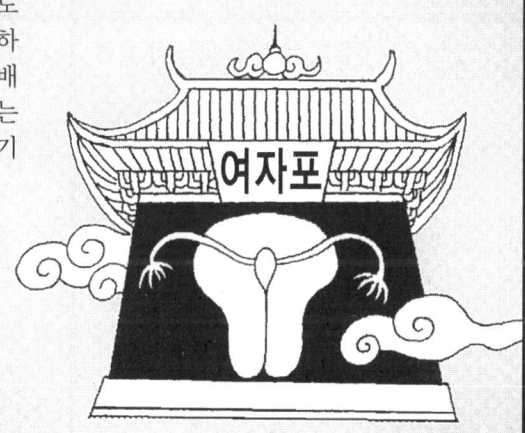

월경이 정기적으로 오는 것과 태아를 잉태하여 기르는 것은 복잡한 생리과정으로서, 세 가지의 주요한 생리적 요인을 가지고 있다. 첫째 '천계(天癸)'의 작용이 그것이다.

생식기관의 발육은 전적으로 천계(天癸)에 달려있다. 천계는 신(腎) 속에 정기(精氣)가 가득차 일정한 시간이 경과한 후에 생산되는데, 성선(性腺)의 발육을 촉진하여 생리 기능을 성숙하게 만든다.

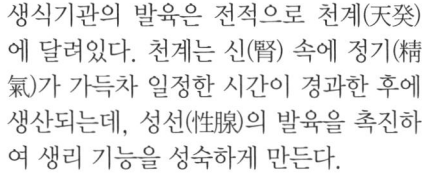

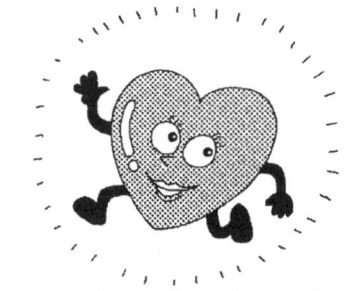

제2장 장상학설

천계(天癸)의 촉발에 의해 여자 생식기의 기능이 발육, 성숙하여 월경이 규칙적으로 이르게 된다. 때문에 천계는 아이를 잉태하여 기를 수 있는 바탕이 된다.

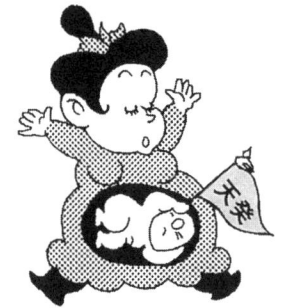

반대로 노년기에 들어가면 신(腎) 속의 정기(精氣)가 줄어들므로, 천계(天癸)도 이에 따라 감소하여 고갈되어 월경이 끊어진다.

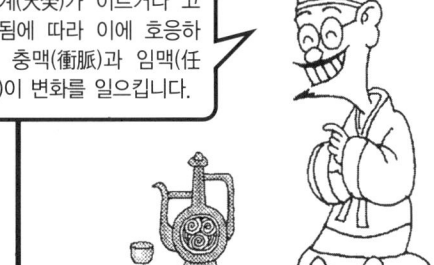

천계(天癸)가 이르거나 고갈됨에 따라 이에 호응하여 충맥(衝脈)과 임맥(任脈)이 변화를 일으킵니다.

둘째는 충맥(衝脈)과 임맥(任脈)의 작용이다. 두 맥은 모두 포(胞) 속에서 일어난다. 충맥(衝脈)은 신경(腎經)과 병행하고 양명맥(陽明脈)과 서로 통하여 십이경맥(十二經脈)의 기혈을 조절할 수 있으므로, '혈(血)의 바다[血海]'로 불린다.

임맥(任脈)은 포태(胞胎)를 주관하며, 아랫배에서 족삼음경(足三陰經)들과 서로 만나 월경을 전체적으로 조절할 수 있으므로 '음맥(陰脈)의 바다[陰脈之海]'라고 불린다. 십이경맥(十二經脈)에 기가 충만해야만 충맥(衝脈)과 임맥(任脈)으로 흘러들어갈 수 있으며, 두 맥의 조절을 받고 다시 포궁(胞宮)으로 흘러들어가야 월경이 일어난다.

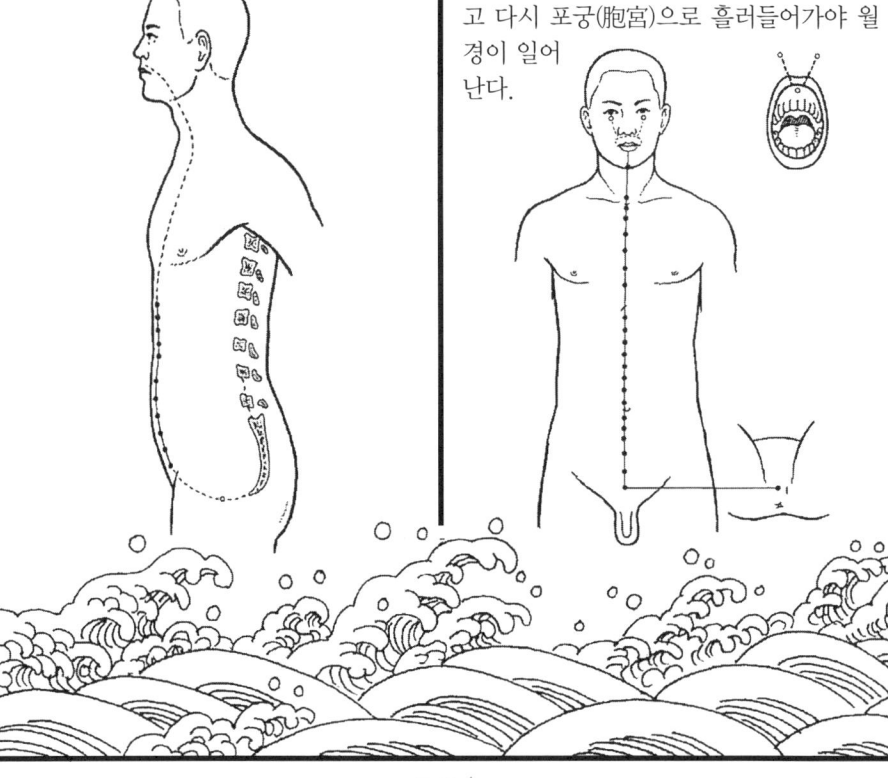

충맥(衝脈)과 임맥(任脈)의 성쇠는 천계(天癸)의 조절을 받는다. 어릴 때는 신(腎)의 정기(精氣)가 충만하지 못하여 천계(天癸)가 아직 이르지 못하므로, 임맥(任脈)이 통하지 않고 충맥(衝脈)이 성하지 못하여 월경이 나타나지 않는다.

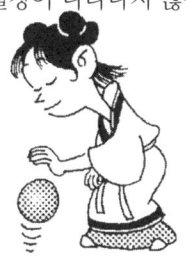

나이가 들면 천계(天癸)가 점점 쇠하여 충맥(衝脈)과 임맥(任脈)의 기혈(氣血)이 점점 줄어들어 월경이 불규칙해지거나 완전히 끊어지게 된다.

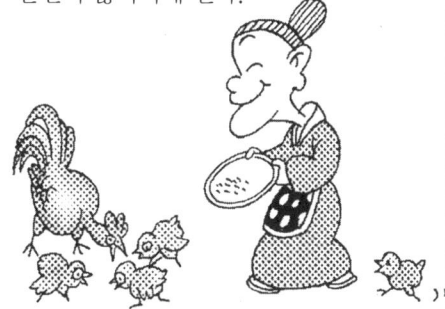

어떠한 원인으로 인하여 충맥(衝脈)과 임맥(任脈)이 조절을 잃으면, 곧바로 월경(月經)의 주기가 불규칙하게 나타나고 심하면 불임에까지 이른다.

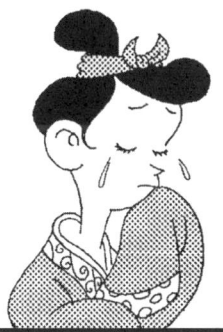

셋째는 심(心), 간(肝), 비(脾)에 의한 영향을 들 수 있다. 심(心)은 혈을 주관하고, 간(肝)은 혈을 저장하며, 비(脾)는 기혈이 화생(化生)하는 근원으로서 혈을 통섭한다. 때문에 심, 간, 비는 모두 전신 혈액의 화생(化生)과 운동을 조절할 수 있다.

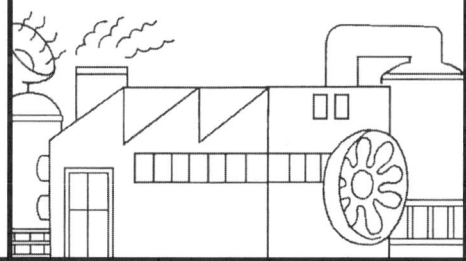

월경(月經)의 도래와 주기에서부터 태아의 잉태와 양육에 이르기까지 전과정이 기혈(氣血)의 충만 그리고 혈액의 정상적인 조절과 밀접한 관련이 있다.

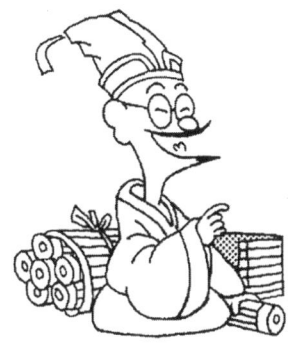

그러므로 월경(月經)의 순환은 심(心), 간(肝), 비(脾)의 기능 및 상태와 관련이 있어요.

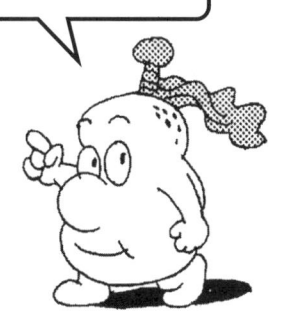

만약 간(肝)이 혈을 저장하고, 비(脾)가 혈을 통섭하는 기능이 약해지면, 월경 양이 과다해지고 주기가 짧아지면서 월경하는 날수가 길어지고, 심하면 붕루(崩漏)* 등이 나타날 수 있다.

만약 비(脾)가 기혈을 생화하는 기능이 약해지면, 월경(月經)의 근원이 부족해져서 월경 양이 줄어들고 주기가 늘어날 수 있으며, 심하면 폐경(閉經)에 이르게 된다.

만약 정지(情志)가 상하여 심신(心神)이 손상되거나 혹은 간(肝)의 소설(疏泄) 기능에 영향을 미치면 월경 실조 등의 병리 현상을 일으킬 수 있다.

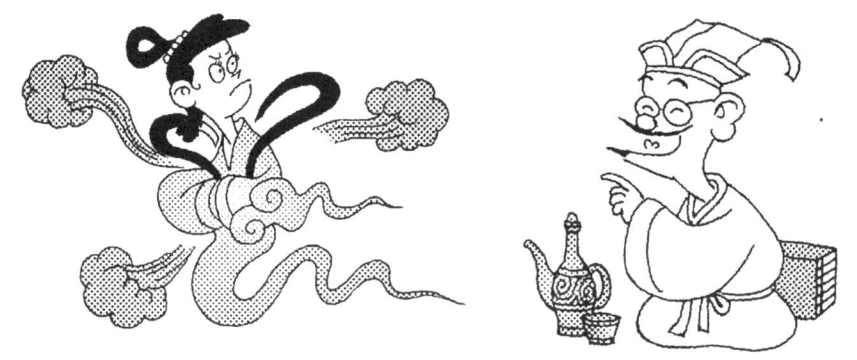

월경의 순환은 단일한 요인에 의하지 않는 복잡한 과정이다. 때문에 대다수는 몸의 전체적 상황 및 정신 상태와 관련되어 있다.

장부, 경락 등 생리 기능으로 설명한다면, 주로 심(心), 간(肝), 신(腎) 및 충맥(衝脈), 임맥(任脈) 등과 긴밀한 관련이 있다.

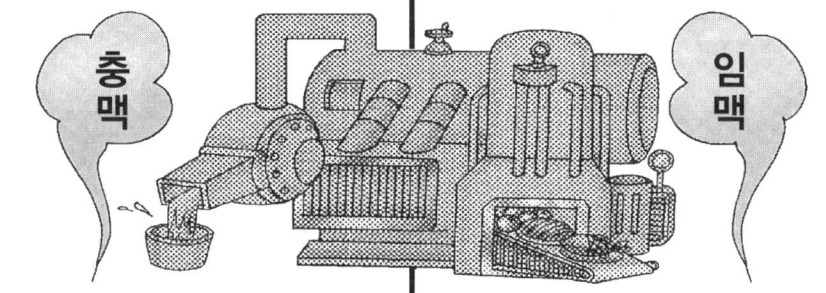

【역주】

붕루(崩漏) : 부인병의 하나. 심하게 하혈(下血)을 하는 것으로 일종의 자궁출혈을 말한다.

장부(臟腑) 간(間)의 관계(關係)

앞서 말한 것과 같이 인체는 하나의 전체적인 틀을 가지고 있어서, 각 장부, 조직, 기관의 기능과 활동은 정체적인 활동의 일부분들이다. 이들은 단지 기능적으로만 상호 제약이나 상호 협력 또는 상호 이용의 관련을 맺고 있는 것이 아니다. 이들은 경락을 통해 서로 연결되어 각 장부조직들간에 정보를 전달하고, 기혈진액(氣血津液)이 온 몸을 순환하는 상황 하에서 하나의 특수한 통일적인 정체(整體)를 형성해 내고 있다.

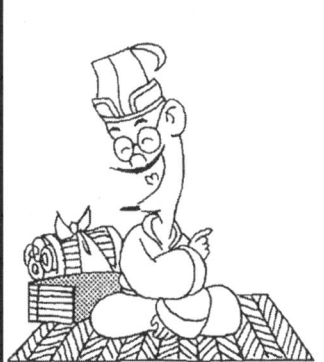

장(臟)과 장(臟) 간(間)의 관계(關係)

① 심(心)과 폐(肺) : 심과 폐의 관계는 심이 혈(血)을 주관하고 폐가 기(氣)를 주관하므로, 심은 혈의 운행을 주관하고 폐는 호흡을 주관하는 관계에 있다.

폐는 선발(宣發), 숙강(肅降)을 주관하고 모든 맥을 조회(朝會)하므로 혈을 운행하는 심의 기능을 촉진할 수 있다. 때문에 혈의 운행에 있어 폐의 기능은 필수적인 요건이다.

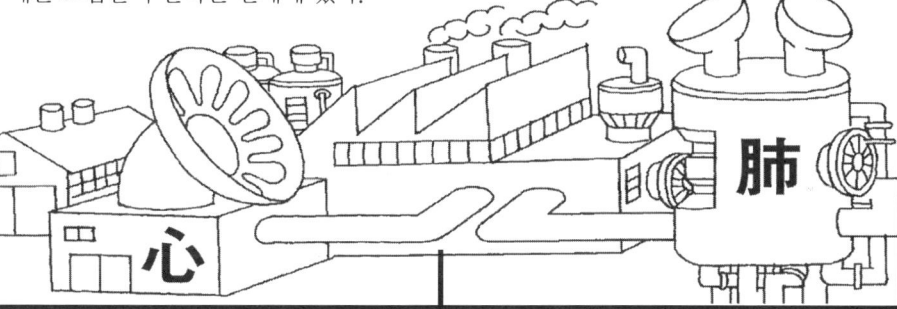

또한 혈액이 정상적으로 순환되어야 폐의 호흡기능이 정상적으로 유지될 수 있다. 때문에 '호흡은 심과 폐에서 나온다[呼出心與肺].'는 말이 있다.

단, 심의 박동과 폐의 호흡을 연결하는 핵심적인 부분은 흉중(胸中)에 쌓이는 종기(宗氣)이다.

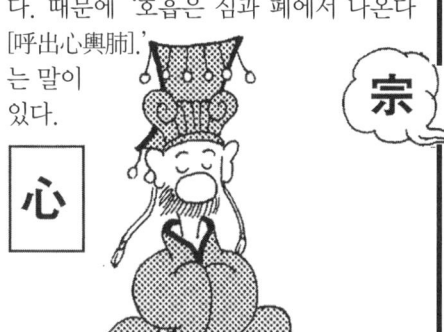
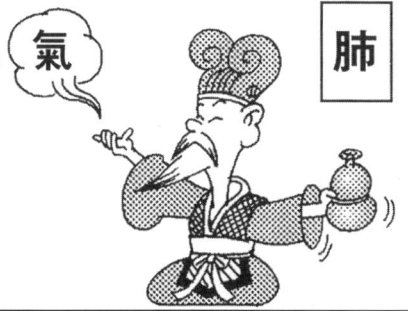

종기(宗氣)는 심맥(心脈)과 통하고 호흡을 담당하는 기능이 있으므로, 혈액의 순환과 호흡 사이의 협조를 강화한다. 때문에 폐의 기허(氣虛)나 폐의 숙강(肅降) 실조 모두 심의 주혈(主血) 기능에 영향을 주게 된다.

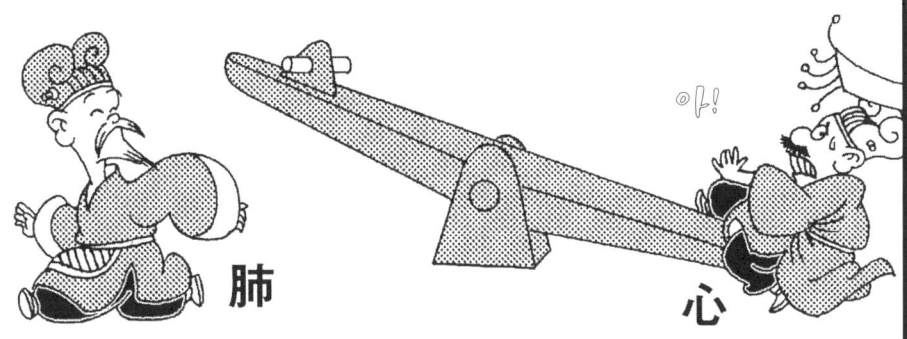

그리하여, 혈액의 운행에 이상이 생기거나 속도가 느려지게 되면, 가슴이 답답하고 심박동이 고르지 못하게 되며, 심하면 입술이 파래지고 혀가 자색(紫色)으로 변하는 등의 어혈증(瘀血證)이 나타난다.

반대로 심기(心氣)가 부족하거나 심양(心陽)이 부진(不振)하거나 어혈(瘀血)이 심맥(心脈)을 막아 혈행(血行)에 이상이 초래되면 폐의 선발과 숙강 기능에 영향을 미치게 된다. 이것이 심과 폐 사이의 병리적인 연관이다.

② 심(心)과 비(脾) : 심은 혈을 주관하며 비는 혈을 통섭(統攝)한다. 그리고 비는 기혈을 생화(生化)하는 근원이다. 때문에 심과 비의 관계는 아주 밀접하다.

비의 운화(運化) 기능이 정상이면 혈액을 화생하는 기능이 왕성해진다. 혈액이 충만하면 심이 주관할 대상이 있게 된다.

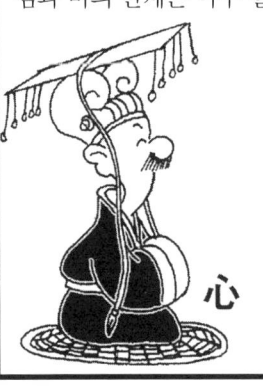
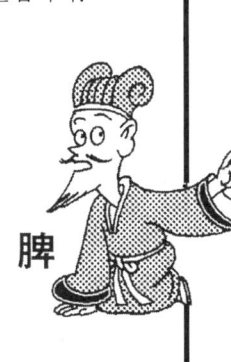
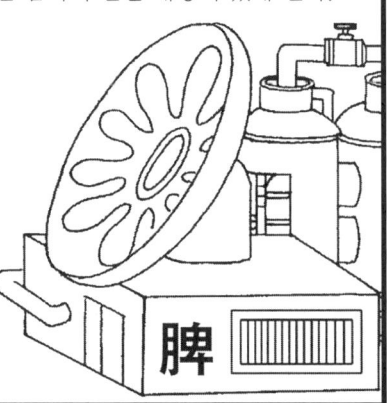

비기(脾氣)가 튼튼하고 왕성하여 혈을 통섭하는 기능이 정상이면, 혈(血)이 맥(脈) 속을 운행하고 밖으로 나오지 않는다. 때문에 심(心)과 비(脾)의 관계는 주로 혈액의 생성과 운행 방면으로 나타난다.

만약 생각을 지나치게 많이 하면 서서히 심혈(心血)이 소모될 뿐만 아니라 비의 운화(運化) 기능도 영향을 받게 된다. 만약 비기(脾氣)가 허약하여 정상적인 운화가 이루어지지 못하면 기혈(氣血)이 생화되는 근원이 없어지므로 혈허(血虛)가 초래되어 심이 주관할 대상이 없어지게 된다.

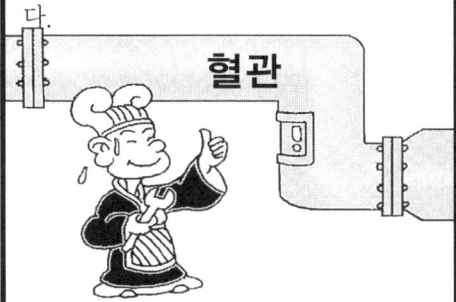
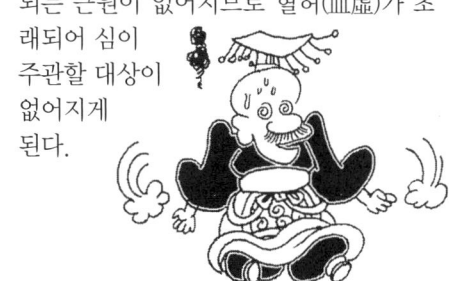

만약 비가 혈을 통섭하지 못하여 혈액이 멋대로 흐르는 경우에도 역시 심혈(心血)이 부족해질 수 있다. 이상의 여러 요인들에 의해, 어지럽고, 두근거리며, 잠을 못자거나, 꿈이 많고, 배가 부르며, 적게 먹고, 몸이 늘어지고, 얼굴색이 화색이 없는 등등 심비양허(心脾兩虛)의 의 병리적인 변화들이 나타난다.

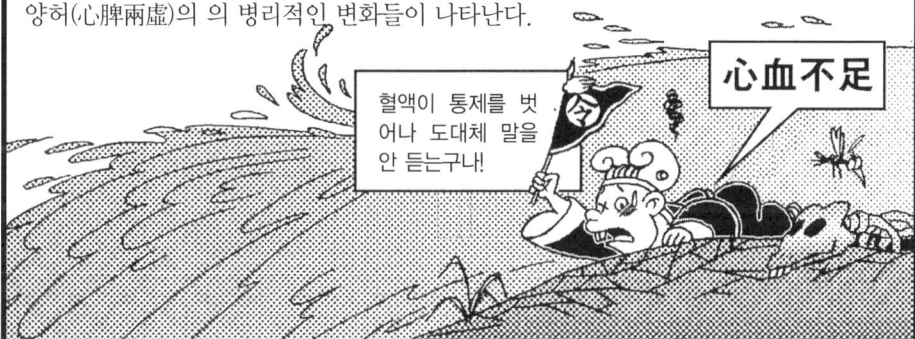

③ 심(心)과 간(肝) : 심은 혈을 주관하고 간은 혈을 저장한다. 인체의 혈액은 비(脾)에서 만들어져서 간에 저장되며 심을 거쳐서 온몸으로 운행한다. 심의 행혈(行血) 기능이 정상이면 혈이 제대로 운행되어 간에 저장된 혈액이 있게 된다. 만약 간이 혈을 저장하지 못하면 심도 주관할 혈이 없어서 혈액의 운행이 정상을 벗어난다. 그러므로 임상적으로 심과 간의 혈허(血虛)가 항상 같이 나타난다.

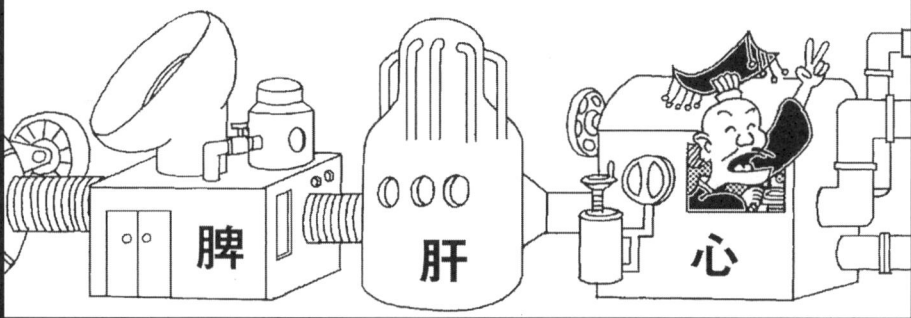

심(心)은 신지(神志)를 주관하고 간(肝)은 소설(疏泄)을 주관한다. 때문에 사람의 정지(情志) 활동은 비록 심이 주관하지만, 간의 소설 기능과도 밀접한 관련이 있다.

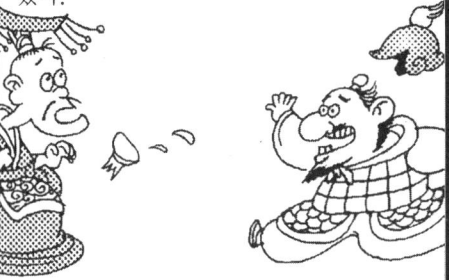

정지(情志)에 손상이 있는 경우, 대부분 화(火)로 바뀌어 음(陰)을 상한다. 때문에 임상에서, 심간(心肝)의 음허(陰虛)와 화왕(火旺)은 서로 영향을 주거나 동시에 나타난다.

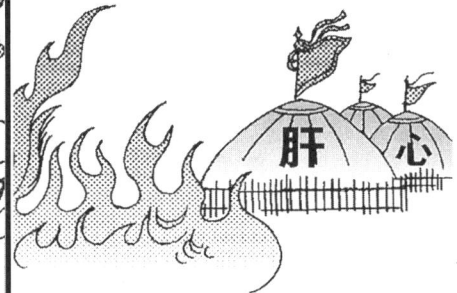

④ 심(心)과 신(腎) : 심은 오행 중에 화(火)에 속하여 위치가 위에 있고 양(陽)에 속하며, 신(腎)은 오행 중에 수(水)에 속하여 위치가 아래에 있고 음(陰)에 속한다.

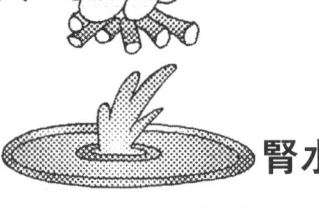

음양(陰陽)과 수화(水火)의 승강 이론으로 말하면, 아래에 위치한 것이 상승하는 것이 순(順), 위에 있는 것이 하강하는 것이 화(和)다.

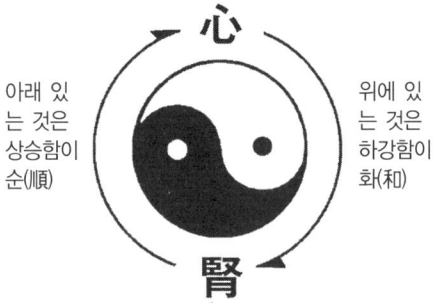

아래 있는 것은 상승함이 순(順)

위에 있는 것은 하강함이 화(和)

이와 같이 심신(心腎) 사이에 기능적인 협조가 있어야 '심신상교(心腎相交)'라고 말할 수 있다. 이론적으로 말하면 '수화기제(水火既濟)'가 이것이다.

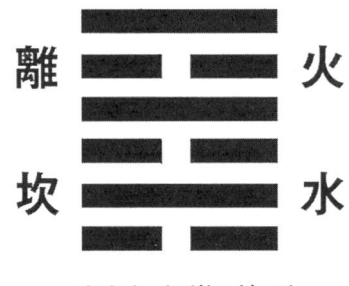

역경의 기제(既濟) 괘

반대로 심신 사이에 협조가 어긋나면 불면을 주증상으로, 두근거리고 가슴이 답답하며 허리와 무릎이 시리면서 힘이 없는 증상이나, 남자의 몽유(夢遺) 여자의 몽교(夢交) 등의 증상이 나타난다.

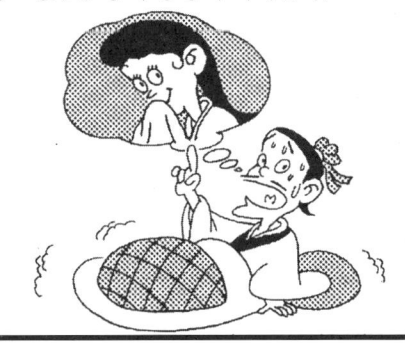

이외에, 심신(心腎)의 음양(陰陽) 사이에는 밀접한 관계가 있으므로 병변 상에도 서로 영향을 준다. 예를 들어 신양(腎陽)이 허하여 수기(水氣)가 넘치면 위로 심(心)을 침범하여 붓고 두근거리는 등의 수기릉심(水氣凌心)*의 증상이 나타나며, 심음(心陰)이 허하면 아래로 신음(腎陰)에 파급되어 음허화왕(陰虛火旺)*의 증상을 일으킨다.

⑤ **폐(肺)와 비(脾)** : 양자의 밀접한 관계는 대부분 기(氣)의 생성과 진액(津液)의 수포(輸布) 대사 방면에서 구체적으로 드러난다. 기(氣)의 생성은 대부분 폐의 호흡 기능과 비가 수곡(水穀)의 정기(精氣)를 운화하는 기능에 바탕으로 두고 있으므로 폐와 비의 기능이 매우 중요하다.

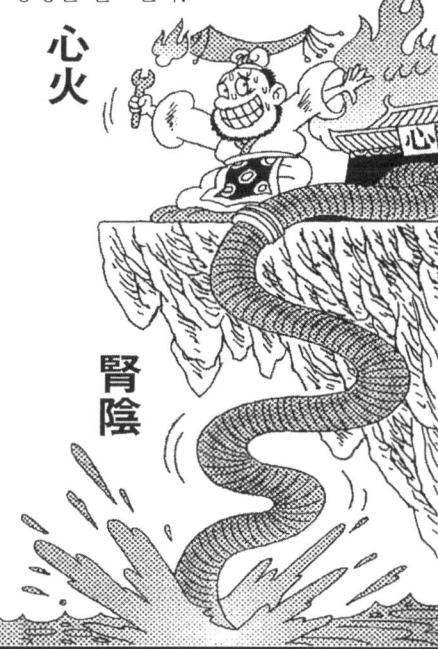

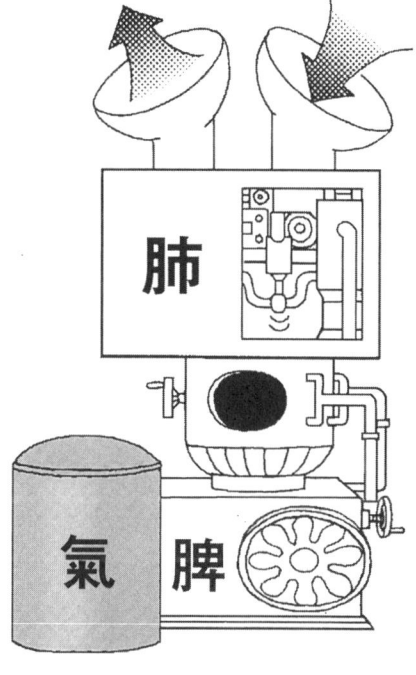

폐의 선발(宣發)과 수도(水道)를 소통하고 조절하는 기능은, 비가 수액(水液)을 운화하는 기능의 도움을 받아야 내습(內濕)의 발생을 막을 수 있다.

또한, 비가 진액을 수포(輸布)하고 폐로 정(精)을 퍼뜨리는 기능은, 폐의 수도(水道)를 통조(通調)하는 기능 뿐만 아니라 폐의 활동에 의해 제공되는 영양을 필요로 한다. 때문에 폐와 비는 작용을 의지한다.

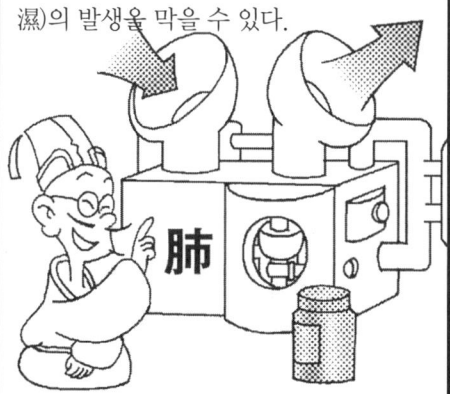

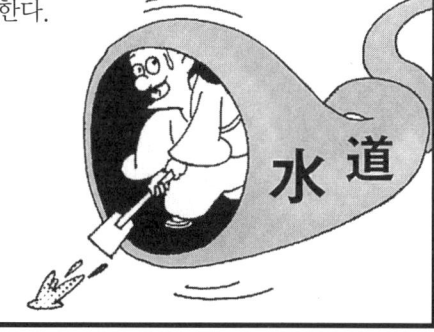

【역주】

수기릉심(水氣凌心) : 수기(水氣)가 화기(火氣)를 이기는 것으로, 신(腎)의 음기(陰氣)가 심(心)을 침범한 것을 말한다.
음허화왕(陰虛火旺) : 음기(陰氣)가 허하여 양기(陽氣)를 억제하지 못하므로 화기(火氣)가 성해지는 것을 말한다.

폐와 비의 병리적인 영향은, 주로 기(氣)의 생성이 부족하거나 수액대사에 이상이 나타나는 것으로 표현된다. 예를 들어 비기(脾氣)가 부족하거나 손상을 입으면 항상 폐기(肺氣)의 부족을 가져온다.

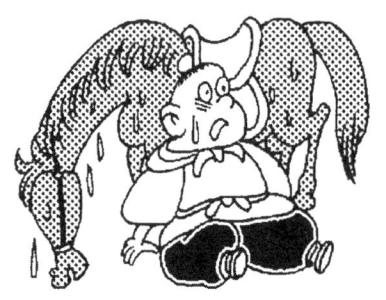
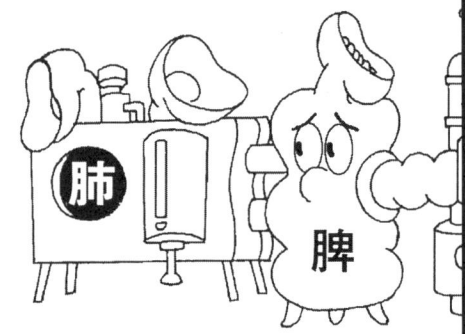

비가 운화를 제대로 못하여 진액 대사에 장애가 초래되어 수액이 정체되면 담(痰)과 음(飮)이 몰리게 되어 폐의 선발(宣發)과 숙강(肅降)에 영향을 미친다.

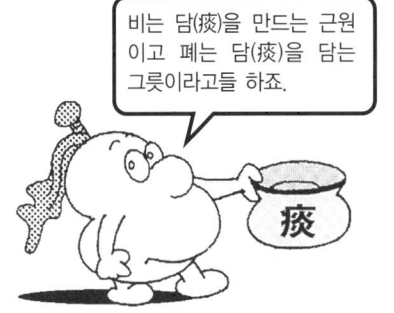

비는 담(痰)을 만드는 근원이고 폐는 담(痰)을 담는 그릇이라고들 하죠.

당연히, 폐병이 오래되는 경우에도 병변이 비로 파급되어 비의 운화기능이 상실되거나 비기(脾氣)가 허해지므로 음식을 먹지 못하거나 배가 부르고 설사를 하며, 심하면 붓는 증상이 나타난다.

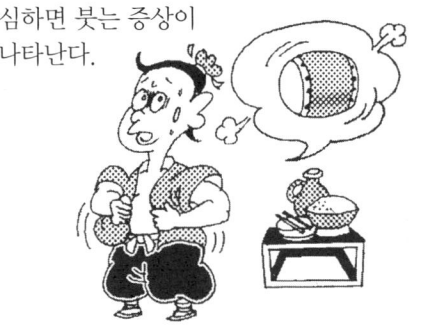

⑥ 폐(肺)와 간(肝) : 양자의 관계는 주로 기기(氣機)의 조절 방면에서 나타난다. 폐는 하강을 주관하고 간은 상승을 주관하여 서로 협력함으로써 전신의 기기를 조절하고 소통하는데 중요한 요소가 되고 있다.

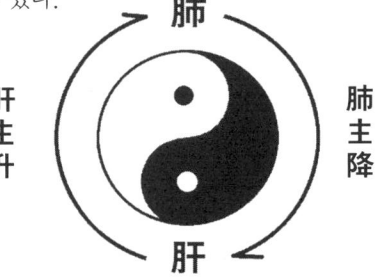

만약 간의 상승이 지나치거나 폐의 하강이 모자라면 기화(氣火)의 상역(上逆)이 초래되어, 기침을 심하게 하고 위로 기운이 뜨며, 심하면 피를 뱉는 증상이 나타난다. 이를 '간화범폐(肝火犯肺)'라고 부른다.

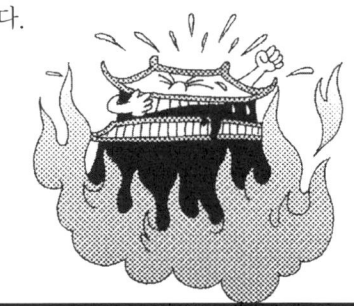

반대로 폐가 청숙(淸肅)의 기능을 잃으면 조열(燥熱)이 안에서 생겨서 간에 영향을 미친다. 간이 조달(調達)을 못하여 소설(疏泄)이 이루어지지 못하면 기침이 나타나는 동시에 가슴과 옆구리가 당기면서 아프고 그득하며 머리가 아프고 어지럽고 얼굴과 눈이 붉은 등의 증상이 나타난다.

⑦ 폐(肺)와 신(腎) : 폐와 신의 관계는 주로 수액 대사와 호흡 방면에서 나타난다.

신(腎)은 수(水)의 장(臟)이며 폐는 위에 있는 수(水)의 근원이므로, 폐가 선발, 숙강과 수도(水道)를 통조(通調)하는 기능은 신(腎)의 기화(氣化) 작용의 도움을 받는다.

반대로 신(腎)이 수(水)를 주관하는 기능 역시 폐의 선발, 숙강과 수도를 통조하는 작용의 도움을 받는다.

때문에 폐의 선발, 숙강과 수도를 통조하는 기능에 장애가 생기면 병변이 신(腎)으로 파급되어 소변이 줄어들거나 심하면 몸이 붓는 데까지 이른다.

형님의 도움에 감사!

신(腎)의 기화(氣化) 기능이 상실되면 관문이 소통되지 않아 수기(水氣)가 넘쳐서 부종이 되고, 심하면 위로 천식, 해역(咳逆) 등으로 잠을 자지 못하게 된다.

폐는 호흡을 주관하고 신(腎)은 납기(納氣)를 주관하는데, 폐의 호흡기능은 신의 납기 작용을 필요로 한다.

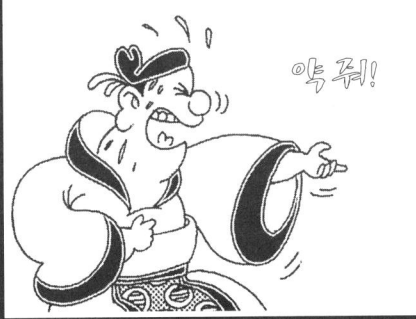

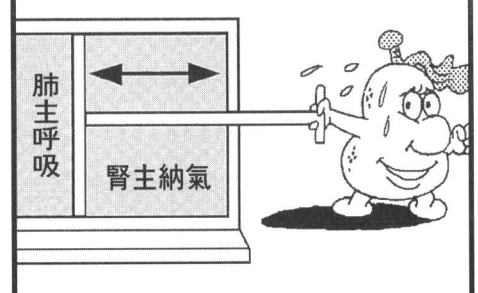

신기(腎氣)가 충만해야 들여마신 숨이 폐의 숙강(肅降)을 거쳐 아래로 신(腎)까지 들어오므로, "폐는 기를 주관하고 신(腎)은 기의 근원이 된다[肺爲氣之主, 腎爲氣之根]."라고 한다.

만약 신(腎)의 정기(精氣)가 부족하여 납기(納氣)에 힘이 없으면, 기운이 위로 뜨게 된다. 폐기가 오래도록 허(虛)하면 오랜 병이 신(腎)까지 미치는 경우도 있다. 어느 경우나 신(腎)이 납기(納氣)를 못하므로 움직일 때마다 숨이 차는 증상이 나타난다.

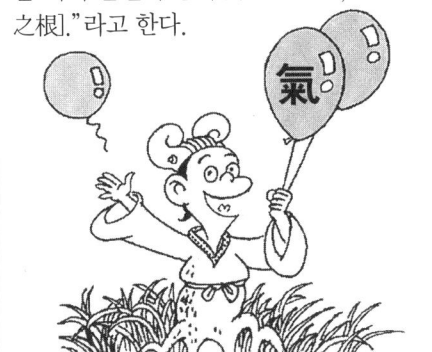

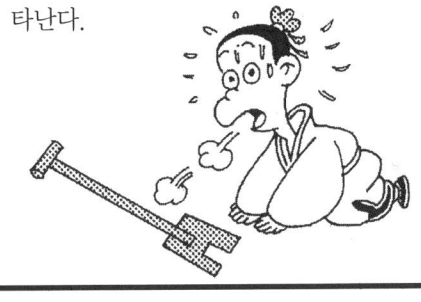

이외에 폐와 신(腎) 사이에는 음액(陰液)을 서로 만들어 주는 관계가 있다. 신음(腎陰)은 몸 전체 음액의 근원이 되므로 폐음(肺陰)이 허하면 신음(腎陰)에도 손상이 파급될 수 있다.

반대로, 신음이 허한 경우에도 위로 폐음을 자양하지 못하므로, 폐신(肺腎)의 음허(陰虛)가 항상 동시에 나타난다. 광대뼈가 붉어지고, 골증조열(骨蒸潮熱)과 도한(盜汗)이 나타나며, 마른 기침을 하고 목이 쉬거나 무릎과 허리가 시리면서 힘이 없어지는 증상 등이 나타난다.

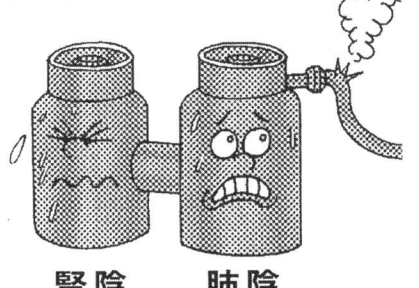

⑧ 간(肝)과 비(脾) : 간은 혈을 저장하고 소설(疏泄)을 주관하며, 비는 혈을 통섭(統攝)하고 운화(運化)를 주관하여 기혈(氣血)의 근원이 된다. 간과 비의 관계는 먼저 간의 소설 기능과 비의 운화 기능 사이에 나타난다.

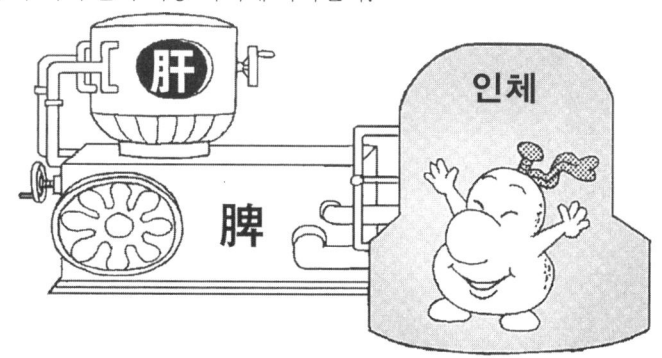

비의 운화는 간의 소설에 도움을 받는데, 간의 소설 기능이 정상이면 비의 운화도 왕성하게 나타난다.

만약 간이 소설을 못하면 비의 운화에 영향을 주어 간비불화(肝脾不和)*가 되어 정신억울, 흉협창만(胸脇脹滿), 복창(腹脹), 복통, 설사, 변당(便溏) 등의 증상이 나타난다.

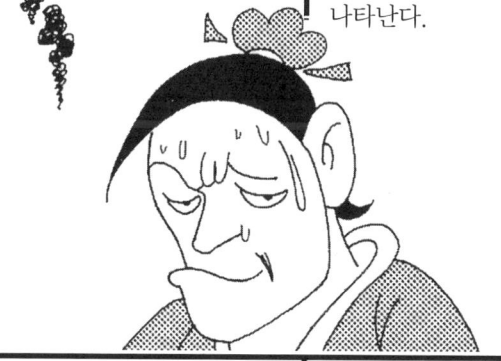

그 다음으로 간과 비는 혈의 생성, 저장 및 운행 등의 방면에서 관련이 있다. 비의 운행이 건실하면 혈을 잘 만들며, 혈이 맥 밖으로 나오지 못하므로 간이 저장을 잘하게 된다.

만약 비가 허하여 기혈 생성이 잘 안되거나 비가 혈을 통섭하지 못하여 출혈이 나타나면, 모두 간혈(肝血)의 부족을 야기한다.

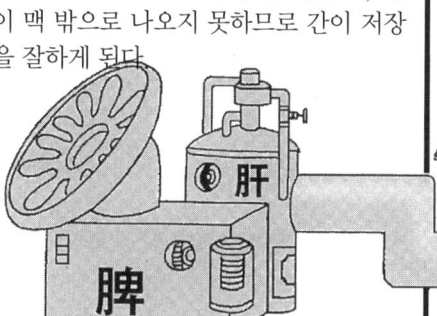
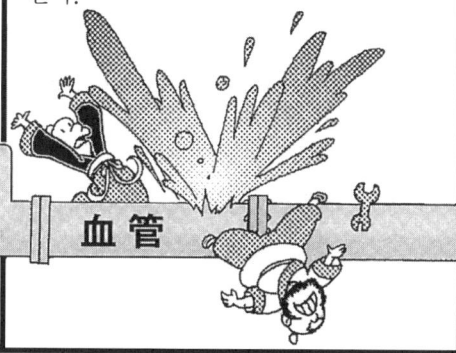

장과 장 간의 관계

【역주】

간비불화(肝脾不和) : 간과 비는 원래 서로 관계인데 서로 조화를 이루지 못하고 갈등하여 얽히므로 소화 장애가 일어나는 것을 말한다.

제2장 장상학설

그밖에 비위에 습열(濕熱)이 뭉치면 황달이 생긴다.

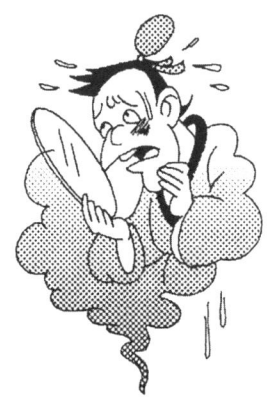

병리적으로도 간병이 비에 미치고 비병도 간에 미쳐서, 서로 영향을 주고 있다.

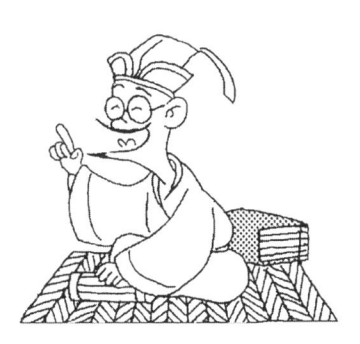

⑨ 간(肝)과 신(腎) : 간과 신의 관계는 매우 밀접하여 간신동원(肝腎同源)*의 학설이 있는데, 간은 혈을 저장하고 신은 정을 저장한다. 정(精)과 혈(血)을 저장하는 것은 서로 관련이 있어, 실제로 서로 만들어주거나 전화되는 관계를 가지고 있다.

【역주】

간신동원(肝腎同源) : 간과 신은 그 근원이 같아서 서로 비슷한 성질을 가지고 있음을 말한다.

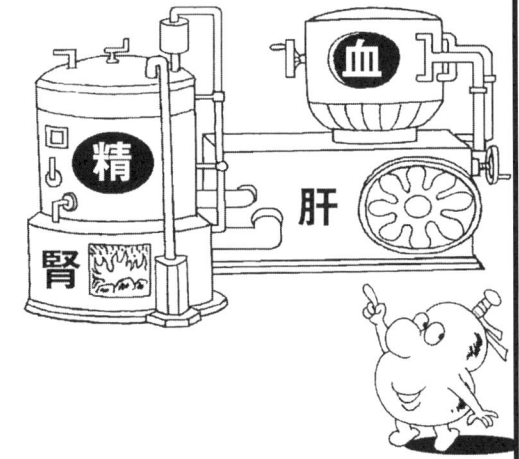

혈의 화생(化生)은 신중(腎中)의 정기(精氣)의 기화(氣化)에 의존하고, 신중(腎中) 정기(精氣)의 충만 역시 혈의 자양에 의존한다.

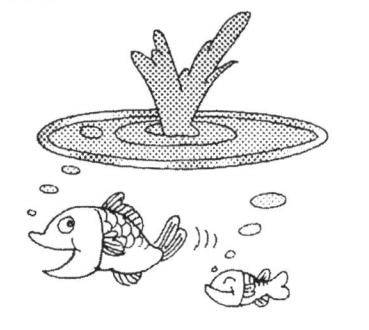

병리적으로 정(精)과 혈(血)의 병변이 서로 영향을 준다. 신정(腎精)이 손상되면 간혈(肝血) 부족을 일으키고, 간혈의 부족 역시 신정의 손상을 일으킨다.

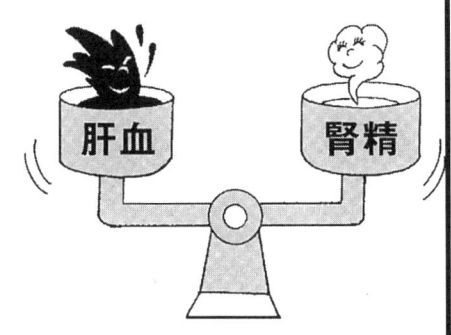

그밖에 간의 소설(疏泄)과 신의 봉장(封藏) 사이에 상호제약(相互制約)과 상성(相成)의 관계가 있다. 이런 관련은 주로 여자의 월경과 남자의 사정(瀉精)으로 표현된다. 양자가 어긋나면,

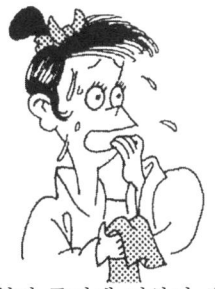

여자의 월경 주기에 이상이 생기고 월경 양이 많아지거나 폐경(閉經)이 된다.

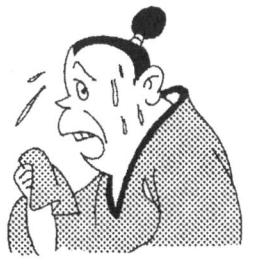

남자는 정액이 새어나가거나 양강불설(陽强不泄)* 등의 증상이 나타난다.

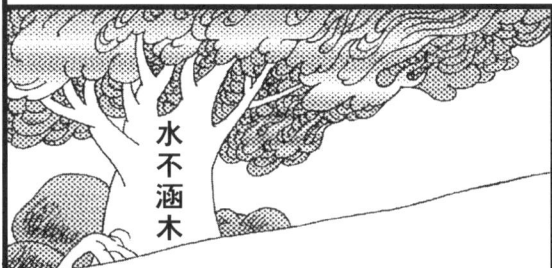

마찬가지로 간신(肝腎)의 음양 사이에도 동일한 영향 관계가 있다. 만약 신음(腎陰)이 부족하면 간음(肝陰)도 부족해져서 양기(陽氣)를 제약하지 못하므로 간양(肝陽)이 위로 떠오르게 된다. 이를 수불함목(水不涵木)*이라 한다.

만약 간양(肝陽)이 부족하면 신음(腎陰)을 허하게 하므로 상화(相火)가 위로 뜨게 된다.

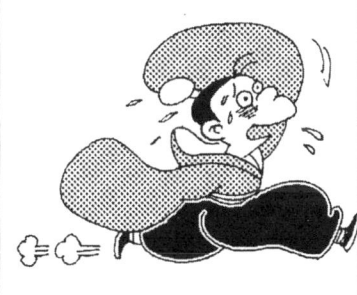

반대로 간화(肝火)가 왕성한 경우에도 아래로 신음(腎陰)을 손상하여 신음부족(腎陰不足)의 병리 변화를 일으킨다.

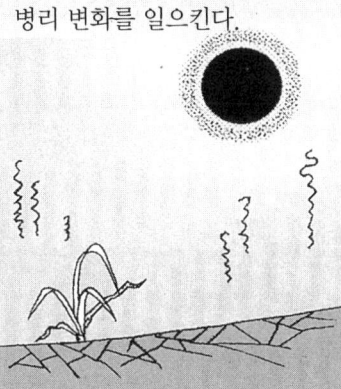

⑩ 비(脾)와 신(腎) : 비는 후천(後天)의 근본이고, 신은 선천(先天)의 근본이다. 비가 굳건히 운화하여 정미(精微)를 만드는 과정은 신양(腎陽)의 따뜻한 기운을 필요로 하므로, 비양(脾陽)이 신양(腎陽)에 바탕을 둔다는 학설이 있다.

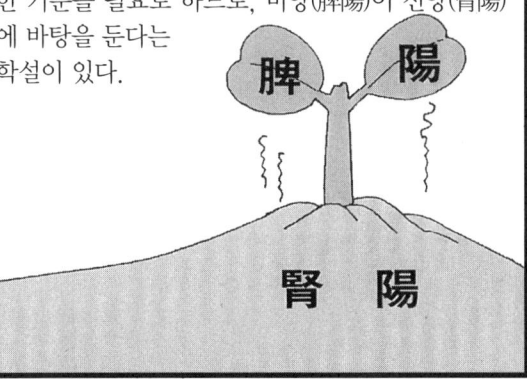

【역주】

양강불설(陽强不泄) : 남자의 성기가 빳빳하기만 하고 정액을 배출하지 못하는 것을 말한다.
수불함목(水不涵木) : 물이 나무를 적셔주지 못하는 것으로 신음(腎陰)이 간음(肝陰)을 자양해주지 못함을 의미함.

신(腎)의 정기(精氣) 역시 수곡의 자양을 받아야 끊임없이 보충되고 성숙될 수 있다.

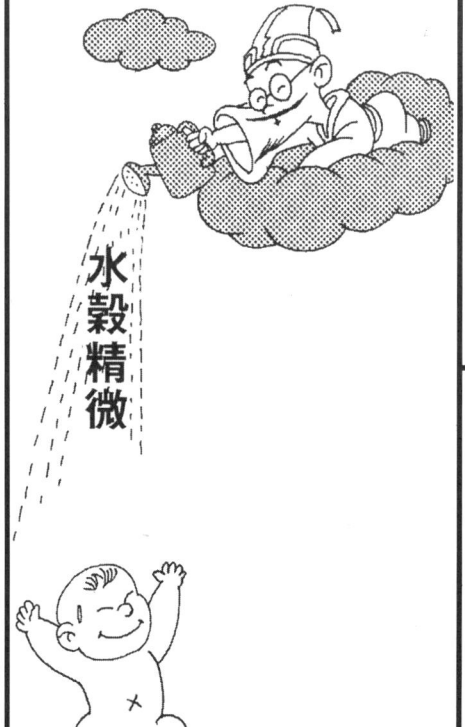

때문에 비와 신은 생리적으로 후천(後天)과 선천(先天)의 관계를 가지고 있다.

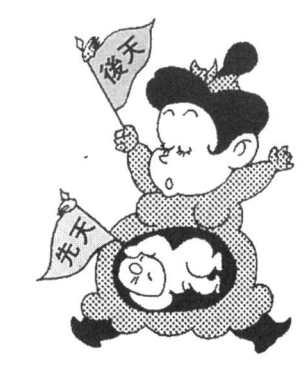

이렇게 서로 돕고 서로 촉진하므로 병리적으로도 서로 영향을 미친다.

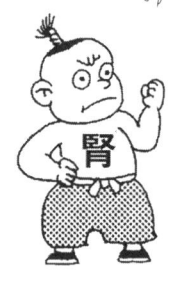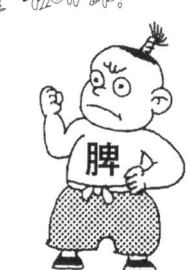

만약 신양(腎陽)이 부족하면 비양(脾陽)을 덥혀주지 못하므로 배가 차갑고 아프며 음식물을 바로 설사하거나 새벽마다 설사를 하고 몸이 붓게 된다.

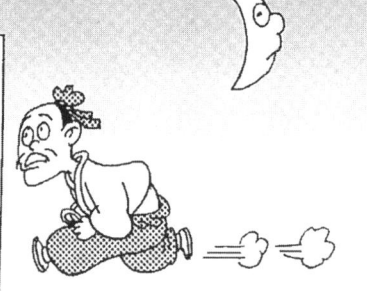

만약 비양(脾陽)이 오래노록 허하면 신양(腎陽)에 손상이 파급되므로 비신양허(脾腎陽虛)의 병증이 이루어진다.

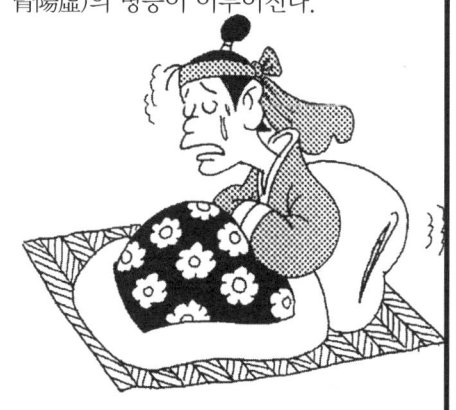

부(腑)와 부(腑) 간(間)의 관계(關係)

육부는 수곡(水穀)을 전화(傳化)하는 생리적 특징을 가지므로 육부 간의 관계는 주로 음식의 소화, 흡수, 배설의 과정에서 서로 밀접하게 연결되어 표현됩니다.

음식이 위로 들어오면 위(胃)의 부숙(腐熟)*과 일차 소화를 거쳐서 소장으로 내려가고, 소화가 더 진행되어 청탁(淸濁)에 따라 분리되는데, 그 중 맑은 것은 정미로운 물질이 되어 비(脾)의 수포를 거쳐서 온몸을 자양하게 된다.

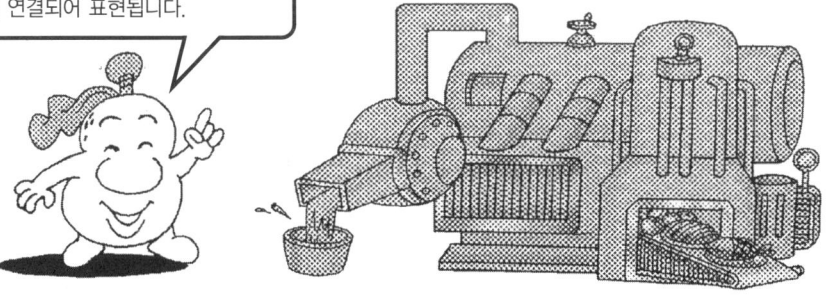

그 나머지의 수액은 흡수된 후에 방광으로 흘러 들어가 오줌의 근원이 되고, 기화(氣化)를 거친 후에 배출된다.

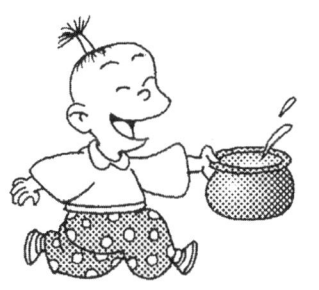

그리고 탁한 것은 조박(糟粕, 음식물의 찌꺼기)이 되어 대장으로 내려가고, 전도(傳導)와 조화(燥化)를 거친 다음에 항문으로 배출된다.

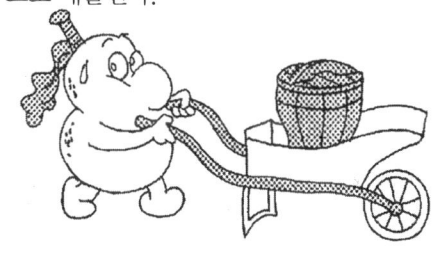

음식물이 소화, 흡수, 배설되는 과정에서 다시 담즙의 배설에 의하여 음식 소화에 도움을 받는다.

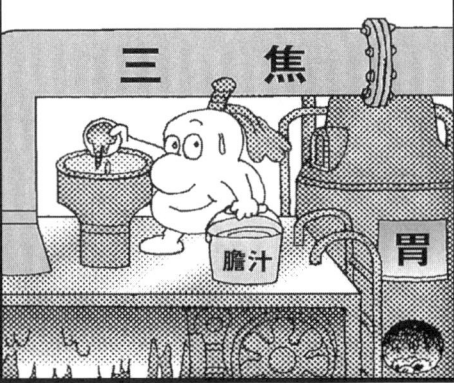

삼초(三焦)는 수곡(水穀)을 전화(傳化)하는 통로일 뿐만 아니라, 더욱 중요한 기능은 기화(氣化) 작용을 통하여 전화 기능의 정상 운행을 추동하고 유지하는 역할을 하는 것입니다.

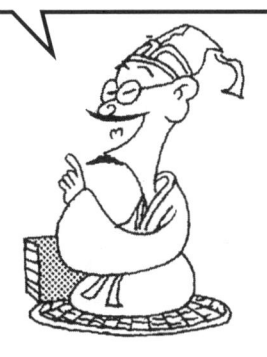

【역주】

부숙(腐熟) : 우리 몸의 소화 작용을 마치 음식을 익히는 것에 비유한 것으로, 소화 과정에 따뜻한 기운이 필요함을 말한다.

육부가 수곡을 전화(傳化)하는 과정에는, 끊임없이 수납(受納), 소화(消化), 전도(傳導) 및 배설이 이루어져 채우고 비우는 과정이 반복되어야 하므로, 육부는 잘 통해야 좋고 막히면 안된다.

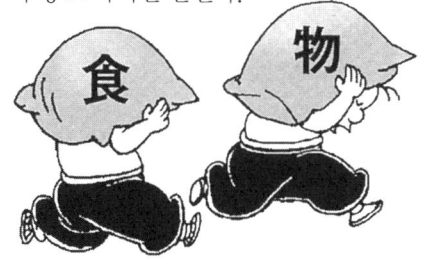

그러므로 《황제내경 소문》〈오장별론(五藏別論)〉에서, "위(胃)가 가득 차면 장(腸)이 비고, 장(腸)이 가득 차면 위(胃)가 빈다."고 하여 음식물이 위장 중에서 반드시 차례차례 옮겨가서 오래 머물지 않아야 함을 말했다.

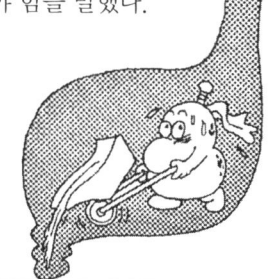

때문에 후대 의가들은 육부는 잘 통하는 것으로써 작용하며, 육부의 병은 잘 소통시키는 것으로써 보법(補法)을 삼는다고 말한다.

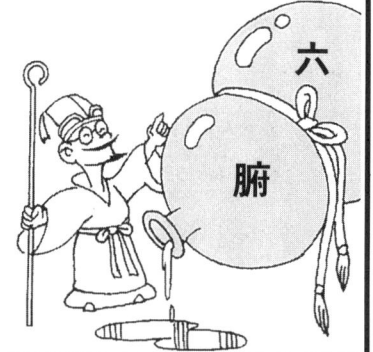

육부는 병리적으로 서로 영향을 준다. 예를 들어 위(胃)에 실열(實熱)이 있어서 진액을 태워 없애면 대변이 대장으로 내려가기가 어려워져 메말라 통하지 못하게 된다. 나아가 위기(胃氣)의 상역(上逆)에까지 이르면 울렁거림이나 구토 등의 증상이 나타난다.

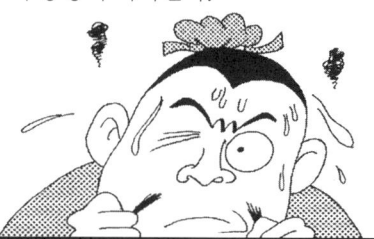

만약 담화(膽火)가 타오르는 경우에도 송송 위(胃)를 침범하여 위기(胃氣)의 강탁(降濁)이 어그러지므로 신물을 토하는 증상이 나타난다. 비위(脾胃)에 습열(濕熱)이 있으면 간담(肝膽)을 훈증하여 담즙이 밖으로 흘러넘쳐 황달을 일으킨다.

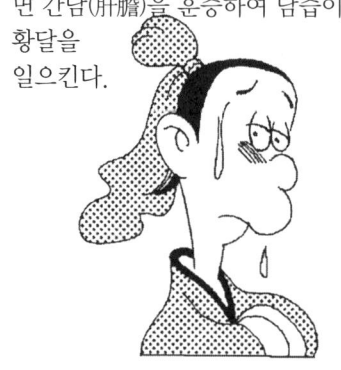

육부의 모든 관(管)은 소통시키는 것을 목적으로 합니다. 단, 태과 불급의 차이가 있으므로 상황을 잘 파악하여 대처해야 합니다.

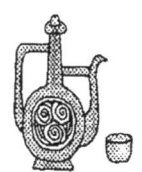

오장(五臟)과 육부(六腑) 간(間)의 관계

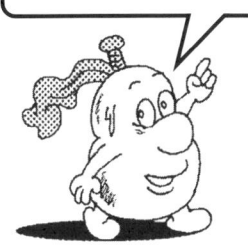

장과 부의 관계는 실질적으로 음양표리(陰陽表裏)의 관계입니다.

장(臟)은 음(陰)에 속하고 부(腑)는 양(陽)에 속하며, 장은 이(裏)가 되고 부는 표(表)가 되어서, 각각의 장과 부는 음양(陰陽), 표리(表裏)의 관계로 짝을 이루어서 경락에 배속되어 서로 밀접한 관계를 이루고 있다.

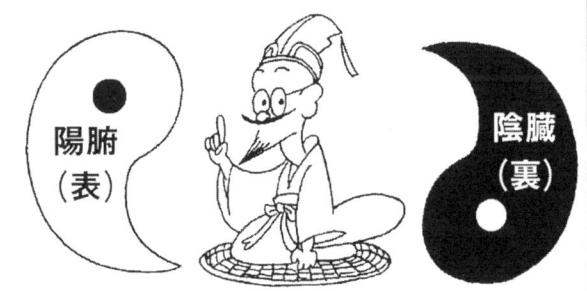

① 심(心)과 소장(小腸) : 심의 경락은 심에 속하면서 소장에 연결되어 있으며, 소장의 경락은 소장에 속하면서 심에 연락되어 있으니, 표리 관계를 이룬다.

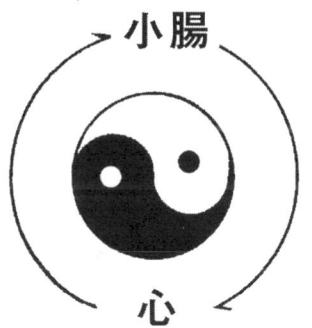

병리적으로는, 예를 들어 심에 실화(實火)가 있으면 열이 소장으로 옮겨가 소변이 줄어들고 열감이 있으면서 붉어지며 아픈 증상이 나타난다.

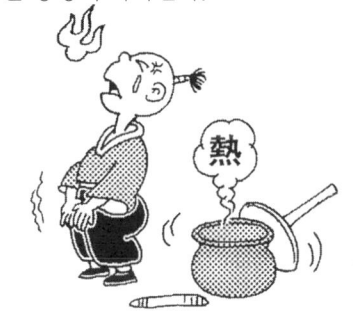

반대로 소장에 열이 있으면 경락을 따라 심으로 타오르게 되어 가슴이 번거롭고, 혀가 붉어지고, 입 안에 부스럼이 생기는 등의 증상이 나타난다.

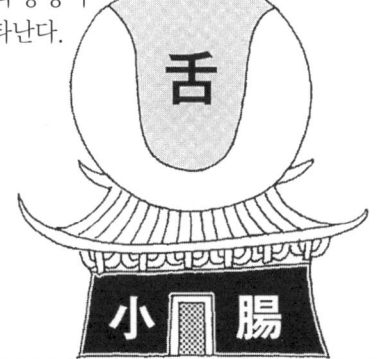

② 폐(肺)와 대장(大腸) : 폐와 대장은 경맥이 통하여 표리관계를 이룬다.

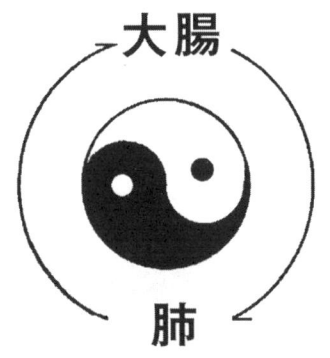

제2장 장상학설

폐의 숙강(肅降) 작용이 대장의 전도 기능에 도움을 주고, 또한 대장이 잘 소통되면 폐의 숙강 기능을 도와준다.

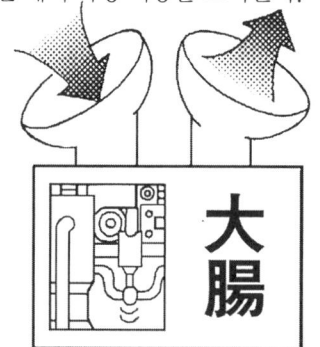

만약 대장에 실열(實熱)이 있어서 육부의 기가 소통하지 못하면 폐의 숙강(肅降)에 영향을 미쳐 가슴이 답답하고 천식, 기침 등의 증상이 나타난다.

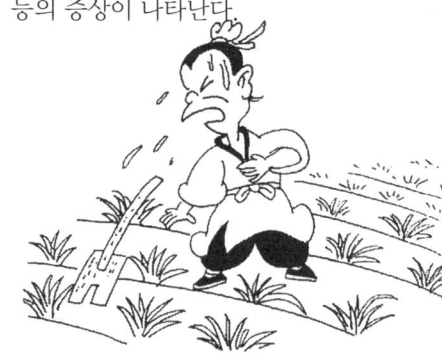

또한 폐의 숙강이 어그러져 진액이 아래로 내려가지 못하면, 대변을 보기 힘든 증상이 나타난다. 폐기(肺氣)가 허약하여 추동하는 힘이 약해져 대변을 보기 힘든 증상이 진행되면, 이른바 '기허변비(氣虛便秘)'이다.

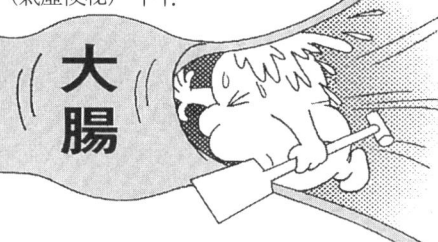

만약 기허(氣虛)로 고섭(固攝)하지 못하면 청탁이 섞여서 내려가므로 대변이 묽은 당설* 증상이 나타난다.

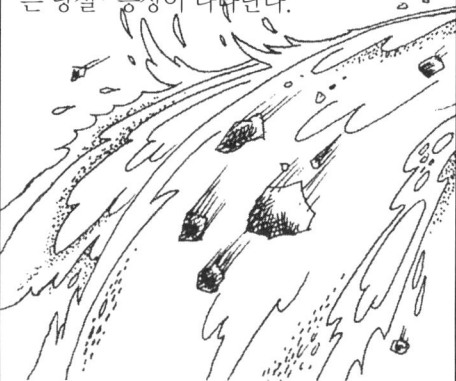

③ 비(脾)와 위(胃) : 비는 위와 경맥을 통하여 표리 관계를 이룬다. 위는 수납(受納)을 주관하고 비는 운화(運化)를 주관하여, 양자의 사이에는 비가 위를 위하여 진액을 퍼뜨리는 관계를 가지고 있다.

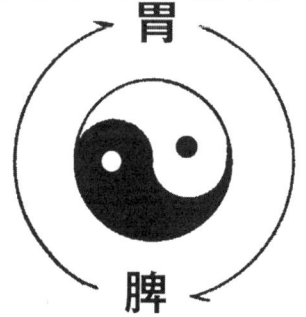

또한 힘께 음식물의 소화, 흡수 및 정미로운 기(氣)를 수포(輸布)하는 역할을 수행하여 전신을 자양하므로 함께 후천(後天)의 근본이라 칭한다.

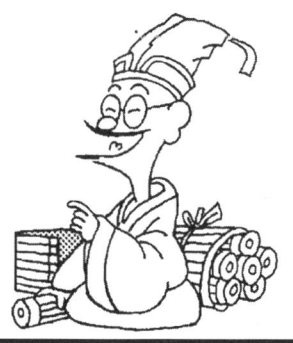

【역주】

당설(溏泄) : 설사 중에서 묽은 변에 가까운 것을 말한다.

오장과 육부 간의 관계

비는 상승을 주관하고 위는 하강을 주관하여 서로 반대이면서도 도와준다. 상승은 수곡(水穀)의 정미(精微)를 퍼뜨리는 것이고, 하강은 수곡의 조박(糟粕)을 내려보내는 것이다.

위는 조(燥)한 기운에 속하고 비는 습(濕)한 기운에 속하므로, 위는 젖은 것을 좋아하고 마른 것을 싫어하며, 비는 마른 것은 좋아하고 습한 것을 싫어한다. 이 두 가지 습과 조가 서로 어울려서 표리로 결합되어야 음식물의 전화(轉化)가 이루어진다.

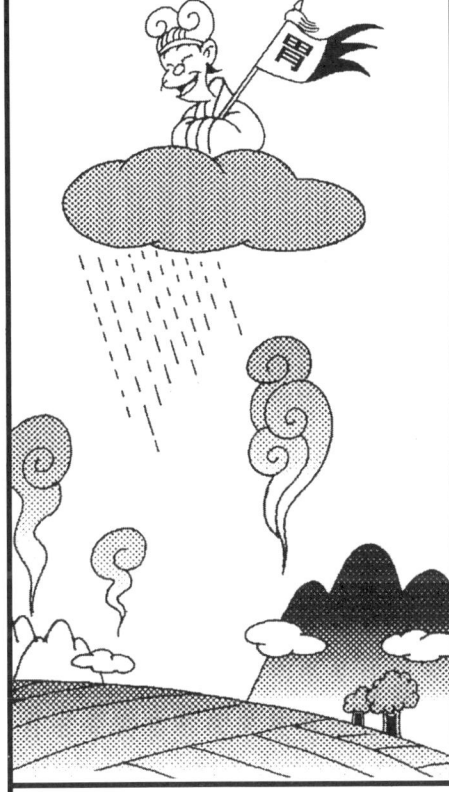

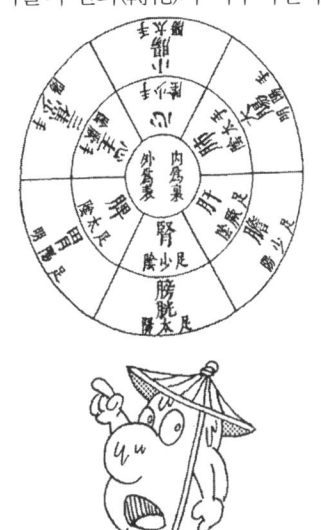

그러므로 《임증지남의안臨證指南醫案》*에서는 "태음(太陰)의 습토(濕土)는 양기를 얻어야 비로소 운행하고, 양명(陽明)의 조토(燥土)는 음기를 얻어야 저절로 안정된다."라고 말했다.

비위가 병리적으로 서로 영향을 주는 것을 보면, 비가 습기(濕氣)로 곤란해지면 청기(淸氣)가 올라가지 못하여 위의 수납과 하강 작용에 영향을 주므로, 밥을 적게 먹고, 구토(嘔吐), 오심(惡心), 창만(脹滿) 등의 증상이 나타난다.

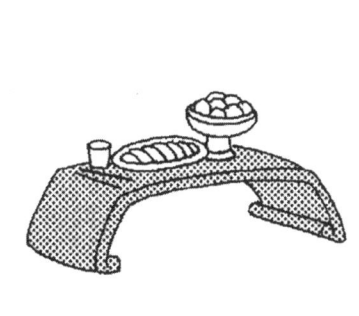
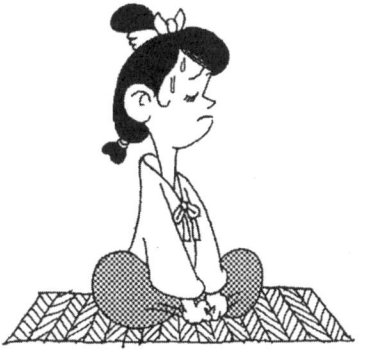

【 역주 】

임증지남의안(臨證指南醫案): 중국 청나라 섭천사(葉天士)가 편찬한 책으로 임상 각과에 대한 진단, 치료, 처방을 담고 있다.

반대로 먹는 것이 절도를 잃어 위장에 음식이 정체되어 위기의 강탁(降濁)이 어그러지는 경우에도 비의 승청(升淸) 및 운화(運化) 작용에까지 영향을 미쳐서, 배가 더부룩하고 설사를 하는 증상이 나타난다.

때문에 《황제내경 소문》〈음양응상대론(陰陽應象大論)〉에서는, "청기(淸氣)가 아래에 있으면 손설(飱泄)*이 생기고, 탁기(濁氣)가 위에 있으면 진창(䐜脹, 배가 부름)이 생긴다."고 하였다.

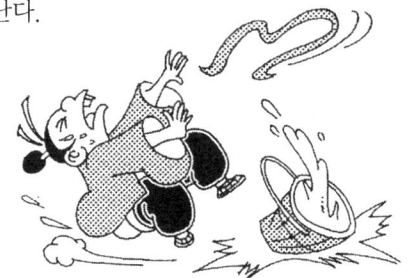

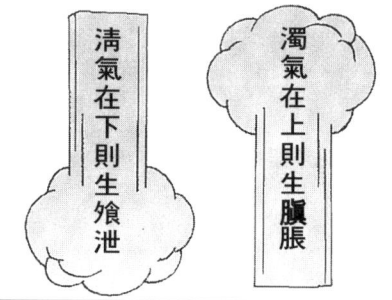

④ 간(肝)과 담(膽) : 담은 간에 붙어있으며 경맥으로 서로 연결되어 표리 관계를 이루고 있다.

담즙은 간의 남은 기운에서 만들어지므로, 담즙이 정상적으로 배설되고 기능을 발휘하는 것도 역시 간의 소설(疏泄) 기능에 의하여 이루어진다.

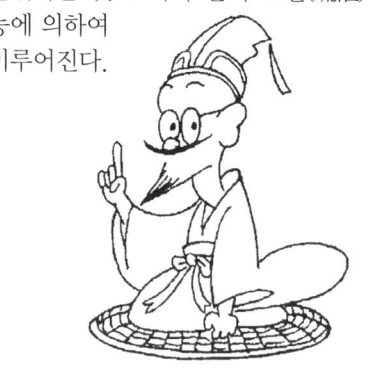

만약 간의 소설 기능에 이상이 생기면 담즙의 분비와 배설에 영향을 미치고, 반대로 담즙의 배설이 원활하지 못하면 간의 소설 작용에 영향을 미친다. 양자는 서로 밀접하게 연결되어 영향을 주므로 결과적으로 간담(肝膽)이 함께 병들어 간담화왕(肝膽火旺), 간담습열(肝膽濕熱) 등의 병리적 변화가 나타난다.

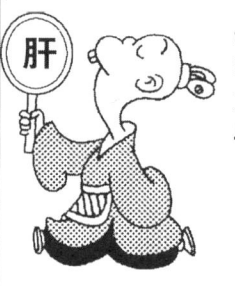
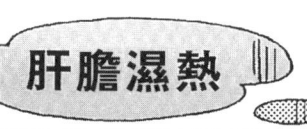
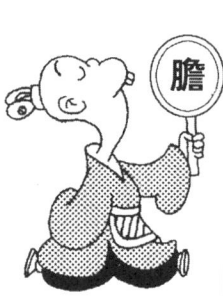

【 역주 】

손설(飱泄) : 먹은 것이 전혀 소화되지 않고 그대로 나가는 설사를 말한다.

이 외에 간은 모려(謀慮)를 주관하고 담은 결단(決斷)을 주관한다. 정지(情志)와 의식(意識)의 과정 중에서 모려(謀慮)를 한 후에는 반드시 결단이 필요하고 결단도 또한 모려로부터 나오므로 양자는 모두 밀접한 관계를 가진다.

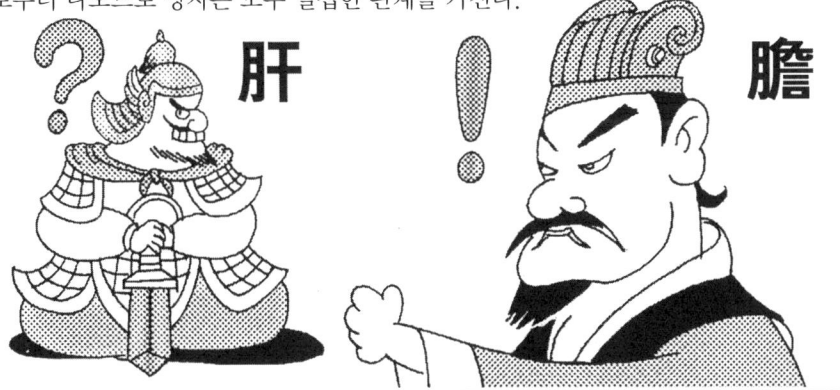

⑤ 신(腎)과 방광(膀胱) : 신과 방광은 경맥을 통하여 연결되어 표리 관계를 이룬다.

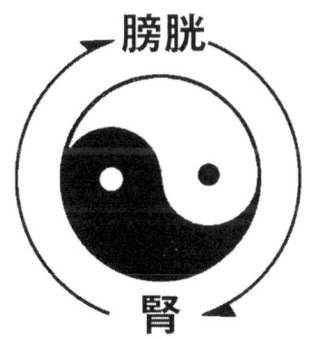

방광의 오줌을 저장하고 배설하는 능력은 신(腎)의 기화 작용에 의지하고 있다. 신기(腎氣)가 충만하면 고섭(固攝)을 잘 하게 되므로 방광의 열리고 닫힘에 절도가 생겨서 수액대사가 정상적으로 유지된다.

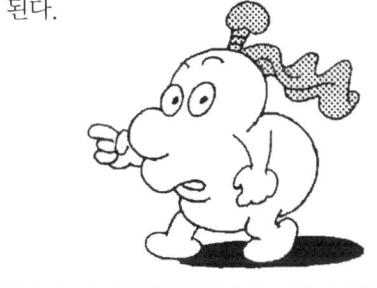

만약 신기(腎氣)의 부족으로 기화가 잘 안 되어 고섭에 힘을 잃으며, 방광의 열리고 닫힘에 절도를 잃게 되므로, 소변이 나가지 않거나 참지 못하고, 또는 오줌을 흘리거나 자주 보는 등의 증상이 나타난다.

예를 들어, 나이가 든 사람들에게 대부분 소변을 참지 못하거나 많이 보는 증상이 나타나는 것은 신기(腎氣)가 쇠약해진 것이 원인이다.

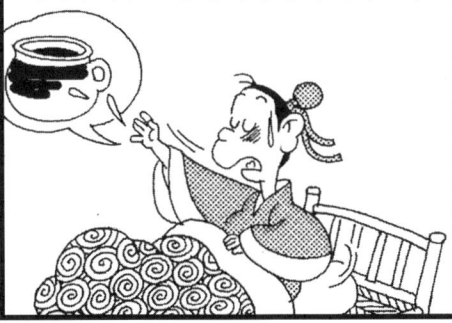
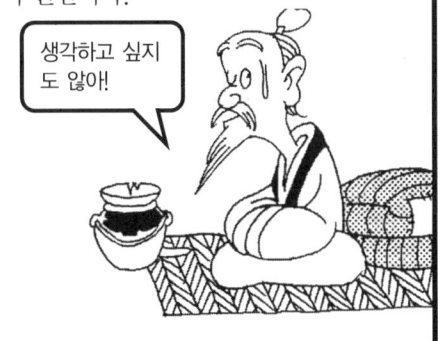

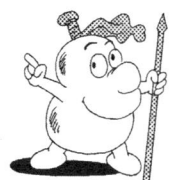

제3장

경락학설(經絡學說)

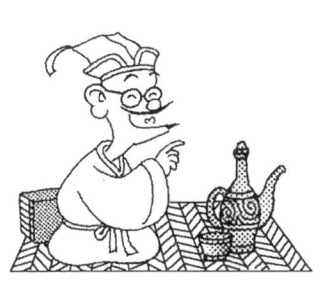
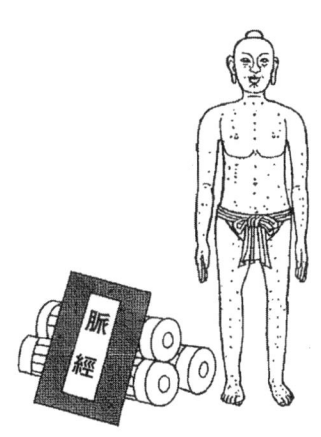

제3장 경락학설

경락(經絡)의 기본개념

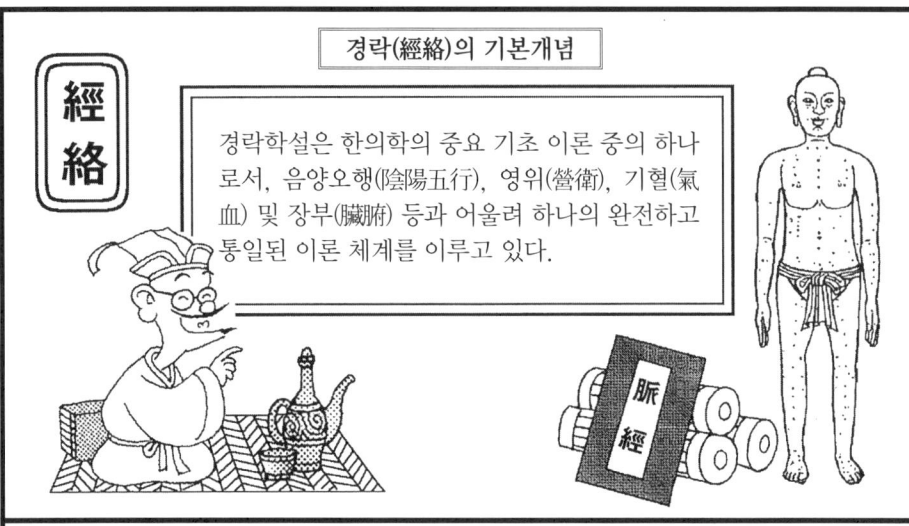

경락학설은 한의학의 중요 기초 이론 중의 하나로서, 음양오행(陰陽五行), 영위(營衛), 기혈(氣血) 및 장부(臟府) 등과 어울려 하나의 완전하고 통일된 이론 체계를 이루고 있다.

'경(經)'은 곧 길이니 각처로 통하는 도로이고, 락(絡)은 곧 그물이니 뒤섞여 엮어지는 망과 같다. 경은 세로로 행하는 줄기이며 락은 횡으로 나오는 곁가지로서, 인체의 상하, 좌우, 전후, 내외를 서로 관통하고 있다. 때문에 어떤 것은 깊은 곳에서 어떤 것은 얕은 곳에서, 오장육부, 두면, 체간, 사지 등과 다양한 연계를 가지며 일어나 하나의 전체적인 틀을 이루면서 서로 협조하며 활용하여 각 부분의 복잡한 내재적인 기능을 완성하고 있다.

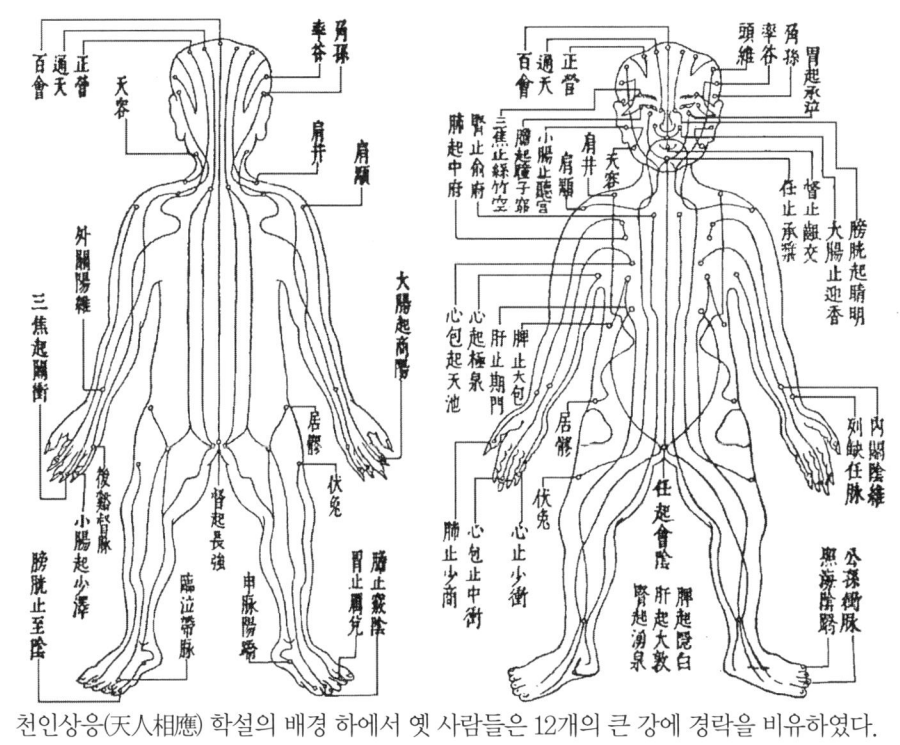

천인상응(天人相應) 학설의 배경 하에서 옛 사람들은 12개의 큰 강에 경락을 비유하였다.

경맥(經脈)의 명명과 분포

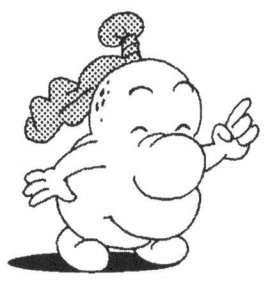

범주로 보면 경맥은 크게 십이경맥(十二經脈)과 기경팔맥(奇經八脈)의 두 가지로 나누어진다. 십이경맥은 육장[심포락(心包絡) 포함]과 육부를 통합한 상태에서 각자 하나씩의 경락을 이루고 있다.

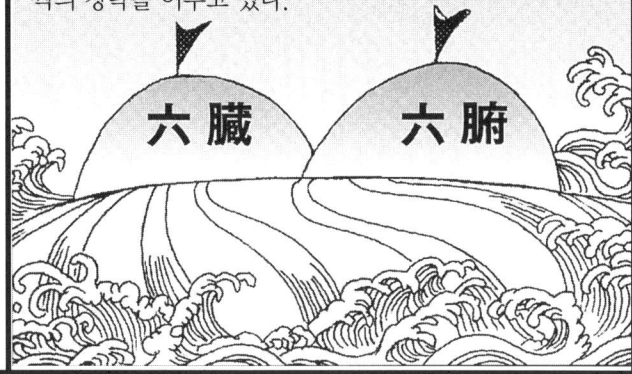

장부와 경락이 직접적으로 연결되어 연속되어 있으며, 동시에 음경(陰經)과 양경(陽經) 사이에 일정한 짝이 있어 전체 체계 중에서 중요한 위치를 차지한다. 이를 정경(正經)이라 한다.

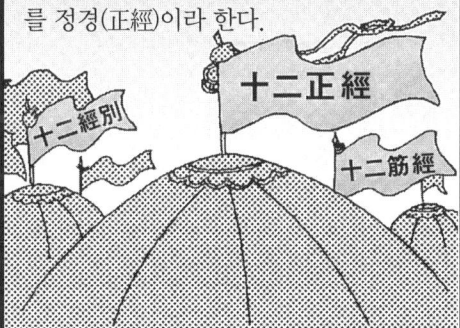

십이정경(十二正經) 중 여섯 개는 상지와 체간에 분포하니 곧 손의 육경(六經)이고, 여섯 개는 하지와 체간에 분포하니 곧 발의 육경(六經)이다.

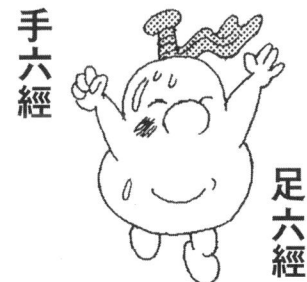

양경(陽經)과 일부의 음경(陰經)이 위로 머리까지 도달한다.

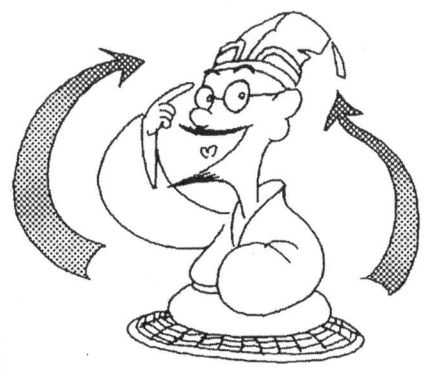

또한 체간에는 내측과 외측이 있으므로, 내측에 분포하는 것은 음에 속하고 외측에 분포하는 것은 양에 속한다.

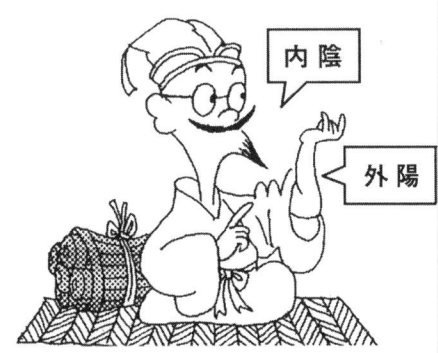

손의 육경(六經) 중에서 세 가지는 상지의 내측에 분포하고 있으니 수삼음경(手三陰經)이라 하고, 세 가지는 상지의 외측에 분포하고 있으니 수삼양경(手三陽經)이라 한다. 같은 방식으로 하지 내측에 있는 세 가지를 족삼음경(足三陰經)이라 하고, 외측에 있는 세 가지를 족삼양경(足三陽經)이라 한다.

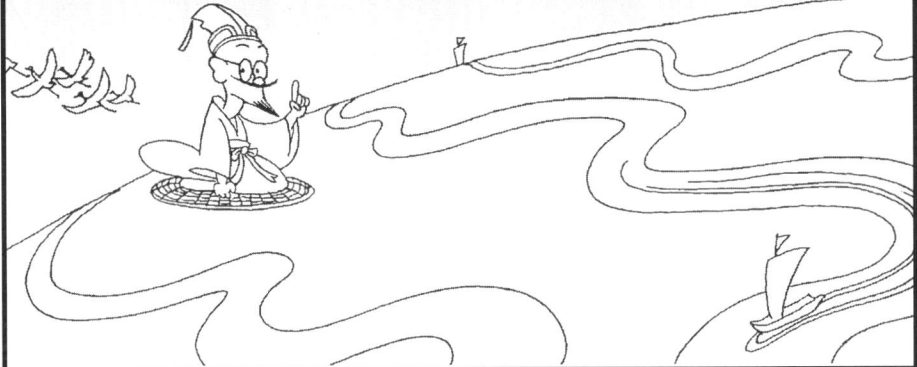

옛 사람들이 역학의 음양 개념을 가지고 사물의 복잡한 정황을 설명하며, 항상 세 단계로 나누어 보았다. 음을 나누어 소음(少陰, 음기의 시작), 태음(太陰, 음기의 대성), 궐음(厥陰, 태음과 소음이 모두 다함)이라 하였고, 양을 나누어 소양(少陽, 양기의 시작), 태양(太陽, 양기의 대성), 양명(陽明, 양기의 극성)이라 하였다.

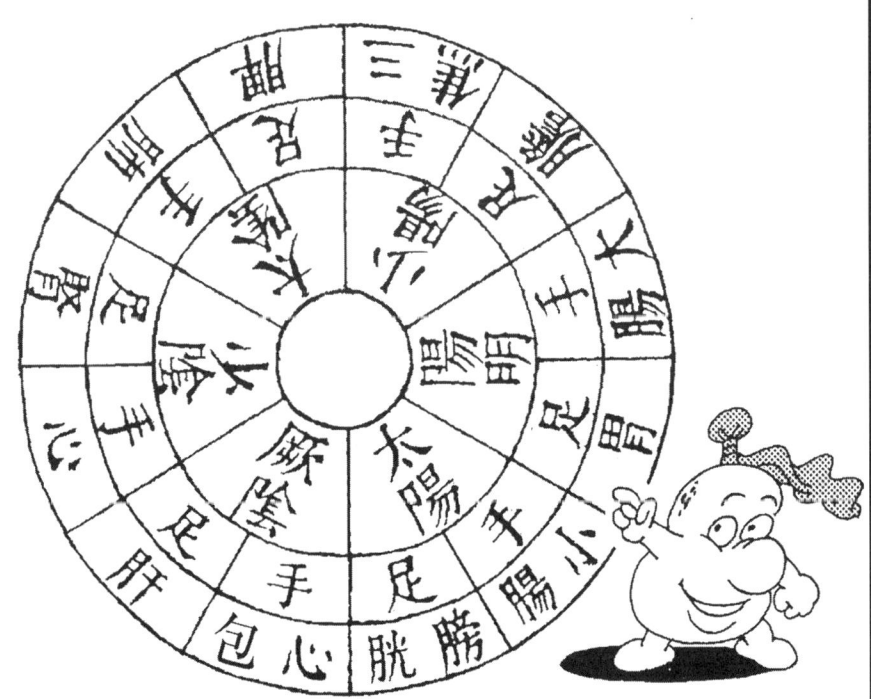

손발 각 육경의 근거가 같지 않은 특성을 음양의 삼단계로 배속하여 12가지의 다른 명칭이 생기게 된다.

경락의 명명과 분포

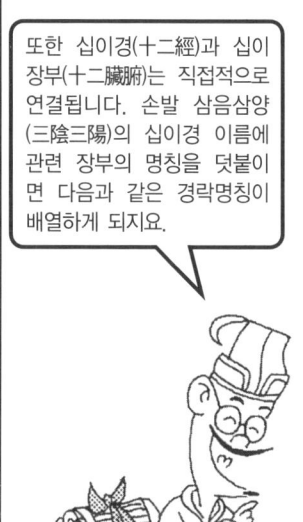

또한 십이경(十二經)과 십이장부(十二臟腑)는 직접적으로 연결됩니다. 손발 삼음삼양(三陰三陽)의 십이경 이름에 관련 장부의 명칭을 덧붙이면 다음과 같은 경락명칭이 배열하게 되지요.

十二經脈
- 手三陰
  - 手太陰肺經
  - 手厥陰心包經
  - 手少陰心經
- 手三陽
  - 手陽明大腸經
  - 手少陽三焦經
  - 手太陽少腸經
- 足三陰
  - 足太陰脾經
  - 足厥陰肝經
  - 足少陰腎經
- 足三陽
  - 足陽明胃經
  - 足少陽膽經
  - 足太陽膀胱經

십이경에는 또한 음양, 표리(表裏)의 배속 관계가 있어서 생리적 또는 병리적으로 서로 영향을 주므로 임상에서 매우 중요하다.

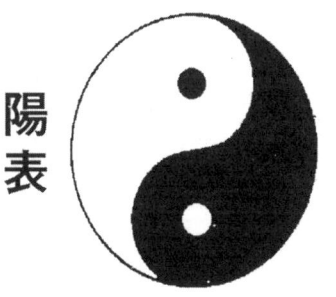

陽 表　　陰 裏

예를 들어 폐와 대장은 표리 관계이다. 어떤 사람이 변비가 생겨서 소통시키는 약이 효과가 없을 때, 단지 폐기(肺氣)를 끌어올리는 약을 쓰면 효과가 있다. 이것은 경락의 표리 관계를 따라 치료한 것이다.

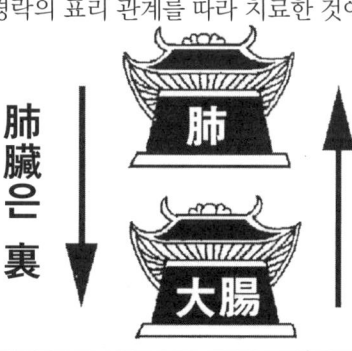

肺臟은 裏　　大腸은 表

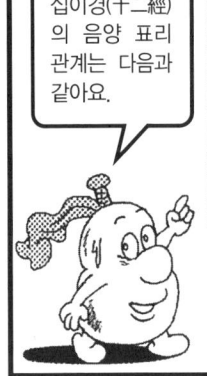

십이경(十二經)의 음양 표리 관계는 다음과 같아요.

陽經(表)	經名	手陽明	足太陽	足少陽	手太陽	足陽明	手少陽
	府名	大腸	膀胱	膽	小腸	胃	三焦
陰經(裏)	經名	手太陰	足少陰	足厥陰	手少陰	足太陰	手厥陰
	府名	肺	腎	肝	心	脾	心包

十二經의 陰陽表裏 관계표

기경팔맥(奇經八脈)

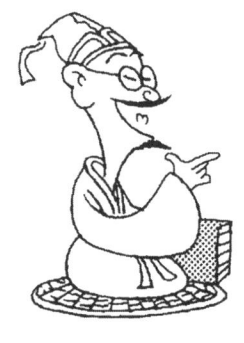

기경팔맥의 명칭 : 독맥(督脈), 임맥(任脈), 충맥(衝脈), 대맥(帶脈), 양교맥(陽蹻脈), 음교맥(陰蹻脈), 양유맥(陽維脈), 음유맥(陰維脈). 이 여덟 가지 맥의 특징은 첫째, 장부와 직접 연관되어 있지 않으며 또한 음양 배속이 없는 것이다. 그래서 기맥(奇脈)이라 부른다.

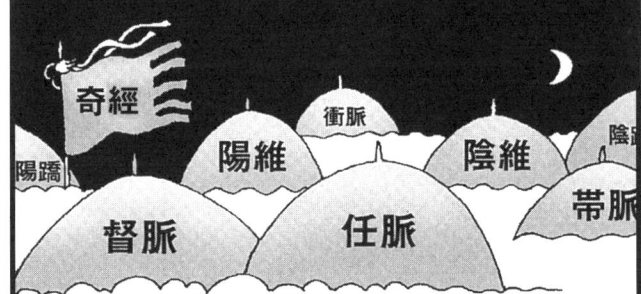

둘째, 팔맥(八脈) 중 독맥과 임맥은 자기의 수혈(腧穴)을 가지고 있고, 나머지 여섯 맥의 수혈은 정경(正經) 상의 혈과 같은 자리에 있다.

셋째, 팔맥(八脈)의 명명은 그 작용과 분포의 부위로써 정해진다(상세한 것은 기경팔맥 도표에 나옴).

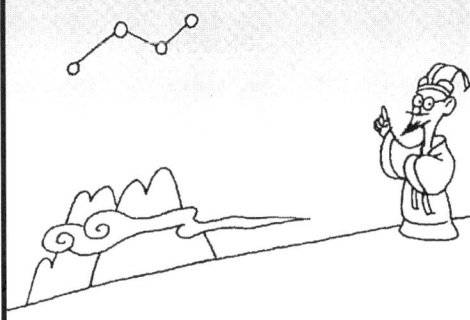
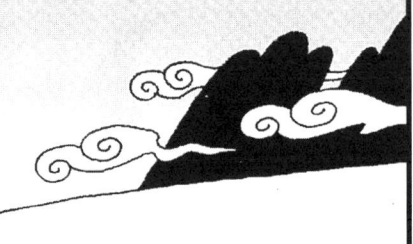

| 경락의 기능과 작용 |

① **생리 방면** : 기혈(氣血)은 인체의 가장 중요한 요소로서, 반드시 경락을 통하여 소통되며 끊임없이 운행하여 병사(病邪)를 막아내고 신체를 보위하는 목적을 가지고 있다.

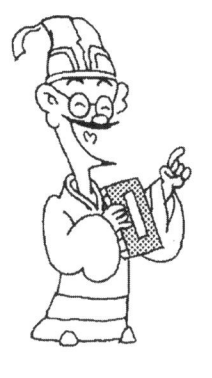
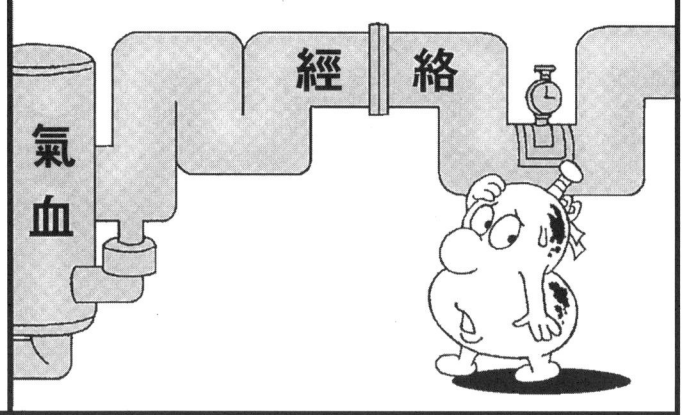

십이경락은 각 해당 장부(臟腑)를 우두머리로 삼기 때문에, 인체의 장부와 조직, 사지, 골격 등이 모두 연관되어서 정체적인 순환을 하면서 고유한 기능을 발휘하게 된다. 일반적으로 말하여 영(營)과 위(衛)의 기능 활동은 경락과 불가분의 관계이다. 위기(衛氣)는 경맥의 밖으로 퍼져서 양에 속하고 영기(營氣)는 맥 안으로 운행하여 음에 속한다. 영기(營氣)는 경맥 중에서 아래와 같은 순서로 운행한다.

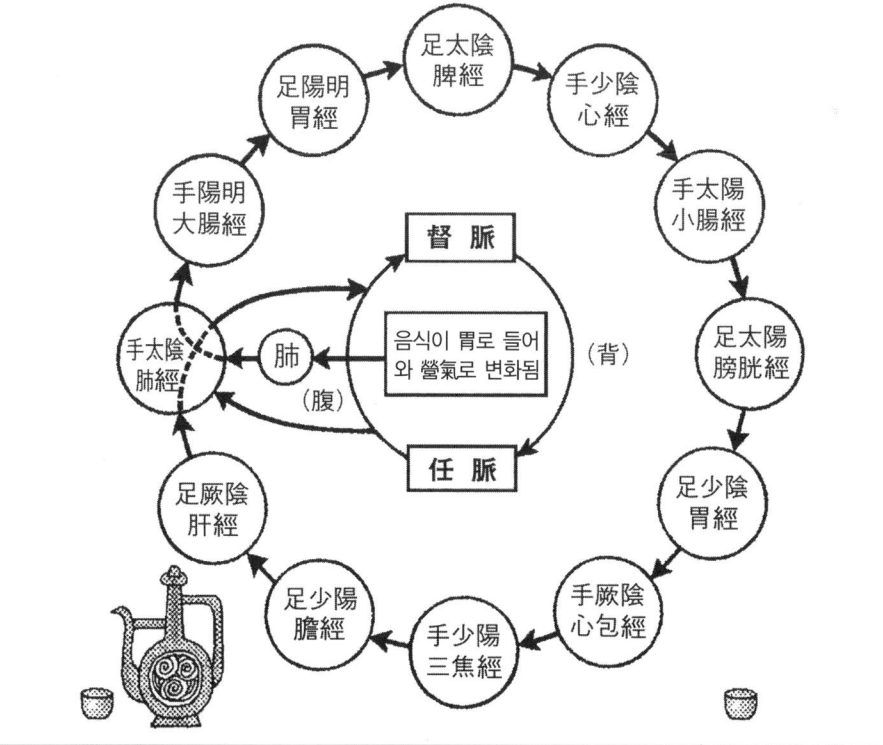

앞 그림은 십사경(十四經)의 순환 시스템인데, 이외에 충맥, 대맥, 양유맥, 음유맥, 양교맥, 음교맥 등 육맥(六脈)과 경별(經別), 일부 낙맥(絡脈)들은 모두 십사경과 복잡하게 얽혀서 십사경의 기능과 활동을 돕는다.

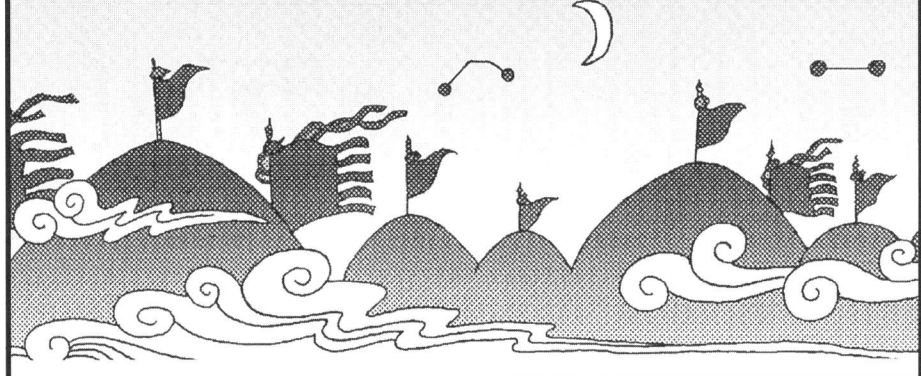

② **병리 방면**: 경락의 기능이 정상이면 외부 사기(邪氣)를 막아내어 신체를 보위할 수 있다.

일단 기능이 어그러지면, 외부의 사기(邪氣)가 경락을 타고 전달되어, 체표로부터 안으로 들어오고, 상부로부터 하부로 전해져서, 사람에게 질병을 일으키고 병리적 현상이 체표로 반영된다.

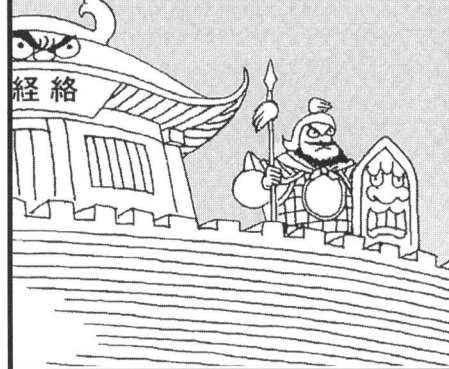

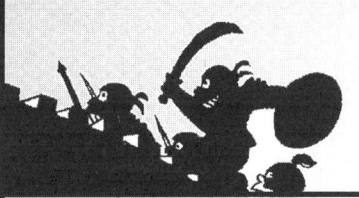

③ **진단 방면**: 증상의 발생 부위에 근거하고 경락 순행의 경로를 살펴서 어느 한 개 또는 몇 개의 경락에 병이 들었는지를 알 수 있다.

예컨대, 두통이 있는 경우에도 전후와 양측의 부위가 같지 않다. 통증이 앞에 있으면 양명경(陽明經)에 속하고, 뒤에 있으면 태양경(太陽經)에 속하고, 양쪽 측면에 있으면 소양경(少陽經)에 속한다.

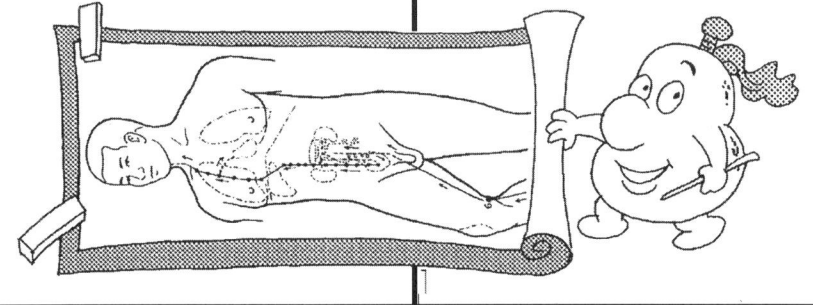

④ **치료 방면** : 예부터 지금까지 약물로 내치(內治)하거나 침구로 외치(外治)하면서 처방의 결정과 혈위의 선정에 있어 반드시 경락을 근거로 삼았다.

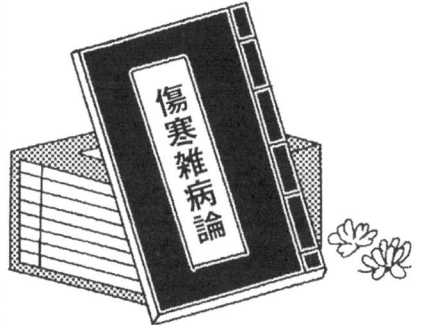

약물에 의한 내치로 말하자면, 처방을 정하고 약물을 고르는데 있어 언제나 병이 어느 경(經)에 속해 있는지를 명확히 한 연후에 약물의 귀경(歸經)* 법칙에 근거하여 선택하였다.

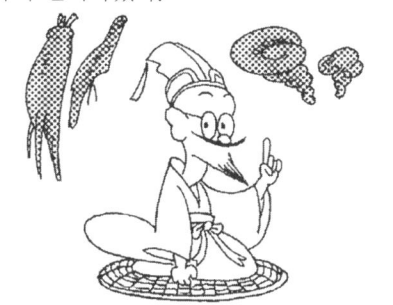

그렇지 않고 마황(麻黃)을 써서 치료하는 태양경 표증(表證)에 도리어 소양경의 시호(柴胡)를 잘못 써서 치료하면 도움이 되지 못할 뿐아니라 심하면 좋지 않은 결과를 낳을 수 있다.

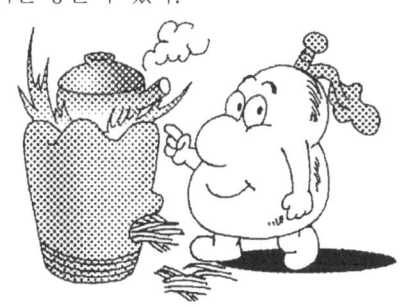

침구치료는 반드시 인체의 수혈(腧穴)을 통하여 각종 병리변화를 조절해야 한다.

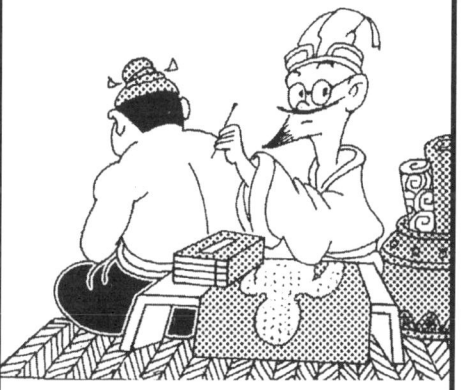

수혈은 본래 한 개 또는 여러 개 경락의 기(氣)가 전해지다가 모인 자리로서, 그 순행 부위를 모른다면 아무렇게나 침을 놓게 되어 효과를 보지 못할 것이다.

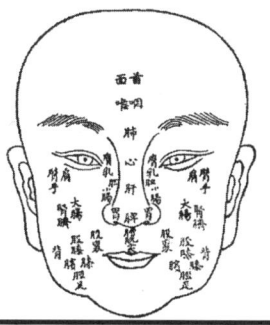

때문에 옛사람들은 혈 자리는 잃어버릴 지언정 그 경락은 잃어버리지 말라고 하였다. 뜻인즉, 차라리 개별 수혈을 취하는 것이 분명하지 않더라도 함부로 경락의 가닥을 잘못 잡아서는 안 된다는 것이다.

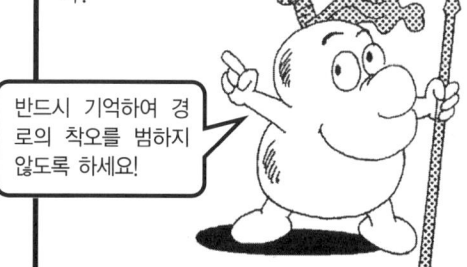

【 역주 】

귀경(歸經) : 특정 약물이 주로 어느 하나의 경락 또는 장부로 들어가서 작용한다는 이론.

십이경맥의 순행(循行)과 병후(病候)

1 수태음폐경(手太陰肺經)의 순행 표시도

- ─ : 경맥에 혈자리가 있는 순행 경로를 표시
- ------ : 경맥에 혈자리가 없는 순행 경로를 표시
- ● : 본경(本經)의 혈자리를 표시
- ○ : 다른 경(經)의 혈자리를 표시
- ─·─·─ : 장부, 횡격막 및 삼초 구분의 윤곽선을 표시

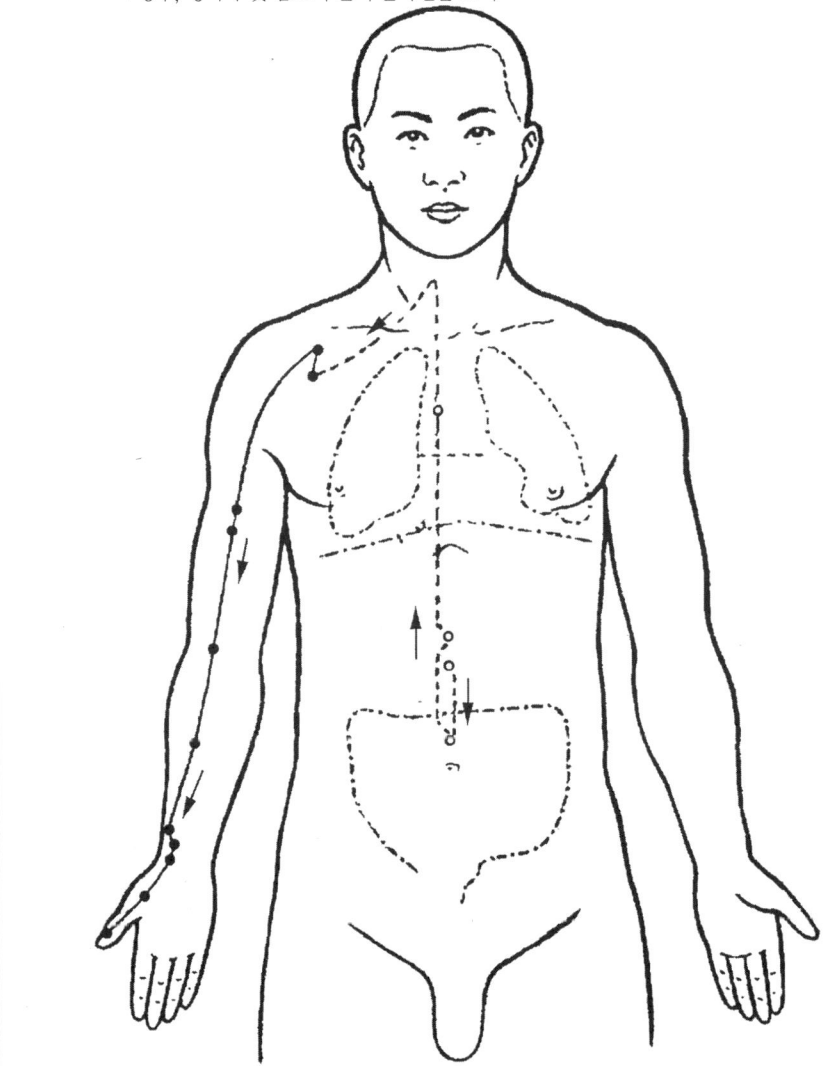

병후(病候) : 폐가 창만(脹滿)하고 천식, 기침이 있고 결분(缺盆)이 아프며, 팔 안쪽으로 통증과 시림이 이어지고 손바닥에 열이 나고 견배(肩背)가 아프며 찬 것을 싫어하고 기운이 없다.

2 수양명대장경(手陽明大腸經)의 순행 표시도

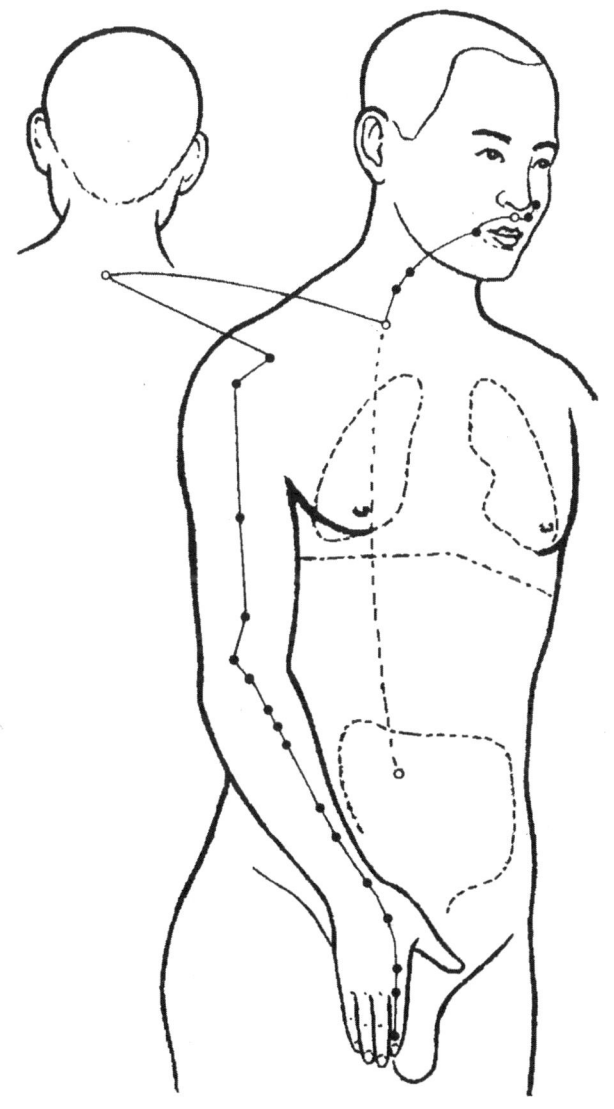

병후 : 어금니가 아프고 목이 부으며, 눈알이 노랗고 입이 마르고 맑은 콧물이 흐르거나 피가 나면서 목구멍이 붓고 아프며, 어깨 앞부분과 팔뚝 안쪽으로 아프며 검지손가락을 움직일 수 없고, 본 경락이 지나가는 곳에 열이 나면서 얼굴이 붓고, 혹은 춥거나 떨게 된다.

③ 족양명위경(足陽明胃經)의 순행 표시도

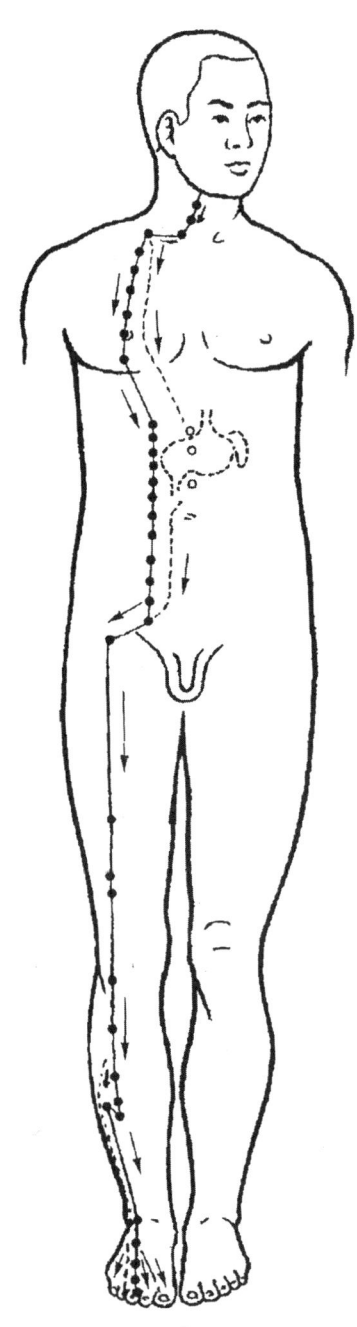

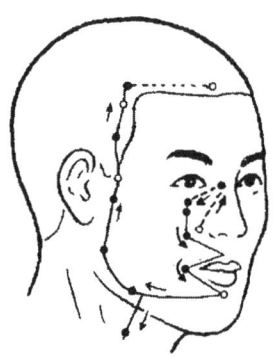

병후 : 추워서 떨며 때때로 허리를 펴면서 하품을 하고 목성(木聲)을 들으면 기분이 가라앉으며 가슴이 뛰고 발광하며 배가 부르면서 울린다. 학질, 온병(溫病)을 앓으며 맑은 콧물을 흘리거나 코피가 나고 입이 삐뚤어지거나 입술에 부스럼이 생기며 목이 붓고 아프며 배가 부르고 무릎이 부으면서 아프고 본 경락이 지나는 자리에 통증이 생긴다. 잘 먹으면서도 배가 고프며 혹은 위(胃)가 차갑고 배가 그득하게 된다.

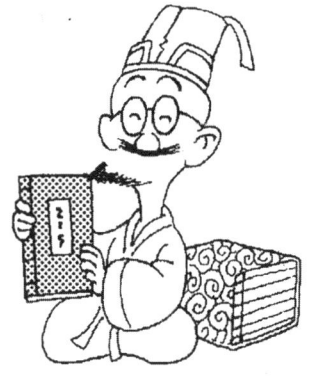

4 족태음비경(足太陰脾經)의 순행 표시도

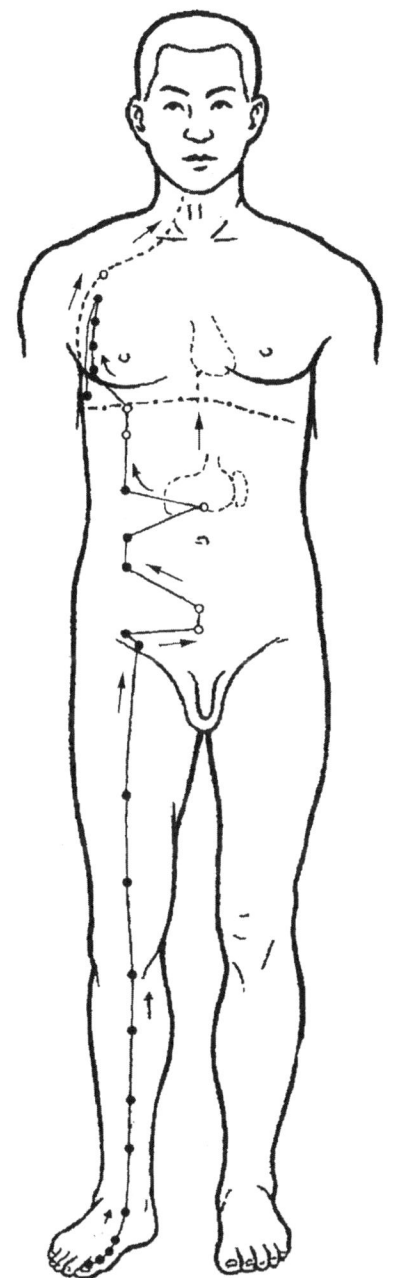

병후 : 혀뿌리가 뻣뻣해지고 식후에 토하여 위(胃)가 아프고 배가 부르면서 트림을 하고 대변 또는 소변을 보고나면 뱃속이 풀리며 몸이 무겁고 얼굴과 눈과 온몸이 누렇게 되며 오래 서 있으면 무릎 안쪽이 붓고 시리게 된다.

5 수소음심경(手少陰心經)의 순행 표시도

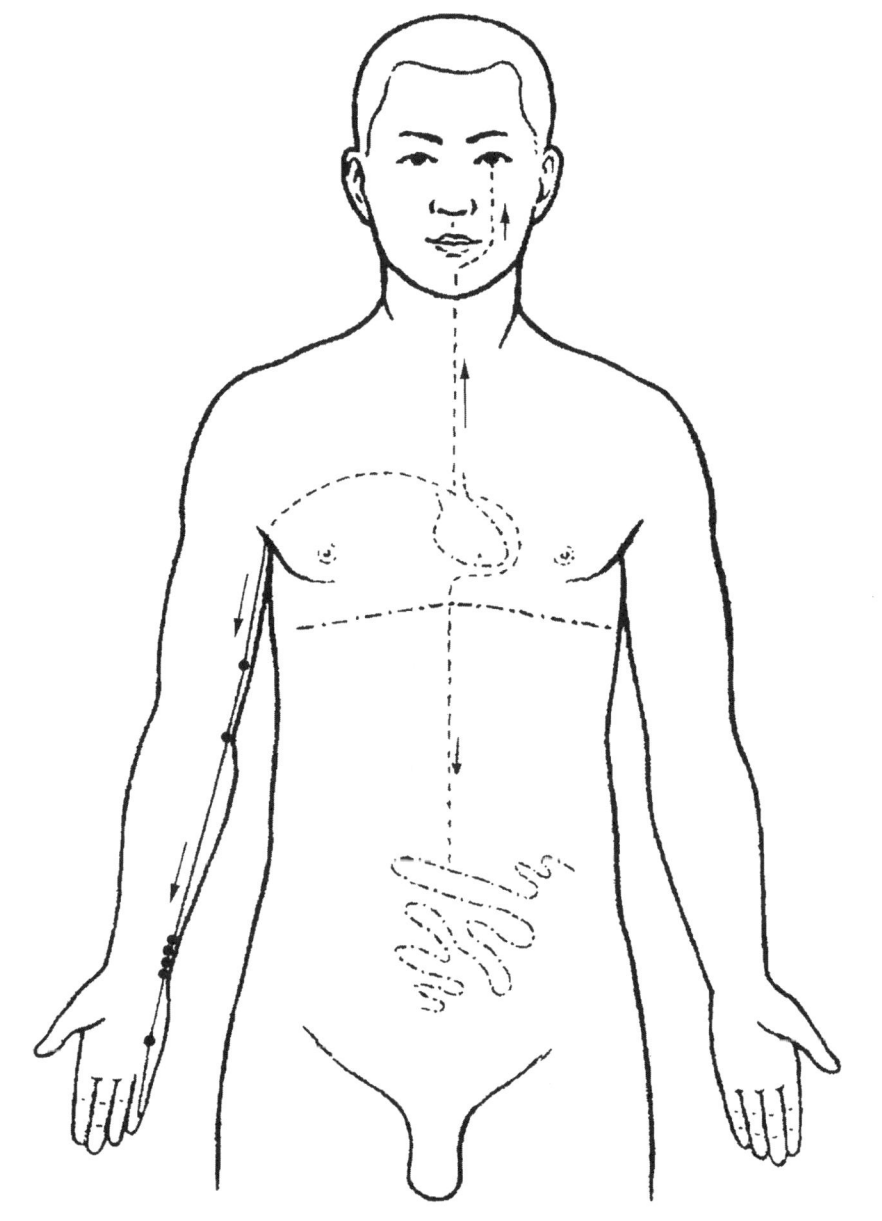

병후 : 목구멍이 마르고 가슴이 아프며 갈증이 있고 눈이 누렇게 되며 옆구리가 아프고 팔뚝 안쪽 뒤를 따라 아프거나 시리고 손바닥이 열이 나면서 아프게 된다.

6 수태양소장경(手太陽小腸經)의 순행 표시도

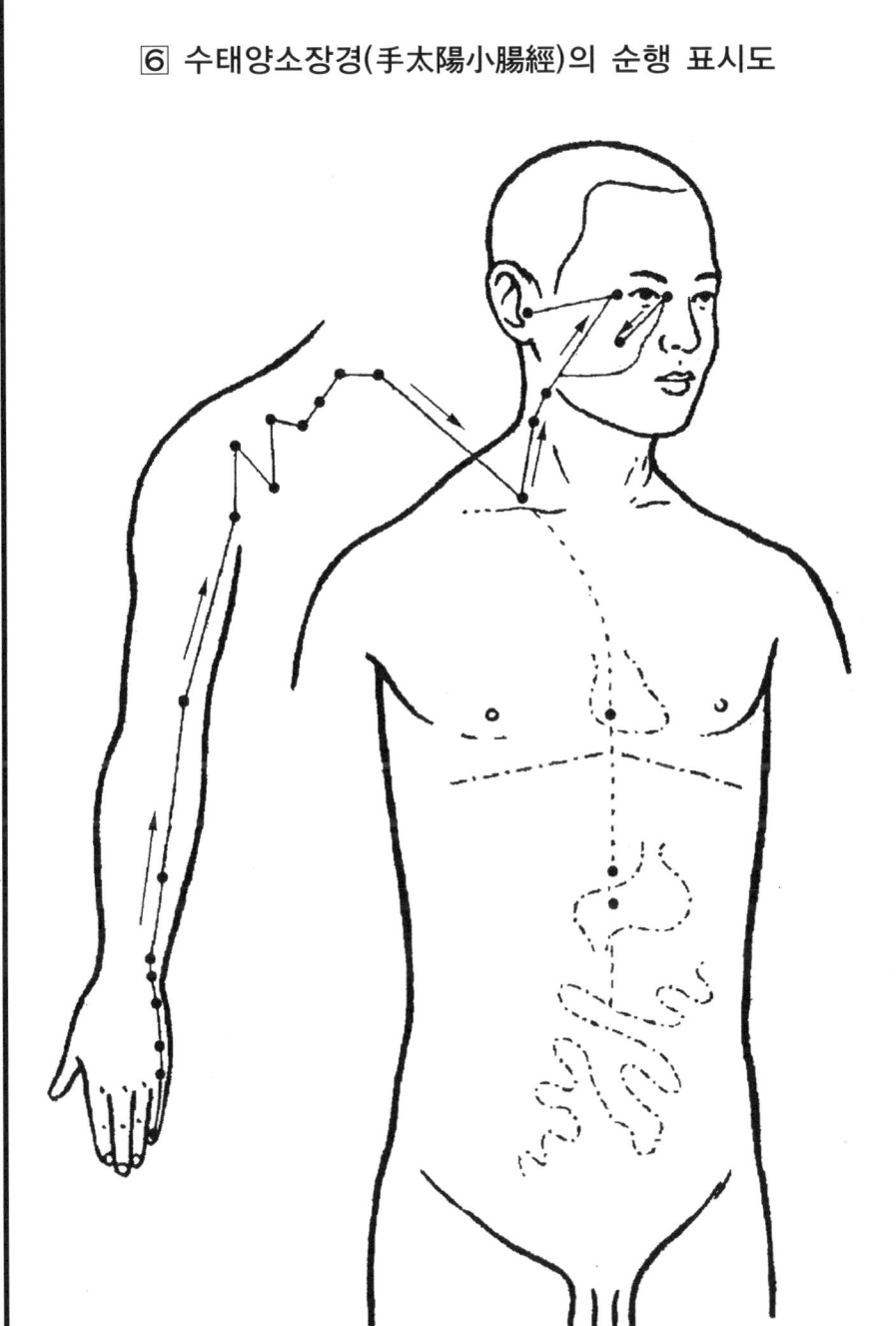

병후 : 목구멍 사이가 아프고 턱 아래가 부으며 어깨와 팔뚝이 아프고 귀가 안 들리며 눈이 누렇고 본 경이 지나는 곳이 아프게 된다.

7 족태양방광경(足太陽膀胱經)의 순행 표시도

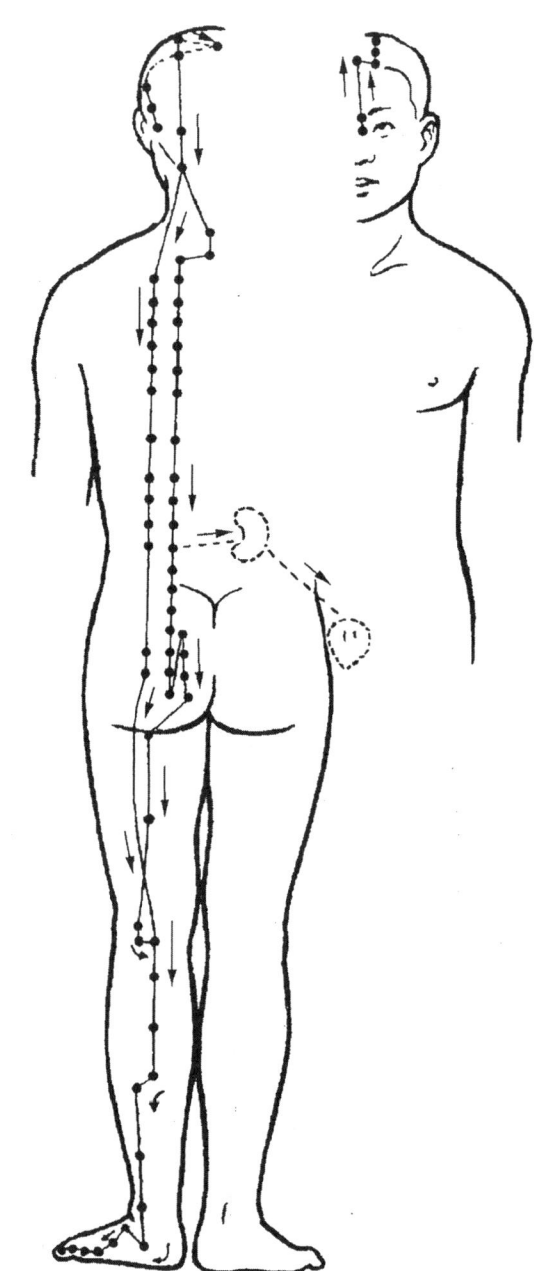

병후 : 머리가 아프고 뒷목이 뻣뻣하며 허리와 등이 은은하게 아프고 고관절(股關節)의 굴신이 잘 안되며 무릎이 휘고 장딴지가 아프며 치창(痔瘡), 학질, 전질(癲疾)* 등이 있고 눈이 누렇게 되며 맑은 콧물이나 코피가 나게 된다.

【역주】

전질(癲疾) : 머리가 아프거나 정신을 잃는 등의 질환을 통틀어 이르는 말.

8 족소음신경(足少陰腎經)의 순행 표시도

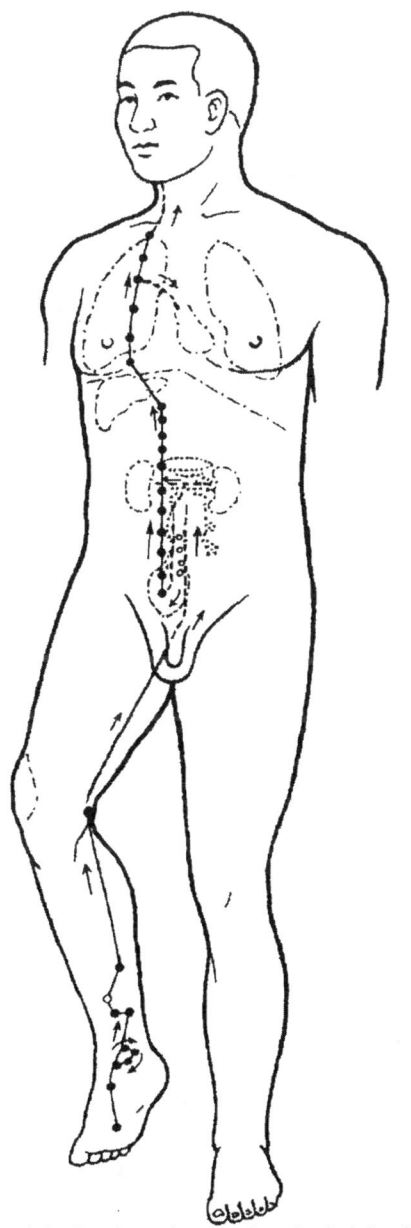

병후 : 배가 고파도 밥을 먹을 수 없고 얼굴이 검으며 기침을 하다 피를 뱉고 천식이 있으며, 눈이 아찔하며 가슴이 뛰고 입안에 열이 나면서 혀가 마르고 목이 부으며 목 구멍이 아프면서 가슴이 답답하다. 황달이 있고 등과 허벅지 안쪽 뒤로 통증이 있고 사지가 마르면서 싸늘하게 차가우며 졸리고 발바닥에 열이 있으면서 아프게 된다.

9 수궐음심포경(手厥陰心包經)의 순행 표시도

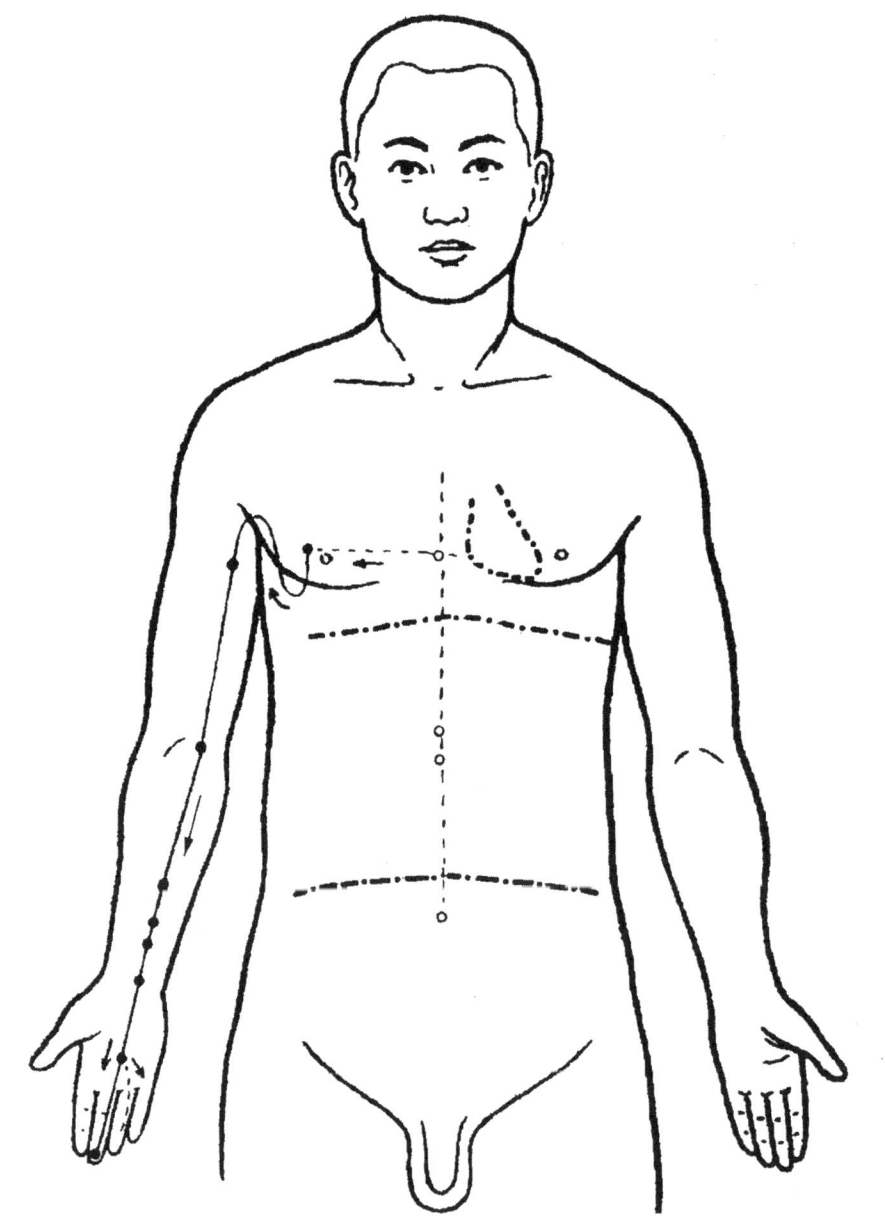

병후 : 손바닥에 열이 나고 팔 등이 당기면서 경직되고 겨드랑이 아래가 붓고 가슴과 옆구리가 치받치면서 그득하고 심장이 두근거리고 얼굴이 붉고 눈이 누렇고 웃음을 참지 못하고 가슴이 번거롭게 된다.

10 수소양삼초경(手少陽三焦經)의 순행 표시도

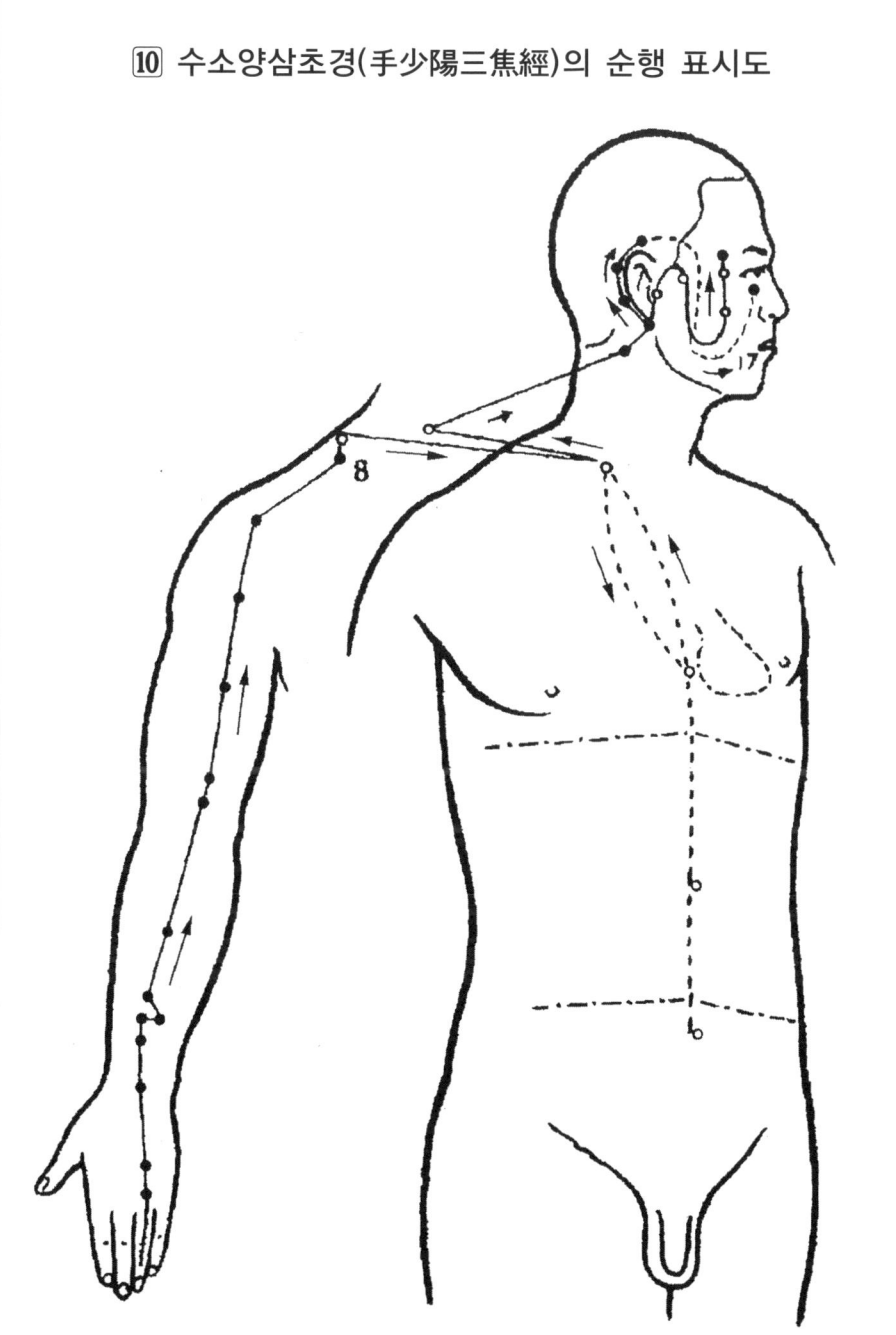

병후 : 청각이 감퇴되고 목구멍이 부어서 막히며 땀이 잘 나고 바깥 눈초리가 아프며 뺨이 아프고 귀 뒤와 어깨와 팔뚝의 위아래를 따라 모두 아프며 넷째 손가락을 잘 움직이지 못하게 된다.

11 족소양담경(足小陽膽經)의 순행 표시도

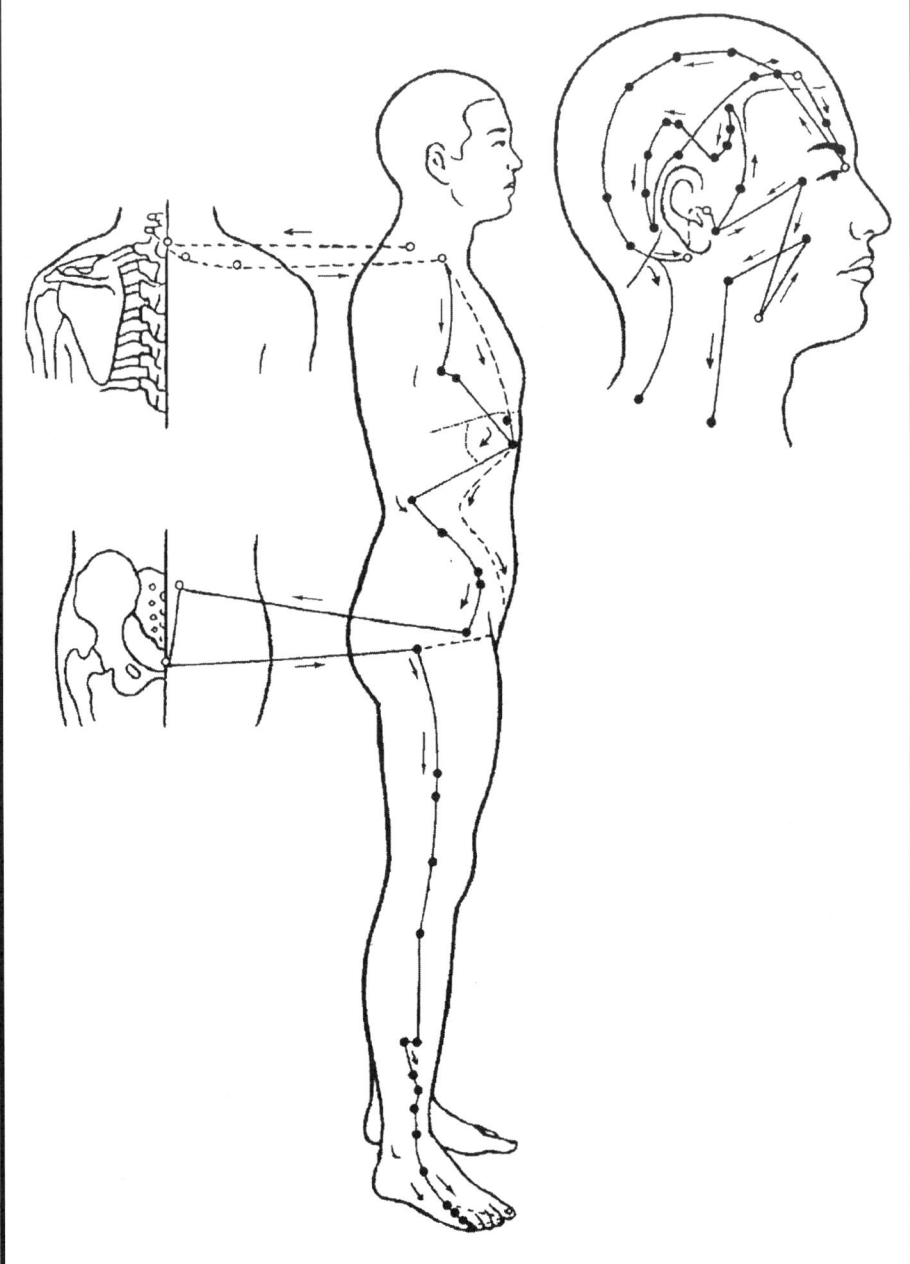

병후 : 입이 쓰고 옆구리가 아프며 편두통이 있고 본 경이 지나가는 곳이 모두 아프게 된다.

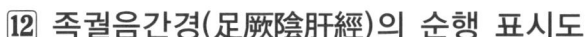

⑫ 족궐음간경(足厥陰肝經)의 순행 표시도

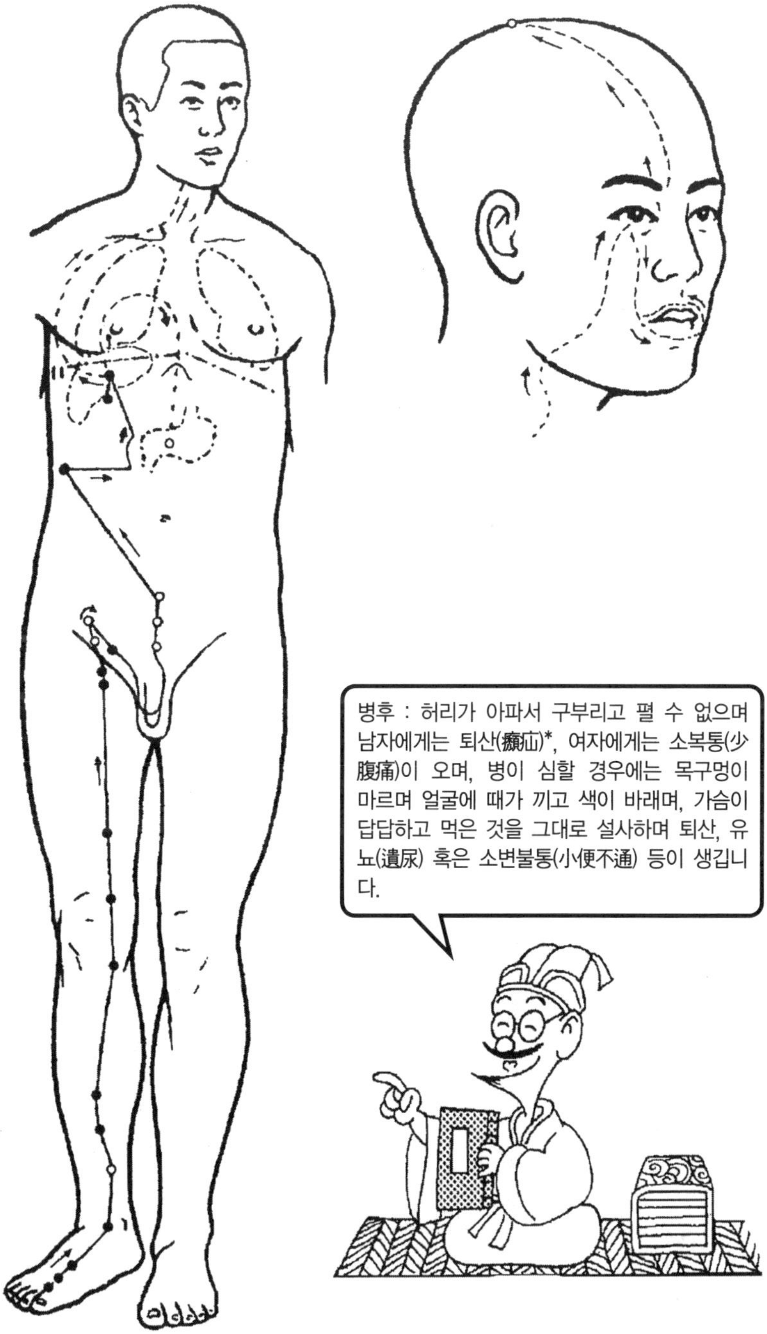

병후 : 허리가 아파서 구부리고 펼 수 없으며 남자에게는 퇴산(㿉疝)*, 여자에게는 소복통(少腹痛)이 오며, 병이 심할 경우에는 목구멍이 마르며 얼굴에 때가 끼고 색이 바래며, 가슴이 답답하고 먹은 것을 그대로 설사하며 퇴산, 유뇨(遺尿) 혹은 소변불통(小便不通) 등이 생깁니다.

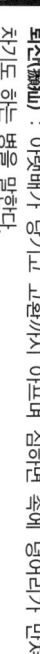

【역주】

퇴산(㿉疝) : 아랫배가 당기고 고환까지 아프며 심하면 속에 덩어리가 만져지며 고름이 차기도 하는 병을 말한다.

기경팔맥(奇經八脈)의 순행과 병후

1 독맥(督脈)의 순행 표시도

기본 기능 : '독(督)'은 총괄과 통솔을 뜻하니, 등의 정중앙을 지나면서 수족 삼양경 및 양유맥과 차례로 만나서 온몸의 양경(陽經)을 감독하므로 또한 양경의 바다로 불린다. 다음으로 척추 속을 따라 올라가서 뇌로 들어가며, 아울러 척추 속에서 나와 신(腎)에 속하므로, 뇌, 척수, 신(腎) 등과 밀접한 관계를 가진다.

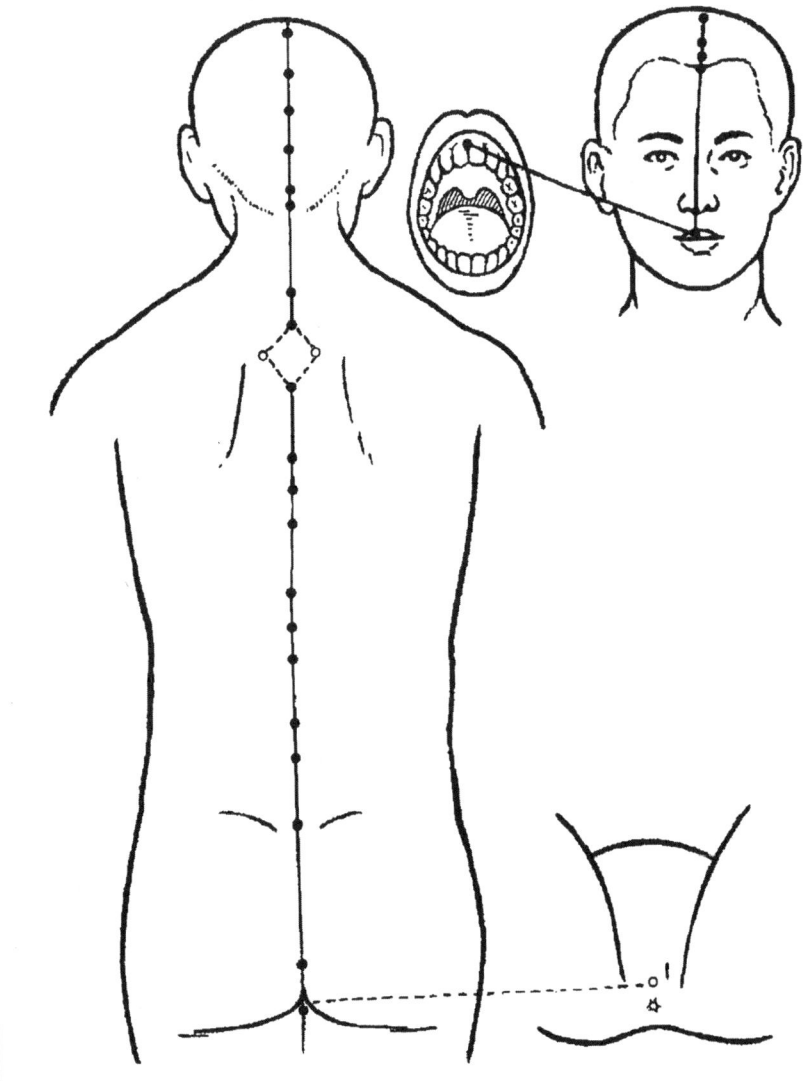

병후 : 척추가 강직되거나 뒤로 활처럼 젖혀지게 된다.

② 임맥(任脈)의 순행 표시도

기본 기능 : '임(任)' 은 담당하고 맡는다는 뜻이니, 복부와 얼굴의 정중선을 따라 가면서 수족의 삼음경 및 음유맥과 차례로 만나서 온몸의 음경(陰經)을 담당하니 또한 음경의 바다로 불린다. 임(任)은 임신의 뜻과 서로 통하니, 그 맥이 자궁 속에서 시작하여 여자의 임신과 관련이 있으므로 임맥이 포태(胞胎)를 주관한다고 말한다.

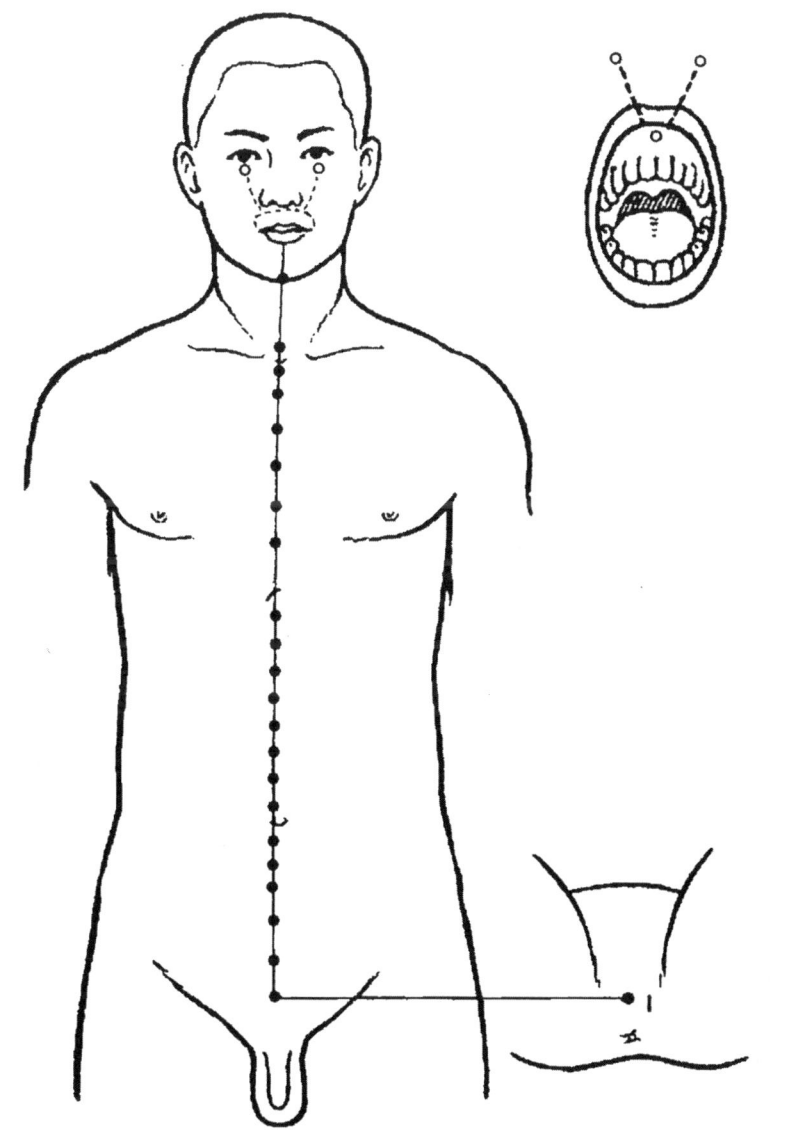

병후 : 남자는 각종 산증(疝症)이 쉽게 나타나고 여자는 대하(帶下)나 아랫배에 딱딱하게 뭉치는 증상이 나타난다.

3 충맥(衝脈)의 순행 표시도

기본 기능 : '충(衝)'은 요충(要衝)의 의미이니, 충맥은 위로 머리까지 올라가고 아래로 발까지 이르러서 전신을 관통하여 기혈(氣血)의 요충을 이루어 십이경의 기혈을 조절할 수 있으므로 십이경맥의 바다라고 칭한다. 충맥은 또한 혈해(血海)라고도 하는데, 여자의 월경과도 밀접한 관계가 있다.

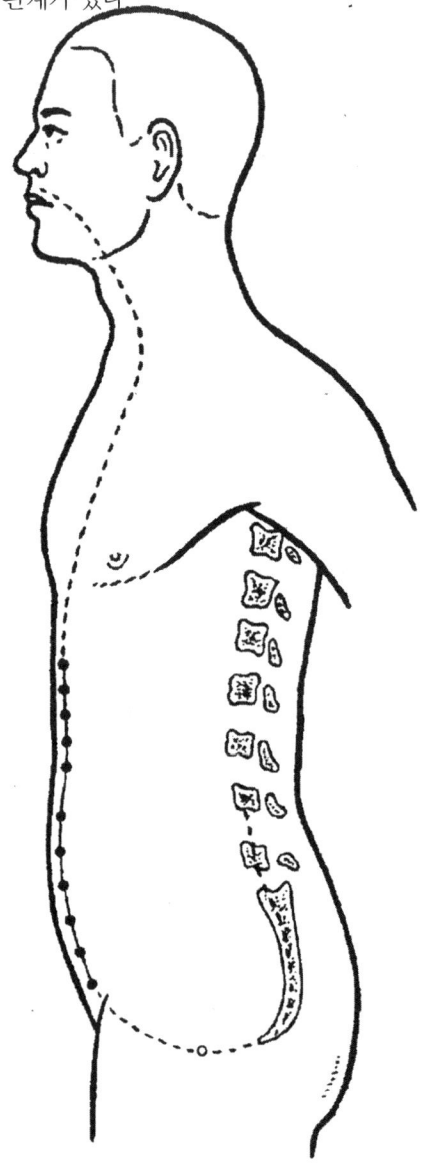

병후 : 기운이 아랫배로부터 위로 치받치거나 뱃속이 당기면서 아프게 된다.

4 대맥(帶脈)의 순행 표시도

기본 기능 : 대맥은 허리를 한 바퀴 둘러서 마치 묶어 놓은 것과 같으니, 여러 경맥을 횡으로 묶는 기능이 있다.

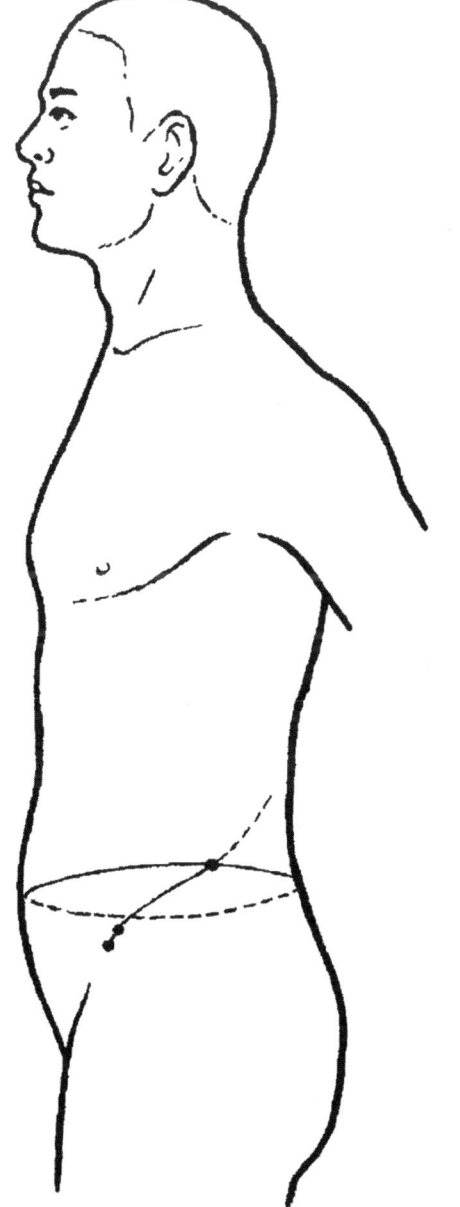

병후 : 배가 더부룩하면서 답답하고 허리가 마치 물속에 있는 듯한 느낌이 들게 된다.

5 음교맥(陰蹻脈)의 순행 표시도

기본 기능 : '교(蹻)'는 가볍고 튼튼하며 민첩하다는 뜻이니, 눈을 자양하여 눈꺼풀의 개합(開合)과 하지의 운동 기능을 담당한다. 옛사람들은 음교맥과 양교맥이 온 몸의 좌우 음양을 나누어 주관한다고 하였다.

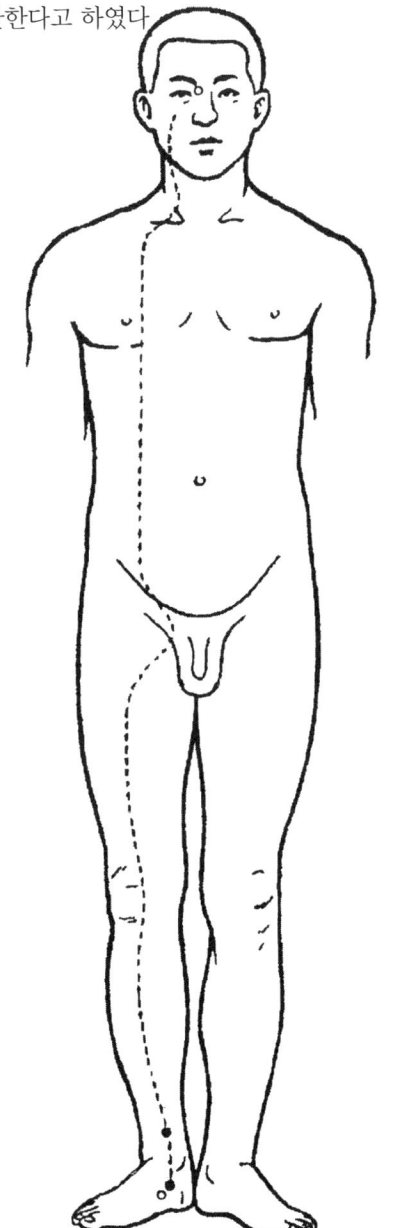

병후 : 양기가 부족하고 음기만 성하며 늘 잠이 많이 오게 된다.

6 양교맥(陽蹻脈)의 순행 표시도

기본 기능 : 음교맥과 같음.

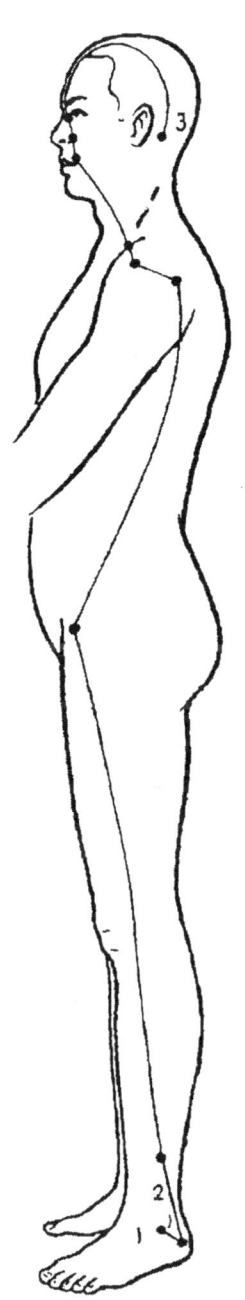

병후 : 음기가 부족하고 양기만 성하며 불면이 지속된다.

7 음유맥(陰維脈)의 순행 표시도

기본 기능 : '유(維)'는 묶어주는 의미이니 그 기능이 여러 음분(陰分)을 묶어서 연락해 주는 것이다.

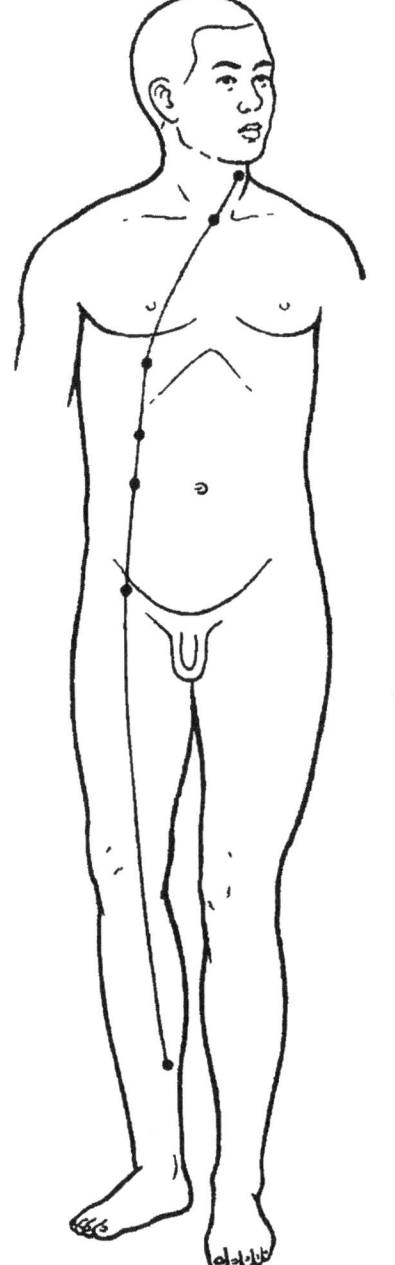

병후 : 가슴이 아픈 경우가 많다.

8 양유맥(陽維脈)의 순행 표시도

기본 기능 : 여러 양분(陽分)을 묶어서 연락해 준다.

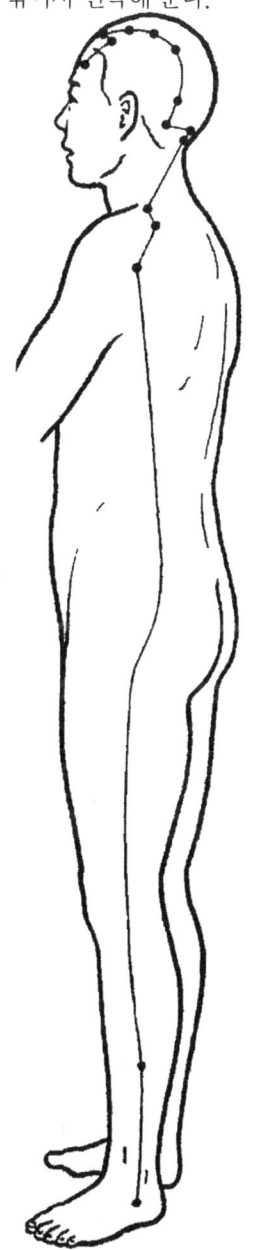

병후 : 한열증(寒熱證)이 많이 나타난다.
참고 : 경별(經別), 별경(別經), 경근(經筋), 피부(皮部)는 생략함.

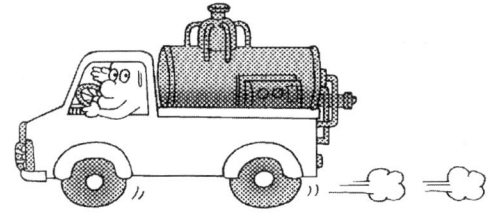

제4장

기혈진액(氣血津液)

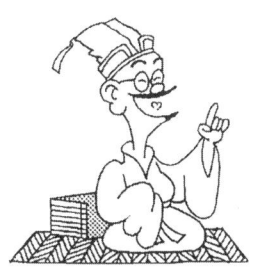
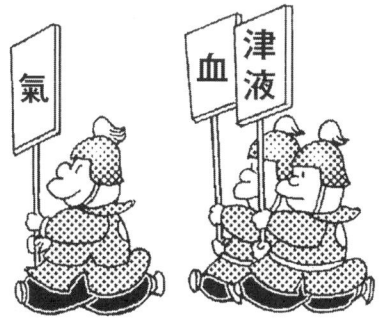

기혈진액(氣血津液)의 기본개념

기혈진액(氣血津液)은 우리 몸을 구성하는 기본 요소로서 장부 경락 등 조직과 기관들이 생리 활동을 지속하는 기본 바탕이 된다.

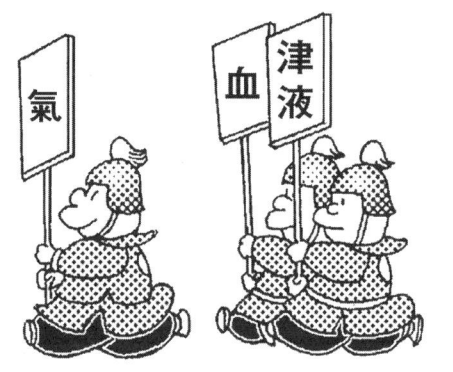

기(氣)는 쉬지 않고 움직이고 매우 강한 활력을 가지고 있으며, 혈(血)은 일반적인 혈액을 가리킨다. 진액(津液)은 몸 전체의 모든 수액을 통틀어 지칭한다.

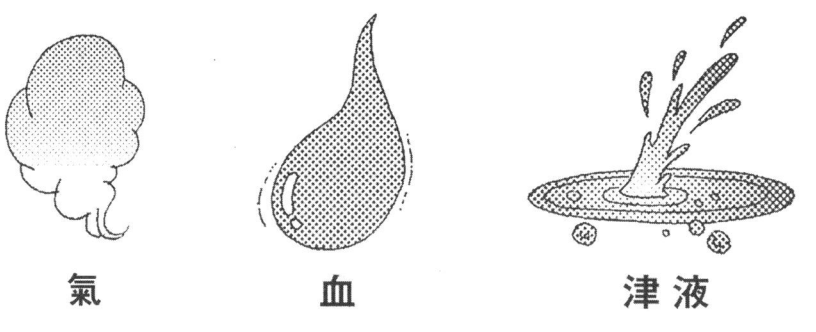

氣　　　血　　　津液

기와 혈과 진액의 상대적인 특성을 음양으로 나누어 보면, 기는 추동하며 따뜻하게 해주는 작용이 있으므로 양에 속한다.

혈과 진액은 모두 액체의 형태를 가지고 있으며 우리 몸을 자양하고 적셔주는 작용이 있으므로 음에 속한다.

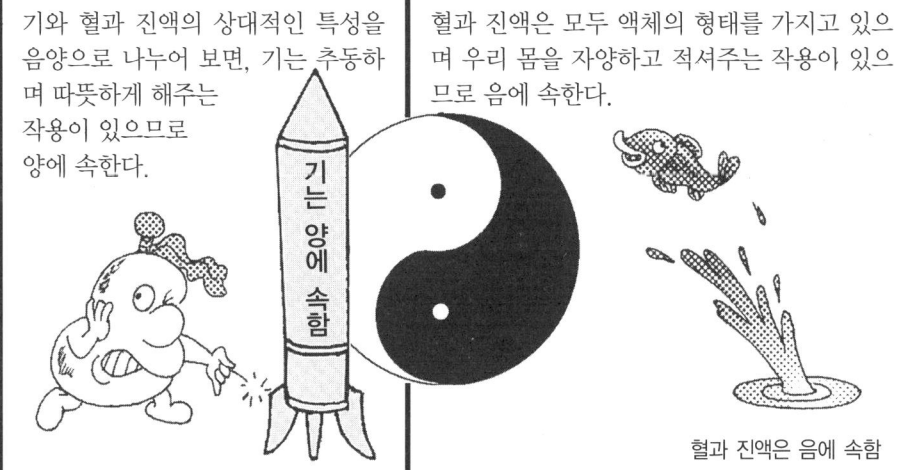

혈과 진액은 음에 속함

인체의 장부와 경락 등이 생리활동을 지속하는데 필요한 에너지는 바로 기혈진액에 근원하고 있다.

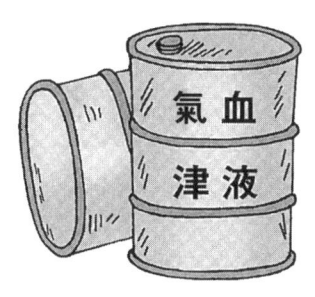

> 기혈진액의 생성과 대사(代謝)는 또한 장부, 경락 등의 생리활동에 의하여 이루어집니다.

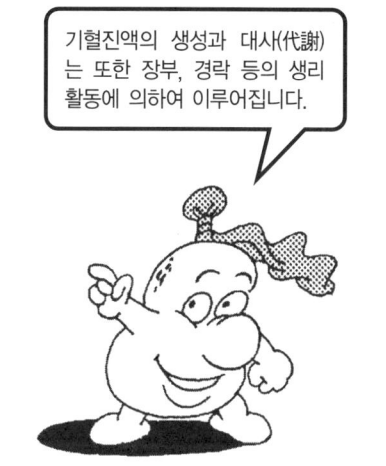

때문에 생리 및 병리 방면에서, 기혈진액과 장부, 경락은 처음부터 끝까지 밀접한 관계를 가지고 있다.

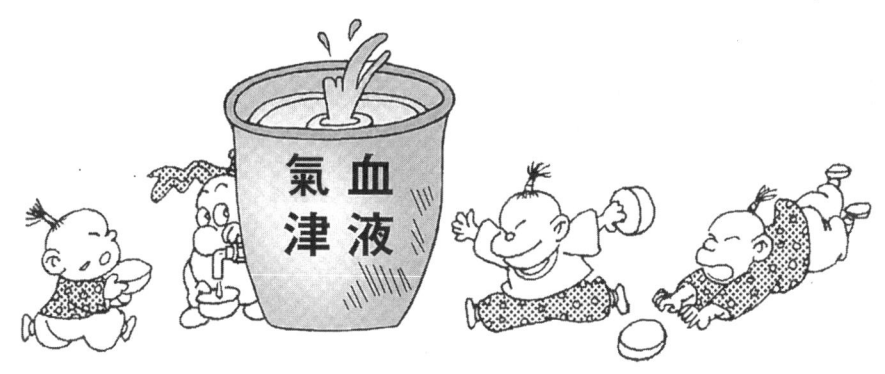

그 외에 인체를 구성하는 기본 요소로는 정(精)이 있는데, 정은 한의학 이론에서 협의와 광의로 나누어진다. 협의의 정은 신(腎)과 관련된 생식의 정이며,

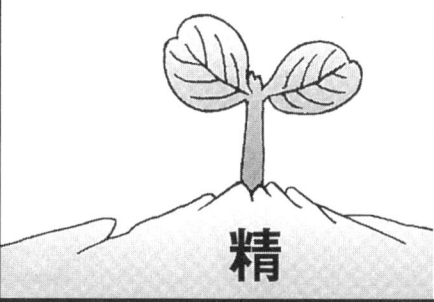

광의의 정은 일체의 정미로운 형태를 넓게 지칭하는데, 기, 혈, 진액과 음식물 중의 영양물질 등을 정기(精氣)라고 부른다.

기혈진액의 기본개념

기의 개념은 역학(易學)에서부터 나왔는데, 역학에서는 기를 우주를 구성하는 기본 바탕으로 보았다.

이런 관점이 의학의 영역에 도입된 후, 의학 역시 기를 생명을 유지하는 기본 요소로 인식하였다.

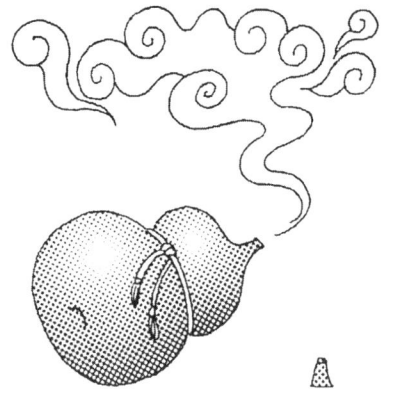
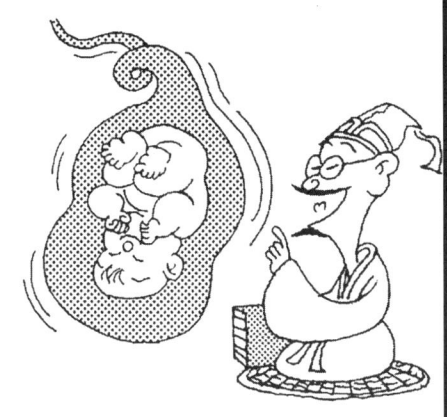

인체의 기는 부모의 선천적 정기와 음식물 중의 영양소[곡기(穀氣)], 그리고 자연계에 존재하는 정기(精氣) 등에 근원을 두고 있다. 폐(肺), 비(脾), 위(胃) 및 신(腎) 등의 생리 기능이 종합적으로 작용하여 세 가지 요소가 만들어진다.

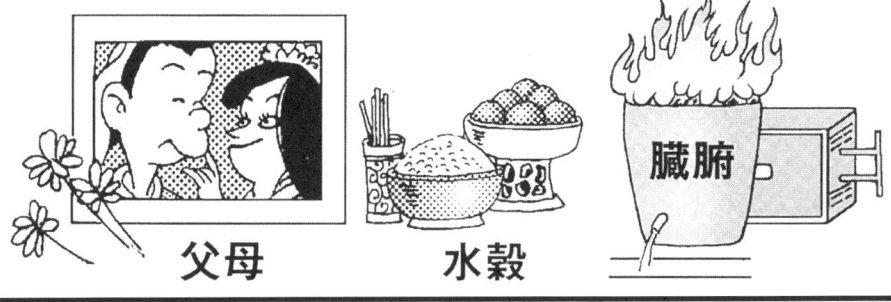

선천(先天)의 정기는, 신장(腎臟) 정기의 생리 기능에 의하여 그 효능을 발휘하게 됩니다.

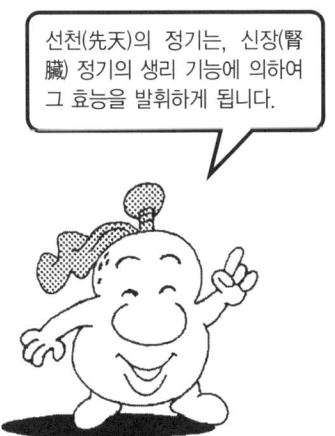

수곡(水穀)의 정기는 비위(脾胃)의 운화(運化) 기능에 의하여 음식물로부터 섭취되어 만들어진다.

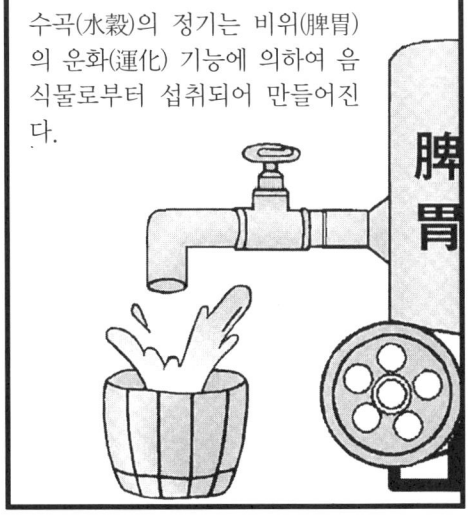

자연계에 존재하는 청기(淸氣)는 폐의 호흡 기능에 의하여 들어오게 된다.

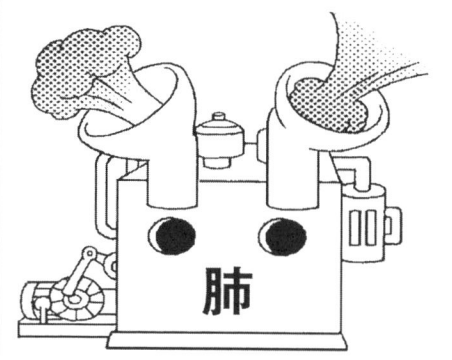

때문에 기의 근원과 생성 과정에서, 선천적으로 타고난 것과 후천적인 음식의 영양소와 자연 환경과 관련된 것 등을 제외하고는 모두 신, 비위, 폐의 생리 기능과 밀접하게 관련되어 있다.

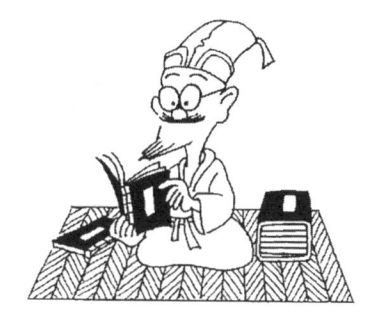

신, 비위, 폐 등의 생리 작용이 정상이면 평형이 유지되어 기가 충만하나 반대로 어느 단계에서 이상이 생기면 기의 생성에 영향을 주거나 기의 정상적인 생리 기능에 영향을 주어 기허(氣虛) 등의 병리 변화를 일으키게 된다.

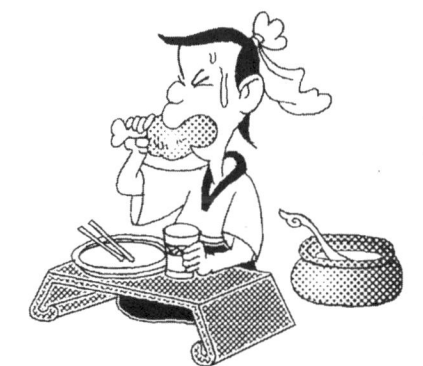

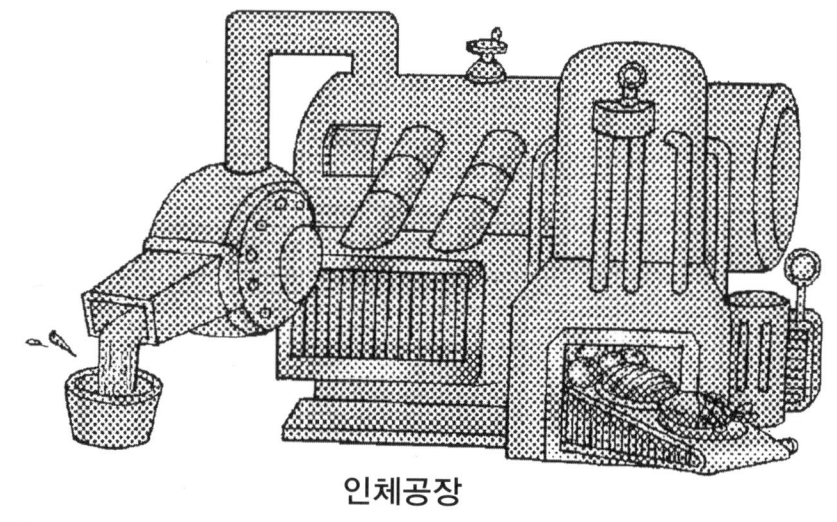

인체공장

제4장 기혈진액

기(氣)의 생리기능

기(氣)의 생리기능은 다섯 방면으로 나누어집니다.

첫째는 추동(推動)이다. 기는 매우 활력이 강한 정미로운 요소로서 인체의 생장, 발육과 장부, 경락 등의 생리활동, 혈의 생성과 운화, 진액의 생성, 수포(輸布) 및 배설 등등의 방면에서 그 운행과 작용을 격발한다.

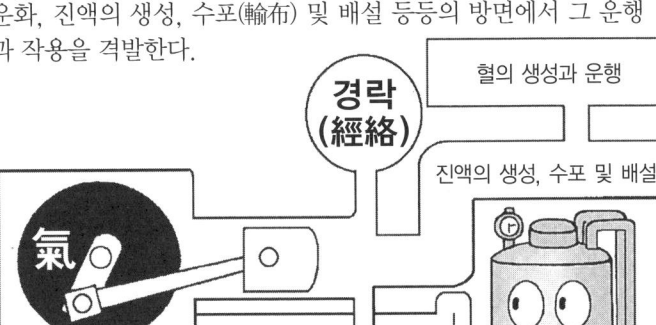

일단 기의 발생이 줄어들거나 기의 추동과 격발이 약해지면, 우리 몸의 생장, 발육에 영향을 주거나 경우에 따라서 조쇠(早衰)하게 된다.

또는 장부, 경락 등의 생리 활동이 약화되거나 혈과 진액의 생성이 부족해지거나 운행이 느려지게 된다.

니는 겨우 서른 살이야!

결국에는 혈허(血虛)가 초래되어 혈이 제대로 운행하지 못하고 수액(水液)이 정체되는 병리 변화가 나타납니다.

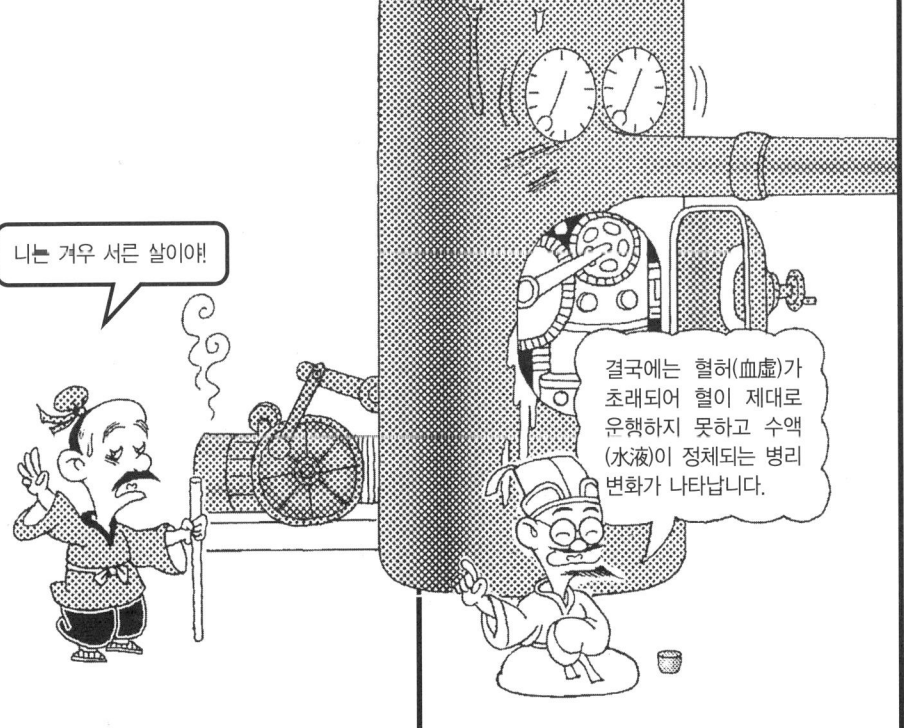

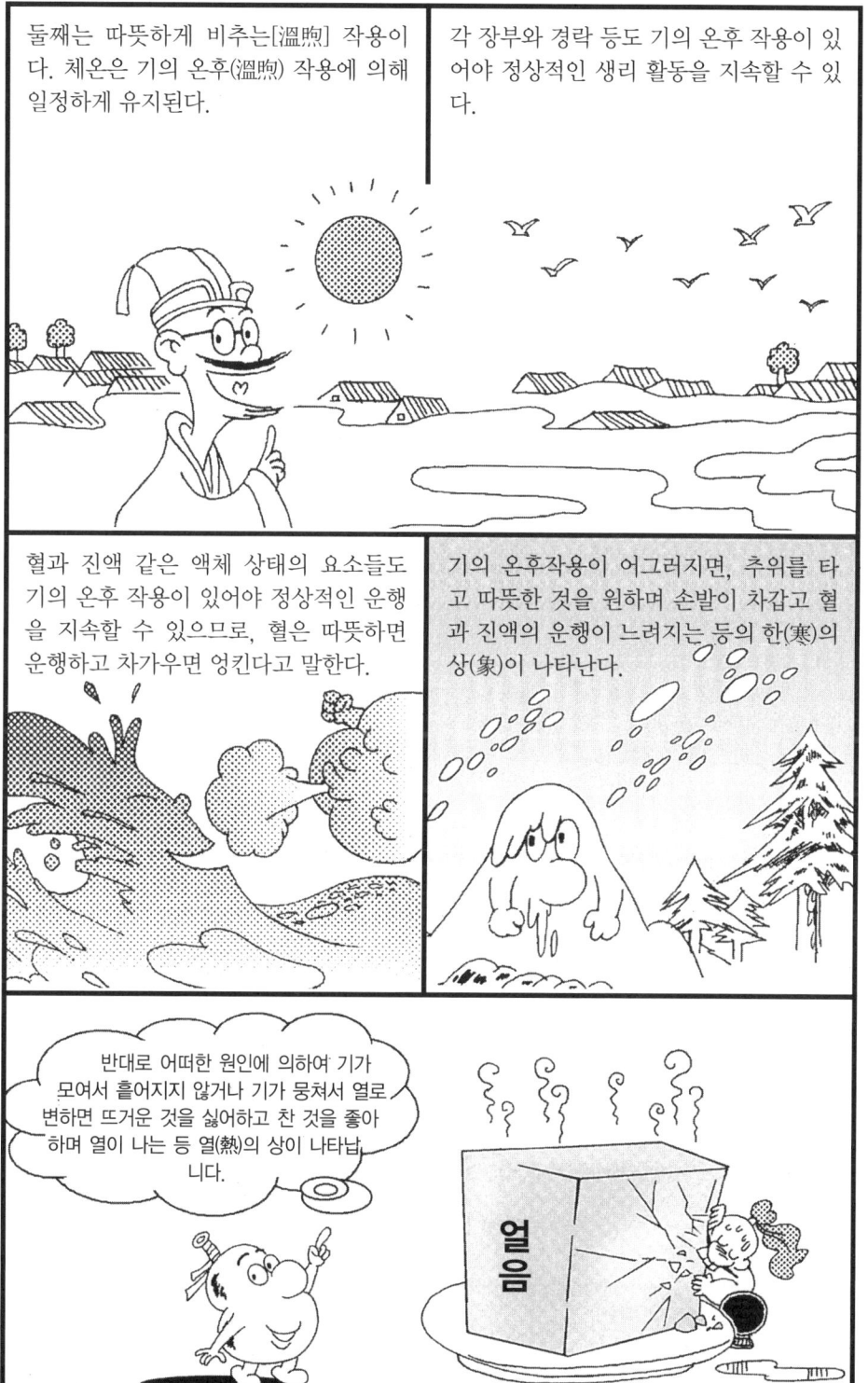

제4장 기혈진액

셋째는 방어(防御) 작용이니, 우리 몸의 방어 기전은 매우 복잡하여 기, 혈, 진액과 장부, 경락 등의 총체적인 협력의 결과이다.

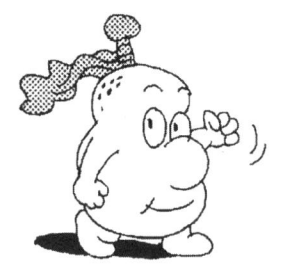

그러나 자세히 살펴보면 기가 그 중에서 가장 중요한 역할을 하고 있다.

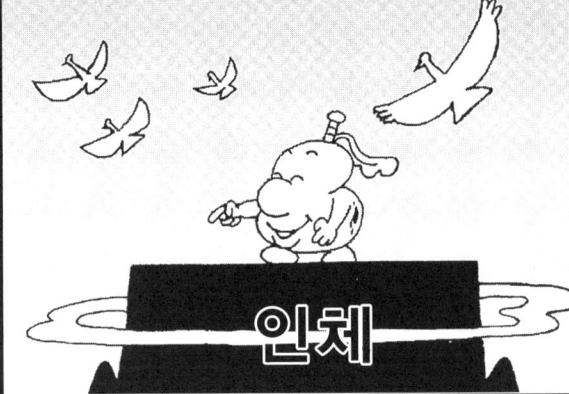

기의 방어 작용은 주로 온몸의 체표에서 외사(外邪)의 침입을 막아내는 것이다.

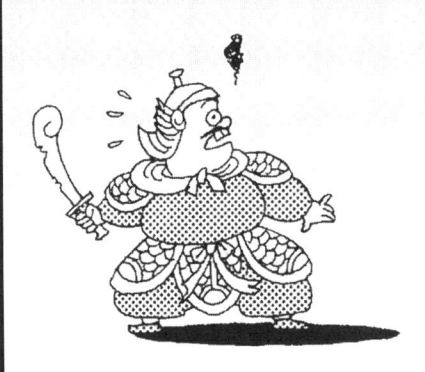

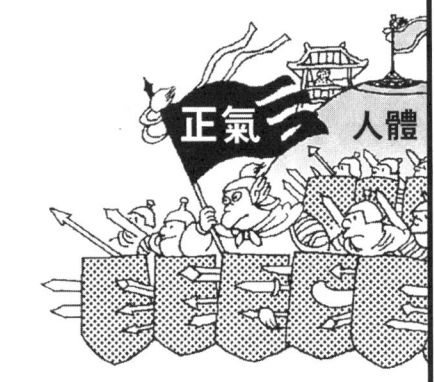

기의 방어 작용이 약해지면 몸의 항병(抗病) 능력이 떨어져 쉽게 병에 걸리게 된다.

넷째는 고섭(固攝) 작용으로서, 주로 혈이나 진액처럼 액체 상태의 물질을 가리켜서 말한 것이지요.

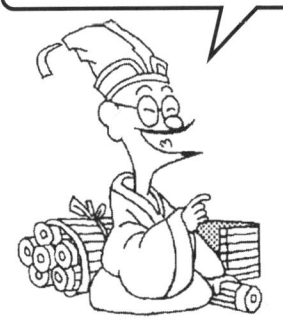

먼저 혈액을 고섭함으로써 혈액이 경락을 따라 순행하여 맥 밖으로 나가지 못하게 하는 작용이다.

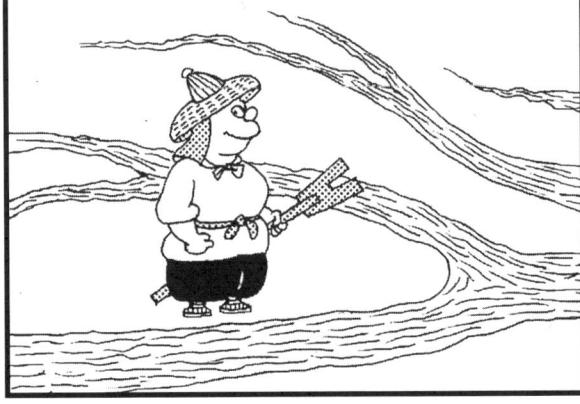

땀, 소변, 타액(唾液), 위액(胃液), 장액(腸液), 정액(精液) 등을 고섭함으로써 분비와 배설의 양을 조절한다.

만약 기(氣)의 고섭 작용이 약해지면 몸 안의 체액이 대량으로 빠져나갈 위험이 있다.

기의 생리기능

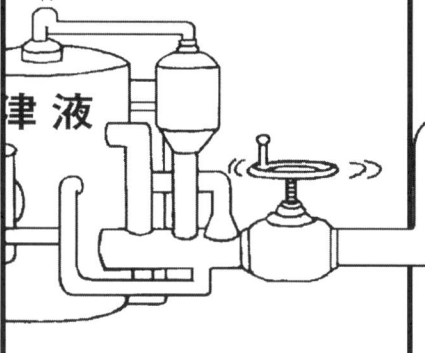
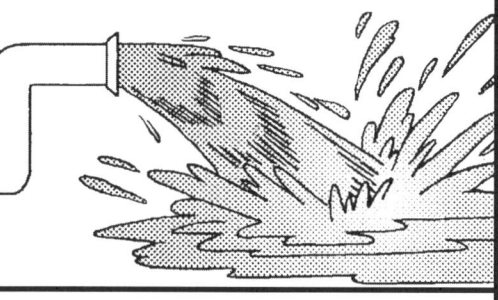

예를 들어, 기가 혈(血)을 고섭하지 못하면 각종 출혈 증상이 나타나며, 기가 진액(津液)을 고섭하지 못하면 땀과 오줌 양이 많아지고 소변을 참지 못하며 침을 흘리고 맑은 액을 토하며 설사를 심하게 하는 증상이 나타나며, 기가 정(精)을 고섭하지 못하면 유정(遺精) 등의 증상이 나타난다.

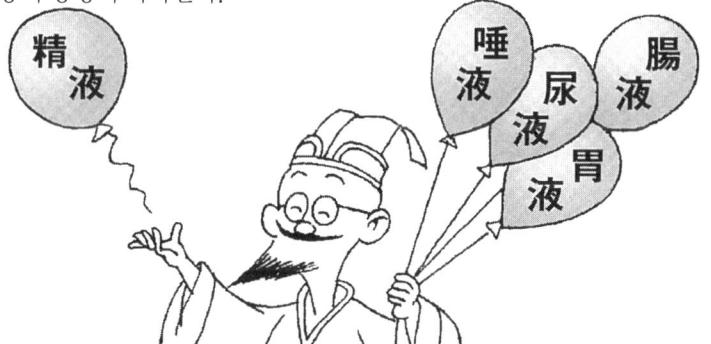

다섯째는 기화(氣化) 작용으로서 기의 운동에 의해 산생되는 여러가지 변화를 가리킵니다.

구체적으로 말하면, 정, 기, 혈 각각의 신진대사 및 상호 전화(轉化)가 그것이다. 예컨대, 기, 혈, 진액은 모두 음식물을 소화하여 수곡의 정기로 만든 후에 다시 기, 혈, 진액으로 생성된다.

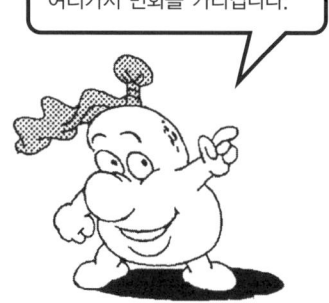
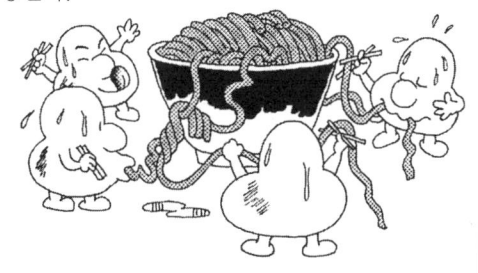

진액은 대사와 전화를 거치면 땀과 소변이 되며,

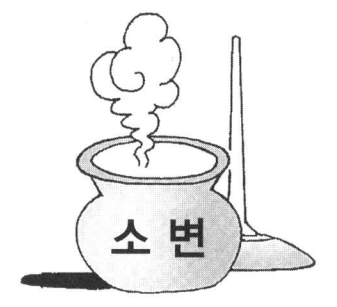

음식물은 소화와 흡수를 거치면 그 찌꺼기가 조박(糟粕)으로 변한다. 이들은 모두 기화 작용의 구체적인 실례이다.

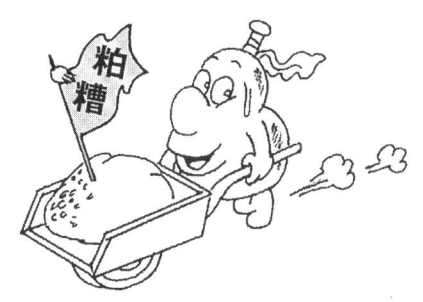

만약 기화 작용이 어긋나면 기, 혈, 진액의 신진대사에 영향을 주고, 음식의 소화와 흡수에도 영향을 주며,

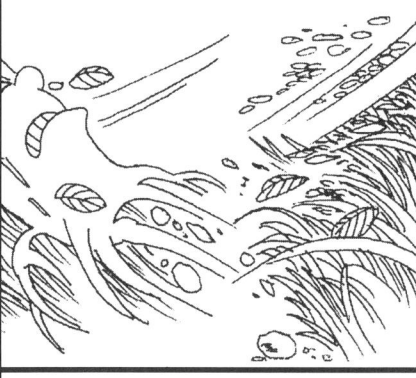

땀과 소변, 대변의 배설에도 영향을 주어, 결과적으로 각종 대사의 이상에 의한 병변이 이루어진다.

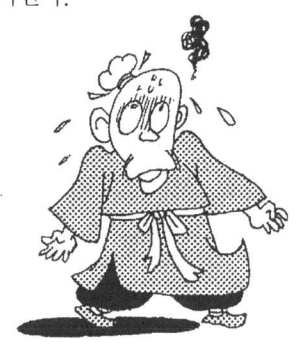

그러므로, 기화의 과정은 실질적으로 체내 여러 요소의 대사 과정인 동시에 물질과 에너지의 전화 과정이기도 하다.

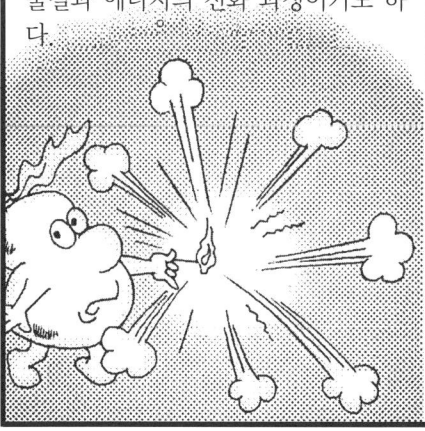

이상의 다섯 가지 기능은 모두 서로 다르지만 생명활동에서 불가결한 요소들로서 서로 협조하며 작용합니다.

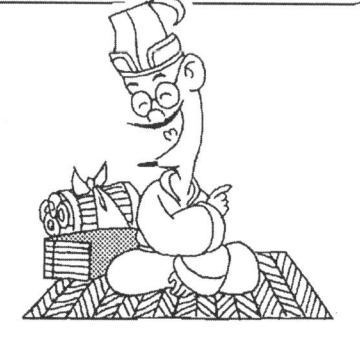

기(氣)의 분포와 분류

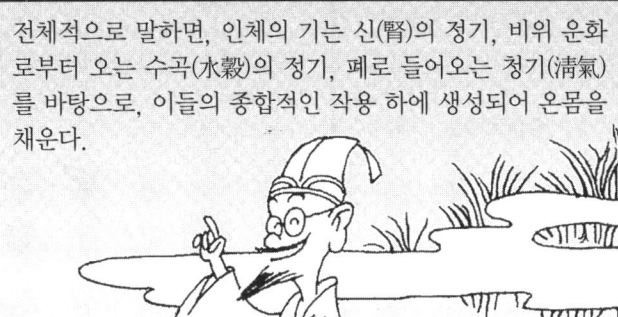

전체적으로 말하면, 인체의 기는 신(腎)의 정기, 비위 운화로부터 오는 수곡(水穀)의 정기, 폐로 들어오는 청기(淸氣)를 바탕으로, 이들의 종합적인 작용 하에 생성되어 온몸을 채운다.

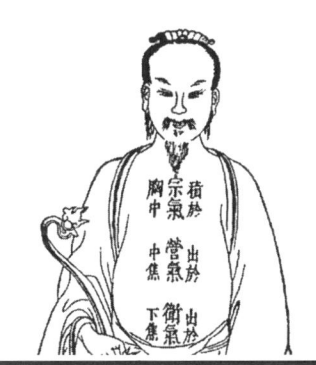

구체적으로 설명하면 인체의 기는 다양한 형태를 갖는데, 그 구성 요소와 분포 위치 및 기능의 특성에 따라 명칭이 다르다.

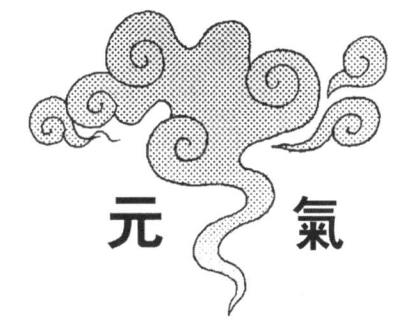

원기(元氣) : 원기 또는 진기(眞氣)는 인체의 가장 기본이 되는 중요한 기로서, 생명활동의 원동력이자 가장 기본적인 물질이다.

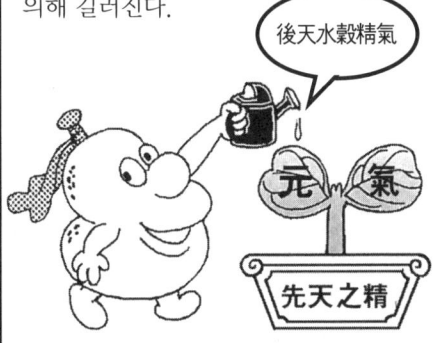

원기는 신(腎)에 갈무리되는 정기를 주체로, 신중(腎中) 정기(精氣)에 의지하여 화생(化生)된다. 이것은 부모의 선천지정(先天之精)을 바탕으로 후천 수곡의 정기에 의해 길러진다.

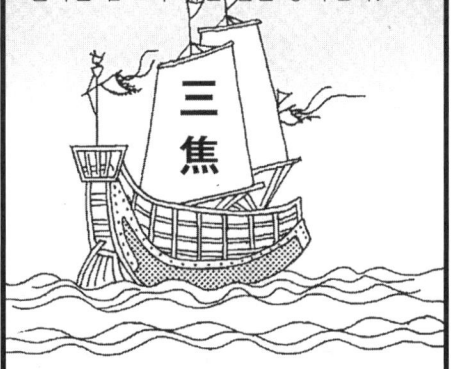

원기는 삼초(三焦)를 통과하여 전신을 유행(流行)한다. 안으로는 장부에 이르고 밖으로는 피부와 살갗에 이르기까지 원기는 삼초가 내는 길을 통과한다.

제4장 기혈진액

기(氣)의 운동과 운동형식

기의 운동을 '기기(氣機)'라고 한다. 기의 운동 형식은 다양하지만 이론적으로는 승강출입(升降出入)의 네 가지 형식으로 간단하게 표현된다.

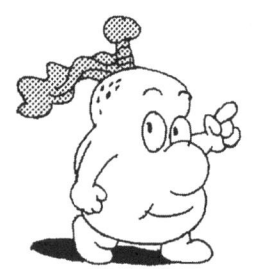
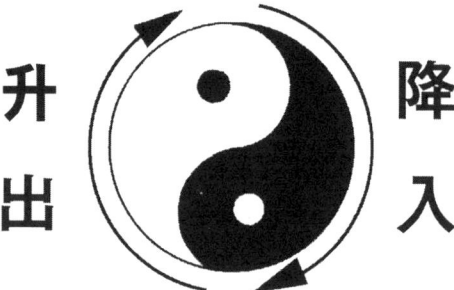

기의 승강이 갑자기 멈추는 것은 생명활동이 끝나는 것을 의미한다.

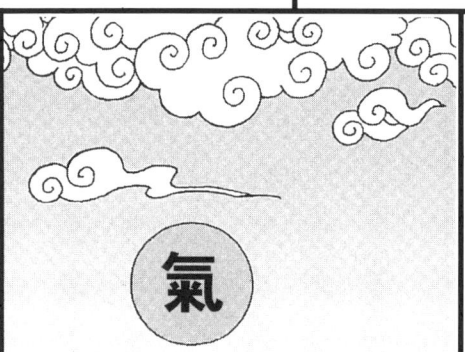

인체의 장부와 경락 등 조직과 기관들은 모두 기의 승강출입이 일어나는 장소이며, 기의 승강출입 운동은 인체 생명활동의 근본이다.

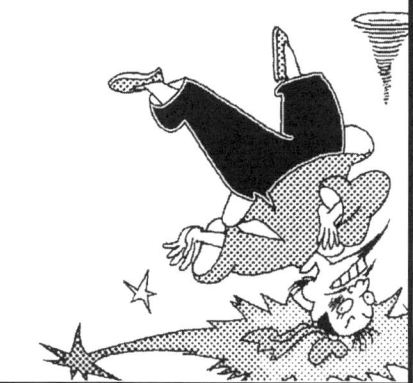

기의 승강출입 운동은 인체 각 부위의 생리활동을 추동하고 일으키는 작용을 할 뿐만 아니라, 장부, 경락 등의 생리활동 중에 구체적으로 드러나게 된다.

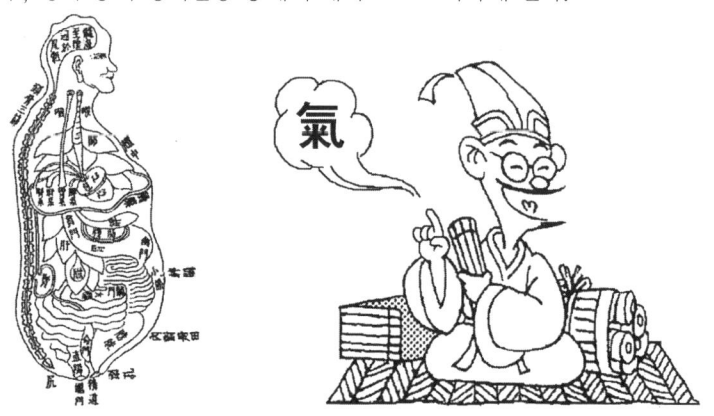

예를 들어, 폐의 호흡 기능으로 보면, 호기(呼氣)는 출(出)이고 흡기(吸氣)는 입(入)이며, 선발(宣發)은 승(升)이고 숙강(肅降)은 강(降)이다.

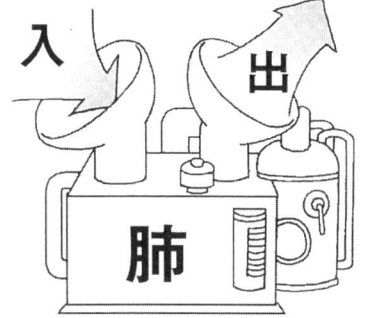

비위(脾胃)와 장(腸)의 소화 기능은, '비주승청(脾主升淸)*, 위주강탁(胃主降濁)*으로써 소화, 흡수, 수포, 배설의 전과정이 개괄된다.

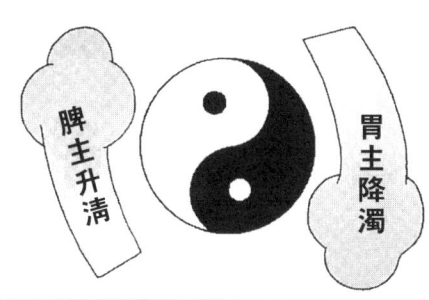

인체 수액의 대사는, 폐의 선발(宣發)과 숙강(肅降), 비위의 운화(運化)와 수포(輸布), 신의 기화(氣化)와 흡청배탁(吸淸排濁)*으로써 전과정이 개괄된다.

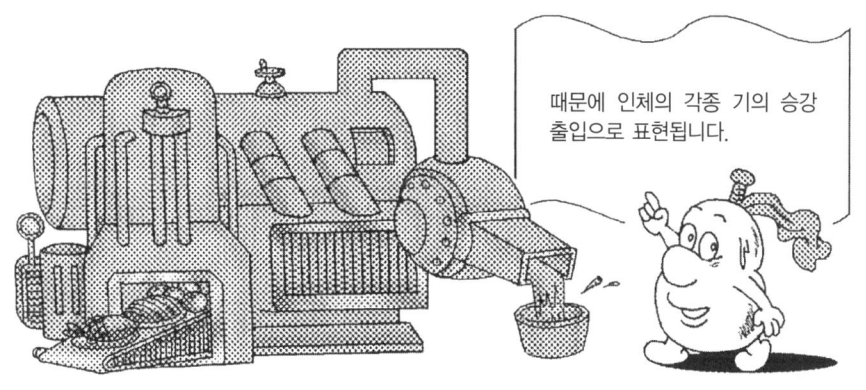

때문에 인체의 각종 기의 승강출입으로 표현됩니다.

기의 승강과 출입은 대립과 통일의 모순적 운동입니다.

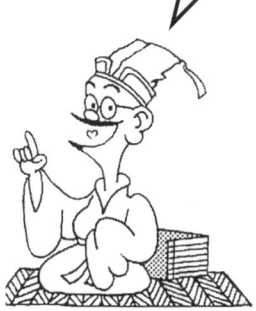

결론적으로 말해서 각각의 생리활동 모두가 승강출입을 갖추고는 있으나 각기 한쪽으로 치우쳐 있음을 알 수 있다. 예를 들어, 간(肝)과 비(脾)는 승(升)을 주관하고 폐(肺)와 위(胃)는 강(降)을 주관한다.

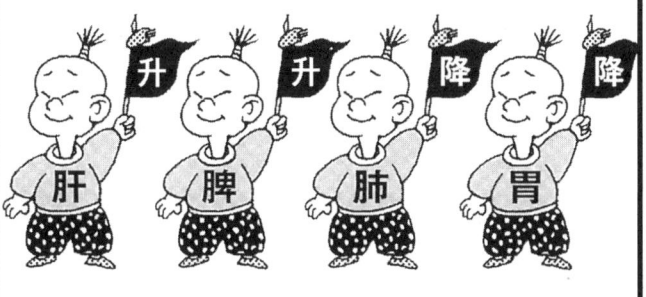

【역주】

비주승청(脾主升淸): 비가 청기를 상승시키는 작용을 하는 것을 말함.
위주강탁(胃主降濁): 위가 탁기를 하강시키는 작용을 하는 것을 말함.
흡청배탁(吸淸排濁): 신이 청기를 받아들이고 탁기를 배설하는 작용이 있음을 말함.

제4장 기혈진액

전체적인 생리활동의 관점에서 보면, 승(升)과 강(降), 출(出)과 입(入) 사이에 협조와 평형이 유지되어야 정상적인 생리활동이 가능하다.

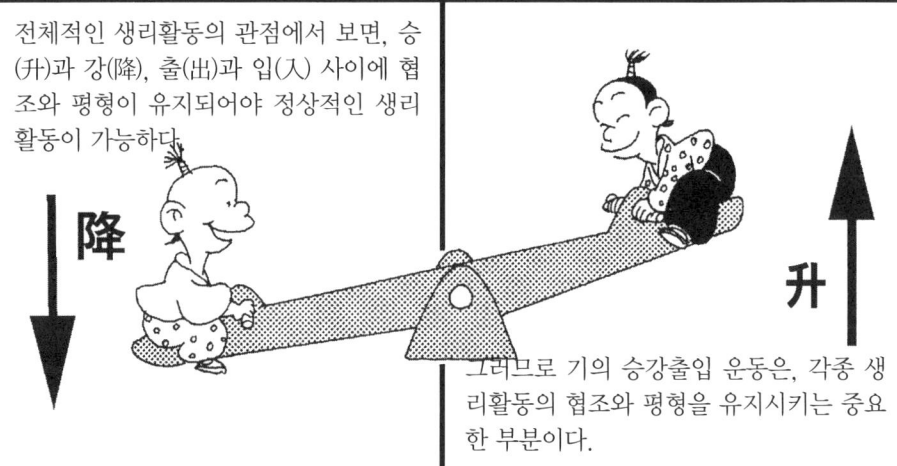

그러므로 기의 승강출입 운동은, 각종 생리활동의 협조와 평형을 유지시키는 중요한 부분이다.

기의 승강출입 운동 사이의 협조와 평형을 '기기조창(氣機調暢)'이라 하며 승강출입의 평형이 어긋난 병리적인 상태를 '기기실조(氣機失調)'라고 한다. 기기실조의 형식에는 여러 가지가 있다.

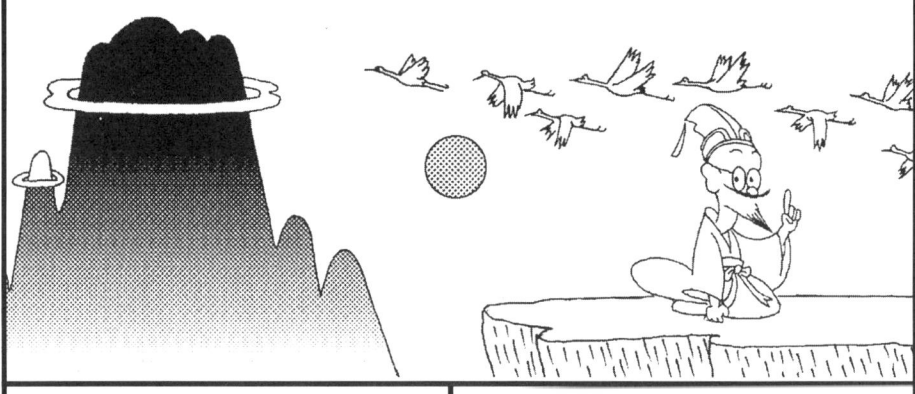

예를 들어, 어떠한 원인으로 기의 승강출입이 막힌 것을 기기불창(氣機不暢)이라 한다.

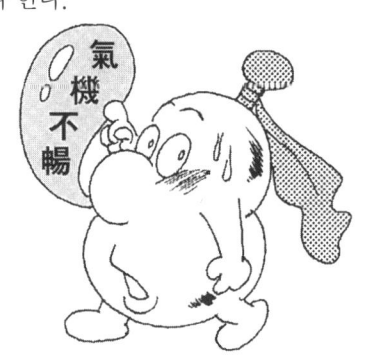

어느 부위에서 기가 막혀 통하지 않는 것을 기체(氣滯)라고 한다.

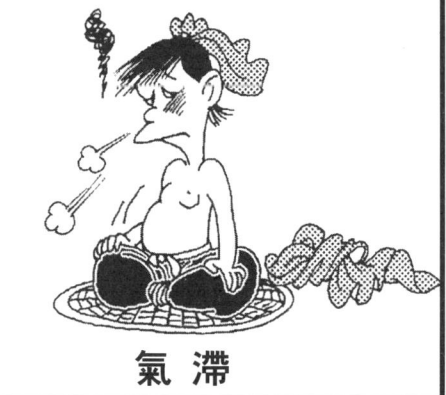

기의 운동과 운동형식

기의 상승이 지나치거나 하강이 부족한 것을 기역(氣逆)이라 한다.

기의 상승이 부족하고 하강이 지나친 것을 기함(氣陷)이라 한다.

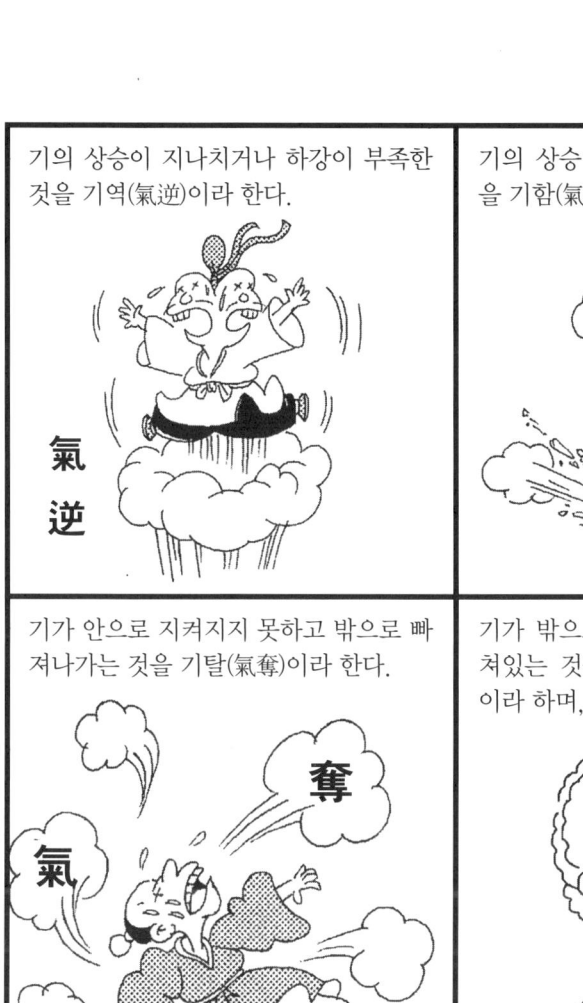

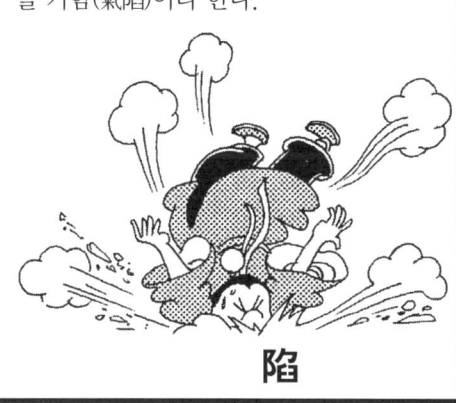

기가 안으로 지켜지지 못하고 밖으로 빠져나가는 것을 기탈(氣奪)이라 한다.

기가 밖으로 도달하지 못하고 안에만 뭉쳐있는 것을 기결(氣結) 또는 기울(氣鬱)이라 하며, 심하면 기폐(氣閉)라 한다.

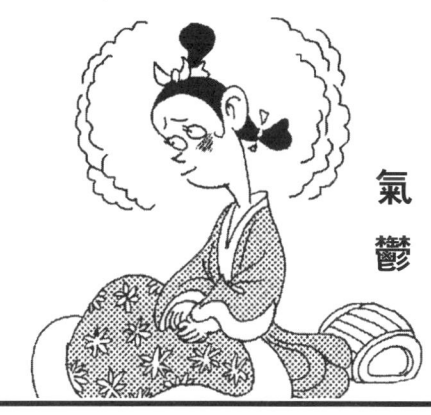

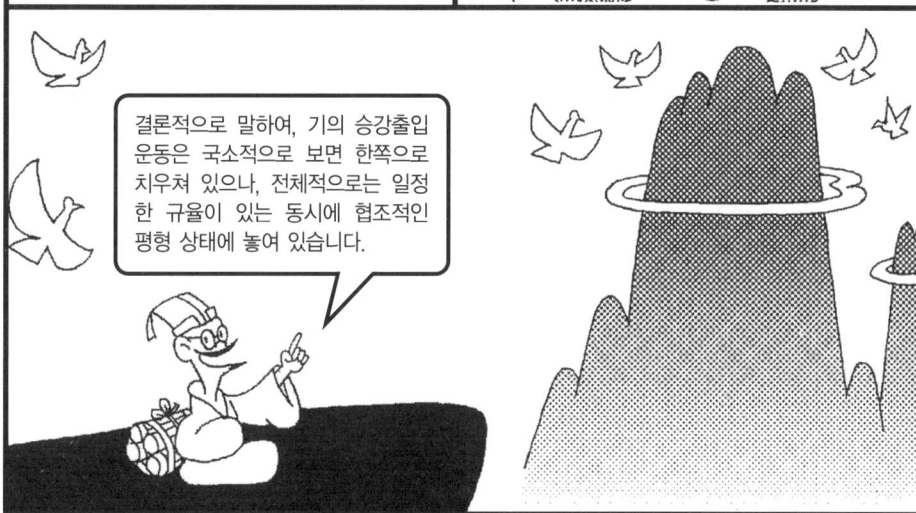

결론적으로 말하여, 기의 승강출입 운동은 국소적으로 보면 한쪽으로 치우쳐 있으나, 전체적으로는 일정한 규율이 있는 동시에 협조적인 평형 상태에 놓여 있습니다.

종기(宗氣)

가슴에 쌓인 기로서 종기가 쌓여있는 장소를 기해(氣海)라 하며, 전중(膻中)이라고도 한다.

종기는 폐가 흡입한 청기와 비위가 운화한 음식 중의 수곡 정기가 결합되어 생성된다.

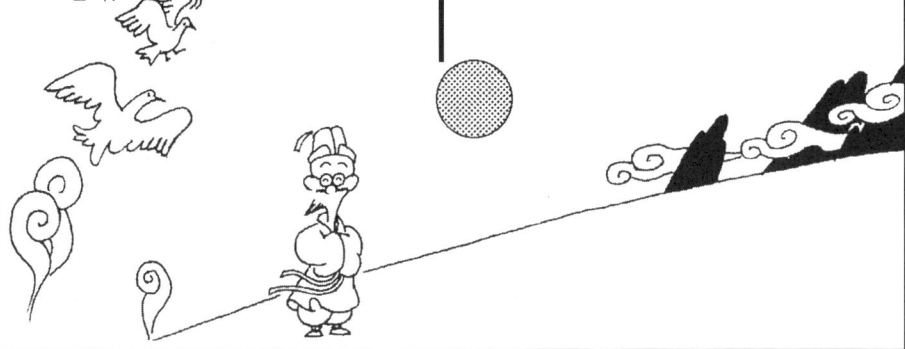

그러므로 폐의 호흡과 장부 운화 기능의 정상 여부는 직접적으로 종기의 성쇠에 영향을 준다.

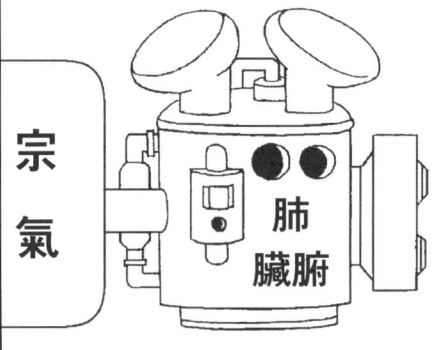

종기는 가슴에 쌓였다가 심폐(心肺)의 맥으로 흘러간다. 종기의 주요 기능은 두 가지다.

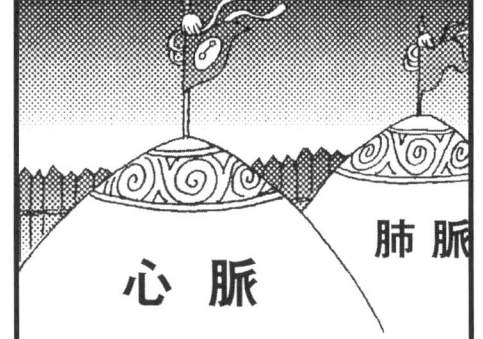

첫째, 기도(氣道)로 가서 호흡을 운행한다. 일반적으로 대화, 발성, 호흡의 강약은 모두 종기의 성쇠와 관련이 있다.

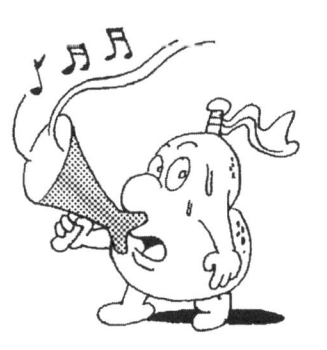

둘째, 심맥(心脈)으로 흘러가 기혈(氣血)을 운행시킨다. 기혈의 운행, 몸의 체온과 활동력, 보고 듣는 감각 능력, 심박동의 강약과 조절 등 역시 종기와 관련이 있다.

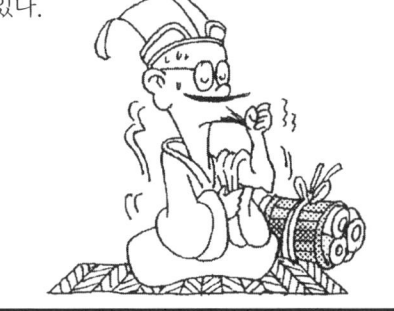

영기(營氣)

혈과 함께 흐르는 맥관(脈官) 내의 영양을 도와주므로 '영기'라고 부른다.

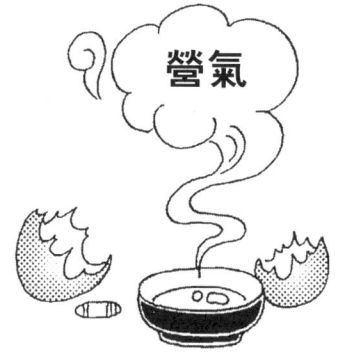

혈과 관계가 밀접하기 때문에 종종 영혈(營血)로 부른다.

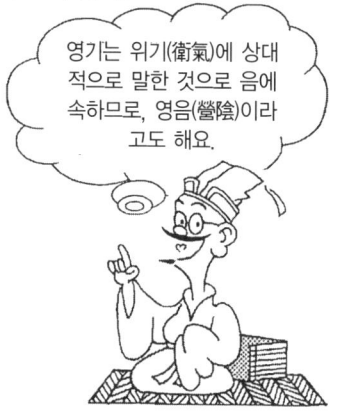

영기는 위기(衛氣)에 상대적으로 말한 것으로 음에 속하므로, 영음(營陰)이라고도 해요.

영기는 주로 비위의 운화에 의해 만들어진 수곡의 정기를 바탕으로 수곡의 정기 가운데 정화(精華)에 의해 생성된다.

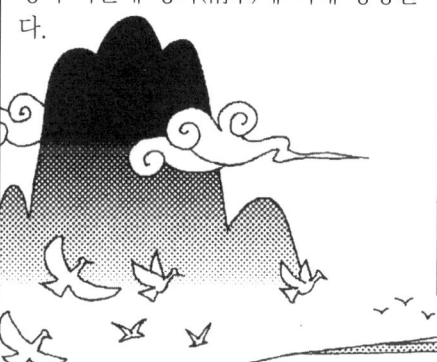

영기는 혈맥 중에 분포되어 혈액의 구성성분을 이루어 상하로 맥을 따라 전신을 운영한다.

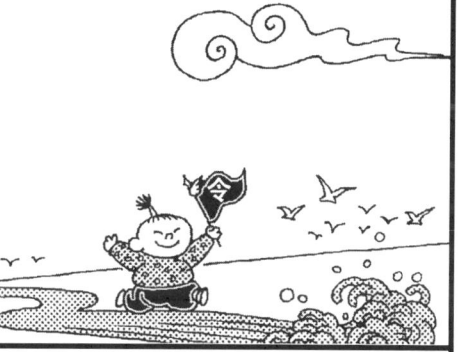

영기의 중요한 생리 기능은 영양(營養)과 화생(化生)의 두 가지로 나타난다. 수곡의 정미로운 기운 중에서 더욱 정화된 것이 영혈(營血)의 주요 요소가 된다. 이것은 장부, 경락 등이 활동하는데 반드시 필요한 요소인 동시에 혈(血)을 구성하는 바탕이기도 하다.

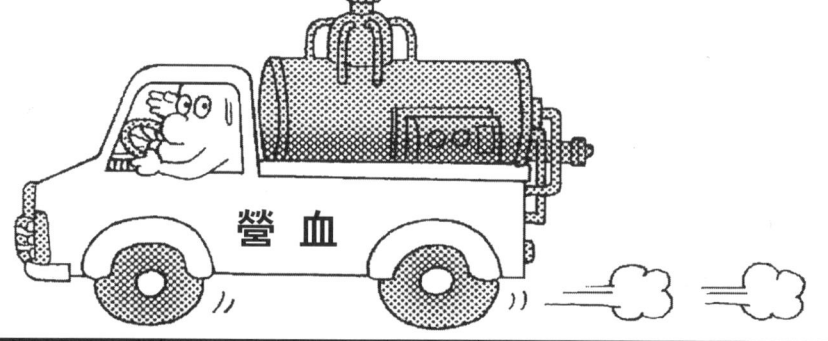

제4장 기혈진액

위기(衛氣) 맥관의 외부를 운행하는 기로서 영기에 상대적인 개념이다. 양에 속하므로 위양(衛陽)이라고도 한다.

위기는 주로 수곡의 정기로부터 화생한 것인데 사납고 빠르며 잘 통과하는 성질을 가지고 있어서 활동성이 강하며 신속하게 움직인다.

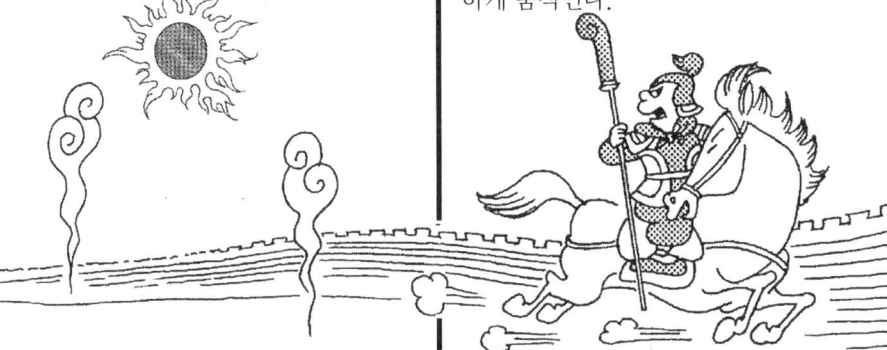

맥관의 통제를 받지 않고 바로 피부와 분육(分肉)의 사이를 운행하며 황막(肓膜)*에서 덥혀져서 가슴과 배로 흩어진다.

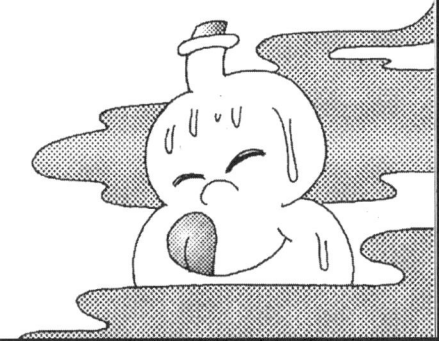

위기의 주요 생리 기능은 세 가지이다. 첫째, 체표를 보호하여 사기(邪氣)가 침입하는 것을 방어한다.

둘째, 장부와 피육(皮肉), 피모(皮毛) 등을 따뜻하게 길러준다.

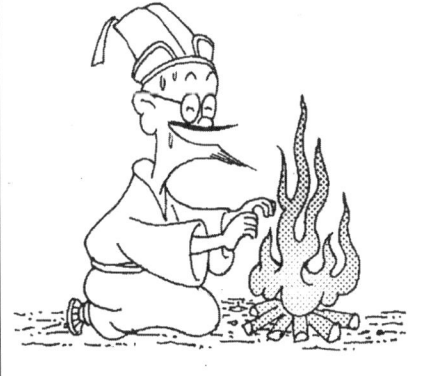

셋째, 피부의 열고 닫히는 것과 땀의 배설 등을 조절하여 체온을 일정하게 유지한다.

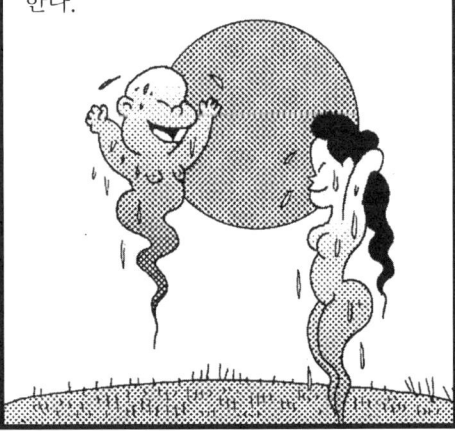

【역주】

황막(肓膜) : 복부 깊숙한 곳에 위치하며 복막과 비슷한 형태를 가진 것으로 우리 몸의 아래에서 양기가 모여져서 올라오는 출발점이다. 여기서는 단전의 의미와 비슷하다.

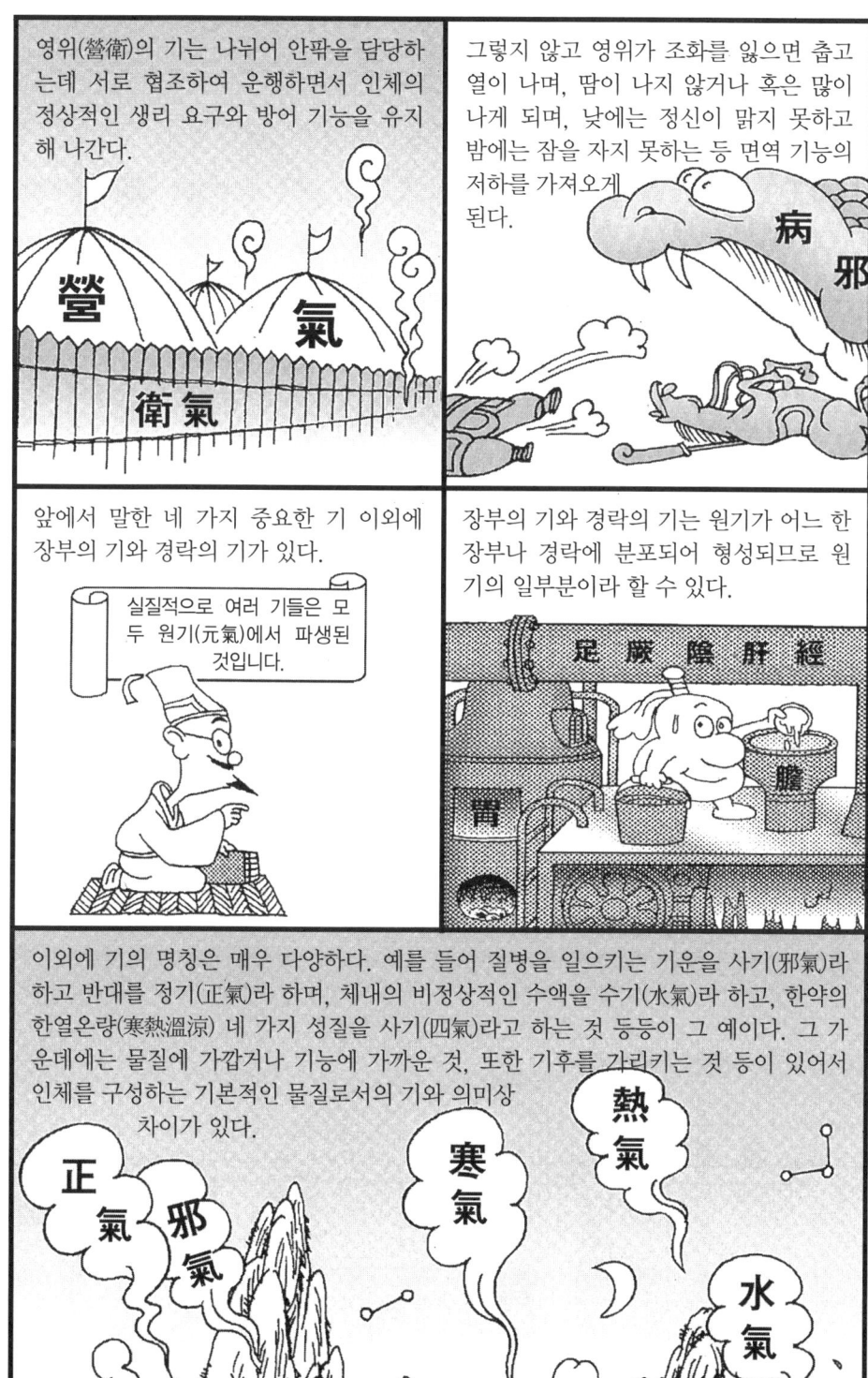

영위(營衛)의 기는 나뉘어 안팎을 담당하는데 서로 협조하여 운행하면서 인체의 정상적인 생리 요구와 방어 기능을 유지해 나간다.

그렇지 않고 영위가 조화를 잃으면 춥고 열이 나며, 땀이 나지 않거나 혹은 많이 나게 되며, 낮에는 정신이 맑지 못하고 밤에는 잠을 자지 못하는 등 면역 기능의 저하를 가져오게 된다.

앞에서 말한 네 가지 중요한 기 이외에 장부의 기와 경락의 기가 있다.

실질적으로 여러 기들은 모두 원기(元氣)에서 파생된 것입니다.

장부의 기와 경락의 기는 원기가 어느 한 장부나 경락에 분포되어 형성되므로 원기의 일부분이라 할 수 있다.

이외에 기의 명칭은 매우 다양하다. 예를 들어 질병을 일으키는 기운을 사기(邪氣)라 하고 반대를 정기(正氣)라 하며, 체내의 비정상적인 수액을 수기(水氣)라 하고, 한약의 한열온량(寒熱溫涼) 네 가지 성질을 사기(四氣)라고 하는 것 등등이 그 예이다. 그 가운데에는 물질에 가깝거나 기능에 가까운 것, 또한 기후를 가리키는 것 등이 있어서 인체를 구성하는 기본적인 물질로서의 기와 의미상 차이가 있다.

제4장 기혈진액

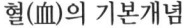
혈(血)의 기본개념

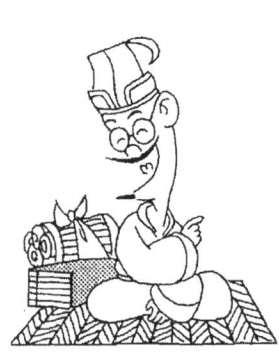

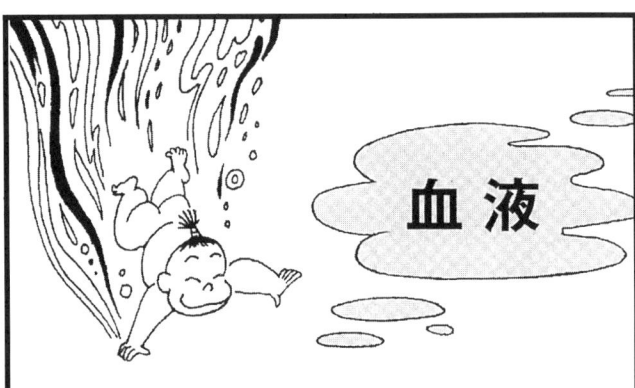

혈은 인체의 생명활동을 유지하는 기본 요소 중의 하나로 영양하고 자윤(滋潤)하는 기능이 매우 강하다.

혈은 반드시 맥을 통해 운행되어야 생리적 효과를 발휘할 수 있다. 만약 혈이 맥 밖으로 넘쳐 나오면 출혈이 되며, '경(經)을 이탈한 혈'이라고도 말한다. 맥은 혈액이 밖으로 빠져나오는 것을 막아주므로 '혈부(血府)'라고 부른다.

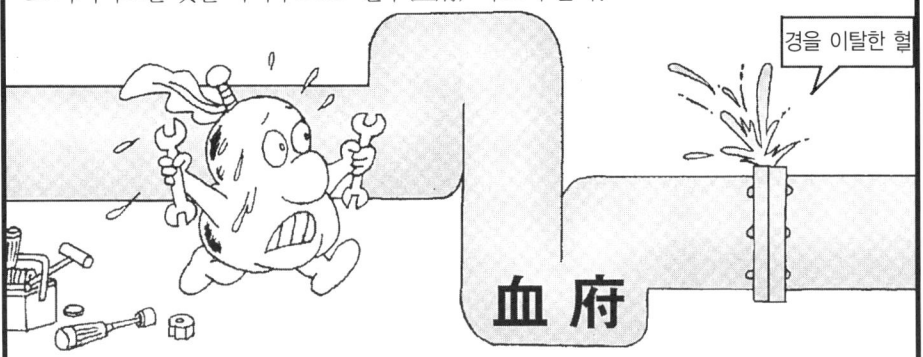

① **혈의 생성**: 혈은 주로 영기와 진액으로 만들어진다. 영기와 진액은 모두 섭취한 음식물이 비와 위의 소화, 흡수 과정을 거쳐 생성된 수곡의 정미이다. 때문에 비와 위가 기혈을 생화하는 근원이라고 말한다.

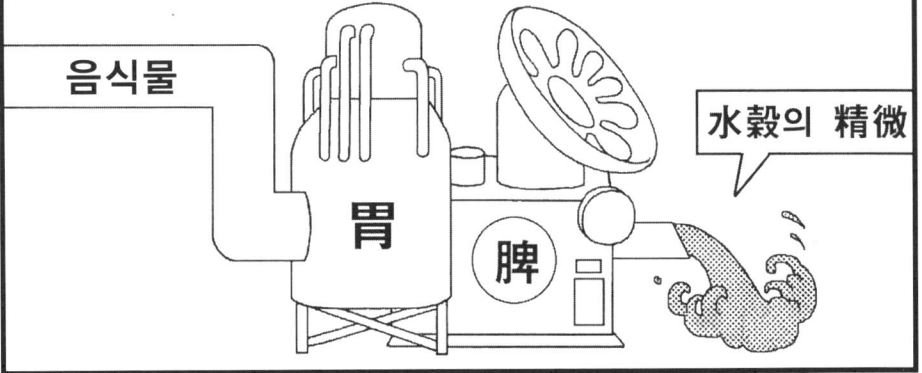

혈의 기본개념

비위 운화 기능의 강약은 혈의 생성에 직접적으로 영향을 미친다.

장기적으로 영양의 섭취가 부족하거나 오래도록 비위의 운화기능에 이상이 있으면, 혈액의 생성에 영향이 미치어 혈허(血虛)의 병리적인 변화가 이루어진다.

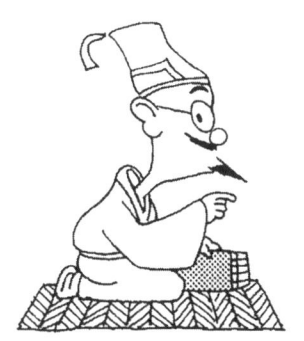
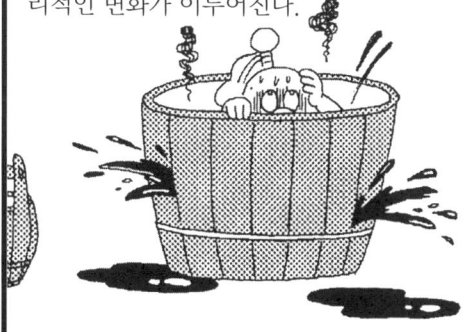

이외에 정(精)과 혈 사이에는 서로 길러주고 전화(轉化)하는 관계가 있다. 정은 신(腎)에 저장되고 혈은 간(肝)에 저장되는데, 신에 정기가 충만하면 간이 자양을 받아 혈이 잘 만들어지고, 간에 저장된 혈의 양이 충만하면 신이 정을 저장할 수 있다. 정과 혈은 그 근원이 같다는 말이 이것이다.

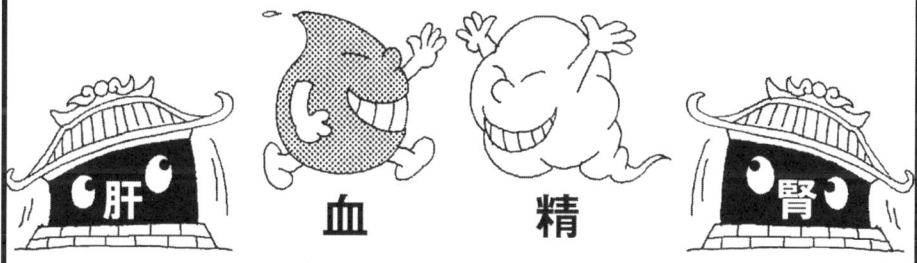

② **혈의 기능** : 혈은 맥 속을 쉬지 않고 운행하여 온몸의 각 장부에 영양을 주고 자윤함으로써 전체적인 생리 기능을 유지하게 해준다.

구체적으로, 얼굴에 혈색이 돌고 윤택하며 피부가 팽만하면서 모발에 윤기가 있고 감각과 운동이 영활해지는 것으로 나타난다.

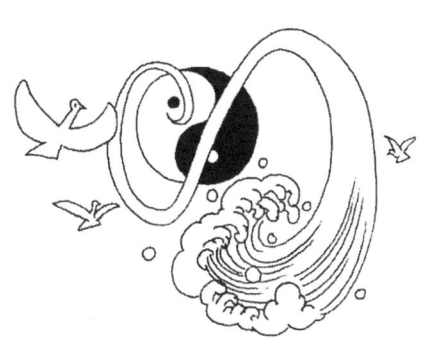
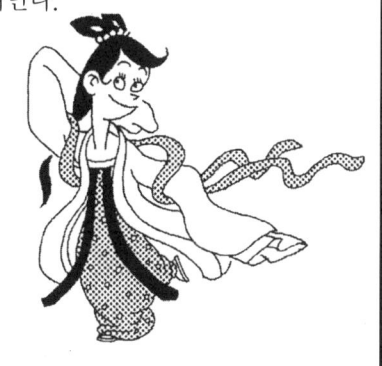

제4장 기혈진액

만약 혈의 생성이 부족하거나 오래도록 과도하게 소모되어 혈의 기능이 약해지면 전신이나 국부에 혈허의 병리 변화가 나타나게 된다. 머리가 아찔하고 눈이 침침하며 얼굴빛이 창백하거나 누러며 모발이 건조해지고 살이 마르며 손발 끝에 마목감이 오는 등의 증상이 그것이다.

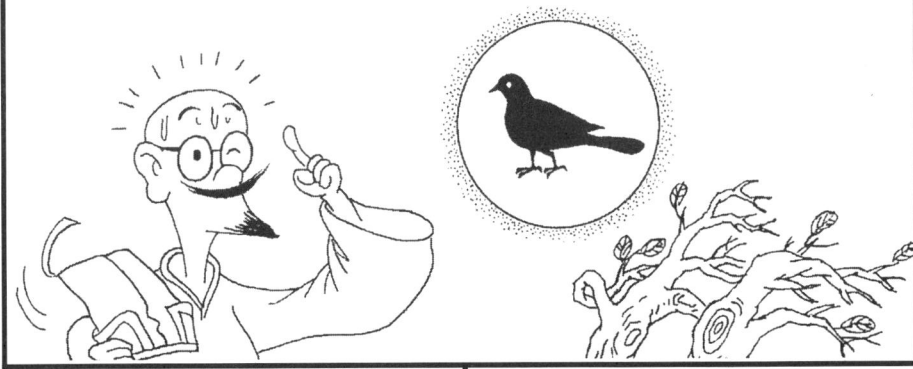

혈은 정신활동의 중요한 물질적인 기초이기도 하므로 혈이 부족해지거나 열을 받거나 정상적인 경로를 벗어나면 정신 활동의 감퇴를 가져오게 된다.

이렇게 되면 건망(健忘), 다몽(多夢), 실면(失眠), 번조(煩躁) 등의 증상이 나타나고, 심하면 정신이 어지러워지면서 가슴이 불안하게 두근거리다가 심지어 헛소리를 하면서 혼미해져 정신을 잃어버리는 상황이 나타나기도 한다.

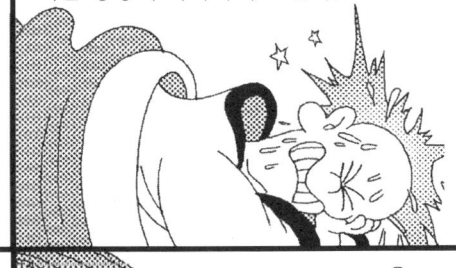

③ 혈의 운행 : 혈은 음에 속하여 고요하므로, 그 운행도 주로 기의 추동에 의하여 이루어지며 또한 기에 의하여 고섭된다.

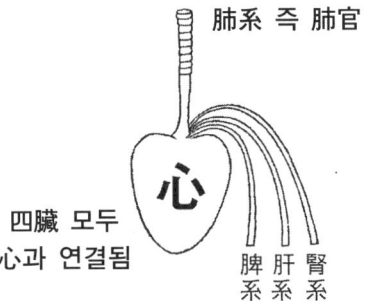

심장의 박동은 혈액의 운행을 추동한다.

혈이 운행하는 맥관은 상대적으로 밀폐된 도관(道官) 계통으로서, 혈과 영기가 그 속으로 순행, 운동하며 수곡의 정기가 그중에 섞여 있다.

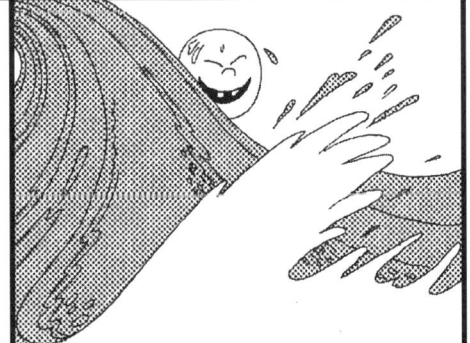

혈의 기본개념

《의학입문醫學入門》중에, "심(心)이 움직이면 바로 혈이 모든 경맥을 운행한다."고 하였다. 그밖에 혈이 정상적으로 순행하기 위해서는 다른 장부의 생리 기능의 협조와 평형의 도움을 받아야 한다.

예를 들어, 폐의 선발(宣發)과 여러 맥을 조회(朝會)하는 기능 그리고 간의 소설(疏泄) 작용 등은 혈의 운행을 추동하고 촉진하는 중요한 요소이다.

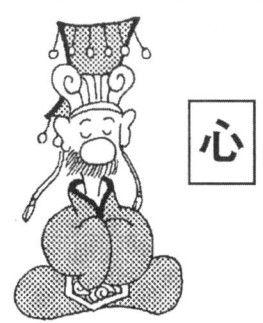
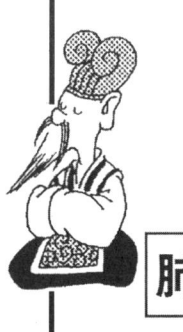
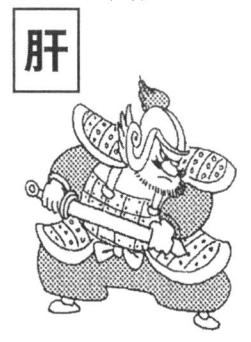

비의 혈을 통섭(統攝)하는 기능과 간의 혈을 저장하는 기능은 혈액의 고섭에 있어 중요한 요소이다.

그밖에 맥도(脈道)가 잘 통하지 않거나 혈이 차거나 뜨거우면 혈의 운행에 직접적인 영향을 준다.

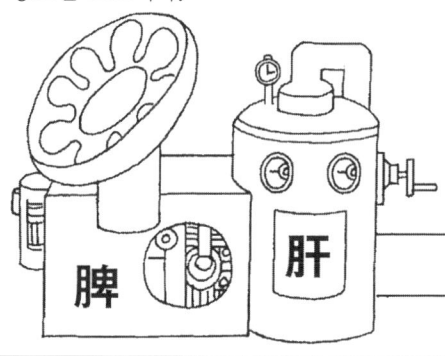
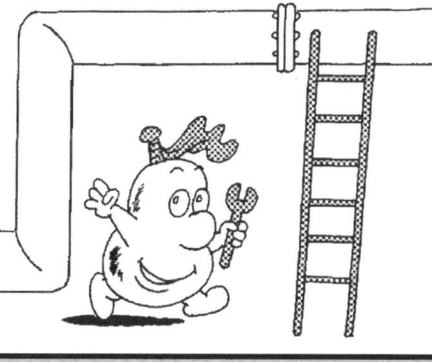

《황제내경 소문》〈조경론(調經論)〉에서는 "혈기(血氣)는 따뜻한 것을 좋아하고 찬 것을 싫어하니, 차가우면 막혀서 통하지 못하고 따뜻하면 녹아서 흘러간다."라고 하였다.

혈의 고섭 작용이 감퇴되면 혈의 운행이 빨라져서 출혈이 초래되며, 반대로 고섭 작용이 지나치면 혈의 운행이 느려져서 어혈(瘀血) 등의 병리적인 변화가 출현한다.

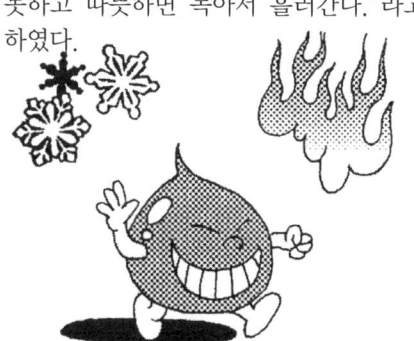
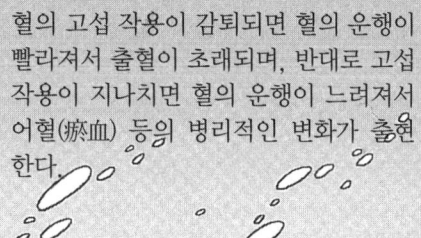
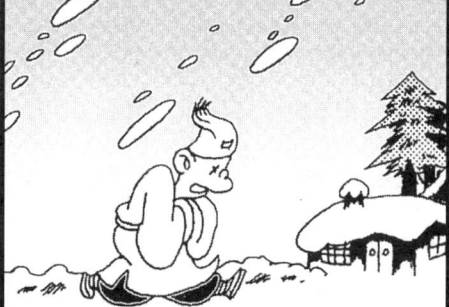

제4장 기혈진액

진액(津液)의 기본개념

진액은 우리 몸 전체 정상적인 수액(水液)의 총칭으로서, 각 조직 기관 내의 수액과 정상적인 분비물을 포괄한다. 기나 혈과 함께 인체의 생명활동을 유지하는 기본적인 요소에 해당한다.

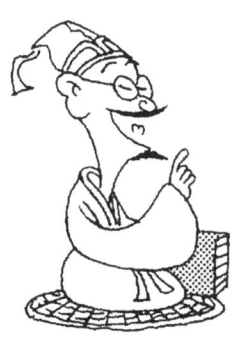
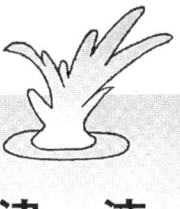

진(津)과 액(液)은 똑같이 수액에 속하는데, 모두 음식을 바탕으로 만들어져서 비위의 운화 기능에 의하여 생성된다.

진과 액은 그 성상과 기능 및 분포 부위가 같지 않아서 일정한 구별이 있게 된다.

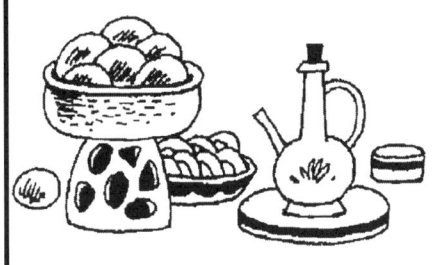
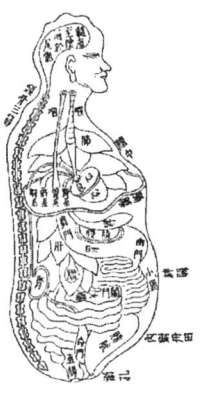

일반적으로, 성질이 비교적 가볍고 투명하며 쉽게 흘러 다녀서 피부, 기육(肌肉)과 공규(空竅)로 퍼지며 혈맥으로 들어가 자윤 작용을 하는 것을 진(津)이라 한다.

성질이 비교적 진하며 유동성이 작고 골절(骨節), 장부(臟腑), 뇌수(腦髓) 등으로 들어가 적시고 자양해주는 작용을 하는 것을 액(液)이라 한다.

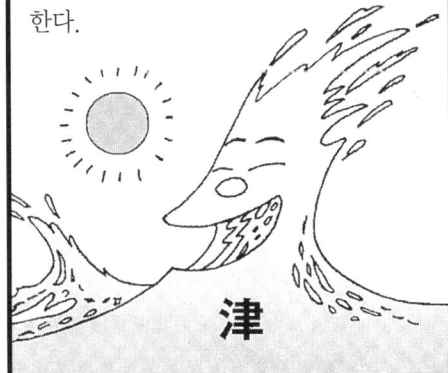
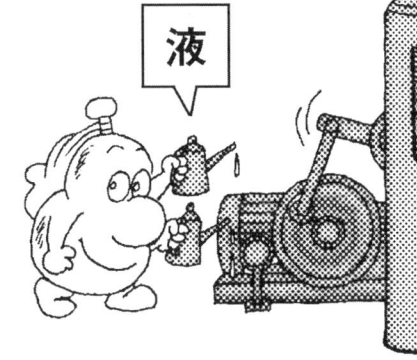

진과 액은 서로 전화(轉化)하기 때문에 항상 병칭된다.

단, '상진(傷津)]과 '탈액(脫液)'의 병리적인 변화가 발생했을 때에는, 변증논치(辨證論治)를 시행함에 있어 반드시 더욱 구별해야 한다.

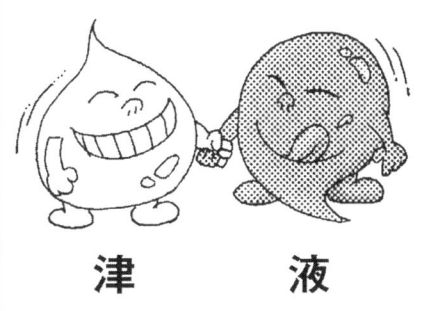
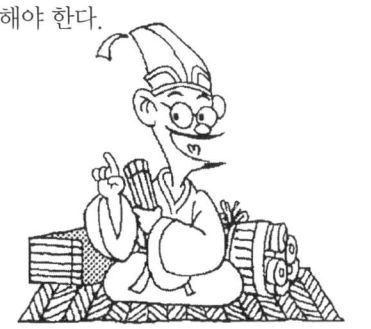

진액(津液)의 생성(生成), 수포(輸布), 배설(排泄)

진액의 생성은, 음식물에서 정기(精氣)를 뽑아내는 위의 작용과 수곡의 정미에서 청탁(淸濁)을 분별하여 맑은 것을 비로 수포하는 소장의 작용을 거쳐 이루어진다.

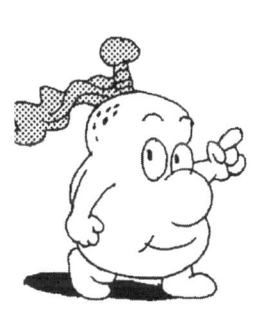
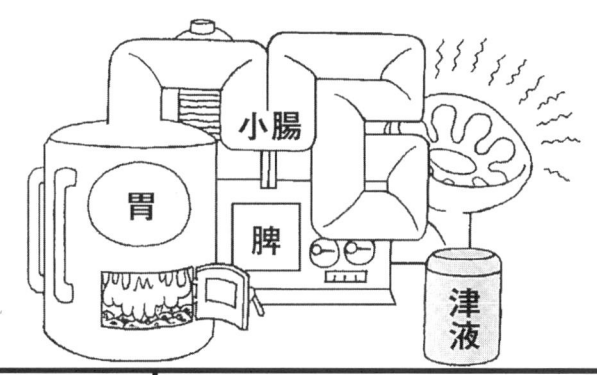

진액의 수포와 배설은, 비(脾)의 운화, 폐(肺)의 선발(宣發)과 숙강(肅降) 및 신(腎)의 기화 작용을 거친 후 삼초(三焦)를 통하여 전신으로 수포됨으로써 이루어진다.

비가 진액을 수포하는 작용이 바로 '위를 위해 진액을 돌림[爲胃行其津液]'이다. 그런 다음에 비는 경맥을 통하여 진액을 사방(四芳)으로 관개(灌漑)하는 한편 진액을 폐로 올려 보낸다.

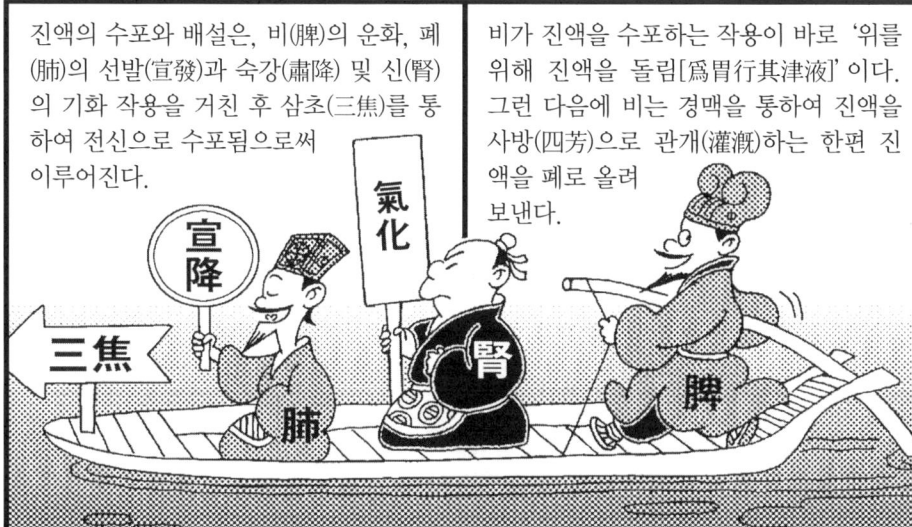

제4장 기혈진액

폐가 진액을 수포하고 배설하는 작용을 '통조수도(通調水道)'라고 말한다. 폐는 선발 작용을 통하여 진액을 체표로 수포함으로써 영양과 자윤의 작용을 발휘하게 된다.

진액은 대사 과정을 거치면 땀이 되어 밖으로 나갑니다.

진액이 폐의 작용을 거치고 아래로 신(腎)과 방광으로 전달되면 마지막에 소변이 되어 밖으로 배출된다. 그밖에 폐는 호흡을 통하여 많은 양의 수분을 밖으로 배출한다.

폐의 선발숙강과 통조수도가 진액의 수포와 배설에 중요한 작용을 하는 거에요!

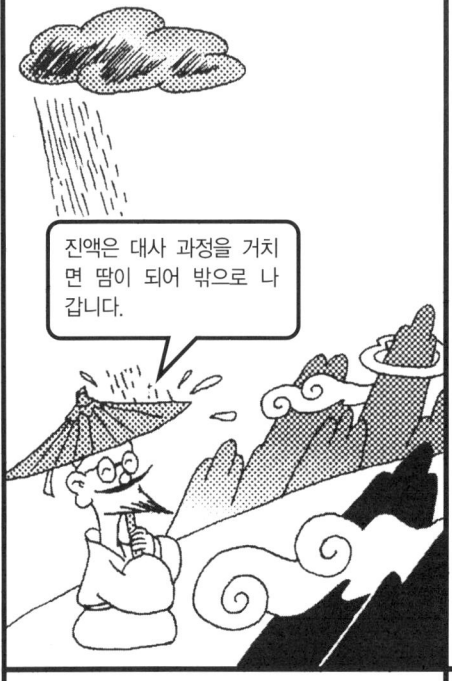
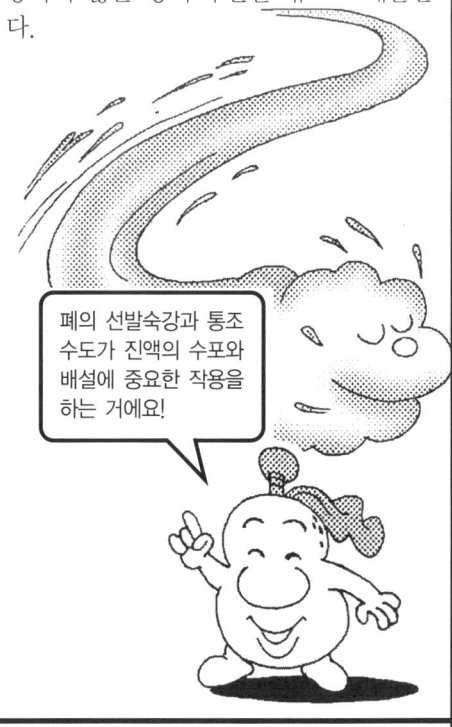

신(腎)이 진액을 주관하는 작용은 주로 정기(精氣)를 저장하는 것으로 표현된다. 신정(腎精)은 우리 몸의 기 순환과 기화 작용의 중요한 원동력이다.

위의 정기를 뽑아내는 작용과 비의 정기를 수포하는 작용, 그리고 폐의 수도를 통조하는 작용에서 소장의 청탁을 분별하는 작용에 이르기까지, 전 과정이 신의 기화 작용에 의지하여 실현된다.

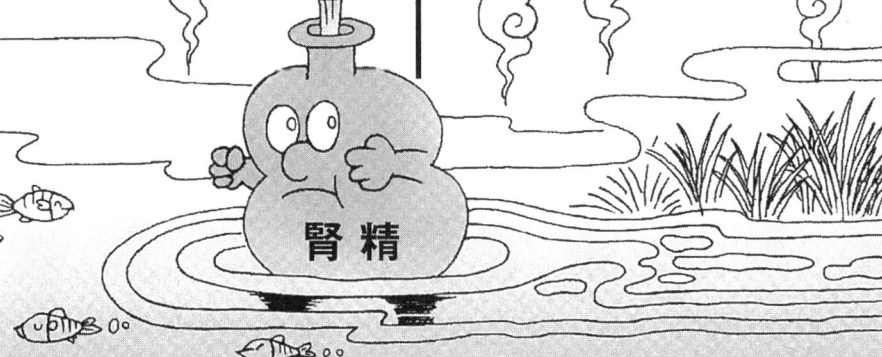

전신의 진액은 최종적으로 신(腎)의 훈증(熏蒸)과 기화(氣化) 작용을 거쳐야 그 가운데 맑은 것이 위로 상승하여 전신으로 퍼지며,

탁한 것은 아래로 내려가서 소변이 되어 방광(膀胱)으로 들어간다. 소변의 배설은 실질적으로 전신 진액의 평형을 조절한다.

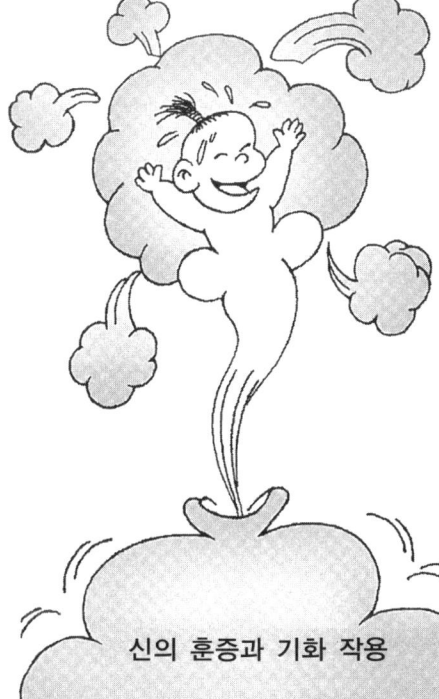

신의 훈증과 기화 작용

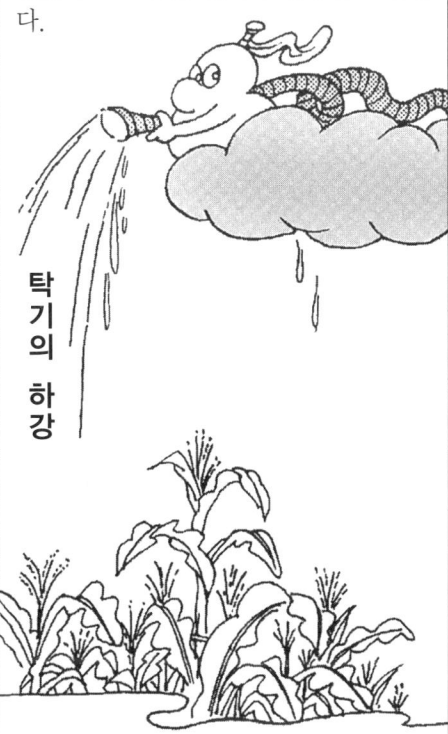

탁기의 하강

총괄적으로 말하면, 기(氣)의 병변이건 장부(臟腑)의 병변이건 모두 진액의 생성과 수포, 배설에 영향을 주어 진액 대사의 평형을 파괴할 수 있다. 그렇게 되면 진이 상하거나 액이 빠져나가는 등의 진액이 부족한 병리적인 변화가 나타나거나 안으로 수기(水氣)나 습담(濕痰), 음(飮) 등과 같은 진액 순환장애나 수액의 정체에 따른 적취(積聚)와 같은 병리적인 변화가 나타난다.

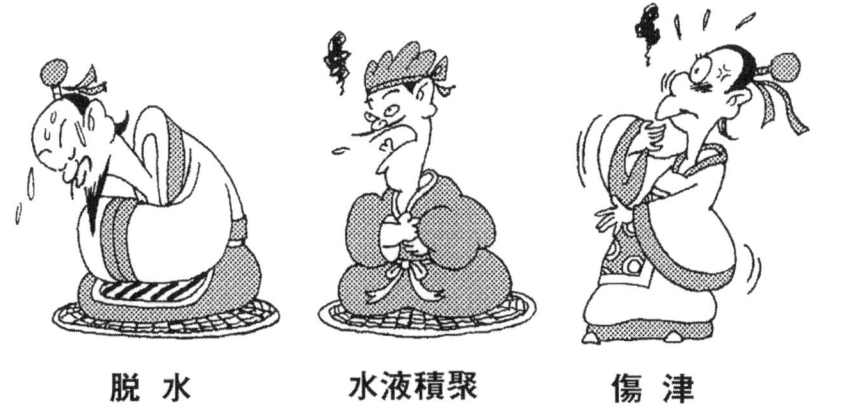

脫水 水液積聚 傷津

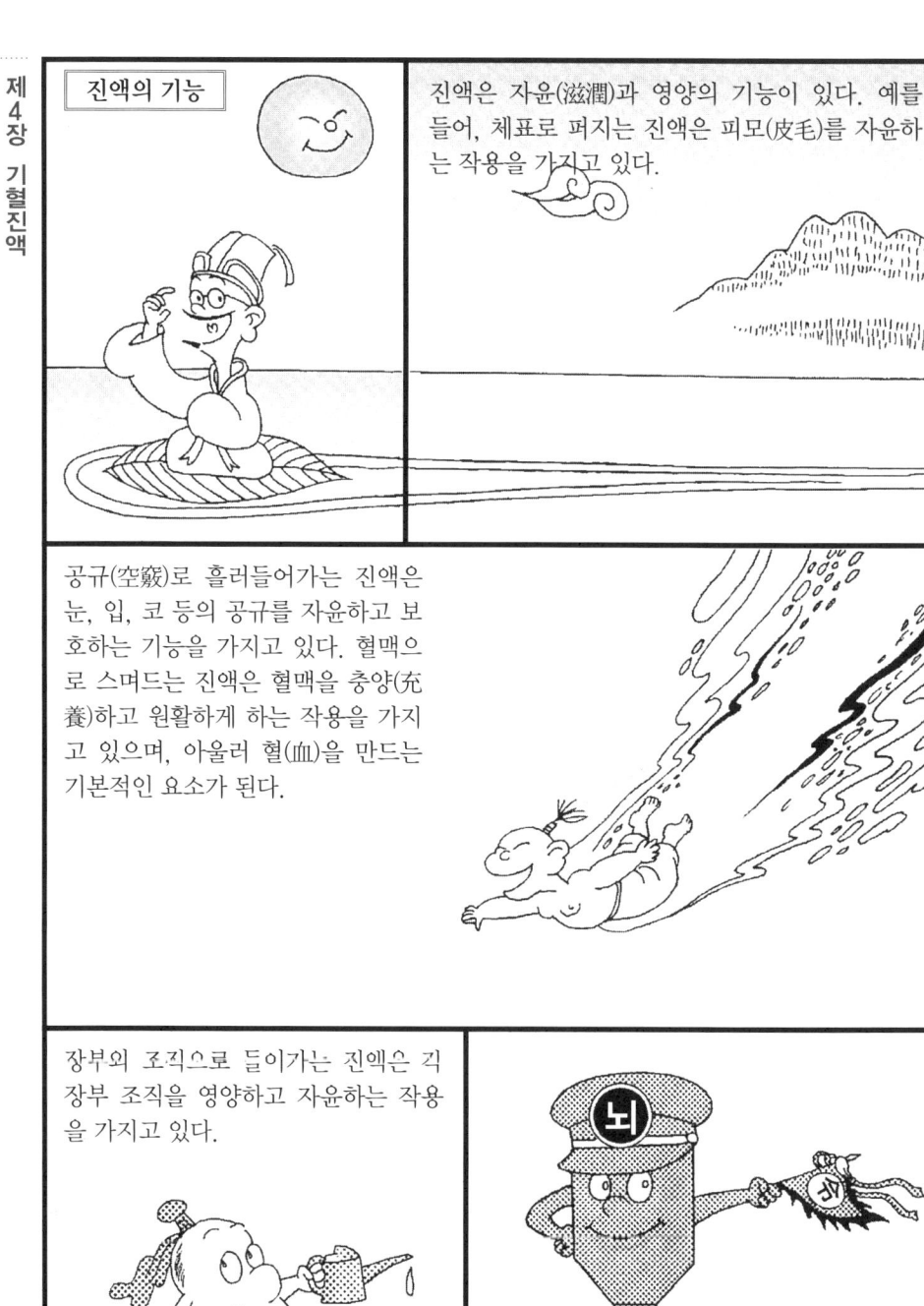

진액의 기능

진액은 자윤(滋潤)과 영양의 기능이 있다. 예를 들어, 체표로 퍼지는 진액은 피모(皮毛)를 자윤하는 작용을 가지고 있다.

공규(空竅)로 흘러들어가는 진액은 눈, 입, 코 등의 공규를 자윤하고 보호하는 기능을 가지고 있다. 혈맥으로 스며드는 진액은 혈맥을 충양(充養)하고 원활하게 하는 작용을 가지고 있으며, 아울러 혈(血)을 만드는 기본적인 요소가 된다.

장부와 조직으로 들어가는 진액은 각 장부 조직을 영양하고 자윤하는 작용을 가지고 있다.

뼈로 들어가는 진액은 골수와 뇌수를 충양하고 자윤하는 작용을 가지고 있다.

기혈진액의 상관관계

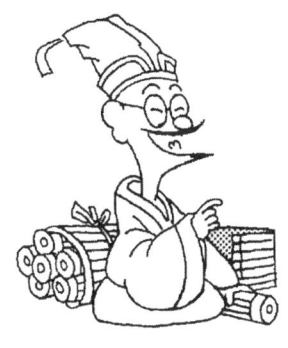

앞서 설명한 것을 종합하면 세 가지 사이의 밀접한 관계를 이해하기가 어렵지 않다. 기, 혈, 진액은 모두 음식의 정미로운 기운에서 만들어졌으며 기능적으로 서로 도움을 주고 있다.

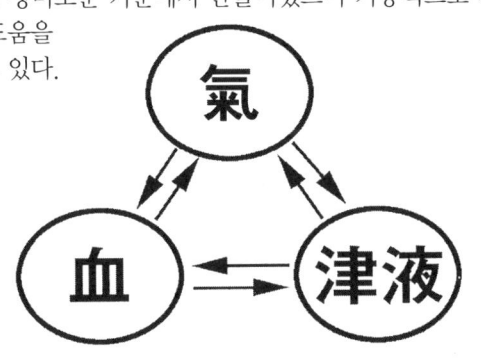

진액은 중초(中焦)를 거쳐 혈(血)로 바뀌고 오장(五臟)을 거쳐 오액(五液)으로 바뀐다. 그리고 나서 혈액과 진액은 함께 전신을 운행하면서 생명활동을 유지하게 된다.

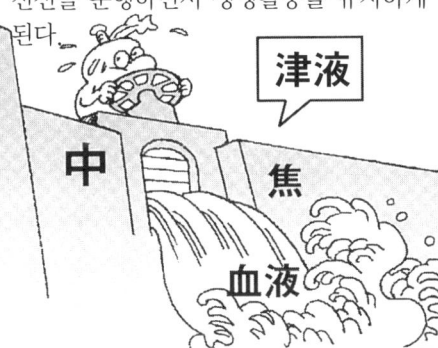

그러므로 진액의 손상은 기혈의 휴손(虧損)을 가져오며 마찬가지로 기혈의 휴손은 진액의 부족을 야기하게 된다.

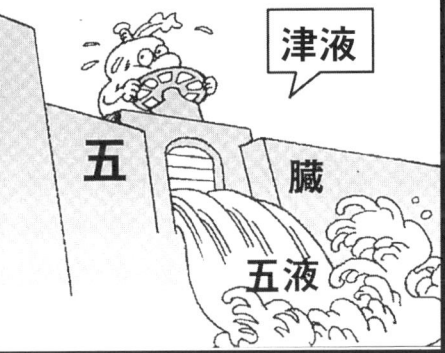

만약 임상에서, 땀이 많이 났거나, 심하게 토했거나, 과도하게 설사를 한 경우, 또는 온병(溫病)*으로 진액이 갑자기 손실된 경우에는, 기운이 없고 맥이 가늘며 가슴이 두근거리고 손발이 싸늘해지는 등 기혈휴손의 증후가 나타나게 된다.

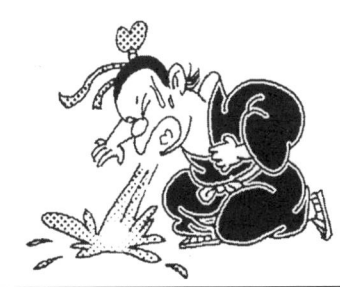

피를 많이 흘린 환자에게서 구갈(口渴), 소변양 감소, 배변 곤란 등의 진액 결핍 증상이 흔하게 나타나는 것을 보면, 기, 혈, 진액이 서로 밀접한 관련을 맺고 있음을 알 수 있다.

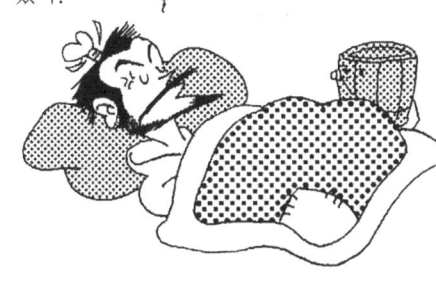

【역주】

온병(溫病) : 따뜻한 기운이 몸 안에 잠복되었다가 기후 변화에 따라 발생하는 병으로서 주로 열 증상이 많이 나타난다.

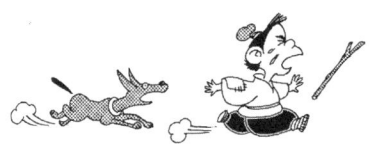

제5장

한의학의 병인학설(病因學說)

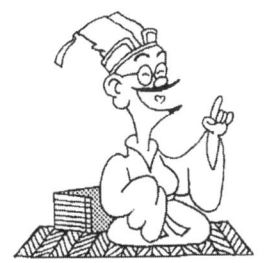

제5장 한의학의 병인학설

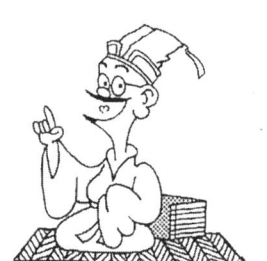

사람이 병에 걸리고 나타나는 여러 증상들은 어떤 원인에 의해 발생된 것입니다. 이것이 바로 병인(病因)입니다.

육감육음(六感六淫)

일반적으로 한의학에서는 병인을 사(邪) 또는 사기(邪氣)라고 한다. 예를 들어, 외부의 풍(風)에 상하여 머리가 아프고 추우며 열이 나고 바람을 싫어하며 온몸이 불편한 증상이 나타나면 이를 풍사(風邪)를 받았다고 말한다.

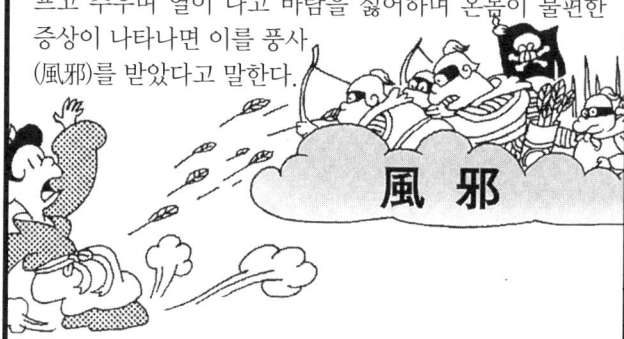

질병은 다양한 원인으로 발생한다. 송대(宋代)의 명의 진무택(陳無擇)은 이를 세 가지로 분류하였으니, 곧 삼인학설(三因學說)이다. 그는 풍한서습조화(風寒暑濕燥火) 등 육음(六淫)의 외사(外邪)가 밖에서 침입하여 병을 일으키는 경우를 외인(外因)이라 하였다.

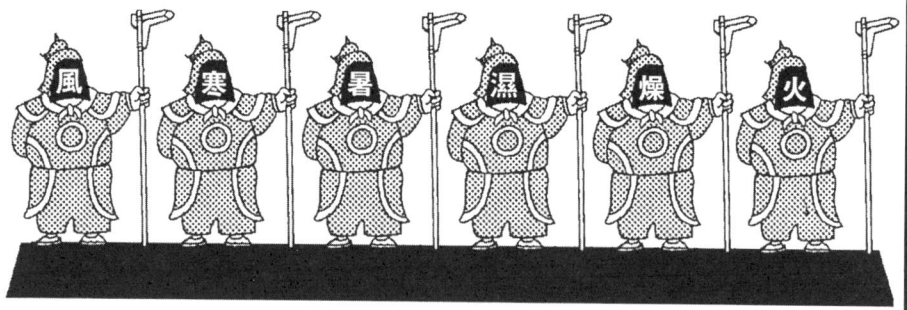

외인은 실제로는 자연계에서 기후가 변화하는 현상으로서, 정상적일 경우에는 육기(六氣)라 하여 일정한 규율에 따른다. 예를 들어, 일년 중에서 봄에는 따뜻하고 부드러운 바람이 불며, 여름에는 무덥고 뜨거우며, 장하(長夏)에는 습기가 많으며, 가을에는 건조하고 쌀쌀하며, 겨울에는 얼어붙고 춥다.

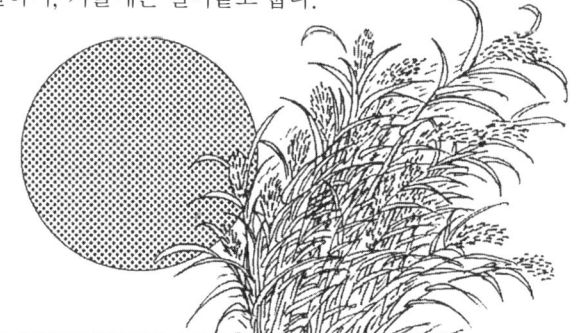

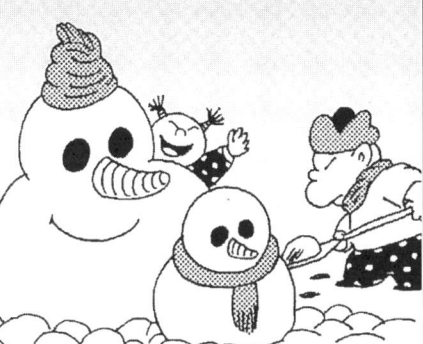

이러한 끊임없는 기후의 순환은 만물의 생장과 발전에 도움을 주고 있다.

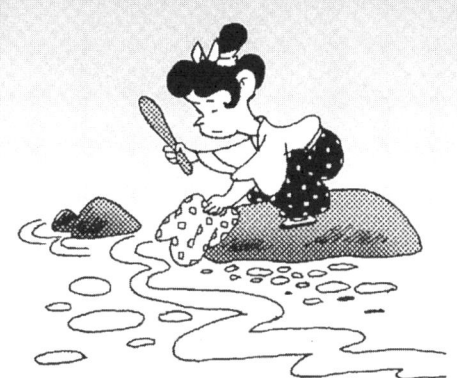

몸이 건강하면 자연계의 변화에 적응하는 능력이 있어 병에 걸리지 않는다.

갑자기 기후에 이상 변동이 발생하는 경우, 예를 들어 봄은 따뜻해야 하는데 오히려 춥다거나 겨울은 추워야 하는데 오히려 따뜻하면 때에 맞지 않게 기후가 나타나는 것이다. 육기가 정상적인 규율을 잃고 태과나 불급이 발생하면 인체에 손상을 주는 육음(六淫)의 사기(邪氣)가 되어 버린다.

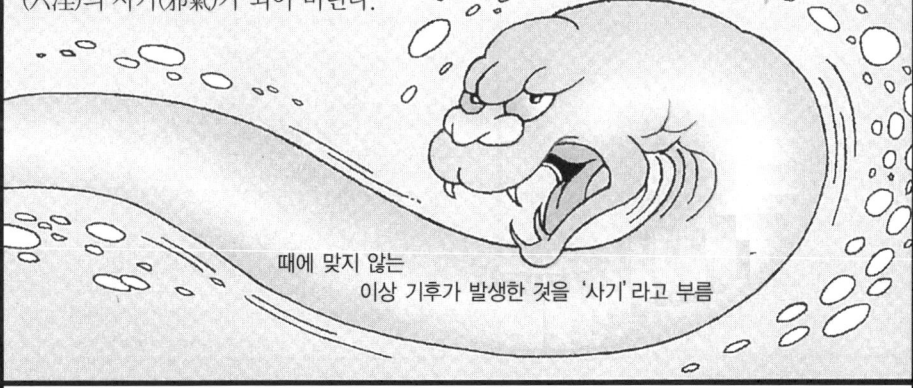

때에 맞지 않는 이상 기후가 발생한 것을 '사기'라고 부름

한편, 인체의 조절 기능에 이상이 있으면, 정상적인 기후의 변화에 적응하지 못하고 외부 기운의 침입을 받아 병이 일어나게 된다. 이때 병을 일으키는 요인도 관례적으로 육음(六淫)이라 부른다.

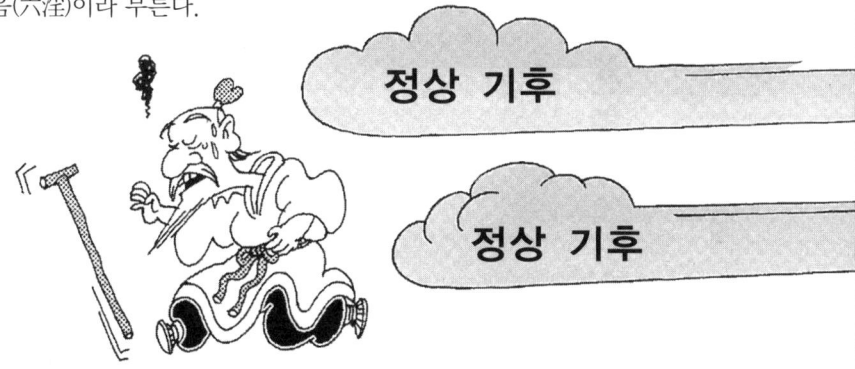

제5장 한의학의 병인학설

많은 경우 질병의 발생은 계절의 기후변화와 밀접한 관련이 있어, 각 계절마다 일정한 규칙이 있다. 한의학에서는 이러한 병기(病氣)를 각 계절의 주기(主氣)라고 한다.

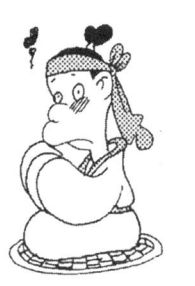 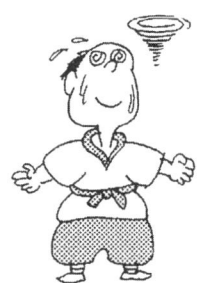 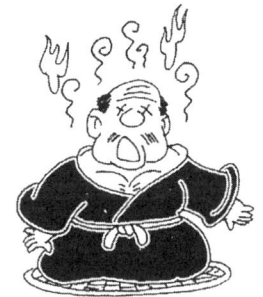 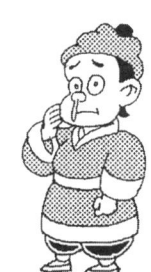

봄에는 風病이 많음 / 여름에는 暑病이 많음 / 가을에는 燥病이 많음 / 겨울에는 寒病이 많음

계절마다 주관하는 기운이 따로 있긴 하지만 그렇다고 고정불변은 아니며, 사람마다 받는 사기가 계절에 따라 절대적으로 정해지는 것도 아니다.

四時의 主氣
- 春 — 風
- 夏 — 暑
- 長夏 — 濕
- 秋 — 燥
- 冬 — 寒

예를 들어, 풍(風)에는 풍한(風寒)과 풍습(風濕)이 있으며, 풍한습(風寒濕) 삼기(三氣)가 동시에 침입하는 경우도 있어 질병의 양상 또한 다양하게 나타난다.

風寒 / 風濕 / 風寒濕

때문에 옛사람들은 오랜 경험을 거친후, 외감(外感) 육음(六淫) 병변의 각종 증후적인 특징의 파악에만 그치지 않고, 어느 정도는 육음의 명칭(暑를 제외한)을 인용하여 내에서 발생한 질병의 병인을 설명하는 한편 종종, 풍, 한, 서, 습, 조, 화로 귀납하여 토론을 진행했다.

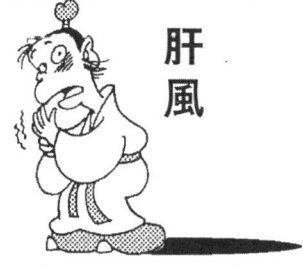 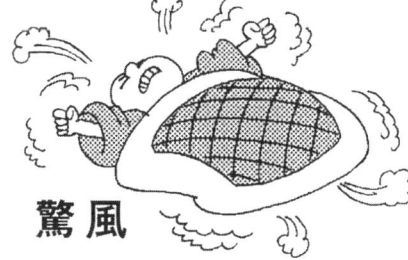

肝風 / 驚風

예를 들어 현훈(眩暈)과 손가락의 감각 마비는 간풍(肝風)이라 하였고, 소아(小兒)의 경궐(驚厥)과 휵닉(搐搦)*은 경풍(驚風)이라 하였다.

【역주】

경궐(驚厥), 휵닉(搐搦) : 경궐은 갑자기 아이가 놀라면서 손발이 싸늘해지는 것을 말하며 휵닉은 손발을 휘두르면서 근육 경련을 일으키는 것을 말한다.

풍(風)-봄

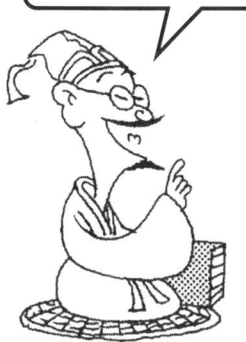

봄의 주기(主氣)는 백병(百病)의 우두머리인 풍(風)입니다.

풍은 바람이 불어 흔들고 휘젓는 현상을 말한다. 기후가 정상일 때는 부드러운 바람이 사람을 길러주나, 바람이 심하거나 약할 때에는 사람을 상하여 병을 일으키는 요인 즉 적풍(敵風)이 되어 버린다.

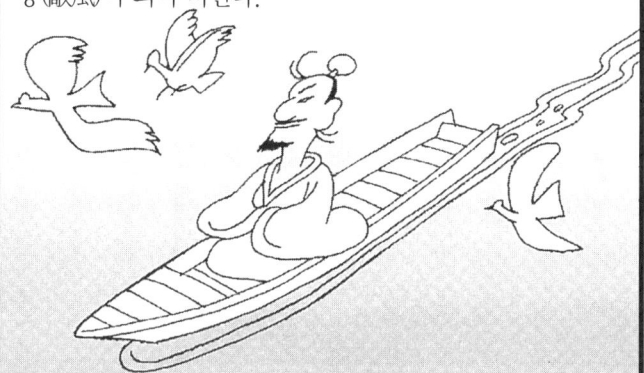

풍은 사계절에 따라 따뜻하거나 뜨겁거나 서늘하거나 춥게 변한다. 풍은 한서습조화(寒暑濕燥火) 등 다섯 기운과 시간 및 지역에 따라 서로 짝을 이루어 작용하므로 질병을 일으키는 범주가 매우 광범위하다.

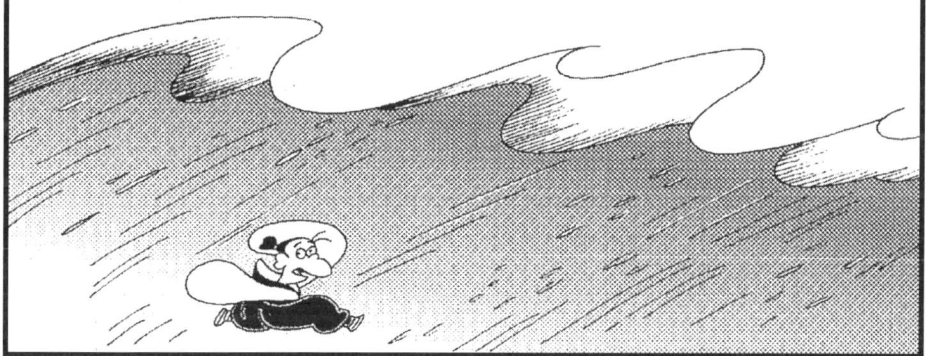

예를 들어, 풍이 한(寒)과 결합하면 풍한(風寒)이 되며, 서(暑)와 결합하면 서풍(暑風)이 되며, 습(濕)과 결합하면 풍습(風濕)이 되며, 조(燥)와 결합하면 풍조(風燥)가 되며, 화(火)와 결합하면 풍화(風火)가 된다. 그러므로 옛사람들은, 풍은 백병(百病) 중에 대장이요 육음(六淫)의 우두머리가 된다고 하였다.

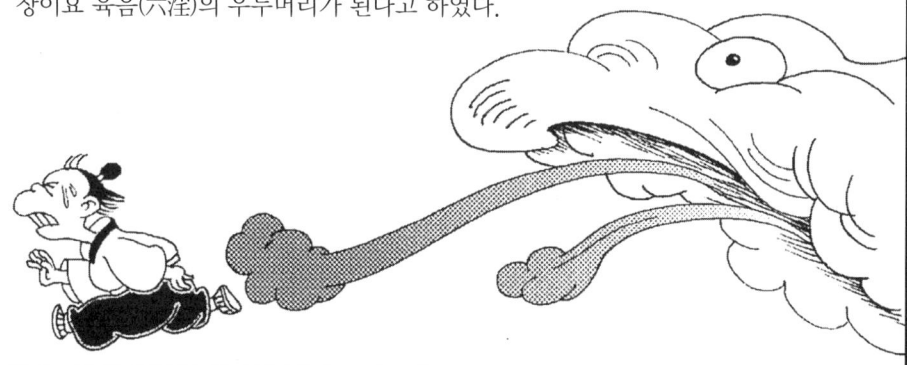

제5장 한의학의 병인학설

《황제내경 소문》〈풍론(風論)〉은, "풍은 잘 흐르고 자주 변한다[風者, 善行而數變]."라고 했다. 이는 풍사(風邪)가 인체를 침입하여 발생되는 병변과 증상이 다양함을 이른 말이다.

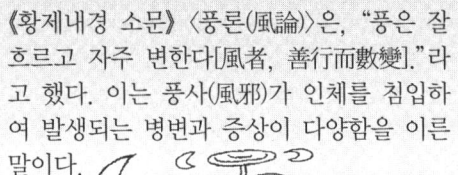

만약 체표로 풍사의 침입을 받으면 열이 나고 바람을 싫어하며 땀을 많이 흘리거나 기침을 하며 코가 막히게 된다. 이를 상풍(傷風)이라 한다.

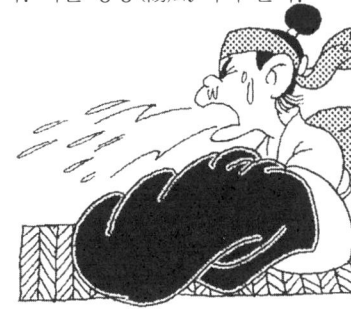

풍(風)과 습(濕)이 합해지면 풍의 증상에 겸하여 온몸이 아픈 증상이 나타난다. 이를 풍습(風濕)이라 한다.

풍(風)이 열(熱)과 합해지면 풍의 증상에 겸하여 번갈(煩渴)과 춥지 않은[不惡寒] 증상이 나타난다 이를 풍온(風溫)이라고 한다.

이들은 모두 대표적인 외감(外感) 열병(熱病)으로서, 병이 빠르게 진행되고, 증상의 변화가 다양합니다.

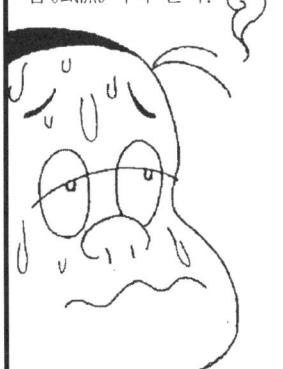

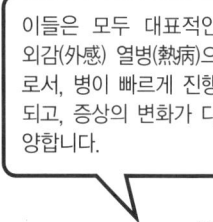

동시에 옛사람들이 임상 관찰을 통하여 풍병(風病)이 봄에 많이 생기는 것을 알았다. 그래서 풍을 봄의 주기(主氣)로 보았다.

한(寒)-겨울

겨울의 주기(主氣)는 매섭게 추운 한(寒)이오!

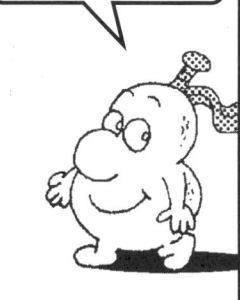

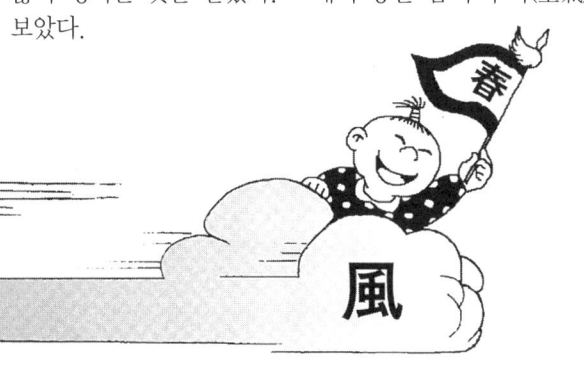

한 - 겨울

한(寒)은 기온이 떨어져서 생기는 현상이다. 이렇게 차갑고 추운 기후는 겨울에 주로 나타나므로 이를 겨울의 주기(主氣)라 한다.

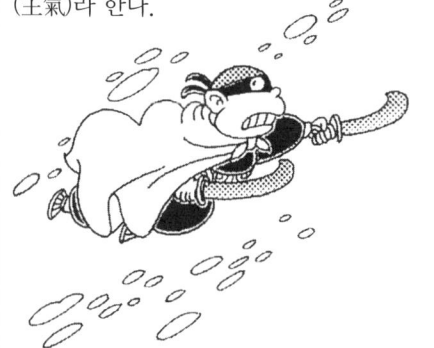

한사(寒邪)가 체표로 침입하면 추운 것을 싫어하고 열이 나며 땀이 나지 않고 머리와 온몸이 아픈 증상이 나타난다.

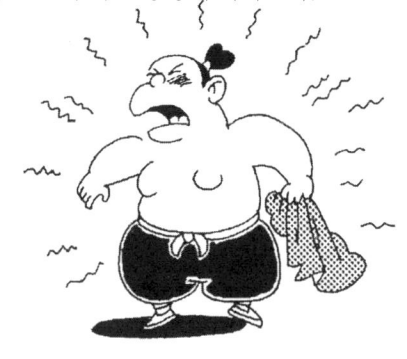

장위(腸胃)로 침입하면, 배가 아프면서 울리고 설사를 하는 증상이 나타난다. 동시에 어떤 기능이 쇠퇴한 경우도 한병(寒病)으로 불린다.

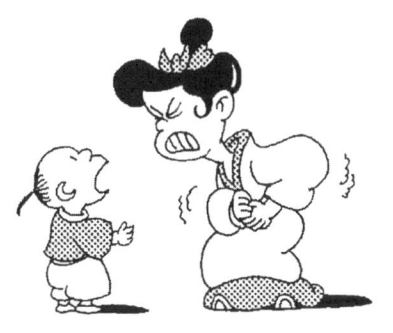

질병의 과정 중에, 맑은 물을 토하거나 설사를 하며 사지가 차갑고 맥이 가라앉으며 눈이 희미하고 얼굴이 창백하게 되면 이를 중한(中寒)이라 한다. 중한은 병변이 중초(中焦)에 있음을 말한다.

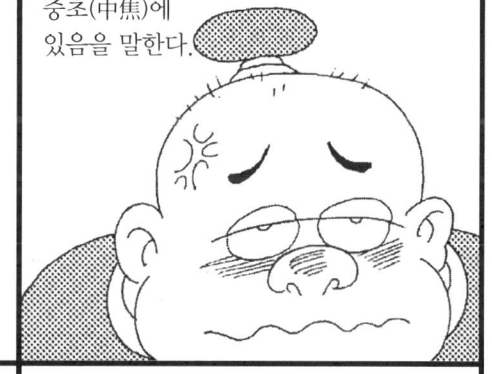

소변이 맑으면서 많아지고 묽은 설사를 하며 정력이 약해져서 조루가 있고 사지가 차갑고 정신이 피곤한 등의 병증을 하한(下寒)이라 한다. 하한은 병변이 하초(下焦)에 있음을 말한다.

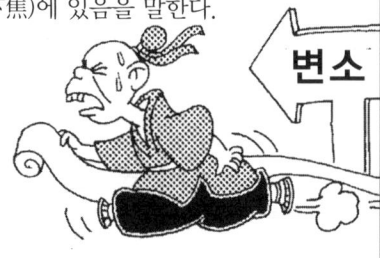

중한과 하한은 기능의 쇠약에 의해 생기는 병변이므로, 이른바 "양(陽)이 허(虛)하면 속에서 한(寒)이 생김[陽虛生內寒]"에 해당한다.

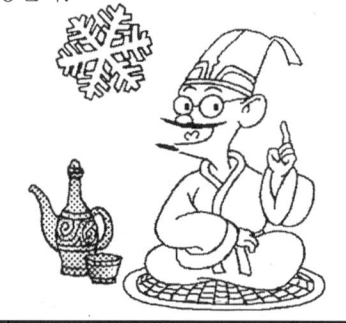

제5장 한의학의 병인학설

서(暑)-여름

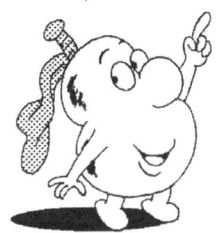
여름의 주기(主氣)는 무더운 기후인 서(暑)입니다.

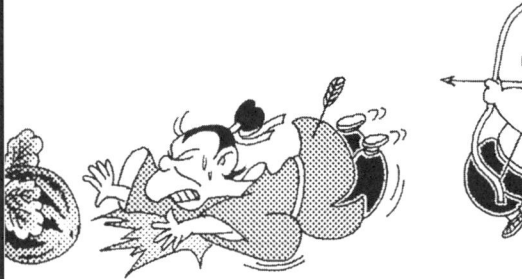
여름 6월은 기후가 매우 더워서 이런 기후를 서기(暑氣)라 한다. 사람이 이렇게 무더운 환경에 처하여 갑자기 적응하지 못하면 서병(暑病)이 발생하므로, 이를 여름의 주기(主氣)라 한다.

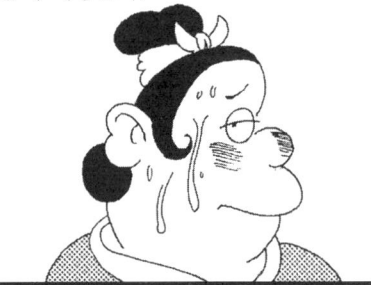
서병(暑病)의 범주는 넓다. 머리가 아프거나 열이 나고 가슴이 답답하며 목이 아프고 땀이 많이 나며 맥(脈)이 홍대(洪大)하면서도 허(虛)한 경우를 상서(傷暑)라고 한다. 이것은 서열(暑熱)의 본병(本病)에 해당한다.

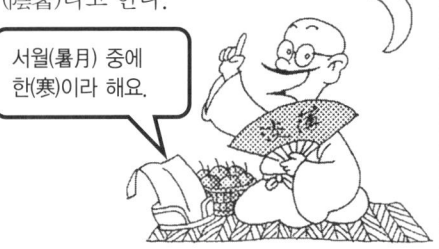
만약 여름에 냉기를 쐬었거나, 추운 데서 자서 풍사(風邪)가 체표로 침입하면, 머리가 아프며 열이 나고 땀은 없으며 춥고 사지와 온몸이 아프게 된다. 혹은 풍한이 장위(腸胃)로 들어가면 배가 아프고 토하거나 설사를 하게 된다. 이것을 이를 음서(陰暑)라고 한다.

서월(暑月) 중에 한(寒)이라 해요.

가령 한여름 뜨거운 날에 노동을 계속하거나 장기간 여행을 하여 서열(暑熱)이 침입하면, 갑자기 머리가 어지러우며 식은땀이 나고 손발이 싸늘해진다. 이를 중서(中暑)라 하는데 여름철에 자주 보이는 서병이다.

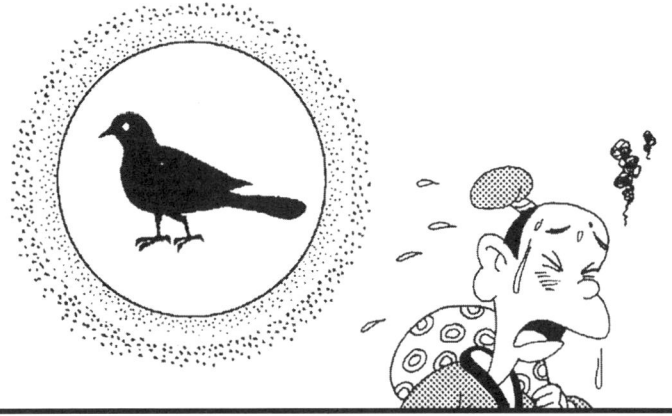

그밖에 서(暑)와 습(濕)이 합해져 장(腸)을 침범하여 설사를 하며 배가 아프고 속이 당기면서 대변을 자주 보려하며 농(膿)이 섞인 설사를 하고 열이 나면서 목이 마르게 된다. 이렇게 되면 서습하리(暑濕下痢)가 이루어진 것이다.

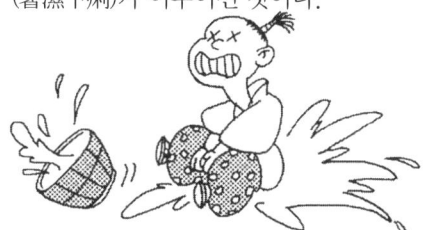

여름에 서사(暑邪)를 받고 가을에 병이 나면, 춥고 열이 나며 목이 마르고 맥이 빠르거나 한열(寒熱)이 번갈아 나타나며 학질과 같아진다. 이를 복서(伏暑)라고 하는데, 서사(暑邪)가 원인이다.

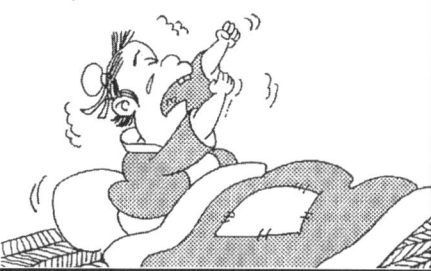

습(濕)-장하(長夏)

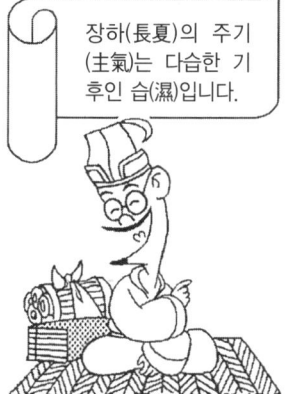

장하(長夏)의 주기(主氣)는 다습한 기후인 습(濕)입니다.

습(濕)은 공기 중에 수분이 많아지는 것으로, 습도가 높아지는 것이다. 장하의 계절에는 강우량이 많아 땅이 습해져 독기가 쉽게 생기며, 새벽에 안개가 많이 끼게 된다. 그래서 습은 장하의 주기(主氣)다.

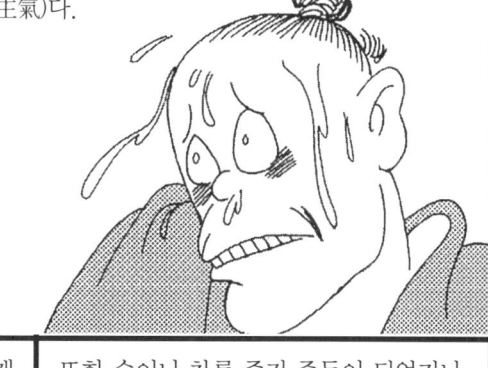

이러한 계절에는 사람이 오래도록 안개나 이슬을 맞거나, 습한 땅에 머무르거나, 땀을 내고 물에 들어가는 등의 원인으로 쉽게 습기의 영향을 받아 질병이 발생하게 된다. 이를 외습(外濕)이라 한다.

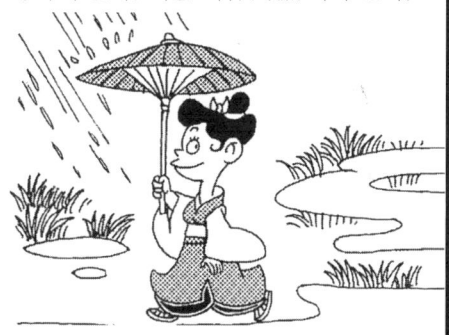

또한 술이나 차를 즐겨 중독이 되었거나, 찬 과일이나 달고 기름진 음식을 많이 먹으면 비의 운화 기능에 영향을 미쳐서 습이 안에서 생긴다. 이를 내습(內濕)이라 한다.

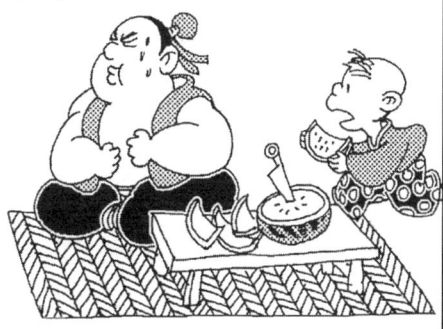

제5장 한의학의 병인학설

이외에 습병(濕病)에 한사(寒邪)가 겸해지면 한습(寒濕)이 되고

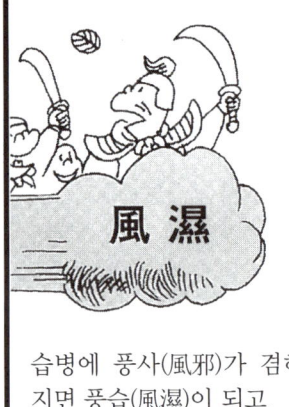

습병에 풍사(風邪)가 겸해지면 풍습(風濕)이 되고,

습병에 열사(熱邪)가 겸해지면 습열(濕熱)이 되고,

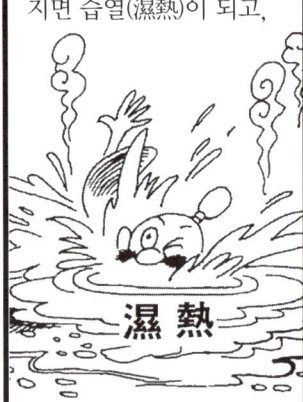

습병에 서사(暑邪)가 겸해지면 서습(暑濕)이 된다. 이렇게 습사는 다른 다섯 기운과 서로 겸하여 병변을 일으키니, 병변의 범주가 넓고 현증이 각각 다르다.

예를 들어, 한습(寒濕)이 체표를 손상시키면, 춥고 열이 나며 땀이 안 나고 몸이 무거우며 관절이 아파서 움직일 수 없고 맥이 부긴(浮緊)*한 등의 한습표증(寒濕表證)이 나타난다.

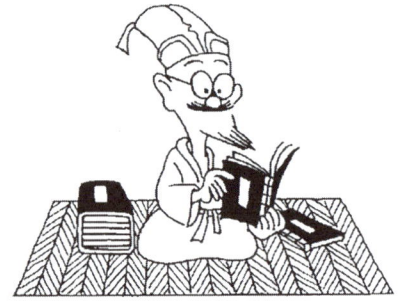

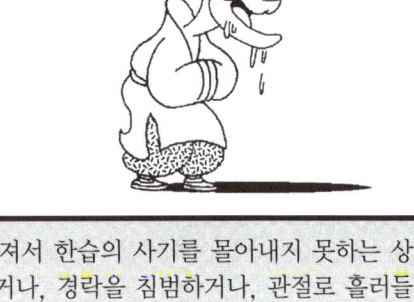

【역주】

부긴(浮緊) : 맥이 위로 떠 있으면서 뻣뻣하고 조금 강하게 느껴지는 것을 말한다.

가령 인체의 영기(營氣)와 위기(衛氣)가 약해져서 한습의 사기를 몰아내지 못하는 상태가 오래되면 한습이 기육(肌肉)에 들러 붙거나, 경락을 침범하거나, 관절로 흘러들거나 하여 결과적으로 한습의 비증(痺證)이 이루어진다. 증상으로는 몸이 무겁고 관절이 아프며, 심하면 피부 마비가 오고, 비가 오거나 날씨가 추우면 더욱 심해지는 특징이 있다.

풍습(風濕)의 표증(表證)은 한습(寒濕)의 표증과 기본적으로는 같지만 두 가지 점에서 구별된다. 하나는 맥이 부완(浮緩)*한 것이고, 하나는 땀이 나면서 바람을 싫어하는 것이다.

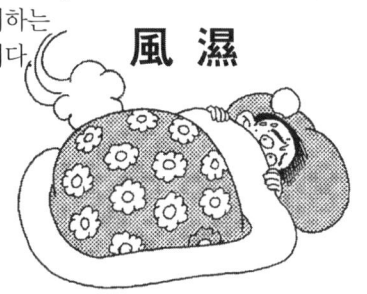

풍습의 표증이 오래 낫지 않는 경우에도 마찬가지로 비증(痺證)으로 바뀔 수 있다 (풍습의 비증).

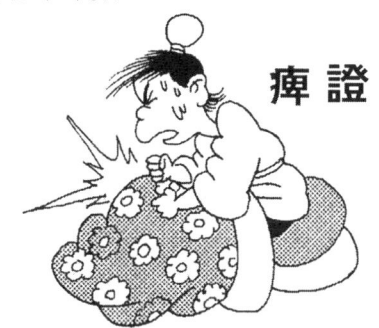

한습 비증과 구별하면, 한습의 비증은 아픈 곳이 일정하나 풍습의 비증은 풍(風)의 성질로 인하여 정해진 곳 없이 옮겨 다니게 된다.

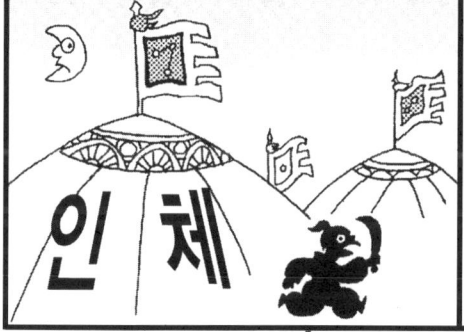

습열(濕熱)이 체표로 침입하면, 몸이 무겁고 피곤하며 관절이 아픈 것 외에, 처음에는 오한이 있다가 금방 열이 나고 목이 마르며 설태(舌苔)가 조금 누러면서 두껍고 맥이 부삭(浮數)*한 등의 증상이 나타난다.

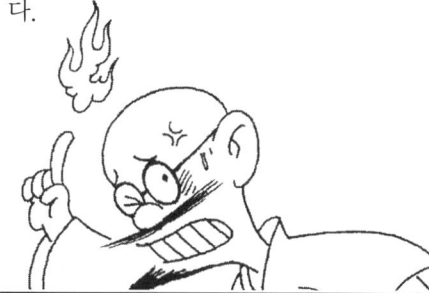

조(燥)-가을

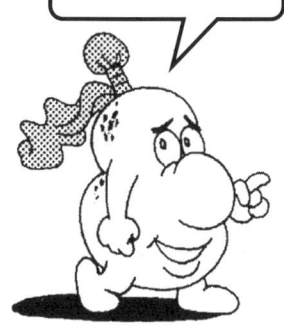

가을의 주기(主氣)는 건조한 기후인 조(燥)이지요.

조(燥)는 습(濕)과 의미가 서로 반대이다. 공기 중에 습도가 떨어지면 건조해지므로 가을철이 되면 대부분의 사람들이 목이 건조해진다. 만약 조기(燥氣)가 침입하여 기침을 하고 목이 아픈 증상이 나타나면 이를 추조(秋燥)라 한다. 그래서 조는 가을의 주기(主氣)다.

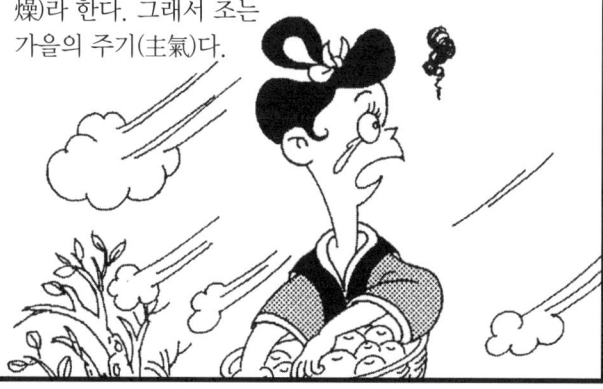

조-가을

【역주】
부완(浮緩) : 맥이 위로 떠 있으면서 늘어져 탄력이 없는 것을 말한다.
부삭(浮數) : 맥이 뜨면서 빠르게 나타나는 것을 말한다.

제5장 한의학의 병인학설

기후 변화가 다르기 때문에 같은 추조(秋燥)라도 양조(涼燥)와 온조(溫燥)로 구별된다. 일반적으로 가을 바람이 막 쌀쌀해져서 서풍(西風)이 숙살(肅殺)하는 때에는 양조(涼燥)가 많고,

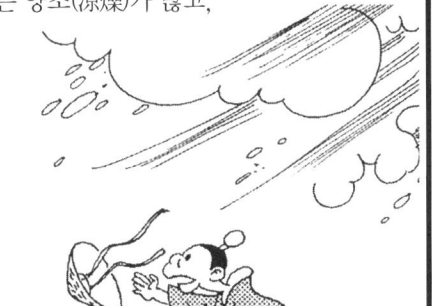

오랫동안 비가 오지 않아서 기후가 조열(燥熱)하면, 사람들이 사기(邪氣)를 받아 온조(溫燥)가 되는 경우가 많다.

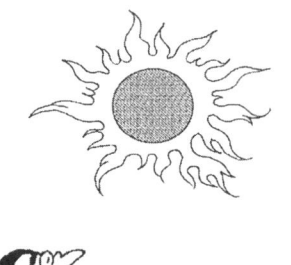
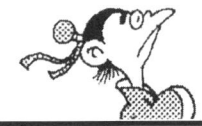

추조의 증상은, 양조의 경우, 머리가 아프고 추우며 기침을 하고 땀이 나지 않고 코가 막히는 것 등등이다.

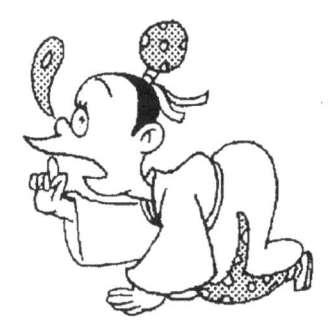

온조에서는, 몸에 열이 나고 땀이 나며 입이 마르고 목구멍이 아프며 기침을 심하게 하고 옆구리가 아프며 가래가 짙고 코가 건조해지는 증상이 종종 나타난다.

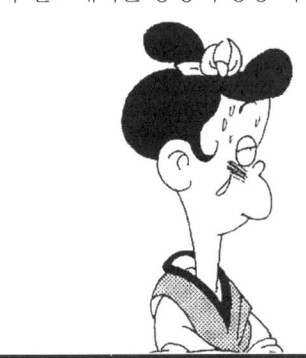

두 가지 조증(燥證)이 모두 입 안이 건조하고 피부에 윤기가 없어지고 변비가 오는 등 몸 안의 진액이 마르는 증상이 나타나 조(燥)한 상(象)을 보인다.

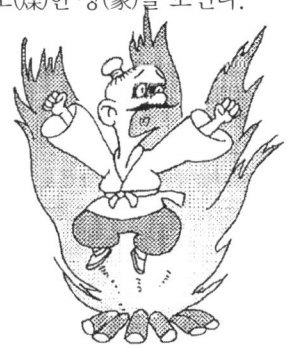

이외에 내상잡병(內傷雜病)으로 진액이 마르게 된 경우 또는 병을 앓던 중에 심하게 땀내고 토하고 설사시키는 약을 써서 진액이 상한 경우에도 조(燥)한 상이 나타난다.

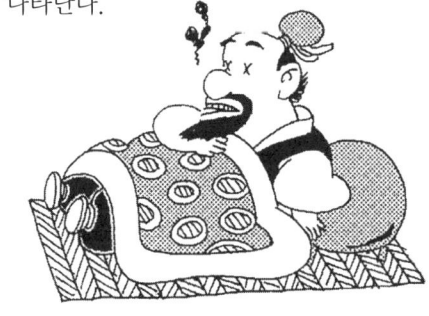

화(火)-사시(四時)

사시(四時) 중의 주기(主氣)는 모두 화(火)로 바뀔 수 있습니다.

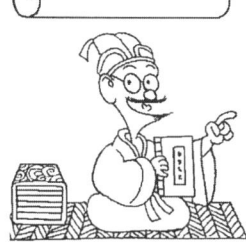

화(火)는 열(熱)에서 생기는데, 열이 지극하면 화가 생긴다. 사시의 기후 중에서 풍한서습조(風寒暑濕燥) 다섯 기운은 모두 열로 변하여 화가 될 수 있다.

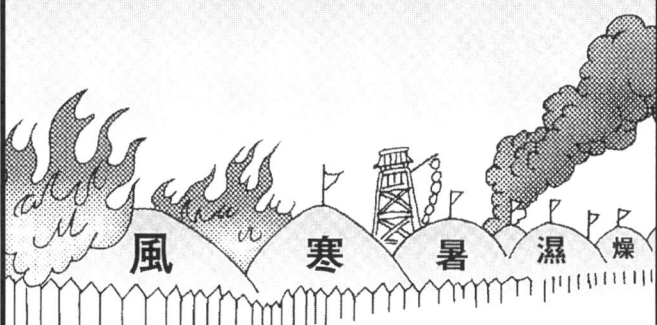

오기(五氣)가 모두 화로 변할 수 있으므로 천기(天氣)와 사시(四時)의 배합 중에서 춘풍(春風), 하서(夏暑), 추조(秋燥), 동한(冬寒), 장하습기(長夏濕氣)는 있으나 화(火)는 없다.

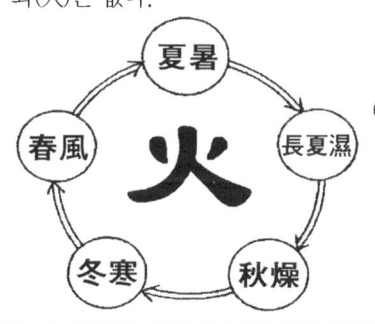

어떻게 오기(五氣)가 화로 변할 수 있음을 아는가? 예를 들어 풍습병(風濕病)에서 나타나는 두눈을 치켜뜨거나 손발이 뒤틀어지고 등이 뒤로 활처럼 휘어지는 증상은 풍과 화가 서로 부채질하기 때문이다.

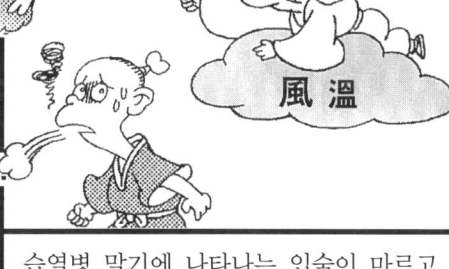

서병(暑病)에서 번열(煩熱)이 나고 목이 마르며 땀이 많이 나고 얼굴이 붉어지는 것은 실제로 서사(暑邪)가 화로 변했기 때문이다.

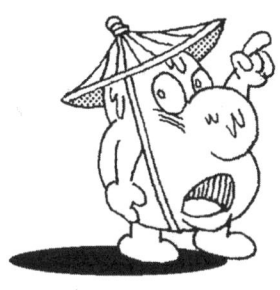

습열병 말기에 나타나는 입술이 마르고 정신이 혼미하며 헛소리를 하는 증상들은 습사(濕邪)가 울체되어 열로 변한 현상이다.

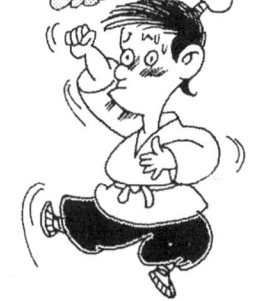

제5장 한의학의 병인학설

조기(燥氣)가 화로 변하면 폐(肺)를 태우므로 기침을 하면서 피를 뱉는 증상이 나타난다.

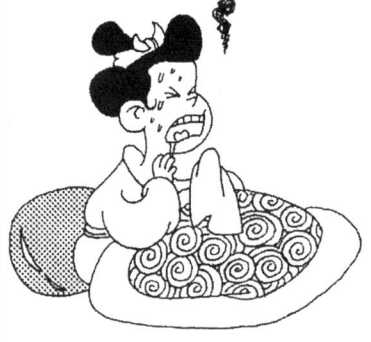

상한(傷寒) 말기에 혀가 빨가며 가슴이 답답하고 목이 아프고 잠을 자지 못하는 증상이 나타나는 것은, 한사(寒邪)가 화로 변한 현상이다.

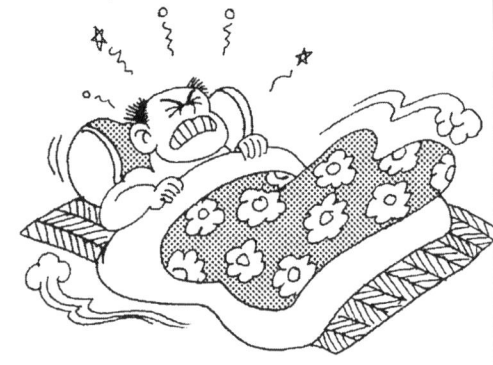

과도한 사려에 기인한 심화(心火), 격한 분노에 기인한 간화(肝火), 과음이나 폭식에 기인한 위화(胃火), 방로(房勞)에 기인한 신화(腎火), 비애(悲哀)에 기인한 폐화(肺火), 칠정(七情)에 의한 내화(內火) 및 내부의 병변을 설명하는 내풍(內風), 내한(內寒), 내화(內火), 내조(內燥) 등의 술어는 외인(外因)의 범주에 속하지 않으므로 주의를 요한다.

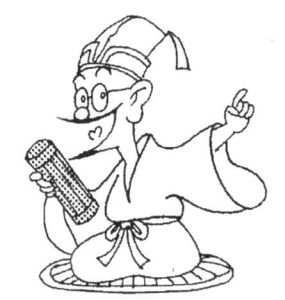

그밖에 한의학에서는 공기와 물, 흙, 음식물 중에서 각각 특수하게 병을 일으키는 요인을 역기(疫氣) 또는 잡기(雜氣), 독기(毒氣), 여기(癘氣) 등으로 부른다. 이들은 천화(天花)*, 백후(白喉)*, 성홍열(猩紅熱) 등의 질병을 일으킬 수 있으며, 또한 외감 병인에 속한다. 단, 육음(六淫)의 외감과는 차이점이 있으나 여기서는 생략하기로 한다.

【역주】

천화(天花) : 천연두 즉 마마를 말한다.
백후(白喉) : 목 안에 흰 점막이 생기면서 염증이 나타나는 급성전염병으로 지금의 디프테리아에 해당한다.

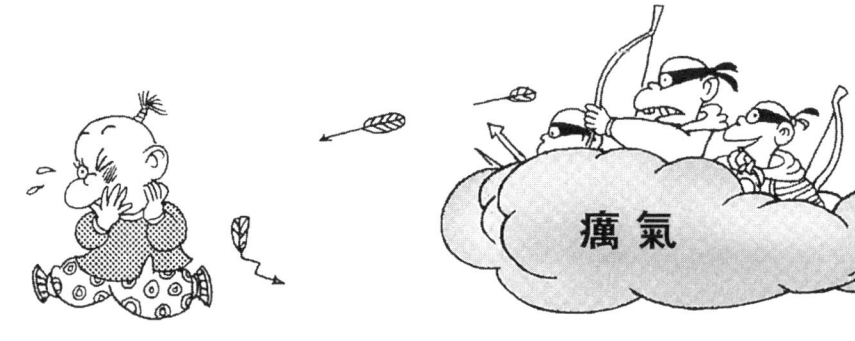

내상칠정(內傷七情)

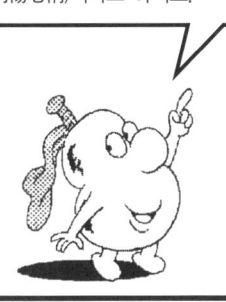

칠정(七情)의 내인(內因) : 감정 변화가 병을 일으키는 주원인입니다. 일반적으로 내상칠정(內傷七情)이라고 하지요.

칠정(七情)은 희(喜), 노(怒), 우(憂), 사(思), 비(悲), 공(恐), 경(驚)의 총칭이다. 칠정은 정신 활동을 반영하므로 내인(內因)의 범주에 들어간다. 사람이 여러 가지 정신적 자극을 계속 받게 되면 장부(臟腑) 활동의 협조에 영향을 주어 병의 원인을 만들게 된다.

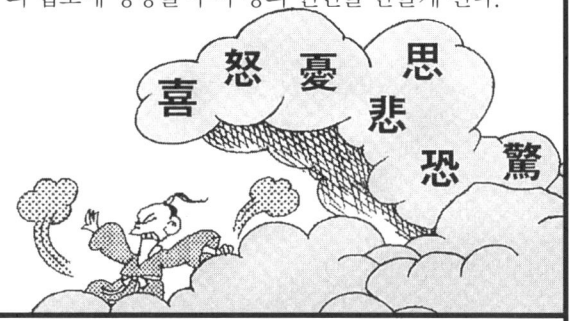

사람은 생활하는 중에 상황에 따라 희노애락의 감정이 생겼다가 수시로 변한다. 우연히 한 번 자극을 받았다고 반드시 병이 생기는 것은 아니며, 장기간의 과도한 희노(喜怒)의 교차와 우수(憂愁)가 있어야 병을 일으킬 수 있다. 이점을 명백히 알아야 내상칠정(內傷七情)의 진정한 뜻을 이해할 수 있다.

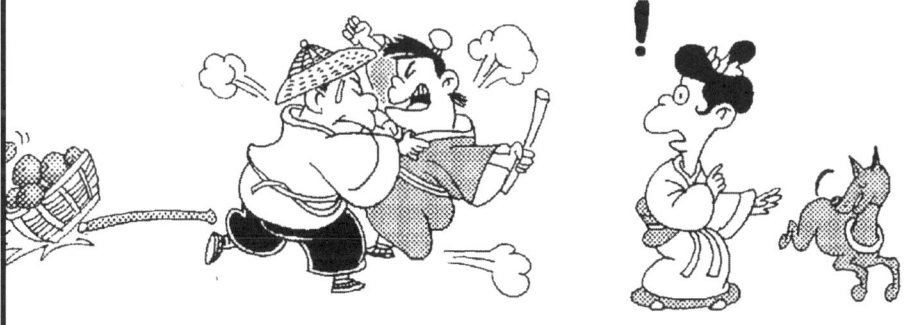

희(喜)-심기(心氣)

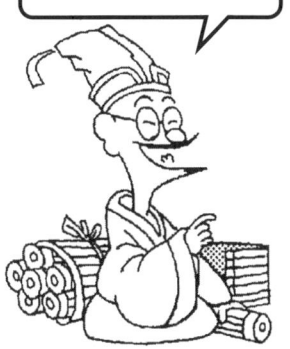

기뻐서 지나치게 웃으면 심기(心氣)가 상합니다.

즐겁게 웃는 것은 뜻이 잘 펼쳐지고 마음이 유쾌한 상태가 표현되는 것이므로, 원래 건강의 상징이다. 그러나 지나치게 기뻐하여 웃으면 병을 일으키기도 한다.

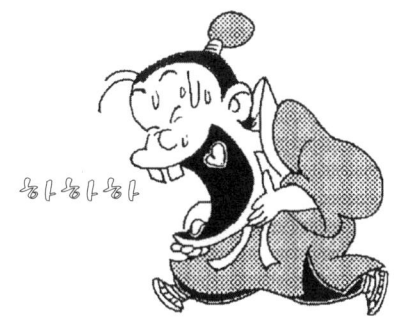

제5장 한의학의 병인학설

《황제내경 영추》〈본신(本神)〉에서는 "기쁘고 즐거우면 정신이 흩어져서 집중하지 못한다."라고 하였다. 심(心)은 정신을 갈무리하는 곳으로서, 희락(喜樂)이 과도하면 신기(神氣)가 흩어져 없어지므로 당연히 심기(心氣)가 상하게 된다. 때문에 희(喜)가 심(心)을 상한다고 말한다.

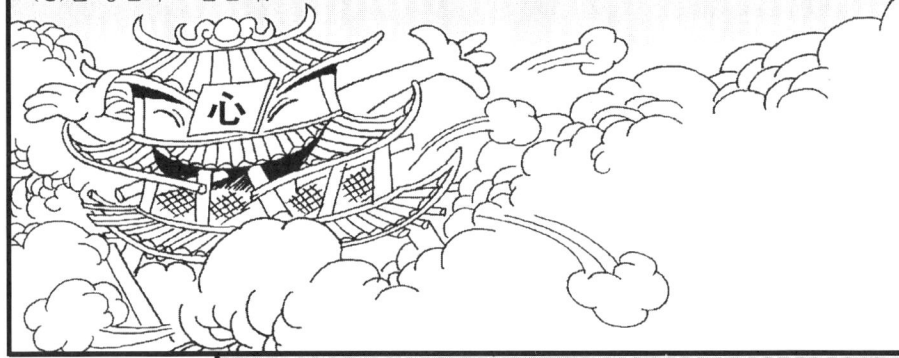

노(怒) - 간기(肝氣)

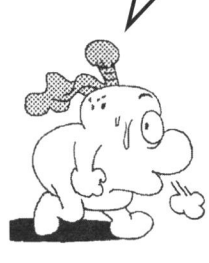

분노가 지나치면 간기(肝氣)가 상해요.

노(怒)는 감정의 격동으로서, 기(氣)가 거슬러 위로 치받쳐 화(火)가 폭발한 것이 원인이다. 한의학 이론에 의하면, 간(肝)은 본래 몸체는 굳고 강하지만 성질은 부드럽고 조화를 이루며 천천히 퍼져나가는 것을 좋아한다. 만약 분노가 지나치면 간음(肝陰)이 손상을 받는다.

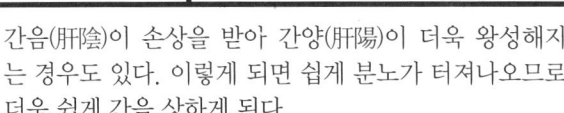

간음(肝陰)이 손상을 받아 간양(肝陽)이 더욱 왕성해지는 경우도 있다. 이렇게 되면 쉽게 분노가 터져나오므로 더욱 쉽게 간을 상하게 된다.

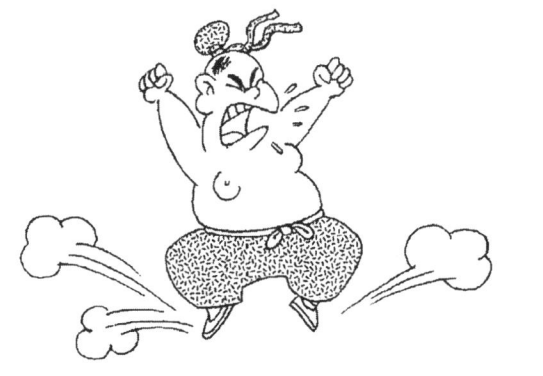

우(憂) - 폐기(肺氣)

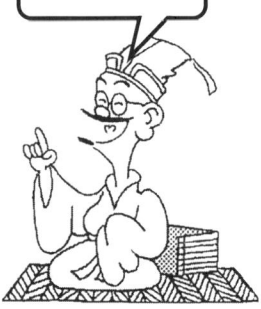

우수(憂愁)가 지나치면 폐기(肺氣)를 상할 수 있습니다.

우(憂)는 감정이 침울한 상태이다. 《황제내경 영추》〈본신편(本神篇)〉은 "근심이 있는 사람은 기(氣)가 막혀 통하지 않는다."고 하였다.

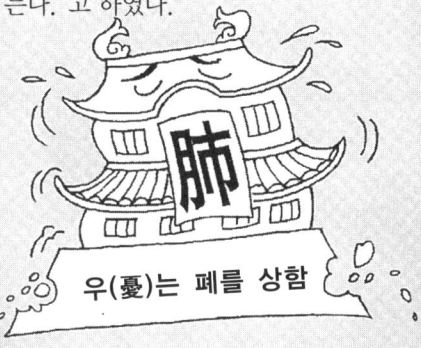

근심이 지나쳐 기의 흐름이 원활하지 못하면 기가 가로막혀 폐(肺)를 상한다. 폐가 기를 주관하기 때문이다. 그래서 근심이 폐를 상한다고 말한다.

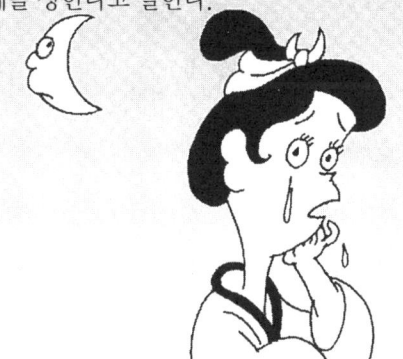

동시에 근심이 많은 사람은 종종 소화가 안 되어 비(脾)를 상한다.

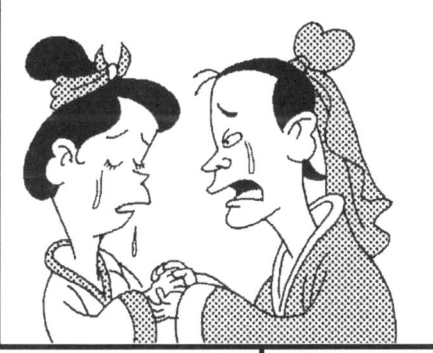

오행이론으로 해석해보면, 비(脾)는 폐(肺)의 어미가 되어 모자(母子)가 통하므로 서로 영향을 주게 된다.

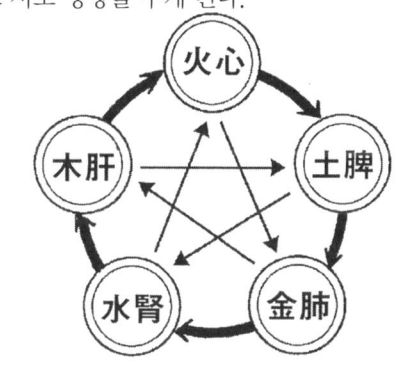

사(思)-비기(脾氣)

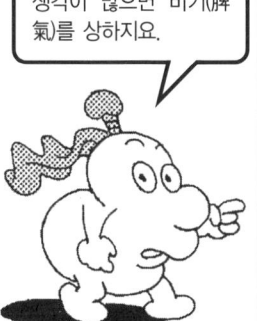

생각이 많으면 비기(脾氣)를 상하지요.

정신을 집중하고 지혜를 써서 문제를 생각하는 것이 사(思)이다. 정상적인 상황에서는 건강에 영향을 주지 않으나, 사려(思慮)가 과도하면 정신이 영향을 받아 의지(意志)도 어지러워진다.

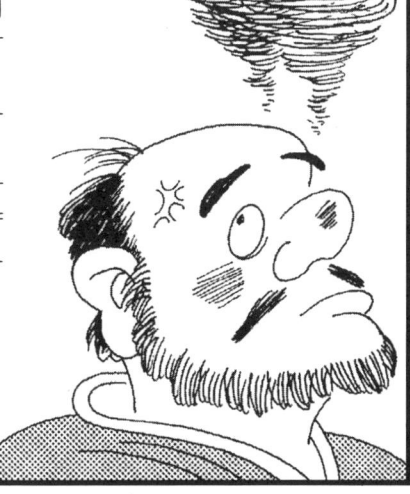

제5장 한의학의 병인학설

이런 상태가 계속되면 소화불량, 식욕부진 등의 증상이 나타난다.

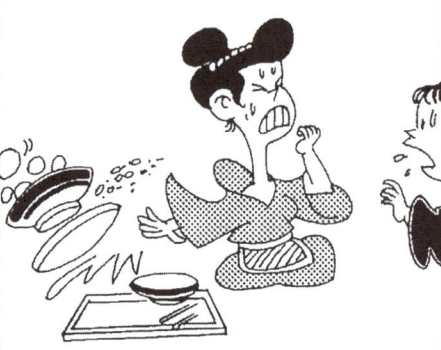

비기(脾氣)가 상하면 정상적으로 수곡(水穀)의 정미(精微)를 공급할 수 없으므로 정신이 날로 위축되고 사고도 집중되지 못한다.

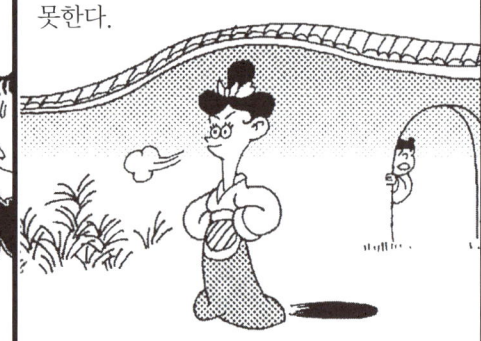

비(悲)-심폐(心肺)

슬픔이 심하면 심폐(心肺)가 손상을 받습니다.

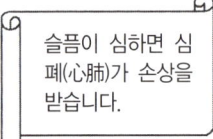
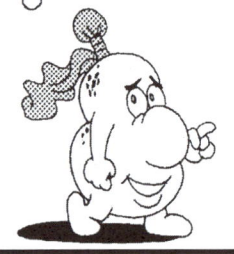

슬픔(悲)은 정신이 어그러져 괴로움으로 마음을 상해 나타난다. 비통함이 지나치면 내장(內臟)을 상할 수 있는데 주로 심(心)을 상하거나 폐(肺)를 상한다. 폐는 기(氣)를 주관하고 심은 혈(血)을 주관하기 때문이다.

비(悲)는 심(心)이나 폐(肺)를 상함

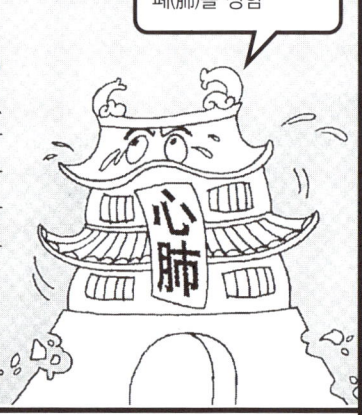

내장에 병이 있어 쉽게 비애의 증상이 나타나는 경우도 있다. 예를 들어 심기(心氣)가 부족하고 의지가 박약한 사람은 항상 쉽게 슬픔의 정서가 생긴다. 《황제내경 영추》〈본신편(本神篇)〉에서 "심기가 허(虛)하면 슬퍼진다."고 말한 것이 바로 그것이다.

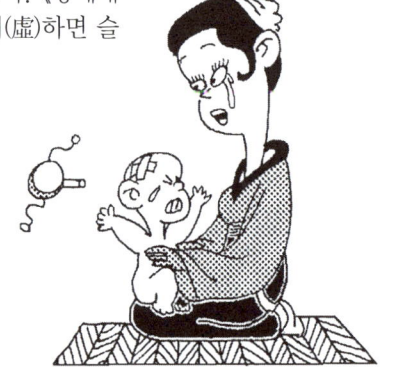

공(恐)-신기(腎氣)

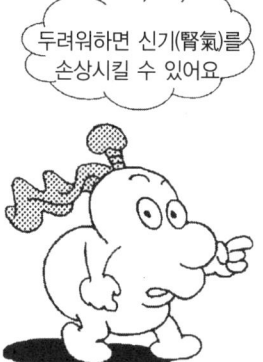

두려워하면 신기(腎氣)를 손상시킬 수 있어요

두려움[恐]은 정신적으로 극도로 긴장하여 겁이 나는 것이다. 이러한 현상은 대부분 신기가 본래 허약하거나 혈(血)이 허하여 심(心)이 부족해진 것과 관련하여 나타난다.

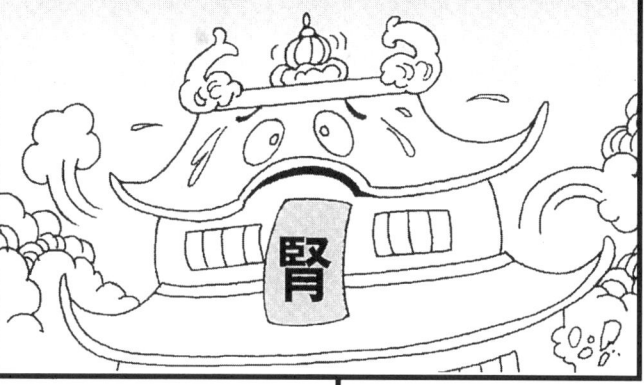

지나치게 두려워하여 신기(腎氣)를 상하는 경우도 있다. 신(腎)은 지(志)를 저장하는 장이기 때문에 지나친 두려움은 신기를 상하는 원인이 된다.

경(驚)-신기(神氣)

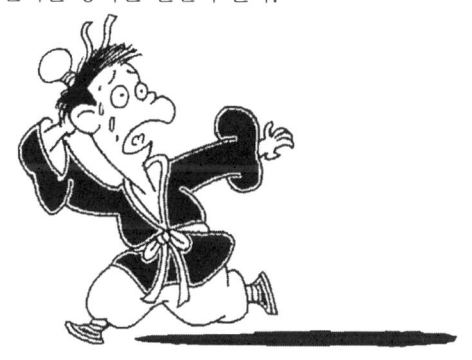

갑자기 놀라면 신기(神氣)가 어지러워져요.

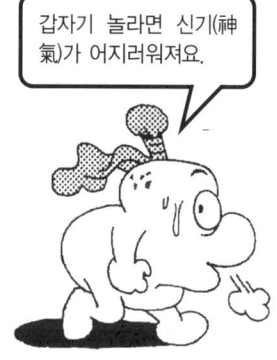

놀람[驚]은 갑작스런 비상상황에 직면하여 정신적인 긴장이 발생되는 현상이다. 예를 들어 갑자기 험악한 일을 만났거나, 돌연 위험하고 어려운 상황에 처했거나, 괴이한 물체를 보았거나, 큰 소리를 들었거나 하는 등 의외의 상황들은 모두 놀람을 발생시킬 수 있다.

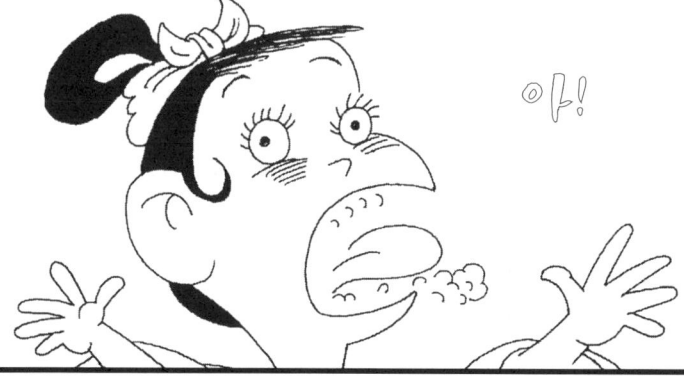

크게 놀란 후에는 종종 마음과 정신이 동요되어 정신이 놀라고 기가 어지러워진다. 놀라서 병이 나는 경우는, 일반적으로 먼저 심기(心氣)가 허(虛)해 있어야 한다. 그래야 놀람이 심신(心神)을 동요할 수 있다.

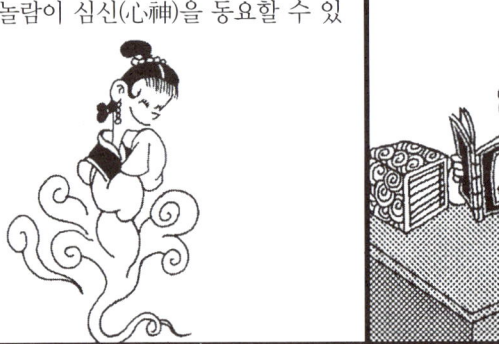

가령 심기가 충분하면 비록 위험한 일을 만나더라도 평소처럼 마음을 진정시킬 수 있으므로 놀람으로 인해 병이 일어나지 않는다.

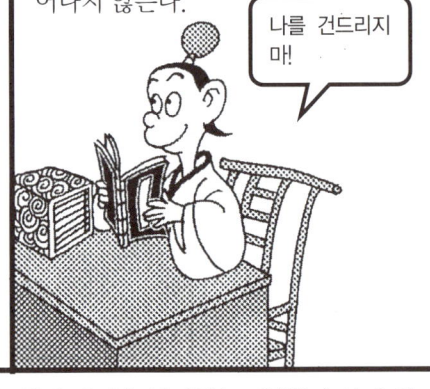

나를 건드리지 매!

이 점을 강조하고 싶다. 칠정에 의한 발병은 칠정 각각을 주관하는 장(臟)이 있긴 하지만 모두 심과 밀접한 관련이 있다. 심은 정신 활동의 주재이기 때문이다. 그리고 오장은 상생과 상극에 의해 균형을 이루고 있기 때문에 어떤 장이 특정 자극을 받더라도 상극의 장기(臟氣)가 들어오면 자극을 해소할 수 있다.

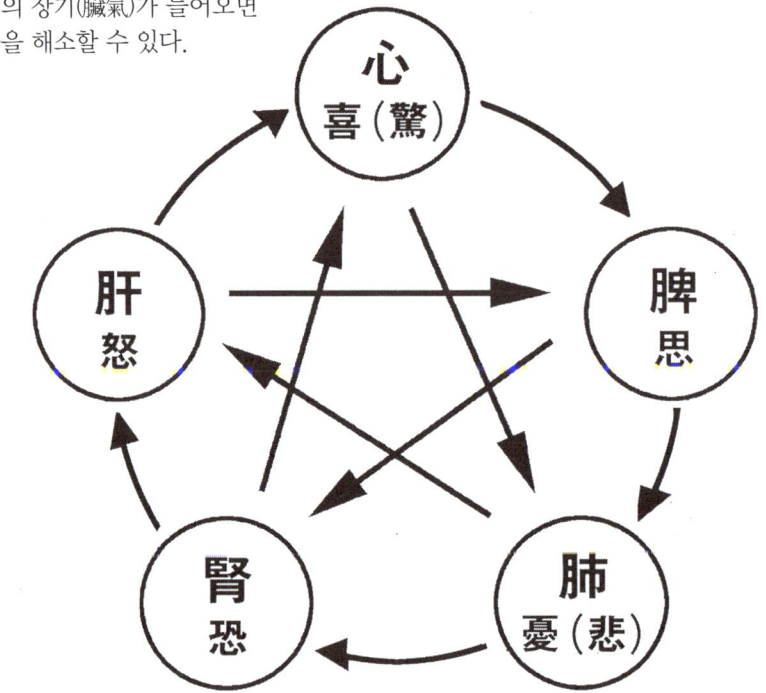

노(怒)는 간(肝)을 상하므로 비(悲)는 노를 이기고, 희(喜)는 심(心)을 상하므로 공(恐)은 희를 이기고, 사(思)는 비(脾)를 상하므로 노(怒)는 사를 이기고, 우(憂)는 폐(肺)를 상하므로 희(喜)가 우를 이기고, 공(恐)이 신(腎)을 상하므로 사(思)가 공을 이기는 등등.

불내불외인(不內不外因)

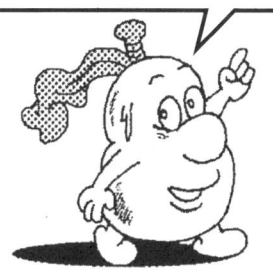

외감육음(外感六淫)에도 속하지 않고 내상칠정(內傷七情)에도 속하지 않는 발병 인자를 가리키지요.

음식부절(飮食不節)

부적절한 음식 섭취는 소화 기능에 영향을 미친다. 음식은 사람이 생명활동을 유지하는 데 필요한 물질로서 하루라도 먹지 않으면 안 된다. 따라서 음식 섭취의 적정성 여부가 건강에 직접적으로 영향을 미친다는 것은 당연한 이치이다.

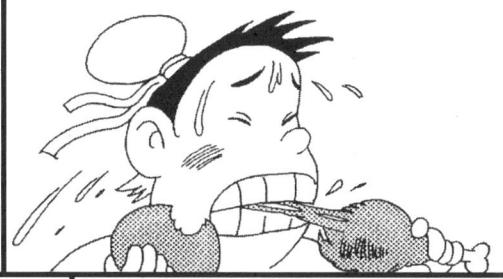

음식을 지나치게 적게 먹으면 영양상태가 불량해진다. 하지만 지나치게 많이 먹거나 해로운 것을 잘못 먹어도 위(胃)나 장(腸)이 손상되어 질병이 발생한다.

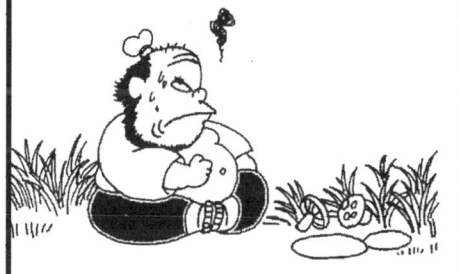

음식을 탐해서 지나치게 많이 먹으면 비위(脾胃)의 소화 흡수 기능에 영향을 미쳐 입맛이 없고 흉복부가 그득하면서 답답하며 가스가 차서 불룩해지고 트림이 나고 신물이 넘어오며 대변 상태가 고르지 않는 등의 상식(傷食) 증상이 발생한다.

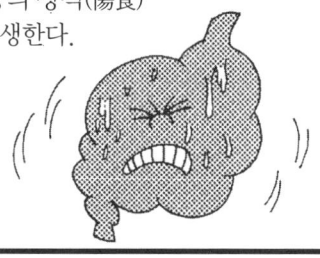

기름지고 맛이 진한 음식을 지나치게 많이 먹으면 습(濕)이나 열(熱) 또는 담(痰)이 생성되어 신물이 넘어오고 뱃속이 불편하고 가래가 많아지며 가슴이 답답한 증상이 생긴다.

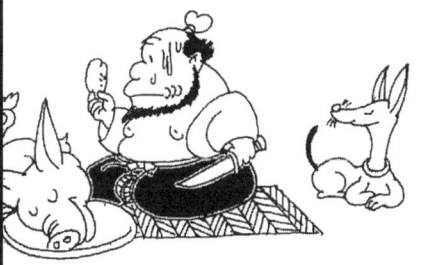

날 음식이나 차가운 음식을 과식하면 장위(腸胃)의 양기가 손상되어 배가 아프거나 가스가 차서 배가 불룩해지거나 배가 그득하여 포만감을 느끼며 토하고 설사하는 등의 증상이 생긴다. 이 모두가 음식을 지나치게 많이 먹어서 생긴 것이다.

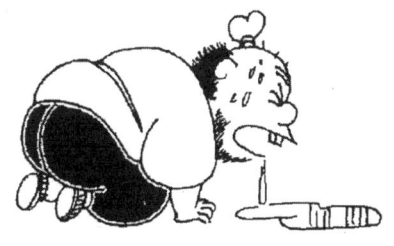

제5장 한의학의 병인학설

다음은 해로운 음식을 잘못 섭취한 경우이다. 예를 들어 신선하지 않은 어류, 육류, 채소, 과일 등은 독소를 함유하고 있어서 구토, 복통, 설사 등을 유발한다.

술이나 차를 습관적으로 마시는 것도 신체를 손상하는 나쁜 습관이다. 따라서 병이 입을 통해 들어오는 것을 주의해서 예방해야 한다.

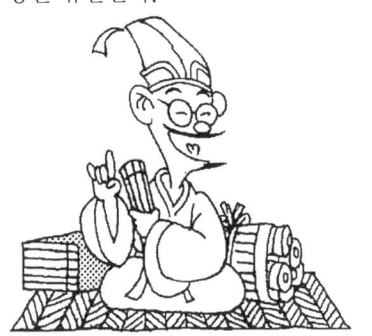
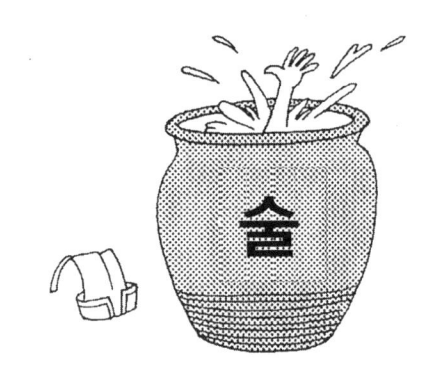

또한 노동과 휴식을 적당하게 조절해야 한다. 너무 안일하면 혈맥의 흐름이 원활하지 않아 음식을 소화시키지 못하고 인체의 면역능력도 덩달아 약해져 감기나 소화불량 등의 증상이 쉽게 발생한다. 과도한 노동 역시 비기(脾氣)를 손상할 수 있는데, 기력이 없어 나른하며 말하기 싫어하고 호흡이 짧고 땀이 나며 가슴이 두근거리는 등의 증상이 나타난다.

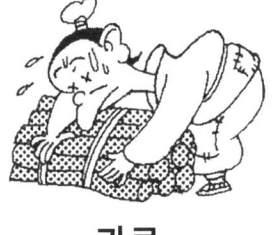

과로　　　지나친 게으름

방실부절(房室不節)

과도한 성생활은 신기(腎氣)를 손상하여 허손(虛損)의 근원을 조성한다. 정상적인 성생활은 인체에 유익하다고 하지만, 지나치면 정신을 해치고 심한 경우는 허손이라는 심각한 결과를 초래하기도 한다.

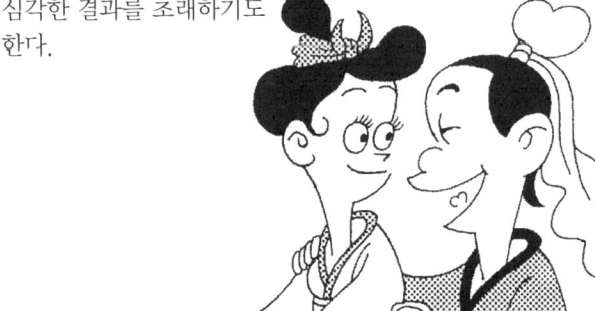

신(腎)은 정(精)을 저장하고 있는 곳이다. 신기(腎氣)가 충만하면 자연히 정신과 육체가 모두 강건함을 유지할 수 있다. 하지만 지나치게 성욕을 탐하다 보면 신기가 손상되어 정신이 맑지 못하고 허리와 다리가 시큰거리면서 힘이 없어지며 나아가 골증조열(骨蒸潮熱)*, 도한(盜汗), 심계(心悸), 해수(咳嗽), 토혈(吐血) 등의 증상이 나타난다.

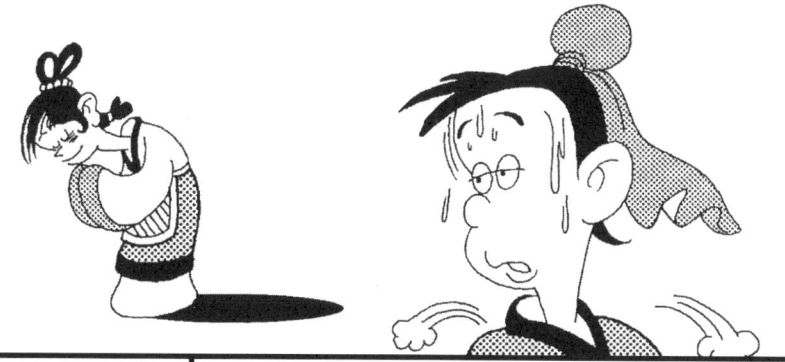

불측사태(不測事態)

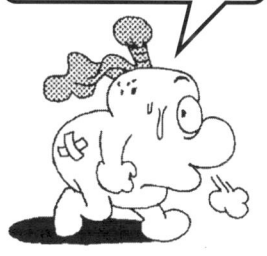

불의의 사고로 피육근골(皮肉筋骨)을 손상하는 외인(外因)입니다.

넘어지거나 맞아서 상처를 입었거나 벌레나 짐승에 해를 입은 경우가 이에 속한다. 넘어지거나 맞아서 상처를 입은 경우는 외상으로 인한 종통(腫痛)과 출혈(出血) 또는 인대의 손상이나 골절 또는 어혈로 인한 통증이 위주이고, 심하면 외사(外邪)가 상처를 통해 안으로 침입하여 파상풍 같은 위험한 병이 되기도 한다.

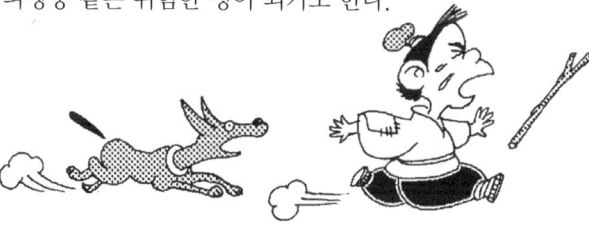

벌레나 짐승에 해를 입은 경우는 체표(體表)가 직접 손상될 뿐만 아니라 중독(中毒)으로 인해 위중한 병변이 발생할 수 있다. 예를 들면, 독사에 물려 중독되었을 때 제때에 치료하지 않으면 생명이 위태로울 수 있다.

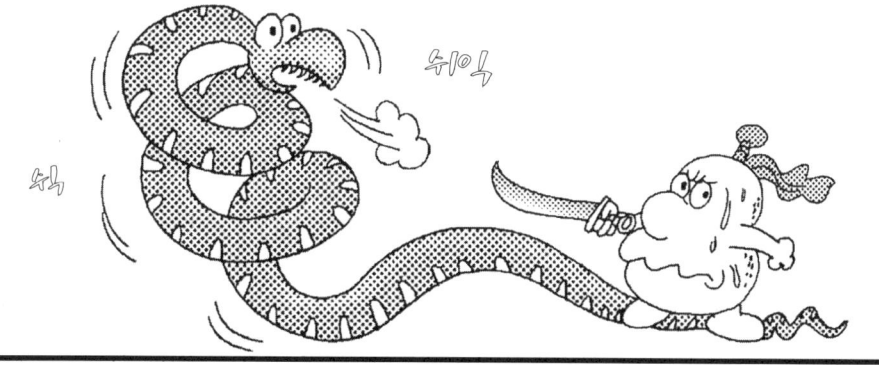

【역주】

골증조열(骨蒸潮熱) : 하루에 때 뼛속이 후끈 달아오르면서 오후가 되면 열이 나는 것. 결핵 등의 만성소모성 질환에서 보인다.

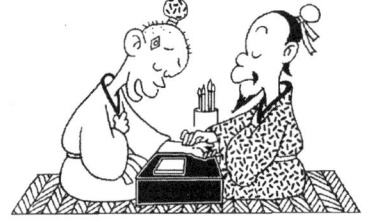

제6장

변증시치(辨證施治)

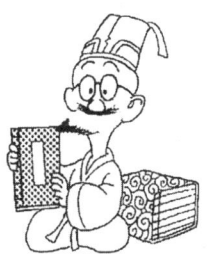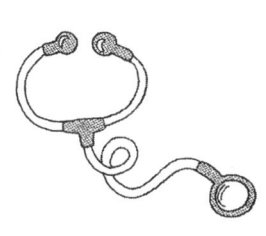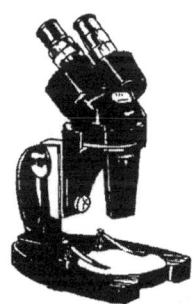

제6장 변증시치

| 변증시치(辨證施治) |

한의학 이론이 아주 오래전에 형성되었다는 것은 누구나 아는 사실이다. 그렇다면 현대적 관찰 수단이 없던 상황에서 어떤 방법으로 병정(病情)을 판단하고 치료했을까?

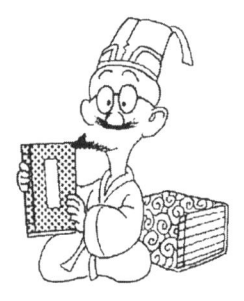
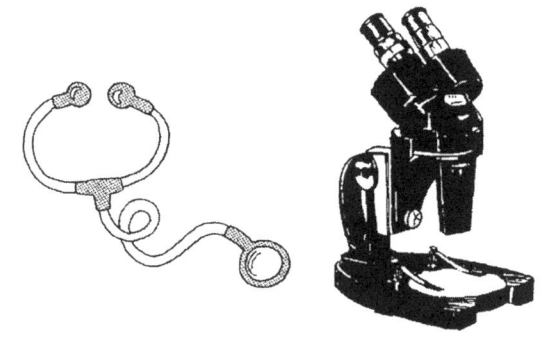

한의학에서는 질병을 진단할 때 일련의 독특한 진단 방법인 '변증(辨證)' 법을 활용하게 되는데, 우선 망진(望診), 문진(聞診), 문진(問診), 절진(切診)을 운용하여 필요한 자료를 수집한다.

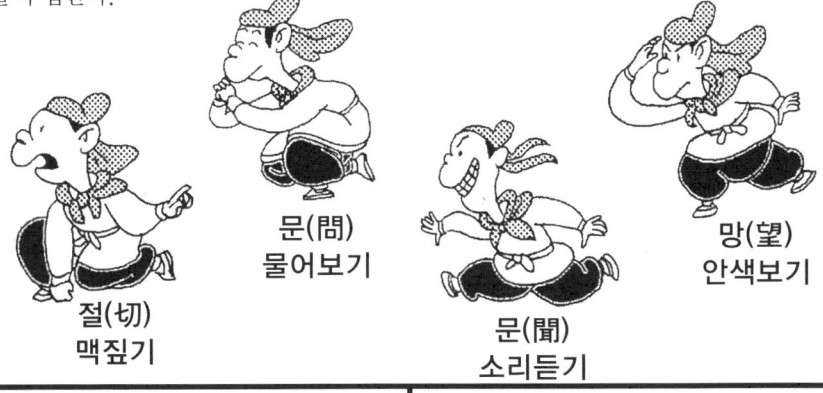

절(切) 맥짚기
문(問) 물어보기
문(聞) 소리듣기
망(望) 안색보기

그 다음 수집된 자료 사이에 내재된 연관성을 따지는데, 이때는 음(陰), 양(陽), 표(表), 리(裏), 한(寒), 열(熱), 허(虛), 실(實)의 팔강(八綱)을 기본 강령으로 삼고, 기(氣), 혈(血), 진(津), 액(液)을 기초로 한다.

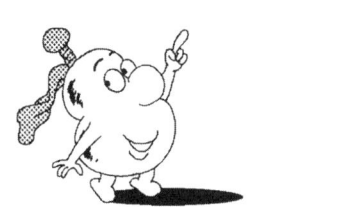

음(陰) 표(表) 한(寒) 허(虛)   팔(八)
양(陽) 리(裏) 열(熱) 실(實) → 강(綱)

예를 들면, 외감열병(外感熱病)의 경우는 육경변증(六經辨證), 위기영혈변증(衛氣營血辨證), 삼초변증(三焦辨證) 등을 활용하여 병증의 근원과 병변의 본질을 추적하고 그 증후를 판단한다.

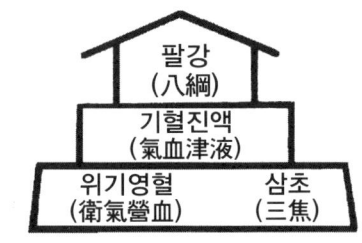

팔강(八綱)
기혈진액(氣血津液)
위기영혈(衛氣營血)   삼초(三焦)

이상의 과정이 바로 '변증(辨證)'이며, 이를 근거로 적절한 치료 방법을 확정하고 약을 사용하는 것이 곧 '변증시치(辨證施治)'이다.

따라서, '변증'은 치료의 전제이자 근거이며, '시치'는 치료의 수단과 방법이면서 동시에 진단을 검증하는 표준이 되기도 한다.

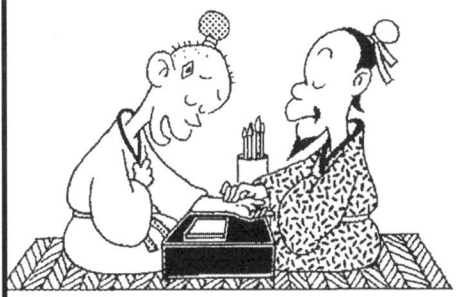
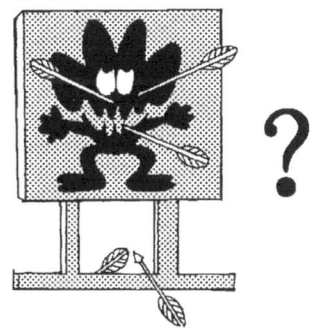

변증시치가 한의학의 특징이 되는 까닭은 그것이 경험의학의 대증치료나 실증의학의 변병치료와 다르기 때문이다. 한의학에서는 같은 병이라도 발전 단계가 다르면 다른 증후로 표현될 수 있으며, 다른 질병이라도 발전 과정에서 동일한 증후가 출현할 수 있다고 본다.

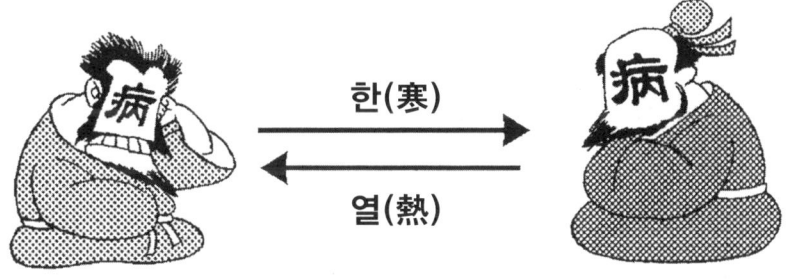

따라서 같은 병이라도 증후가 다르다면 치료방법 역시 다를 수 있으며, 다른 질병이라도 증후가 서로 같다면 같은 방법을 사용하여도 양호한 치료 효과를 얻을 수 있다.

이로 볼 때, 한의학의 증(證)은 실질적으로 질병의 병인, 병변의 부위 및 성질 그리고 치병(致病) 인자와 면역 능력 간의 상호 모순 상태를 개괄한 것이다.

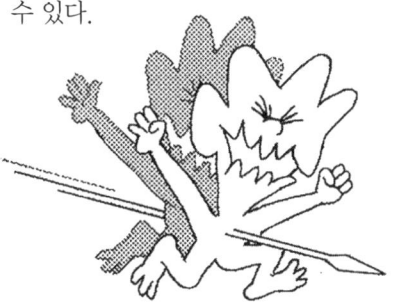
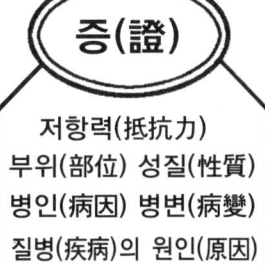

제6장 변증시치

팔강변증(八綱辨證)

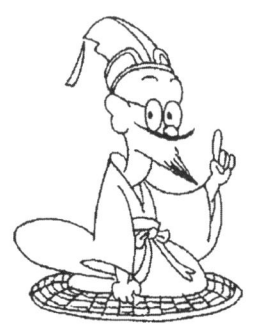

앞서 말했듯이 팔강은 변증의 기초로서, 그 중의 음양(陰陽), 표리(表裏), 한열(寒熱), 허실(虛實)은 병변의 특성을 여덟 가지 유형으로 분류한 것이다. 한의학에서는 병증이 아무리 복잡하더라도 결국은 이 여덟 가지로 개괄할 수 있다.

① **음양(陰陽)** : 팔강(八綱)을 총괄하는 것. 한의학에서는 모든 병증의 발생과 발전이 모두 음양의 상대적 평형이 실조된 소치라고 본다.

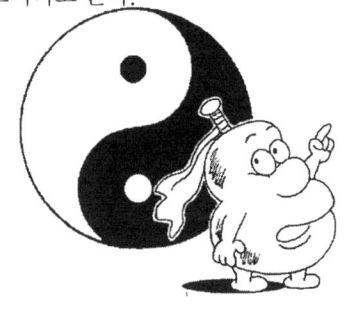

따라서 병증의 유형은 음(陰)과 양(陽) 두 부류를 벗어날 수 없다. 음양은 병증 유형의 총강으로 그 실질 내용은 표리(表裏), 한열(寒熱), 허실(虛實)이다.

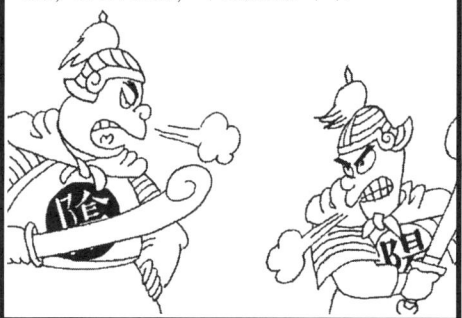

음증(陰證)의 일반적인 경향 : 만성, 안정, 억제, 허한(虛寒), 쇠약, 퇴행성, 안으로 향함, 아래로 향함, 기능 저하, 대사 저하, 열량 부족 등

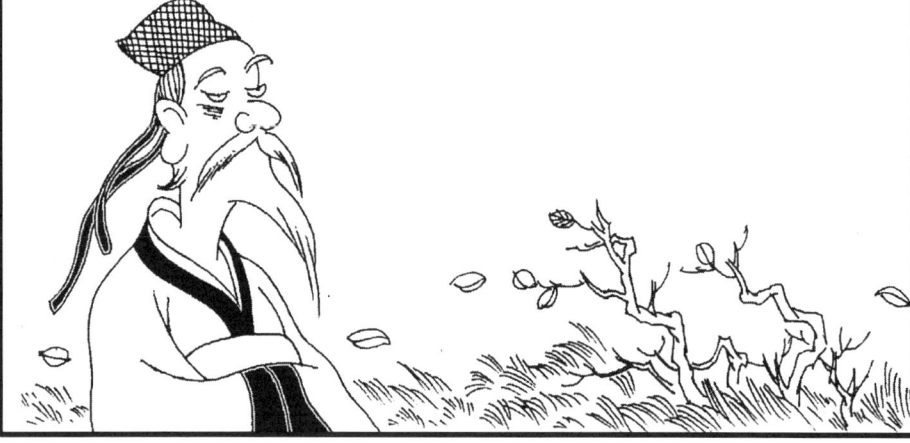

음증의 주요 증후 : 얼굴색이 창백하거나 어두움, 추위를 싫어함, 팔다리가 싸늘함, 권태무력, 갈증은 없음, 따듯한 음료를 좋아함, 배가 아플 때 만져주면 좋아함,

기운이 없고 말하기 싫어함, 소변이 맑고 양이 많음, 대변이 묽음, 맥이 가늘거나 가라앉으면서 느리고 힘이 없음.

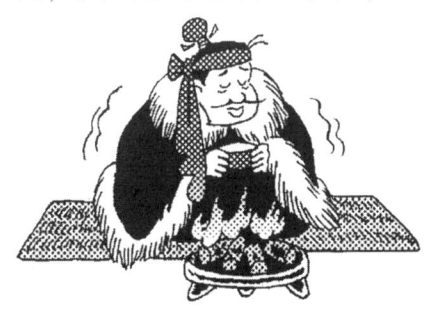
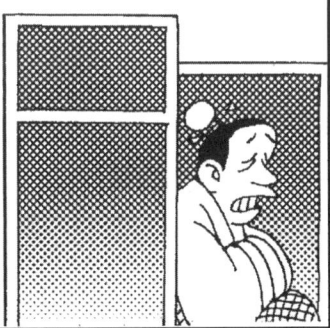

이는 일련의 허증(虛證)과 한증(寒證)을 개괄한 것이다. 예를 들면, 학질이 발작이 반복되면서 단지 오한만 있고 발열이 없거나 오한은 심한데 발열이 미약하며, 심신(心身)이 피곤하고 땀이 나며 팔다리가 차갑고 얼굴색이 창백하고 혀의 색이 옅으며 맥이 가라앉으면서 가늘고 약하면 허한학질(虛寒瘧疾)이다.

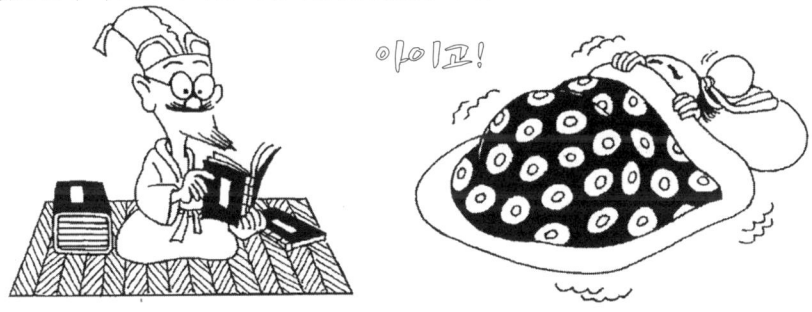

음(陰) 자체의 병변에는 음허(陰虛)와 망음(亡陰) 등의 증후가 있다. 음허의 표현은 입과 목구멍이 건조하고, 조열(潮熱)이 발생하고 도한(盜汗)이 나며, 손발바닥이 화끈거리고 오후만 되면 뺨이 발그레 달아오르며 어지럽고 눈이 잘 보이지 않으며, 몽정(夢精)이나 유정(遺精)이 잦고 소변이 붉으며 대변이 단단하고 혀가 붉으면서 진액이 부족하며 맥은 가늘면서 빠르고 힘이 없다.

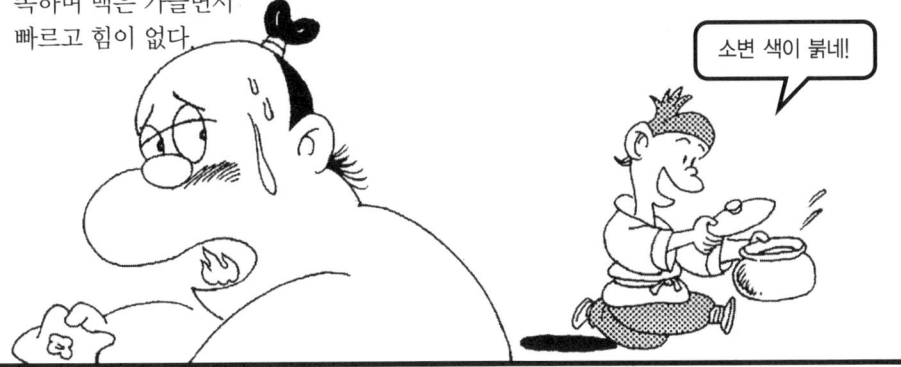

예를 들면, 침윤성 폐결핵의 활동기에는 오후에 조열이 나면서 뺨이 발그레 달아오르고 입이 마르며 밤에 잠을 잘 못자고 도한(盜汗)이 나며 정액이 저절로 새나가고 혀가 붉으면서 건조하고 맥이 가늘면서 빠르게 뛰는 등의 음허(陰虛) 증후가 출현할 수 있다.

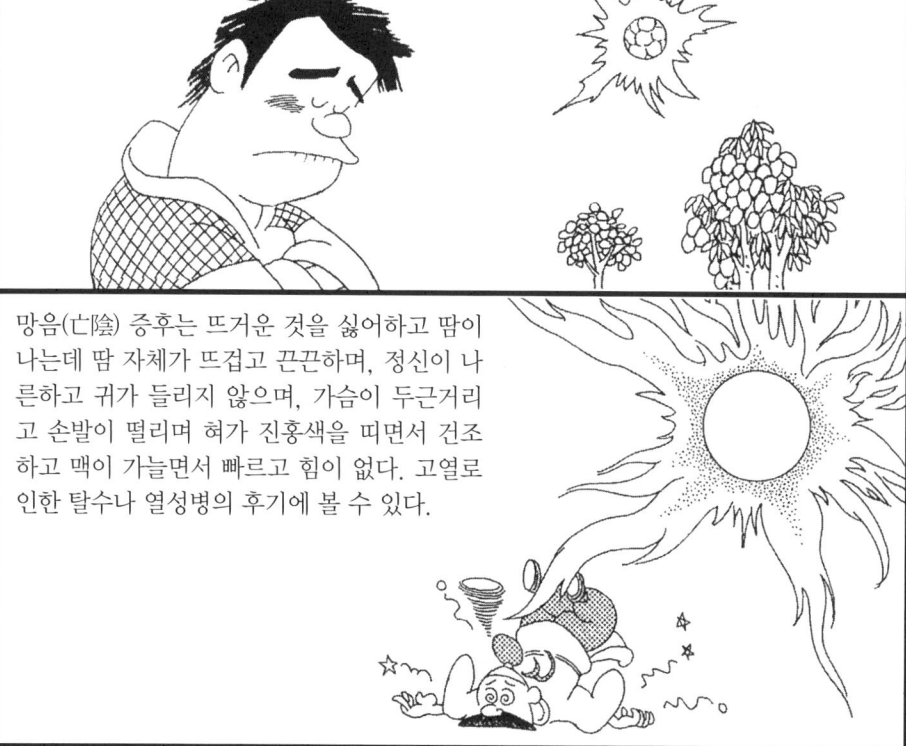

망음(亡陰) 증후는 뜨거운 것을 싫어하고 땀이 나는데 땀 자체가 뜨겁고 끈끈하며, 정신이 나른하고 귀가 들리지 않으며, 가슴이 두근거리고 손발이 떨리며 혀가 진홍색을 띠면서 건조하고 맥이 가늘면서 빠르고 힘이 없다. 고열로 인한 탈수나 열성병의 후기에 볼 수 있다.

예를 들면, 유행성 뇌척수막염이나 유행성 B형 뇌염의 후기에는 미열이 오래 지속되고 갑자기 흐느끼며 일니거나 떨리거나 경련이 일어나면서 힘이 없고 끈끈한 땀이 나오며 혀가 진홍색을 띠면서 건조하고 맥이 가늘면서 빠르며 간혹 쇼크 상태에 빠지기도 한다.

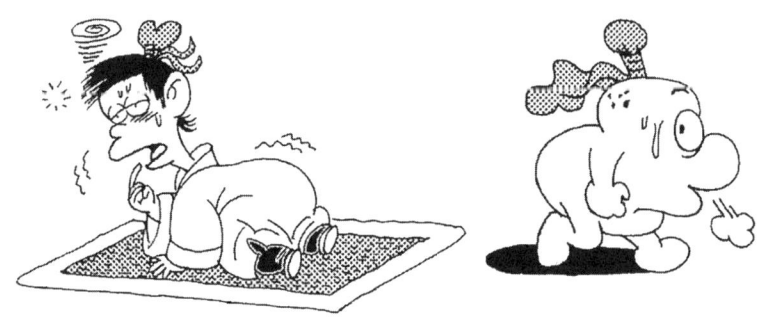

양증(陽證)의 일반적인 경향 : 급성, 불안, 흥분, 실열(實熱), 강장(强壯), 진행성, 밖으로 향함, 위로 향함, 기능 항진, 대사 항진, 열량 과다 등

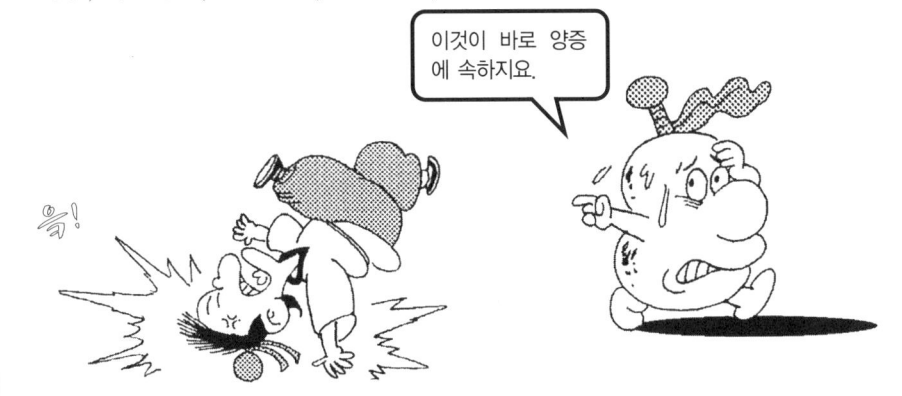

양증의 주요 증후 : 몸에 열이 나면서 서늘한 것을 좋아함, 가슴에 열이 나 답답하며 안절부절 못함, 얼굴이 붉고 눈이 충혈됨, 갈증이 나서 서늘한 음료를 좋아함, 배가 아플 때 만지는 것을 싫어함, 소변이 황적색이고 대변은 딱딱하게 굳음, 호흡이 거칠고 말이 많음, 미쳐 날뛰거나 헛소리를 지껄임, 혀가 붉고 노란 태가 생김, 맥이 홍(洪)하고 활(滑)하면서 빠르고 힘이 있음.

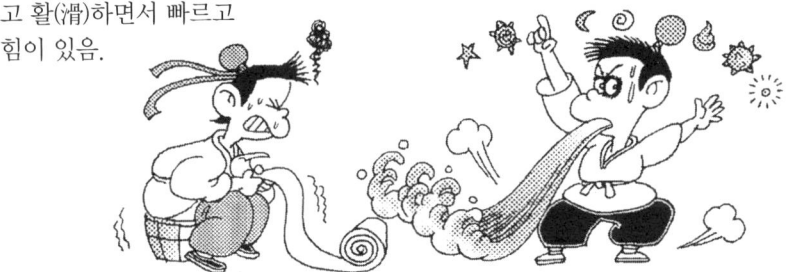

  양증(陽證)은 실증(實證)과 열증(熱證)을 포괄한다. 예로, 유행성 B형 뇌염에서 고열(高熱)로 가슴에 열이 나 답답하면서 안절부절 못하고 갈증이 나며, 땀은 없고 간혹 땀이 나더라도 열이 내리지 않고 혀가 붉으면서 누렇고 건조한 태가 끼며 맥이 빠르게 뛴다. 이것은 실열성의 유행성 B형 뇌염으로 양증에 속한다. 양(陽) 자체의 병변에는 양허(陽虛)와 망양(亡陽) 등의 증후가 있다.

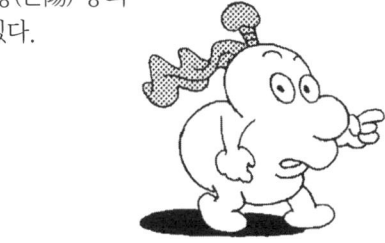
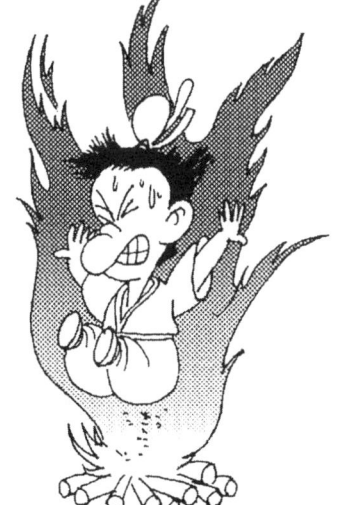

제6장 변증시치

양허(陽虛)의 증후 : 혀의 색이 옅고 갈증이 없으며 추위를 싫어하고 팔다리가 차며 머리가 맑지 못하고 저절로 땀이 나며 숨이 가쁘고 부종이 생기며 음경(陰莖)이 발기되지 않고 조루(早漏)가 되며 대변이 묽고 소변이 맑으며 새벽녘에 설사하고 설질(舌質)이 두툼하면서 연약하며 맥이 가라앉으면서 가늘고 힘이 없다.

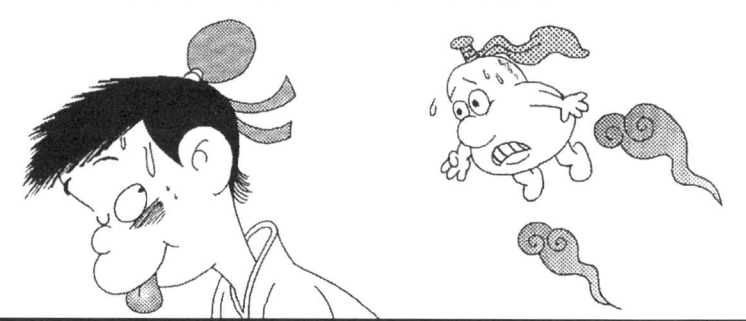

예를 들면, 일부 폐원성 심장병의 경우 기침으로 숨을 헐떡이고 조금만 움직여도 숨이 가빠서 호흡이 이어지지 않으며 얼굴이나 다리가 붓고 추위를 싫어하며 팔다리가 차고 입술과 혀의 색이 옅고 연한 청자색을 띠며 맥이 가라앉으면서 가늘고 빠르다. 대부분이 양허성(陽虛性) 심병이다.

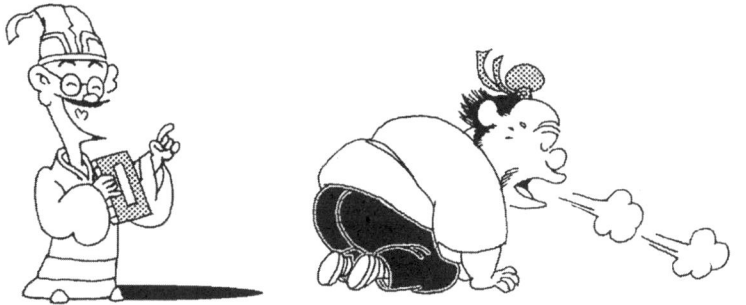

망양증(亡陽證)의 증후 : 추위를 싫어하고 팔다리가 차고 피부가 서늘하며 호흡이 미약하고 식은땀이 줄줄 흐르며 정신이 혼미해지고 안색이 창백하며 혀의 색은 옅고 질은 연약하고 물기가 많아 매끄러우며 맥은 가늘면서 미약하여 곧 끊어질 듯하다.

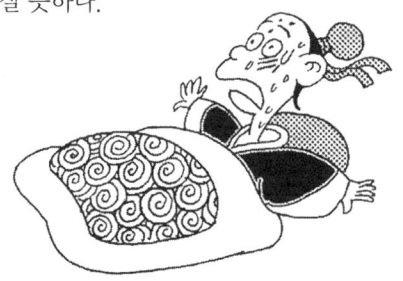

구토와 설사로 인한 탈수, 대량 출혈, 열병 극성기의 중독성 쇼크 때에 잘 나타난다.

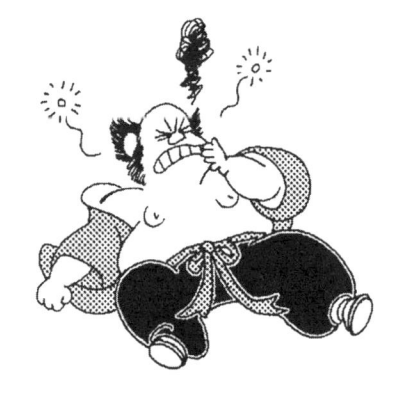

예를 들면, 급성 유행성뇌척수막염 병정(病程) 중에 갑자기 안색이 창백하고 식은땀이 줄줄 흐르며 팔다리가 얼음처럼 차고 혈압이 떨어지며 맥이 곧 끊어질 듯이 미약하고 심지어 맥이 깊숙이 잠복해서 잘 잡히지 않는 등의 증상이 출현하면 이는 심양(心陽)이 갑자기 빠져나가는 징조이다.

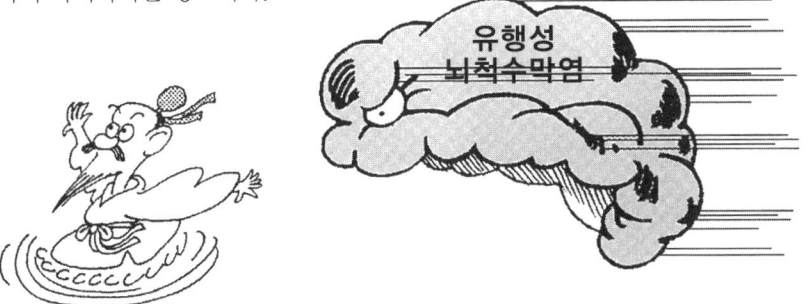

② 표리(表裏) : 병변의 심천(深淺)과 발전 추세를 판별함 : 한의학에서 모든 외감병 즉 감염성 질병은 다 표(表)에서 리(裏)로, 얕은 곳에서 깊은 곳으로 들어간다. 발병 초기에는 병위(病位)가 얕지만 병사(病邪)가 안으로 들어가게 되면 병위가 점차 깊어진다.

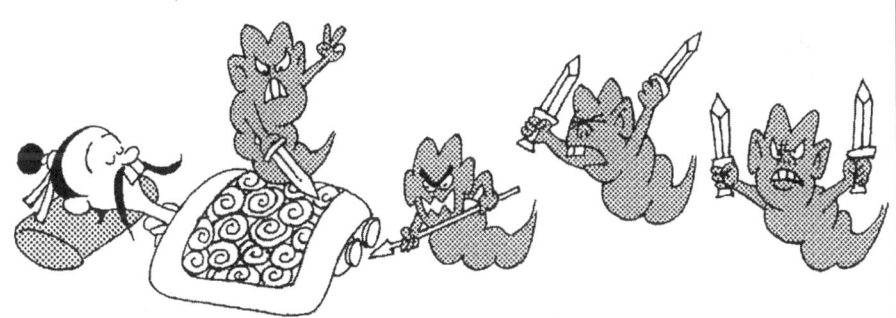

표리(表裏)는 항상 병변의 심천(深淺)과 병세의 경중(輕重)을 대표하고 아울러 병정의 발전 추세를 판별할 수 있다.

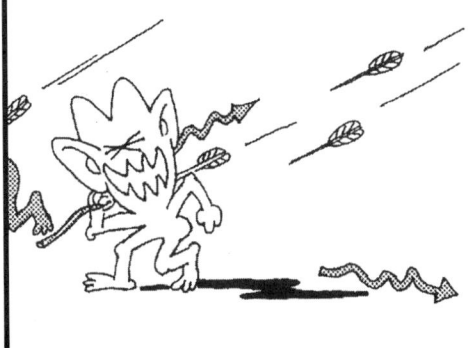

병사(病邪)가 표에서 리로 들어가는 것은 병세의 발전을 의미하고, 리에서 표로 나오는 것은 병이 장차 나으려는 것을 의미한다.

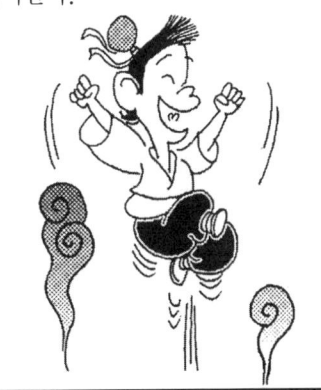

표리(表裏)의 증후는 왕왕 한(寒), 열(熱), 허(虛), 실(實)과 함께 나타난다. 예를 들면, 표허(表虛), 이허(裏虛), 표실(表實), 이실(裏實), 표한(表寒), 이한(裏寒), 표열(表熱), 이열(裏熱) 등이다.

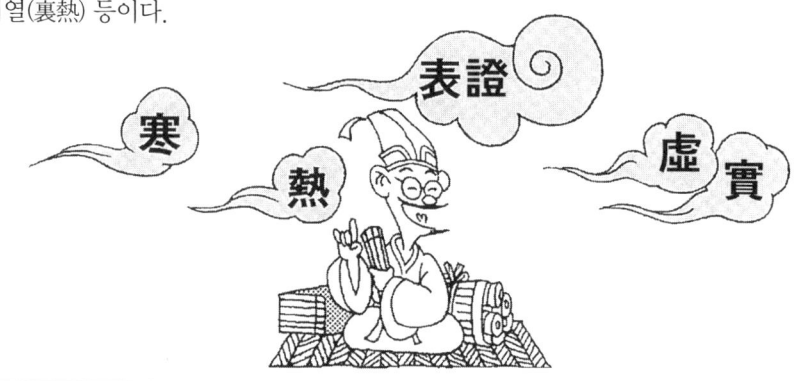

주요 증후 : 오한(惡寒), 발열, 두통(頭痛), 신통(身痛), 사지(四肢)의 산통(酸痛), 코막힘, 콧물, 목구멍이 가려움, 해수(咳嗽), 혀에 백색의 엷은 태(苔)가 낌, 맥은 위로 떠오름.

상기도 감염이나 각종 열성병의 초기, 옹양(癰瘍)의 초기 등에서 볼 수 있다.

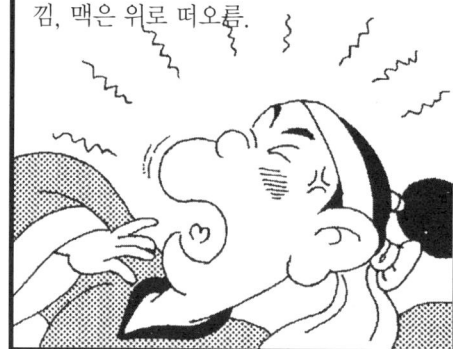
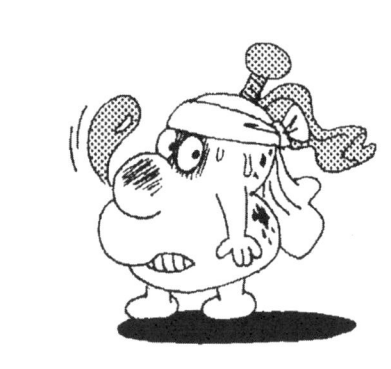

감기나 유행성 독감을 예로 들면, 표한형(表寒型)은 발열보다 오한이 심하고 땀이 없고 뼈마디가 쑤시고 아프며 맑은 콧물이 흐르고 기침을 하는데 묽은 가래를 뱉고 혀에 엷은 백색의 태가 끼고 맥은 뜨고 긴장되어 있으면서 힘이 있다.

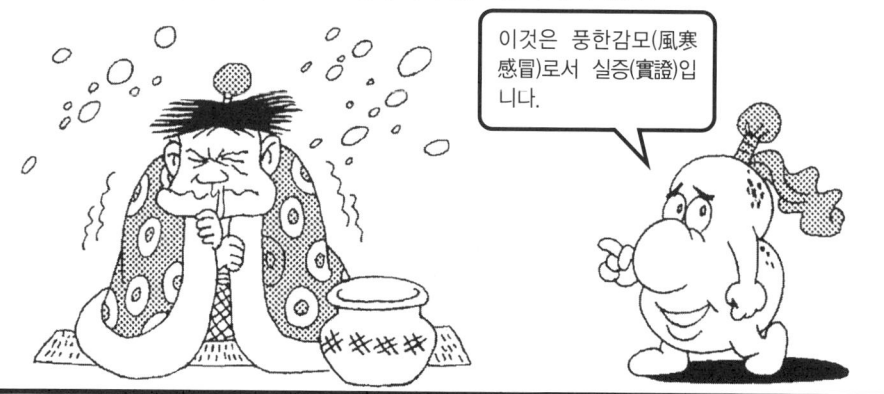

표열형(表熱型) : 오한보다 발열이 심하고 땀이 나거나 혹은 적게 나며 갈증이 있고 누런 콧물이 흐르며 기침을 하는데 누런 가래를 뱉고 목구멍이 아프며 혀에 옅은 황색의 태가 끼고 맥은 뜨면서 빠르다. 이것은 풍열 감모(風熱感冒) 이다.

표허형(表虛型) : 두통, 신통(身痛), 한출(汗出), 오풍(惡風)하거나 땀이 줄줄 흐르면서 그치지 않고 혀의 색은 연하며 맥은 뜨고 느슨하면서 힘이 없다.

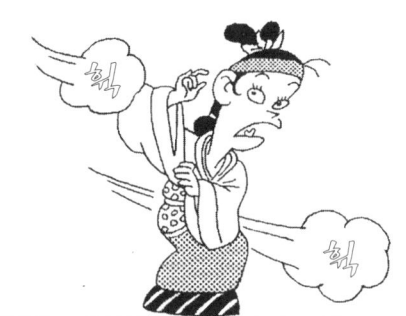

이증(裏證)의 주요 증후는 두 가지로 나눌 수 있다. 열성병의 이증은 열성병의 특징이 뚜렷이 나타나는 단계로 항상 이열(裏熱)이나 이실(裏實)로 표현된다. 그 증후는 고열(高熱)이 있고 오한(惡寒)이 아니라 오열(惡熱)하며, 땀이 나더라도 열이 내려가지 않는다.

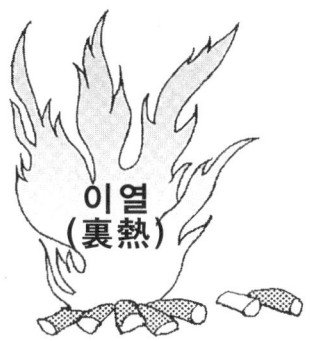
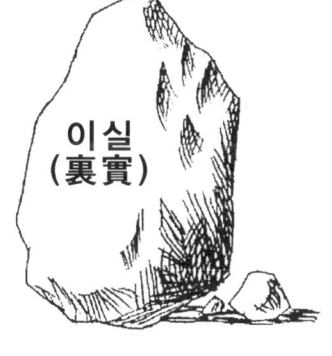

동시에 가슴에 열이 가득해서 답답하고 안절부절 못하며 갈증이 있고 안색이 붉고 귀가 벌겋게 달아오르며 정신이 혼미해지면서 헛소리를 지껄이고 배가 아픈데 만지는 것을 싫어하며 대변이 굳어서 막히고 맥은 홍대(洪大)하면서 활삭(滑數)하거나 침실(沈實)하면서 힘이 있다.

예를 들면, 장티푸스 중후기에 습열(濕熱)이 조사(燥邪)로 바뀌고 발열형태가 이장열*로 바뀌면서 이 같은 증상들이 출현할 수 있다.

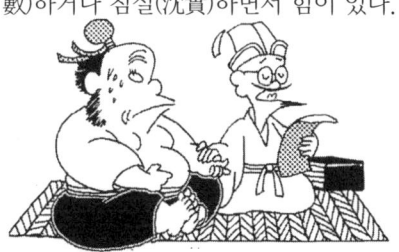
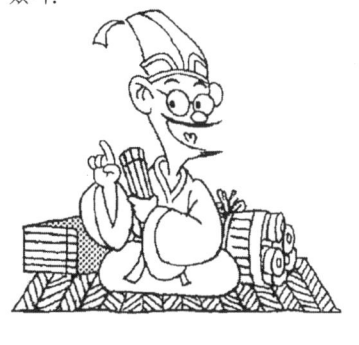

【역주】

이장열(弛張熱) : 열의 오르내림 차가 심하여 하루 중의 체온 차가 1℃ 이상인 것. 보통 아침에는 낮은 열, 저녁에는 높은 열이 며칠 동안 계속된다. 패혈증 · 신우염(腎盂炎) · 담낭염 · 폐결핵 · 수막염 등에서 볼 수 있다.

제6장 변증시치

이 밖에 일체의 내장(內臟) 병증은 모두 이증(裏證)에 속하며, 이허(裏虛), 이실(裏實), 이열(裏熱), 이한(裏寒)을 포괄한다.

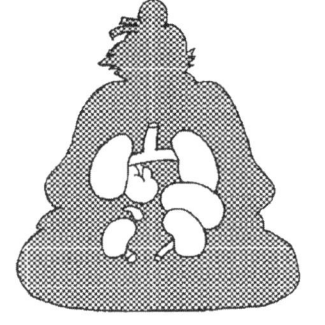

심신(心身)이 피로하고 기운이 없어 말하기를 싫어하며 가슴이 두근거리고 마음이 산란하며 자한(自汗)이나 도한(盜汗)이 나며 설질(舌質)은 연약하고 흰색의 태가 끼어 있으며 맥은 가라앉으면서 약하면 이것은 이허(裏虛)이다.

추위를 싫어하고 팔다리가 차며 입안이 담담하면서 갈증이 없고 대변이 묽으며 소변이 맑으면서 양이 많고 설태(舌苔)가 희면서 미끌미끌하며 맥이 가라앉으면서 느리면 이것은 이한(裏寒)이다.

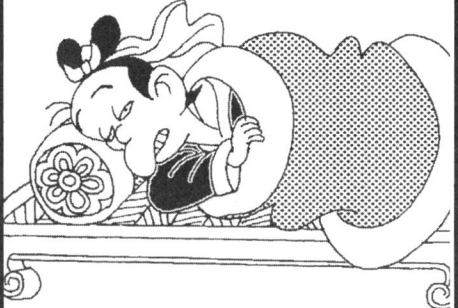

비괴(痞塊)*, 충적(蟲積)*, 식적(食積)*, 혈적(血積)*, 수적(水積)* 등은 모두 이실(裏實)이다.

【역주】
비괴(痞塊) : 뱃속에 생긴 덩어리를 말함.
충적(蟲積) : 뱃속에 기생충이 많이 쌓이고 뭉쳐 덩어리를 이룬 병증.
식적(食積) : 음식이 소화되지 않고 오랫동안 정체됨으로써 증상이 되는 적증(積證).
혈적(血積) : 어혈(瘀血)이 응결(凝結)하여 적(積)이 되는 것.

혈림(血淋)*, 소갈(消渴), 장옹(腸癰)*, 적리(赤痢)*, 급성 구토 설사 등은 모두 이열(裏熱)이다.

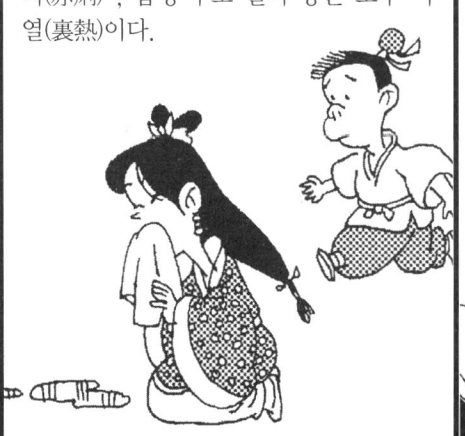

③ 한열(寒熱) : 증후 현상을 변별하고 병의 성질을 파악함. 한의학에서는 병증의 성질을 한(寒)과 열(熱) 두 부류로 분류할 수 있다고 본다. 한증(寒證)이나 열증(熱證)을 조성하는 원인은 체질이나 치병(致病) 인자와 연관이 있다.

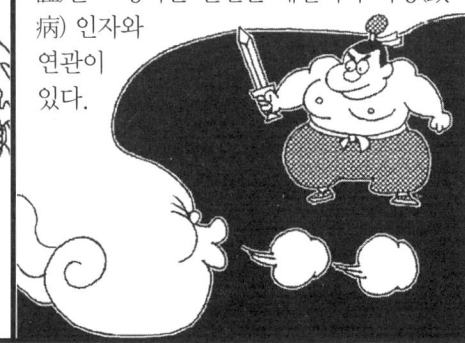

병증의 발전 과정 중에 한증과 열증은 서로 뒤바뀔 수 있을 뿐만 아니라 동시에 나타날 수도 있다. 예컨대, 상열하한(上熱下寒), 하한상열(下寒上熱), 표한리열(表寒裏熱), 표열리한(表熱裏寒), 한열착잡(寒熱錯雜) 등이다.

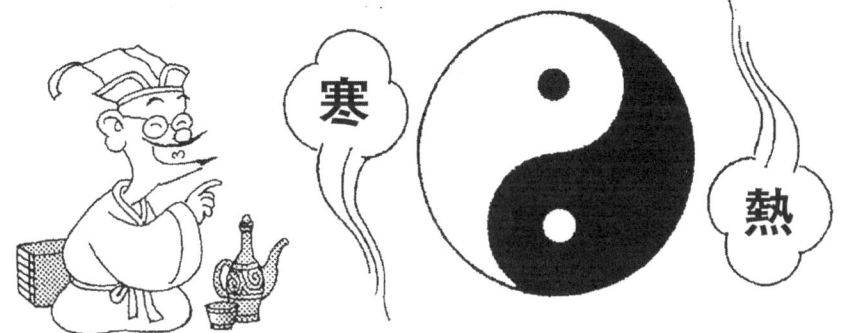

한열(寒熱)은 또 허실(虛實)을 겸하기도 하는데 대개 실증(實證)은 열증(熱證)을 겸하므로 항상 실열(實熱)이라 병칭하며,

허증은 한증을 겸하므로 항상 허한(虛寒)이라 병칭한다.

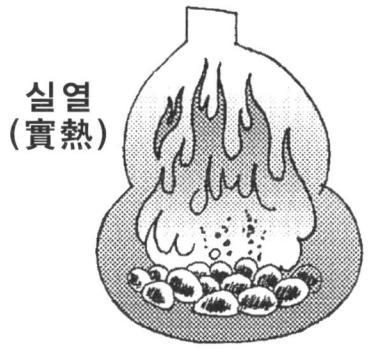

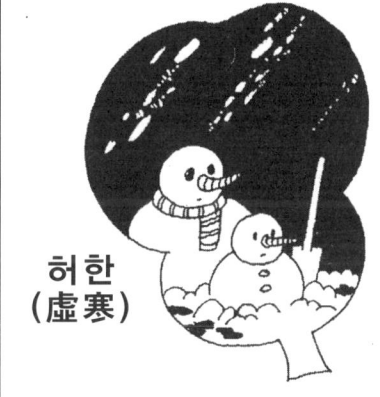

하지만 열증 중에도 허열(虛熱)이 있을 수 있으며 실증 중에도 실한(實寒)이 있다. 또 병이 발전해서 한(寒)이 극에 이르거나 열(熱)이 극에 이르면 진한가열(眞寒假熱)이나 진열가한(眞熱假寒)의 현상이 나타날 수 있다.

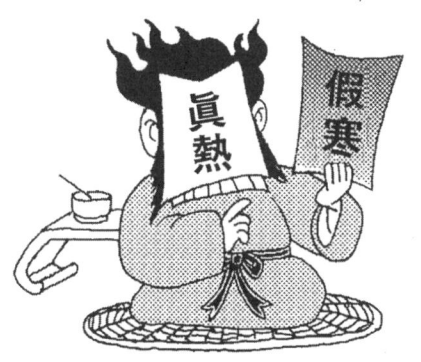

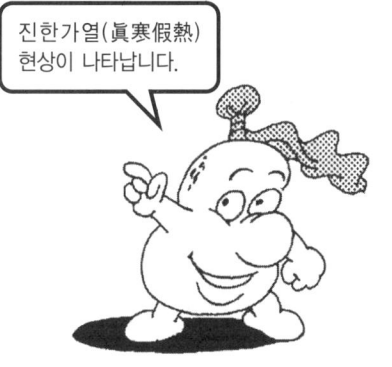

진한가열(眞寒假熱) 현상이 나타납니다.

【역주】

수적(水積) : 물이나 음료수 따위를 많이 마셔서 적(積)이 형성된 병증.
혈림(血淋) : 임증(淋證)으로 소변에 피가 섞여 나오는 병증.
정융(癥融) : 창자 속에 응혈(凝血)이 생기고 이물과 배가 아픈 병증.
적리(赤痢) : 피가 섞인 대변이 나오거나 피만 나오는 이질. 혈리(血痢)라고도 함.

한증(寒證)의 주요 증후 : 안색이 창백, 몸이 차고, 손발이 싸늘함, 정신은 맑지만 웅크리고 누우려고 함, 대변이 묽고 소변은 맑으면서 양이 많음, 갈증이 없고 혹 있더라도 물을 마시지 않거나 따뜻한 것을 마시려고 함. 설태(舌苔)는 희고 미끈미끈함, 맥은 느림.

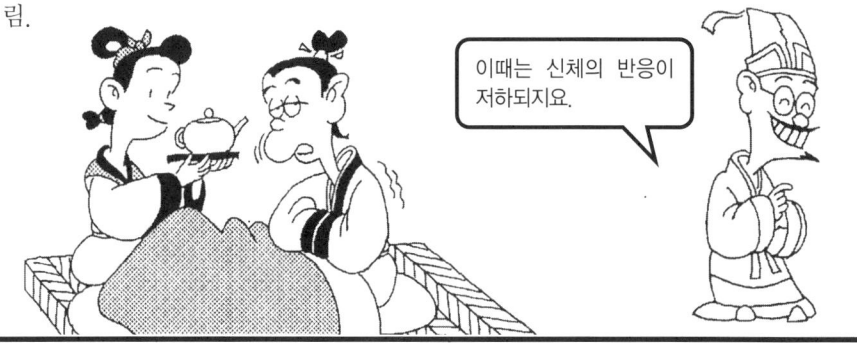

이때는 신체의 반응이 저하되지요.

열증(熱證)의 주요 증후 : 얼굴이 붉고 열이 남. 조열(潮熱)이 있고 갈증으로 찬 음료를 좋아하며 번조(煩躁) 증상이 있음. 심하면 손발을 가만두지 못하거나 정신이 혼미해서 헛소리를 지껄임. 대변이 막히고, 설태는 황색을 띠면서 거칠고, 맥은 빠르면서 힘이 있음.

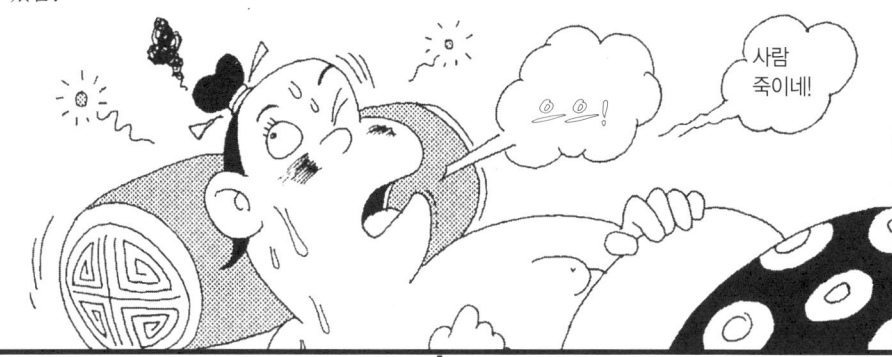

사람 죽이네!

진열가한(眞熱假寒證)의 증후 : 고열이 나는데 반대로 손발은 싸늘하고 맥이 가라앉거나 깊이 숨어 나오지 않는다[가한(假寒)].

또 입냄새가 나고 잇몸이 헐며 갈증으로 찬 음료를 마신다. 대변은 굳어 잘 나오지 않고 심한 악취가 나기도 한다. 소변량이 줄고 색이 붉다. 설태는 누러면서 건조하다. 맥은 비록 깊숙이 가라앉아 있지만 누르면 힘이 느껴진다[진열(眞熱)].

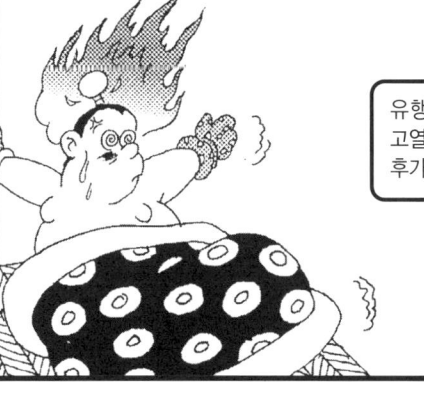

유행성뇌척수막염으로 고열이 날 때에 이 증후가 나타나지요.

진한가열증(眞寒假熱證)의 주요 증후 : 팔다리가 싸늘한데 반대로 몸에 열이 있고 얼굴이 붉으며 번조(煩躁)가 나서 가만있질 못하고 맥은 위에 떠있으면서 빠르다[가열(假熱)].

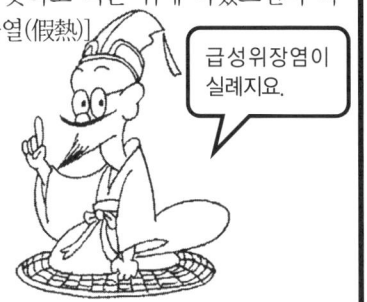

하지만 열이 그다지 높지 않고 이불을 덮거나 불을 쬐는 것을 좋아하고 얼굴이 화장한 것처럼 붉게 달아오르며, 비록 갈증이 있더라도 물을 마시려하지 않고 손발을 가만두지 못하는 증상이 간혹 멈추며 맥은 비록 떠있으면서 빠르더라도 누르면 힘이 없다[眞寒].

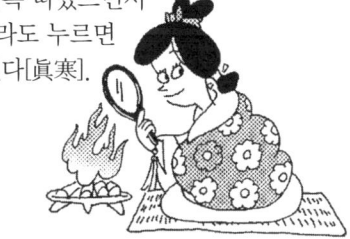

④ **허실(虛實)** : 체력의 강약과 병세의 성쇠를 변별함. 한의학에서는 병증의 발생이나 발전 및 변화가 병사(病邪)와 정기의 상호 투쟁의 결과라고 본다.

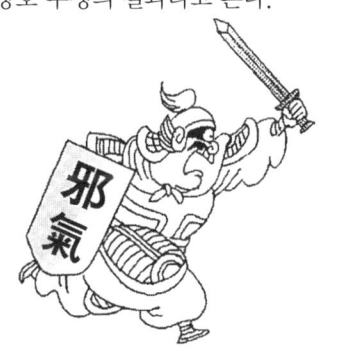

허실(虛實)을 변별함으로써 발병 인자의 강약과 면역력의 성쇠, 신체 반응력의 고저(高低)를 파악할 수 있다.

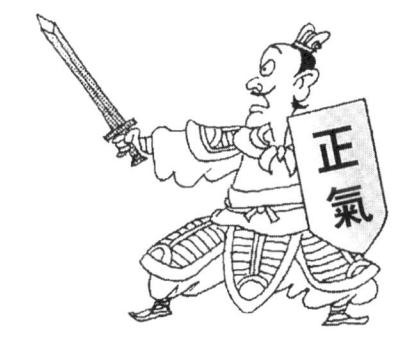

허(虛)는 주로 정기(正氣)가 허한 것을 가리킨다. 《황제내경黃帝內經》에서도 "정기(精氣)를 빼앗기면 허해진다."라고 했다. '허(虛)'는 정기의 쇠퇴, 면역력의 허약, 반응력의 저하를 의미한다. 따라서 정기가 사기를 이기지 못하므로, 발병하면 허증으로 나타난다.

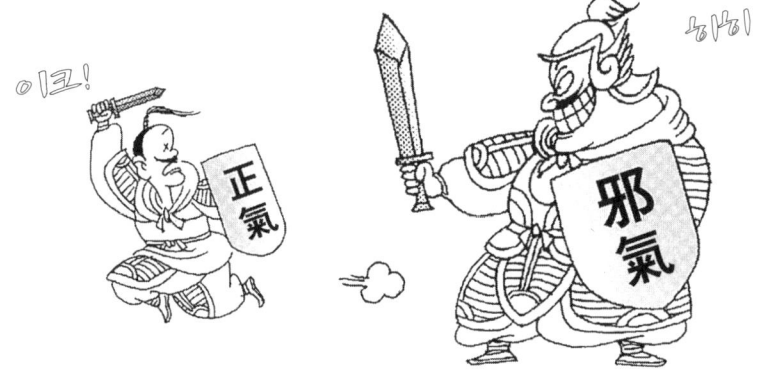

제6장 변증시치

허증이나 실증의 형성은 체질이나 연령과 관계가 있다. 체질이 강건한 사람이나 청장년의 경우는 실증이 많고,

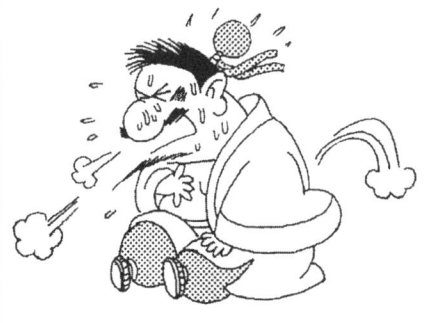

체질이 허약한 사람이나 노인의 경우는 허증이 많다. 영유아는 발육 단계로 신체가 아직 성숙되지 않았기 때문에 병에 걸리면 쉽게 실(實)해지거나 허(虛)해진다.

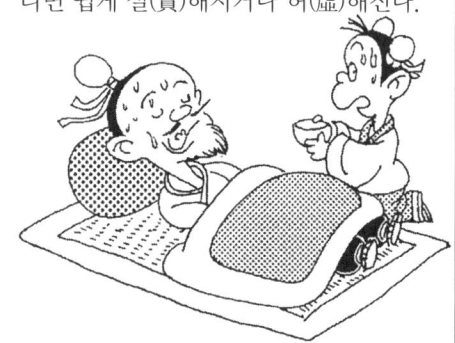

이밖에 폭병(暴病 : 새로 생긴 병이나 급성병)은 실증이 많고, 구병(久病 : 오래된 병이나 만성병)은 허증이 많다.

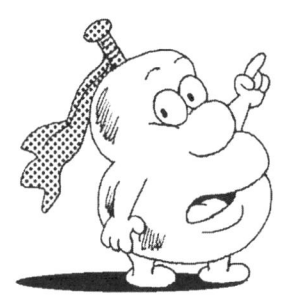

그러나 폭병의 경우에도 허증이 있을 수 있는데 중풍의 허탈증(虛脫證)이 그 예이며, 구병에도 실증이 있는데 예를 들면, 효천(哮喘), 고창(鼓脹), 종류(腫瘤) 등이다.

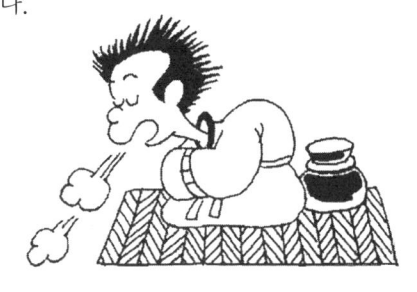

허실에는 기(氣), 혈(血), 음(陰), 양(陽), 장(臟), 부(腑) 각각의 허실이 있지요.

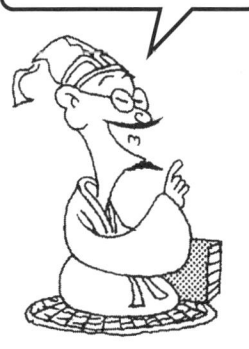

허증(虛證)의 주요 증후 : 정신이 흐리고 안색이 핏기가 없이 하얗고 전신이 나른하여 힘이 없다. 혹은 손발바닥이 화끈거리고 몸이 수척해지며 가슴이 까닭 없이 두근거리고 기운이 없어 숨이 가쁘며 자한(自汗)이나 도한(盜汗)이 난다. 혹은 설사를 하고 소변을 자주 보거나 참지 못한다.

대변이 물처럼 묽고 소화되지 않은 음식물이 섞여 있어요.

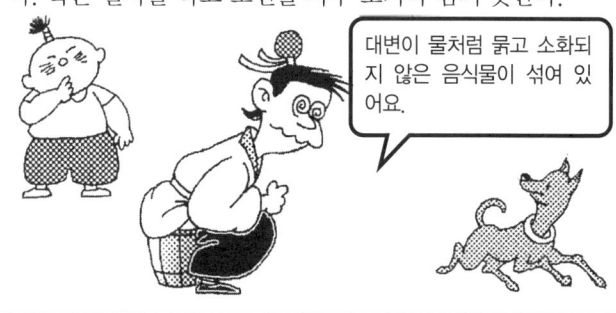

어떤 경우는 배가 불룩한 것이 때로 덜하다가 다시 불룩해지며 혹은 배가 아픈데 만지는 것을 좋아하거나 만지면 통증이 줄어든다. 이런 종류의 허증은 간혹 한증과 공존하기도 하며, 구병(久病)이나 만성병으로 인체의 질병에 대한 저항 능력이 부족해지거나 장부 전체의 기능이 쇠퇴해진 경우에 흔히 출현한다.

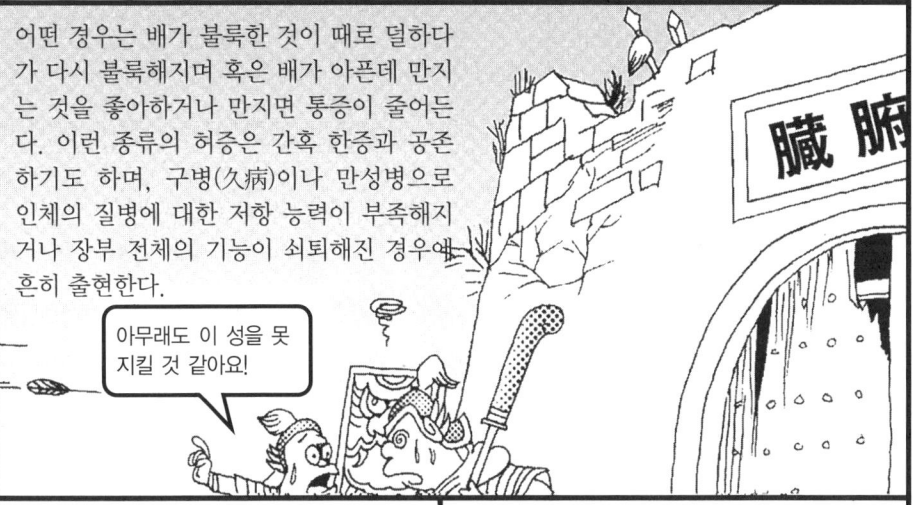

기허(氣虛) : 안색이 창백하고 심신(心神)이 피로하며 조금만 움직여도 숨이 가쁘고 머리가 어지럽고 땀이 나며 대변이 무르고 내장(內臟)이 밑으로 쳐진다.

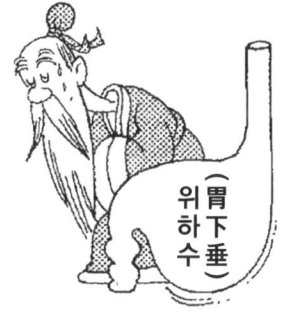

혈허(血虛) : 입술과 손톱이 핏기가 없고 머리가 어지러우면서 눈앞이 침침하며 까닭없이 가슴이 두근거리고 불안하며 손발이 저리고 나무처럼 뻣뻣해지며 월경에 문제가 생긴다. 항상 양허(陽虛)와 기허(氣虛)를 수반한다.

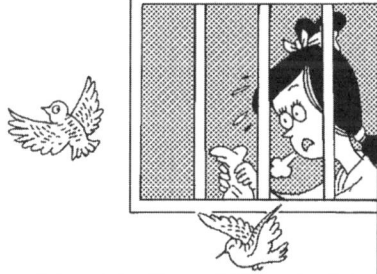

실증(實證)의 주요 증후 : 호흡이 거칠고, 마음이 불안하고 초조하여 안절부절못하다. 가슴과 옆구리 또는 복부가 창만하거나 통증으로 만지는 것을 싫어하며 대변이 굳어 나오지 않는다. 또는 설사를 하는데 복통이 매우 급박하게 일어나고 항문이 무지근하게 내려앉는 듯하며 배변이 시원하지 못하다. 소변이 아예 나오지 않거나 소변 보기가 어려워 방울방울 떨어지기만 하고 시원하게 나오지 않으면서 배뇨시 통증이 있다.

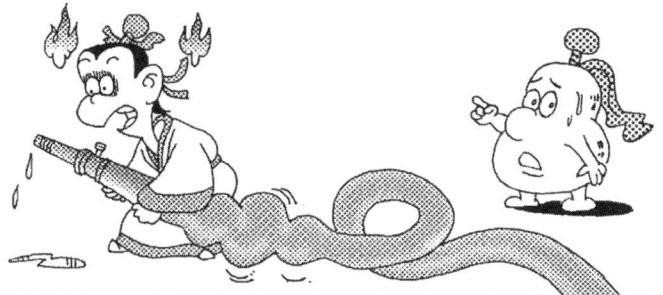

제6장 변증시치

이런 종류의 실증은 열증과 공존하는데, 급성병으로 사기가 왕성하고 정기가 부족한 때나 새로 생긴 병으로 신체의 반응이 항진되어 항병 능력이 비교적 강한 때에 흔히 나타난다. 기실(氣實)과 혈실(血實)로 나눌 수 있다.

어떤 경우는 열이 나면서 번갈(煩渴)*이 나고 미쳐 날뛰며 헛소리를 지껄이고 땀이 없으며 땀이 나더라도 열이 내리지 않는다.

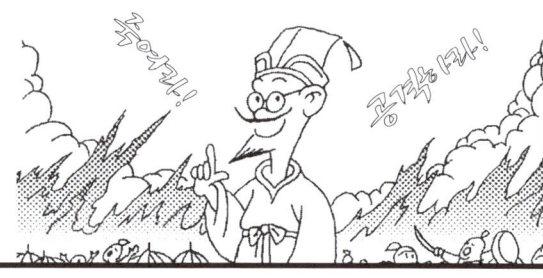

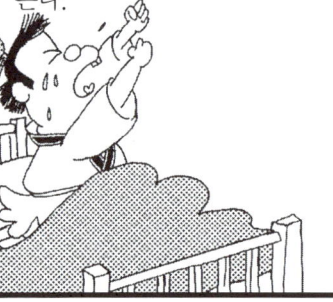

혈실(血實, [혈어(血瘀)]) : 월경이 시작될 때 배가 아픈데 만지면 싫어하는 경우, 산후에 자궁의 수축이 불완전한 경우, 자궁외 임신이나 폐경(閉經), 간장과 비장이 크게 부어오른 경우, 종류(腫瘤), 타박상으로 어혈이 뭉쳐 붓고 아픈 경우 등이 이에 해당한다.

기실(氣實) : 기침으로 숨을 헐떡이고 호흡이 가쁘며 기관지에 가래가 꽉 차있어 흉격이 답답하여 개운하지 않고 복부가 불룩해지면서 아프다. 트림이 나고 신물이 넘어오며 대변이 막힌다.

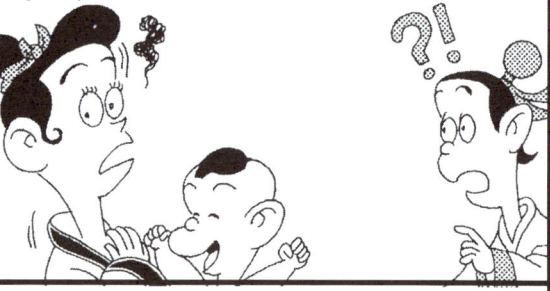

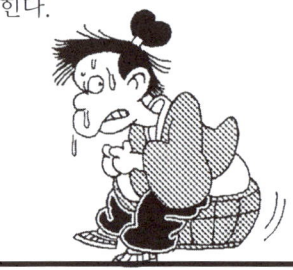

허실이 뒤섞여 나타나는 허실의 진가(眞假)와 상호 전환 등의 상황 : 이 증은 몇몇 만성병에서 흔히 보이는데, 이 때 환자의 정기는 이미 허한 상태이고 사기는 실하다.

예컨대, 급성맹장염의 경우 갑자기 우측 하복부가 아프고 만지는 것을 거부하며, 열이 나고, 속이 메슥거리며 토하고, 혀는 붉고, 설태는 누런 것이 두툼하게 끼는 때가 있는데, 이는 위장의 실열(實熱)과 기체혈어(氣滯血瘀)가 원인이다.

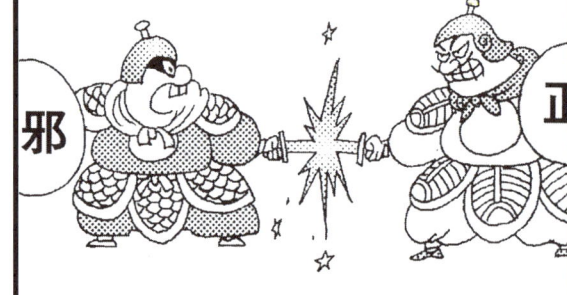

【역주】

번갈(煩渴) : 가슴에 열감(熱感)이 있으면서 입 안이 마르고 갈증이 나는 병증.

예를 들면, 기체(氣滯), 혈어(血瘀), 습충(濕蟲), 수기(水氣) 등으로 인한 적취(積聚), 종류(腫瘤), 고창(鼓脹) 등의 경우에 정허사실(正虛邪實)의 현상이 나타날 수 있다.

간경화로 복수(腹水)가 찰 때를 보면, 팔다리가 수척해지고 음식이 들어가기만 하면 배가 불룩해지는 허증(虛證)이 있는 동시에 혀가 어혈처럼 어두운 자색(紫色)을 띠거나 온몸이 아프거나 월경이 끊어지는 등의 실증(實證)이 나타나는 경우가 많다.

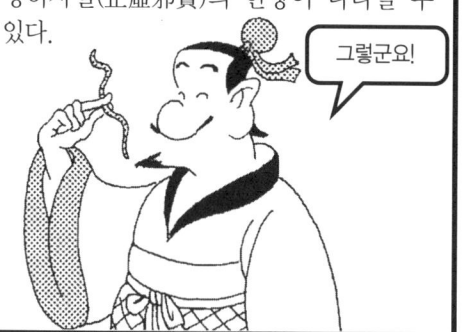

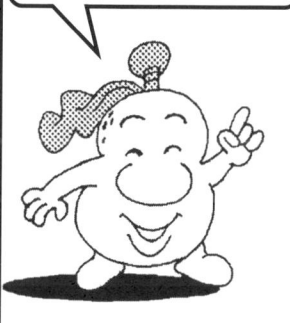

진허가실은 예를 들어 비장(脾臟)이 허해서 생긴 비창(痞脹)이나 소화 기능이 떨어져 생긴 위산과다, 창만, 동통, 먹으면 헛배가 부르는 것, 대변이 잘 나가지 않는 것 등은 가허(假虛) 증후이다.

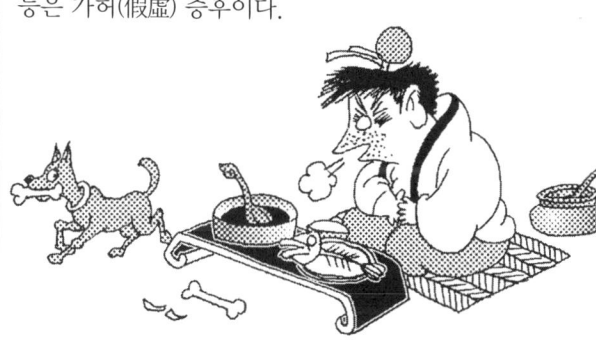

그러나 복창(腹脹)이 가끔씩 가라앉았다가 다시 불룩해지거나, 복통이 그다지 심하지 않으면서 만지면 덜하거나, 대변이 단단하지 않고 심지어는 묽거나, 심신(心身)이 피로하거나, 혀의 색이 연하고 맥이 약한 등의 허한 증상이 동시에 나타날 수 있다. 이런 증후는 본질은 허(虛)에 속하지만 겉으로 드러난 현상이 실(實)처럼 보이기 때문에 진허가실(眞虛假實)이라고 한다.

진실가허(眞實假虛)는 소화 기능이 떨어져 대변이 굳어지고 물똥만 나오는 열결방류(熱結旁流)*를 그 예로 들 수 있다. 이 병증의 경우, 대변이 물처럼 흘러나오고 오후만 되면 열이 오르며 손끝과 발끝이 따뜻하지 않는 등의 가허(假實) 현상이 나타나기도 한다.

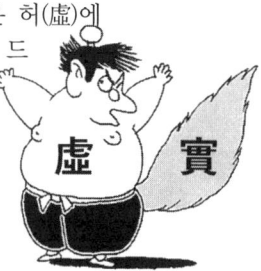

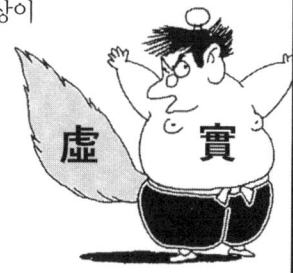

【역주】

열결방류(熱結旁流) : 장내(腸內)에 대변이 단단하게 뭉쳐 있고 냄새가 나는 물똥을 싸는 병증. 변이 단단하게 뭉쳐 있어서 수분이 장 속에서 흡수가 안 되어 옆으로 흘러나오는 상황이다.

비록 대변이 물처럼 나오더라도 악취가 심하고, 손발 끝은 비록 따뜻하지 않지만 가슴이나 배는 매우 뜨겁고, 아울러 배가 그득하고 단단하면서 아프며 항문에 작열감이 있고, 번열(煩熱)이 나면서 안절부절못하고, 혀에 누렇고 건조한 태가 끼는 등의 실(實)한 증상이 동시에 나타난다. 이런 증후는 본질은 실(實)에 속하지만 겉으로 드러난 현상이 허(虛)처럼 보이기 때문에 진실가허(眞實假虛)라고 한다.

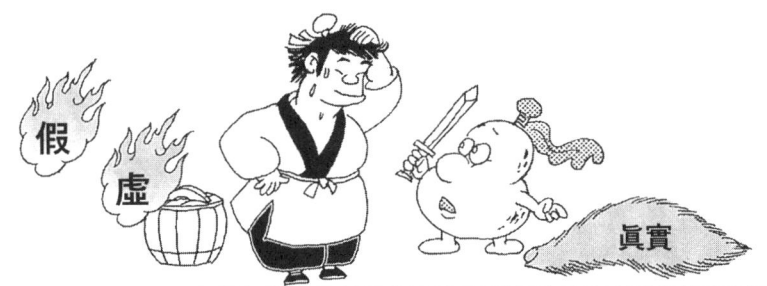

허실의 전환은 정기와 사기 두 세력의 상대적인 역량 변화에 따라 결정되며, 치료의 목적은 사기를 제거하고 정기를 회복하는 데 있다.

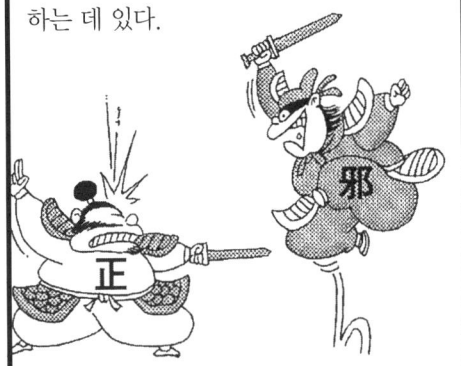

예를 들어, 열성병으로 고열과 갈증이 있으면서 번열(煩熱)로 안절부절못하고 맥이 빠른 것은 이열실증(裏熱實證)인데, 만일 치료 후에 땀이 나왔는데도 열이 물러나지 않으면 진액이 크게 손상되고 나아가 정기(正氣)가 흩어져 망음(亡陰)을 유발할 수 있다. 이는 실(實)에서 허(虛)로 바뀐 예이다.

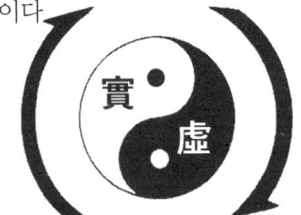

또 설사가 심해서 음식물이 소화되지 않은 채 나오고 오한(惡寒)이 심해서 웅크리고 누우며 손발이 싸늘하고 맥이 가라앉으면서 가늘고 빠른 것은 이한허증(裏寒虛證)인데, 만일 치료 후에 설사가 여전히 그치지 않으면 손발이 더욱 싸늘해지고 수분의 손실이 심해지며 심장이 쇠약해져 결국 사망에 이를 수 있다.

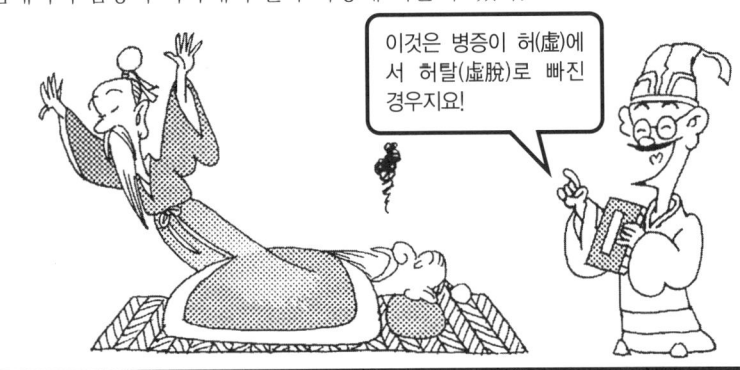

사진(四診)

사진(四診)은 곧 망진(望診), 문진(聞診), 문진(問診), 절진(切診)이다. 한의사는 이들에 근거해서 환자의 전반적인 상황에 대해 계통적으로 진찰을 진행하고, 장부(臟腑), 경락(經絡), 병인(病因), 병기(病機) 등 관련 이론을 결합하여, 진찰을 통해 얻은 정보를 종합하고 분석해서 병인을 찾아내고 이를 질병 치료에 활용한다.

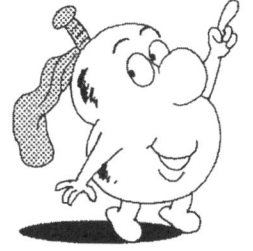
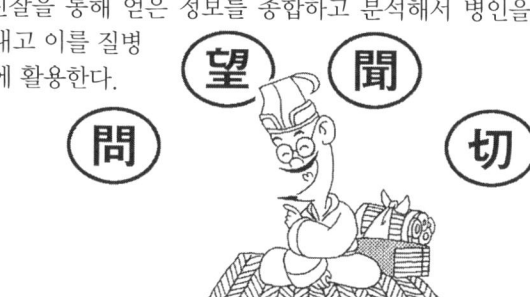

문진(問診)

먼저 문진(問診)을 살펴보자. 혹자는 맥을 보는 것만으로도 질병을 진단할 수 있으며 문진(問診)은 필요 없다고 말한다. 이것은 오해이다. 왜냐하면 환자의 발병 정황, 어떤 치료를 거쳤는지, 그 효과와 반응은 어떠했는지 등의 자료는 모두 문진(問診)을 통해서만 얻을 수 있기 때문이다.

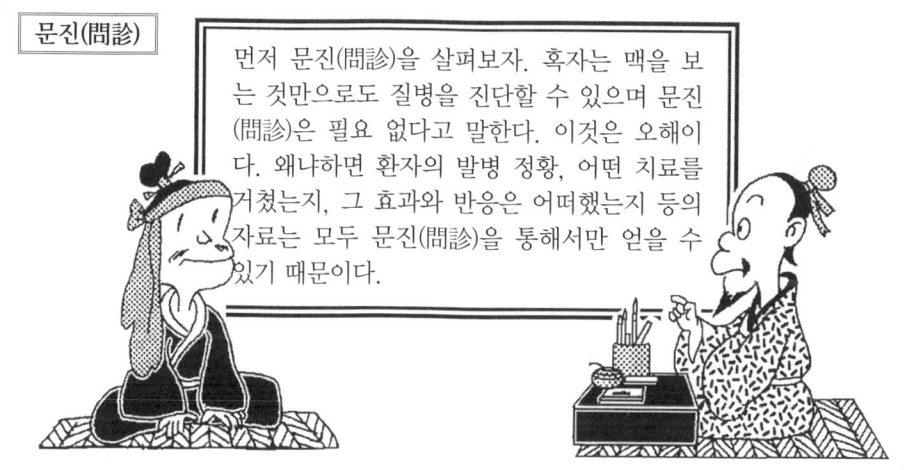

그러므로 문진(問診)은 매우 중요하다. 따라서 한의학에서는 이를 다음과 같은 노래 구절로 개괄하였다.
"첫 번째는 한열(寒熱)을 묻고 두 번째는 땀을 묻네, 세 번째는 머리와 몸을 묻고, 네 번째는 대소변을 묻네. 다섯 번째는 음식을 묻고, 여섯 번째는 가슴 부위를 묻네. 일곱 번째는 귀와 눈을 묻고, 여덟 번째는 수면(睡眠)을 묻네. 아홉 번째는 예전의 병을 묻고, 열 번째는 원인, 치료경과, 병정의 변화를 묻네. 부인은 반드시 월경의 시기와 늦게 오는지 빨리 오는지 아니면 막혔는지 출혈이 심한지를 묻고 또 대하(帶下), 임신, 출산 등을 물어야하네. 소아과는 가족병이 있는지, 홍역이나 천연두를 앓는지, 놀란 적은 없는지, 체한 적은 없는지, 찬바람을 맞았는지 등을 자세히 물어야 한다네."

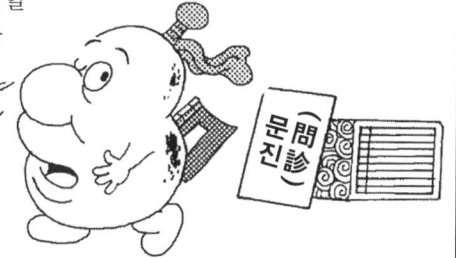

제6장 변증시치

① **한열(寒熱)을 물음** : 외감 열병은 표(表)에서 리(裏)로 들어가므로, 오한의 여부는 표증과 리증을 구별하는 경계선이다. 예컨대, 오한이 물러났다면 이는 표증이 이미 제거된 것이다.

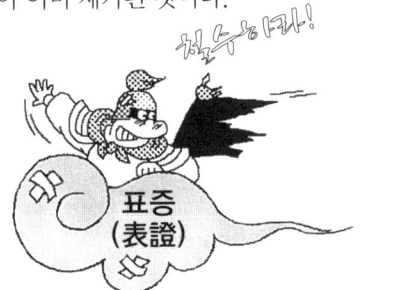

오한이 없고 열만 있다면 병이 이미 안으로 들어간 것이다. 오한과 발열이 번갈아 가면서 일어나면 병이 표(表)도 아니고 리(裏)도 아닌 표(表)와 리(裏)의 사이 즉 반표반리(半表半裏)에 있는 것이다(종종 입이 쓰고 목구멍이 건조하며 가슴과 옆구리가 그득하고 답답한 증상을 수반함).

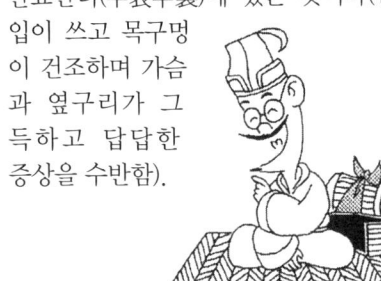

하지만 만성병에서 추위를 싫어하는 것이나 미열(微熱)이 나는 것은 대부분 허증에 속한다.

일반적으로 인체 기능상태의 변화나 인체 반응성의 강약 및 조절 기능 등의 문란과 관련되어 있다.

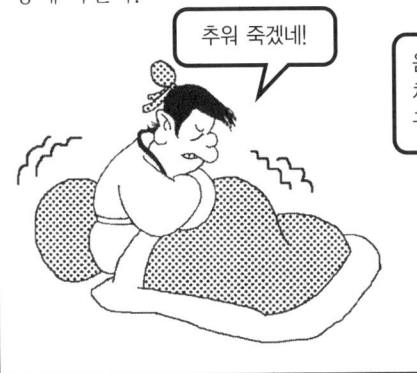

열이 없고 추워하면서 손발이 싸늘하면 허한증(虛寒證)이다. 이 경우는 보통 이유 없이 땀이 나고 피곤하며 안색이 창백하고 혀와 입술이 담홍색을 띠는 등의 증상을 수반한다. 미열이 있거나 오후에 조열(潮熱)이 나거나 손발바닥이 뜨거운 것은 허열증(虛熱證)이다. 이 경우는 보통 양쪽 광대뼈 부위가 벌겋게 달아오르거나 도한(盜汗)이 나고 몸이 수척해지고 마음이 번잡해서 잠을 자지 못하며 혀가 붉고 진액이 부족하며 기침을 할 때 가래나 피를 뱉는 등의 증상을 수반한다. 허열증은 폐결핵이나 만성 간염 환자에게서 자주 나타난다.

이밖에 열이 심하고 가슴에 번열(煩熱)이 나면서 답답하며 목이 마르고 땀이 많이 나며 땀이 나더라도 열이 물러나지 않는 것은 양명경증(陽明經證)이다.

만일 열이 심하고 변비로 배가 그득하면서 불룩하고 배가 아픈데 손을 대지 못하게 하며 가슴에서 열이 나 답답하고 안절부절못하며 헛소리를 지껄이고 혀에 불에 그을린 것 같은 노란색의 이끼가 끼어 있으면 양명부증(陽明腑證)이다.

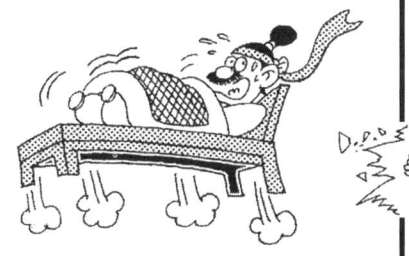
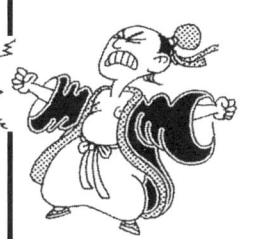
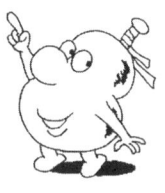

② **땀을 물음** : 땀을 물으면 병정의 허실과 질병이 변화해가는 정황을 관찰할 수 있다. 예를 들면, 외감병의 표증에서 땀이 없다면 표실(表實)이고 땀이 있다면 표허(表虛)이다.

대낮에 조금만 움직여도 땀이 나는 것을 자한(自汗)이라 하는데 양허(陽虛)에 속하며, 수면 중에 땀이 나다가 잠에서 깨어나면 땀이 멎는 것을 도한(盜汗)이라 하는데 음허(陰虛)에 속한다.

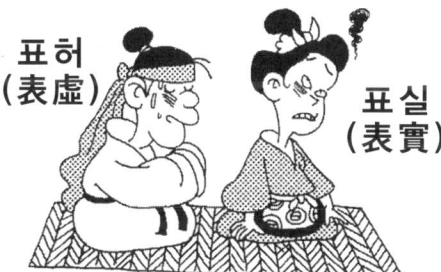
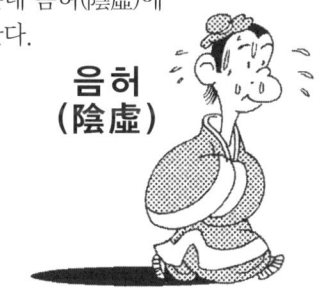

몸의 반쪽에서만 땀이 나고 다른 반쪽은 땀이 없는 것은 대개 중풍(中風)의 반신불수(半身不遂)이다.

오래된 병이나 위중한 병에서 땀을 비 오듯이 많이 흘리거나 또는 땀이 기름처럼 끈끈해서 구슬처럼 방울져 흐르고 팔다리가 싸늘하며 혈압이 떨어지고 맥이 미약하면서 가늘면 망양(亡陽)으로 허탈(虛脫)에 빠진 것이다.

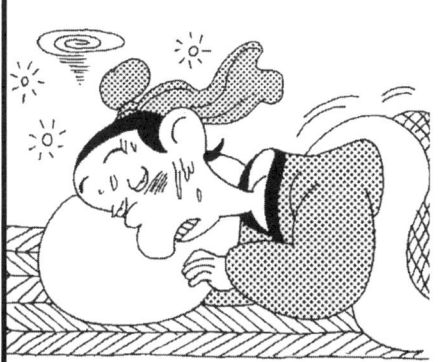
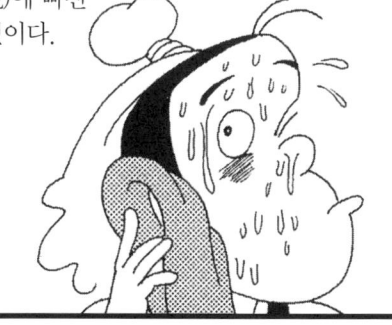

제6장 변증시치

열성병에서 땀을 흘린 다음 열이 물러나고 맥이 안정되며 몸의 열이 식으면 대개 병정이 호전되는 것이다.

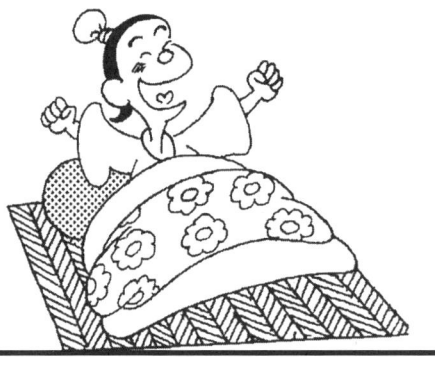

하지만 땀을 흘리고서도 열이 물러나지 않고 가슴에 번열(煩熱)이 나면서 답답하며 목이 마르고 맥이 크면서 빠르면 이열(裏熱)이 매우 왕성한 것이다.

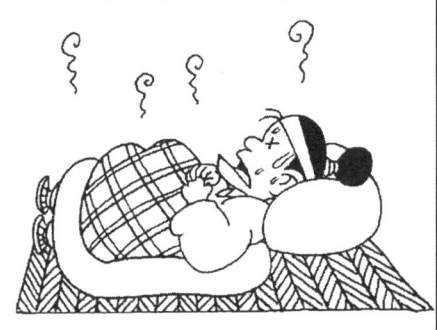

③ **머리와 몸을 물음** : 병증의 표리와 허실을 판별할 수 있다. 두통이 간헐적이거나 어지럼을 수반하면 내상(內傷)에 속하며,

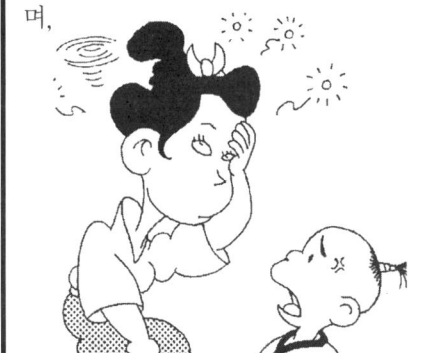

두통이 끊이지 않고 오한과 발열 같은 표증을 수반하면 외감(外感)에 속한다.

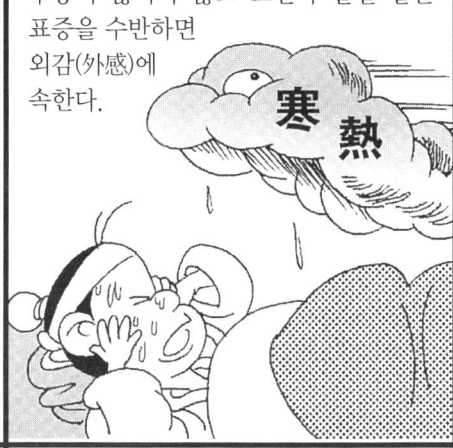

두통은 경락을 따라 변증한다. 앞이마가 아프면서 통증이 눈썹까지 이어지는 것은 양명두통(陽明頭痛)이다(급만성 비염이나 전두동염에서 볼 수 있음).

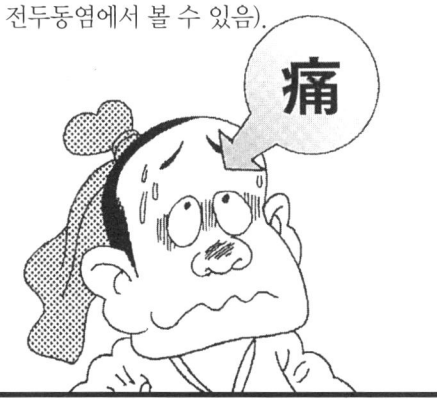

관자놀이(태양혈 부위)가 아프면서 통증이 귀까지 이어지는 것은 소양두통(少陽頭痛)이다. 뒷머리가 아프면서 통증이 목까지 이어지는 것은 태양두통(太陽頭痛)이다. 머리 꼭대기가 아프면서 맑은 물을 토하는 것은 궐음두통(厥陰頭痛)이다.

어지럽고 귀에서 소리가 나며 속이 메슥거리고 가래침을 토하는 것은 대부분 습담(濕痰)이 가로막고 있는 실증(實證)이다(예 : 메니에르증후군).

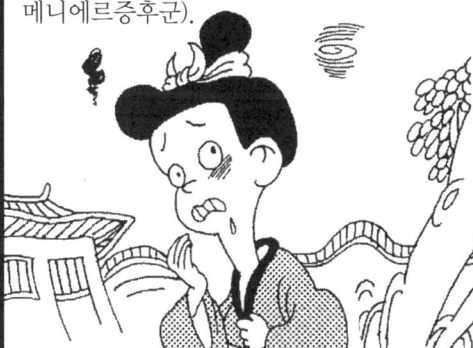

허증(虛證)의 어지럼병에는 신허(腎虛)나 간양상항(肝陽上亢) 등이 있다.

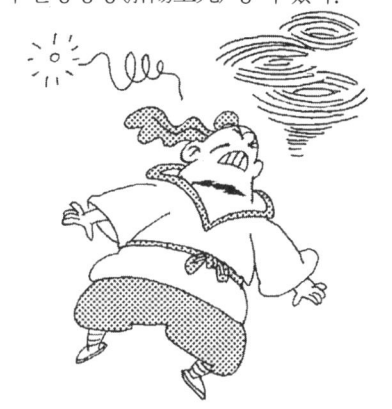

날씨가 흐리면 전신의 근육이나 뼈마디가 아픈 것은 대개 한습(寒濕)으로 인한 비증(痺證)이다(예 : 류마티스 관절염).

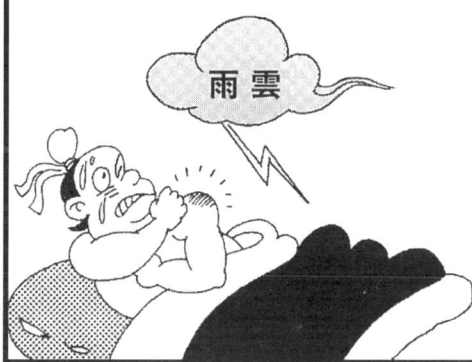

요통이 심하면서 소변이 잘 나가지 않으면 사림(砂淋)*일 가능성이 높다(예 : 신장결석, 요로결석).

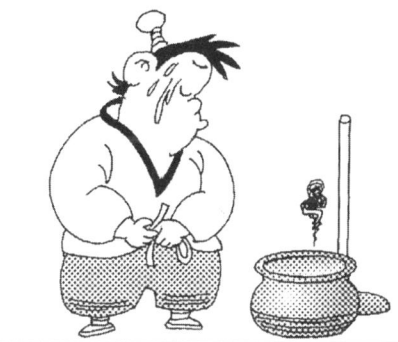

요통에, 소변을 자주 보고 배뇨시 작열감과 함께 통증이 있으면 열림(熱淋)이다(예 : 요로감염, 신우신염).

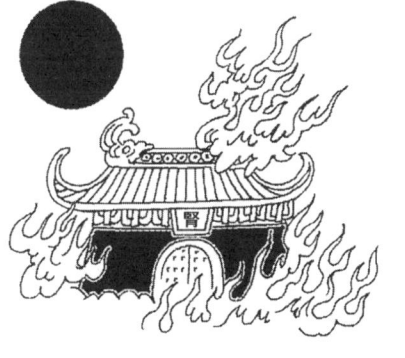

요통이 그다지 심하지 않고 오락가락하며, 과로하면 심해지고 쉬면 나아지는 것은 대개 신허(腎虛)이다.

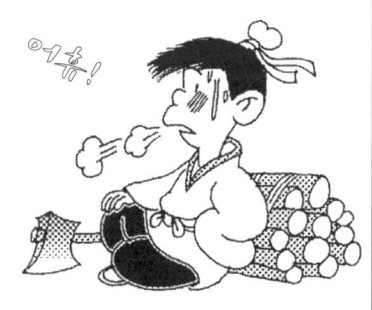

【역주】

사림(砂淋) : 배뇨가 잘 안 되며 소변에 모래알 같은 것이 섞여 나오는 병증.

④ **흉복(胸腹)을 물음** : 이를 통해 병증의 허실과 한열의 성질을 판별한다. 흉부의 동통을 호소하면 대부분 심폐(心肺)의 병이다.

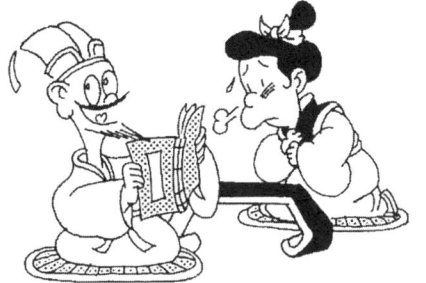

가슴이 아프면서 기침을 하는데 피가 섞인 가래를 뱉고 도한(盜汗)과 조열(潮熱)이 있으면서 병이 오래된 것은 폐로(肺癆)이다.

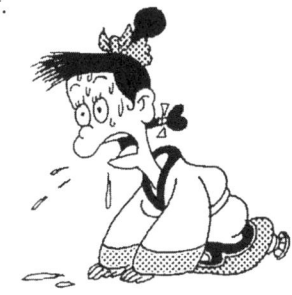

흉골 뒤쪽 또는 심장의 앞쪽이 아프고 통증이 등과 왼쪽 팔에까지 미치는 것은 심비(心痺)이다(관상동맥경화증이나 협심증과 유사함).

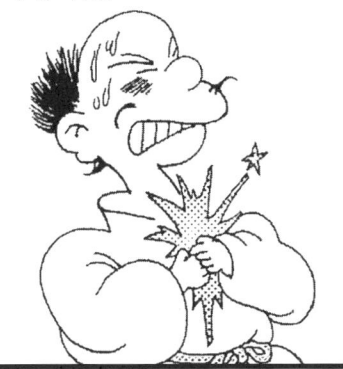

가슴이 답답한데 호흡이 힘이 없으면서 얕고 촉박하며 심신이 피로한 것은 기허(氣虛)이며, 가슴이 답답한데 자주 한숨을 쉬는 것은 대부분 기울(氣鬱)이다(성격이 조급하고 화를 잘 내는 증상이 함께 나타남).

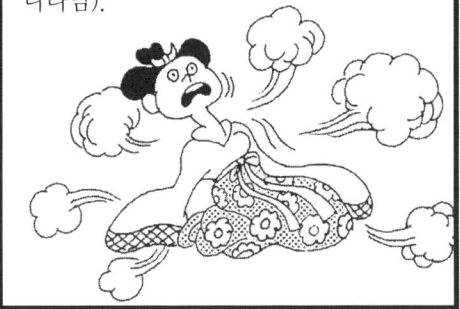

옆구리의 통증은 대부분 간담(肝膽)의 병이다. 양쪽 옆구리가 터질듯이 아픈 것은 간기(肝氣)가 울결된 것이며(예 : 만성간염), 황달을 겸하면 대부분 간담(肝膽)에 습열이 있는 것으로, 간염이나 담도질환에서 볼 수 있다.

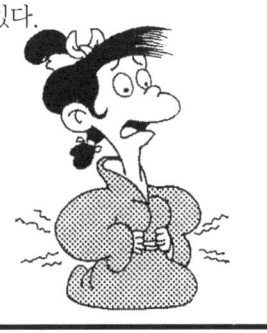

복통이, 만지는 것을 좋아하지 않고 차가운 음식을 좋아하며 음식을 먹고 나면 복통이 더 심해지는 것은 대개 실열(實熱)이다.

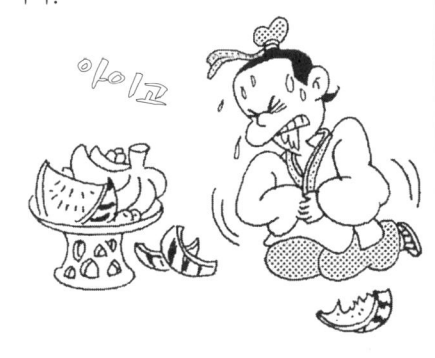

배가 불룩하면서 복부 전체가 여기저기 아프다가 트림을 하거나 방귀를 뀌고 나면 편안해지는 것은 대개 기체(氣滯)이다.

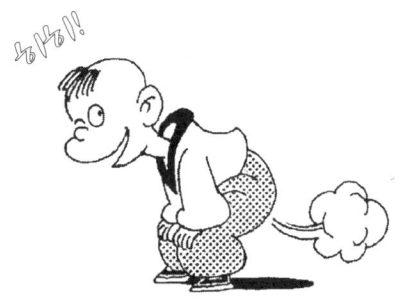

복통이 극렬한데 찌르는 듯한 통증이 한 곳에 집중되면 혈어(血瘀)이다.

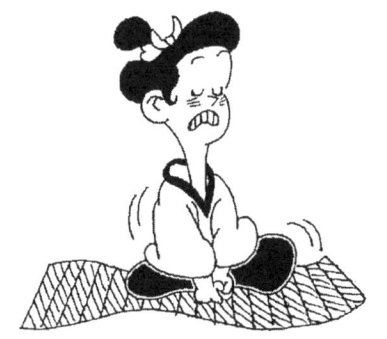

복통이, 만지는 것을 좋아하고 대변이 묽으면 대개 비위(脾胃)가 허한(虛寒)한 것이다.

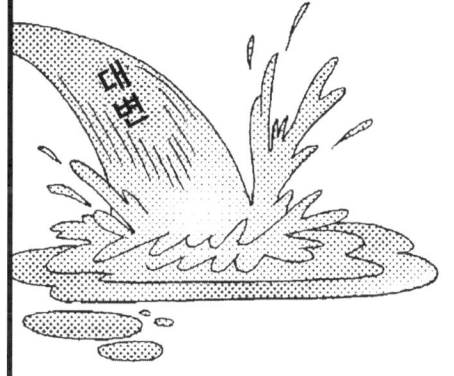

⑤ 음식을 물음 : 이는 비위(脾胃)의 소화 흡수 기능을 살피려는 것이다. 이른바 "음식을 먹으면 기운이 왕성해진다.", "사람은 위기(胃氣)가 근본이다.", "미음이나 죽이 위(胃)에 들어가면 허약한 사람이 살아난다."는 등의 말들은 한의학이 비위(脾胃)를 후천(後天)의 근본으로 중시하고 있음을 보여주고 있다.

식욕이 정상이면 비위(脾胃)의 기능이 온전한 것이다.

환자가 식욕이 점차 증가하는 것은 질병의 호전이나 건강의 회복에 유리하지만, 반대로 식욕이 점차 감소하는 것은 소화 흡수가 불량함을 나타내는 것으로 회복에 불리하다.

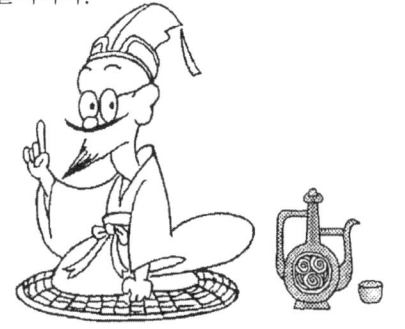

만일 환자가 배고픔을 느끼면서도 먹지 못하고 신물을 넘기며 항상 배가 고픈 것은 대개 담화(痰火)가 원인이다.

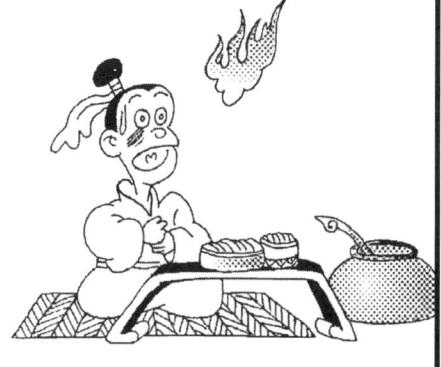

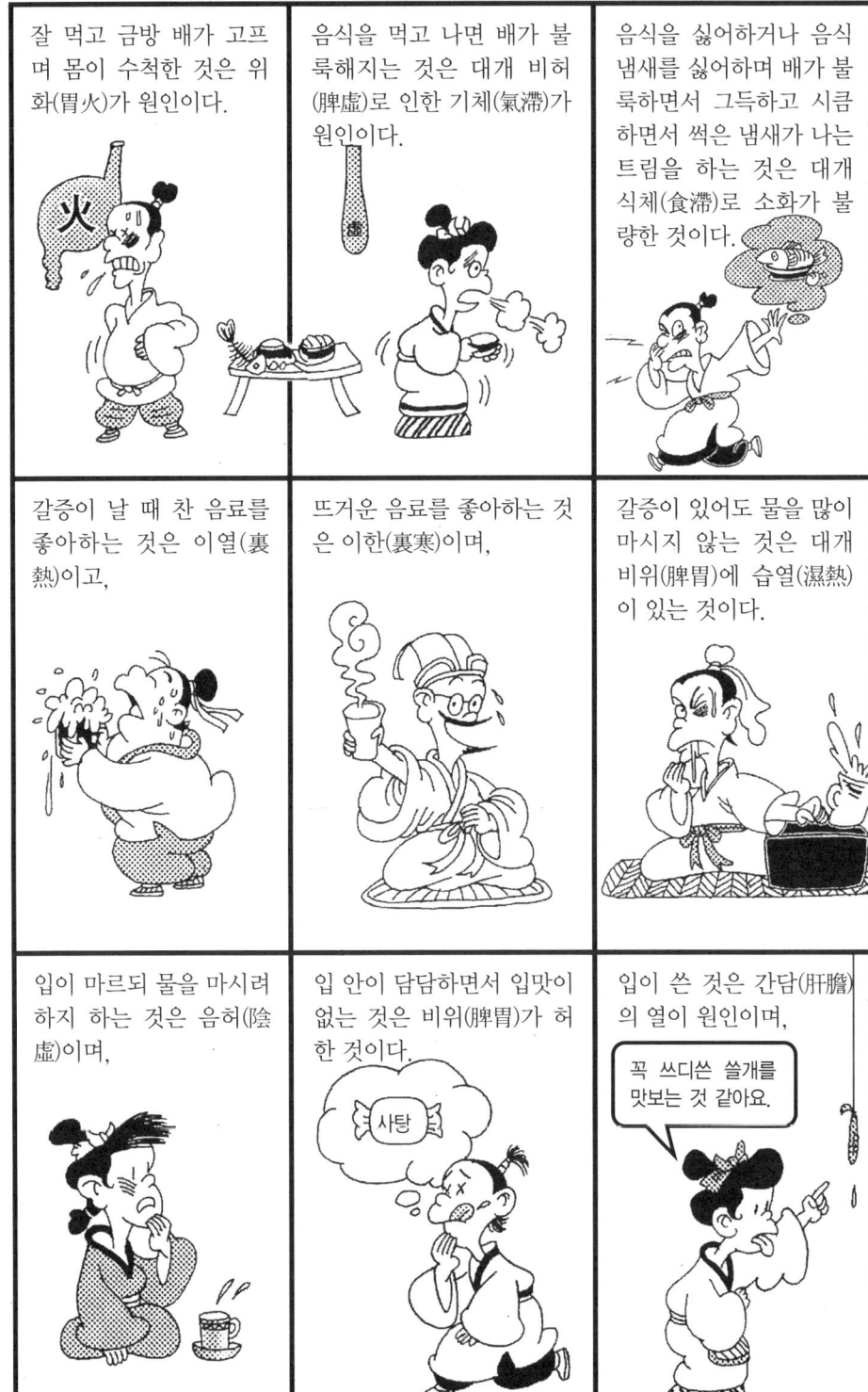

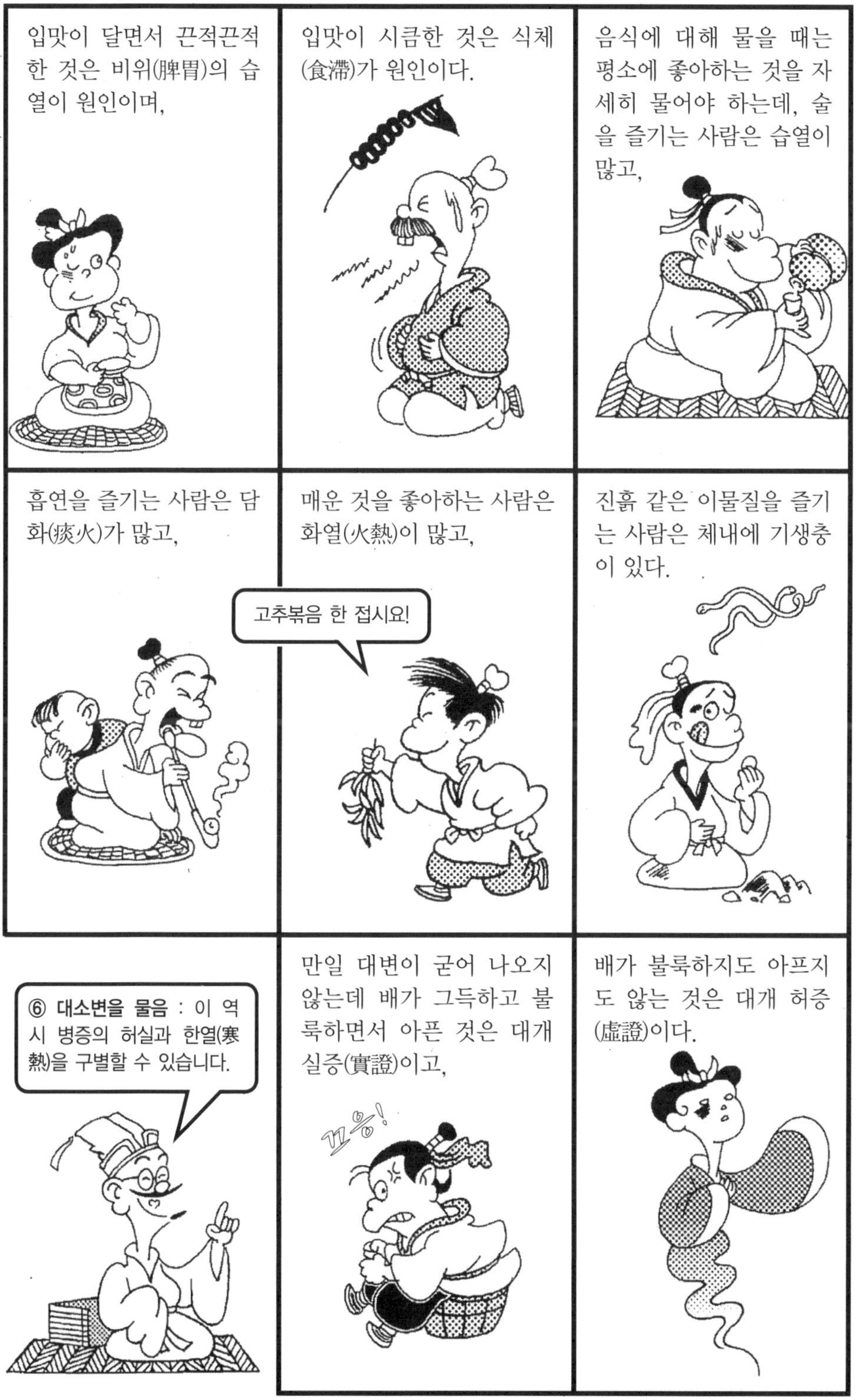

문진

입맛이 달면서 끈적끈적한 것은 비위(脾胃)의 습열이 원인이며,

입맛이 시큼한 것은 식체(食滯)가 원인이다.

음식에 대해 물을 때는 평소에 좋아하는 것을 자세히 물어야 하는데, 술을 즐기는 사람은 습열이 많고,

흡연을 즐기는 사람은 담화(痰火)가 많고,

매운 것을 좋아하는 사람은 화열(火熱)이 많고,

진흙 같은 이물질을 즐기는 사람은 체내에 기생충이 있다.

고추볶음 한 접시요!

⑥ 대소변을 물음 : 이 역시 병증의 허실과 한열(寒熱)을 구별할 수 있습니다.

만일 대변이 굳어 나오지 않는데 배가 그득하고 불룩하면서 아픈 것은 대개 실증(實證)이고,

배가 불룩하지도 아프지도 않는 것은 대개 허증(虛證)이다.

제6장 변증시치

오래도록 병을 앓는 사람이나 노인 또는 산모의 변비는 대개 혈허나 진액 부족에 속한다.

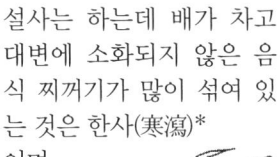

설사는 하는데 배가 차고 대변에 소화되지 않은 음식 찌꺼기가 많이 섞여 있는 것은 한사(寒瀉)*이며,

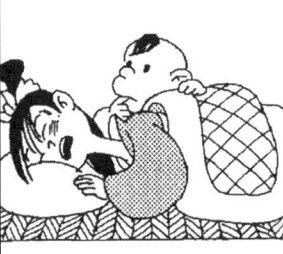

대변이 처음에는 단단하게 나오다가 뒤에 설사를 하는 것은 비허(脾虛)가 원인이며,

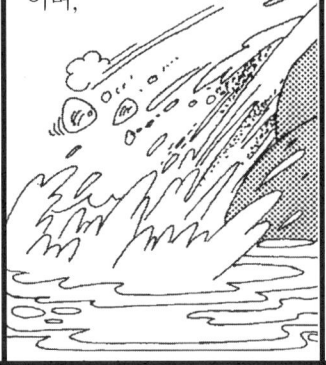

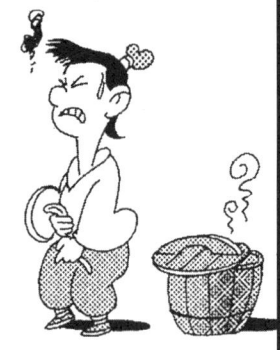

새벽에 설사하는 것은 비신(脾腎)의 양기(陽氣)가 허(虛)한 것이다.

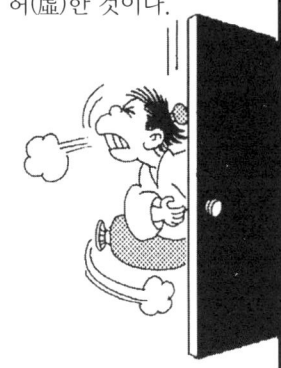

대변에 피고름이 섞여 있으며, 설사가 나오려할 때면 복통이 매우 급박하게 일어나고 항문이 무지근하게 내려앉는 듯하며 보고 난 뒤에도 개운하지 못한 것은 이질(痢疾)이다.

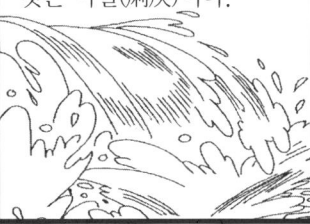

먼저 피가 나오고 나중에 대변이 나오며 피가 선홍색이면 대개 치창(痔瘡)이나 항문의 열상(裂傷)으로 인한 출혈이며,

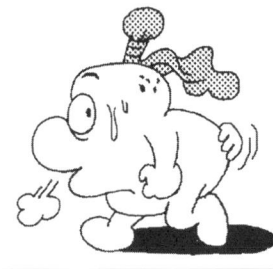

먼저 대변이 나오고 나중에 피가 나오며 피가 암홍색이면 대부분 위(胃)나 십이지장의 궤양으로 인한 출혈이다.

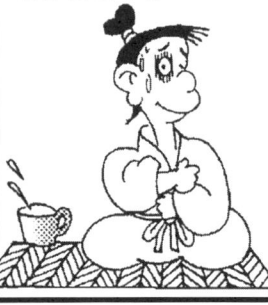

소변이 맑은 것은 한증(寒證)이며, 황적색이면 열증(熱證)이다.

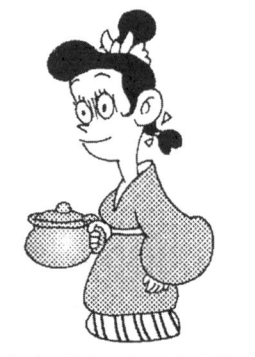

소변이 혼탁하면서 자주 마렵고 한번 마려우면 참지 못하며 소변을 볼 때 통증을 느끼는 것은 대부분 하초(下焦)의 습열(濕熱)이 원인이다(예 : 요로감염, 요로결석, 신우신염 등).

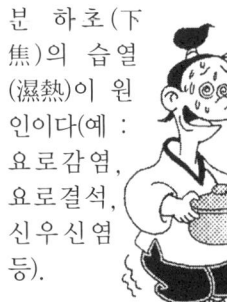

【역주】

한사(寒瀉) : 한기(寒氣)가 안으로 침입하여 비(脾)의 양기(陽氣)가 허손(虛損)해짐으로써 발생하는 설사.

소변이 맑으면서 자주 마렵지만 시원스럽게 나오지 않고 소변을 참지 못하여 흘리는 것은 기허(氣虛)가 원인이다[중기허(中氣虛), 신기허(腎氣虛)]. 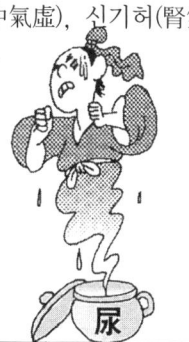	노인이 소변양(특히 밤에 보는 소변)이 많은 것은 신허(腎虛)에 속하며, 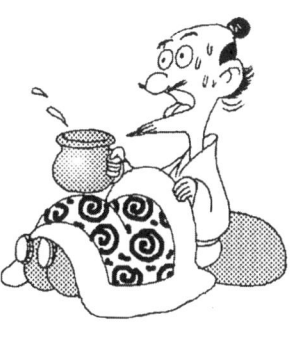	소아가 의식하지 못한 채 소변을 흘리거나 소변이 마려울 때 참지 못하는 것은 비신(脾腎)의 기(氣)가 허(虛)한 것이다. 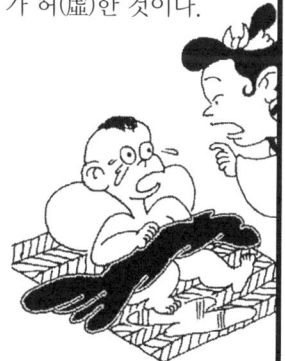
소변양이 많고 물을 많이 마시고 많이 먹으며 갈증이 나는 것은 소갈(消渴)이며(예 : 당뇨병). 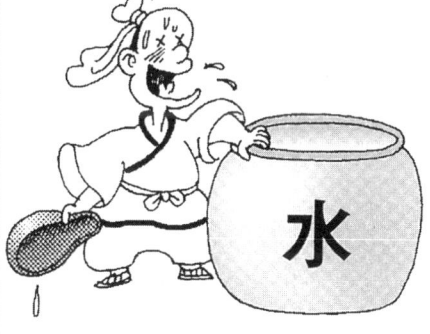		소아가 여름철에 소변양이 많되 색이 맑고 갈증이 있으며 열이 있으나 땀이 나지 않는 것은 하계열(夏季熱)*이다. 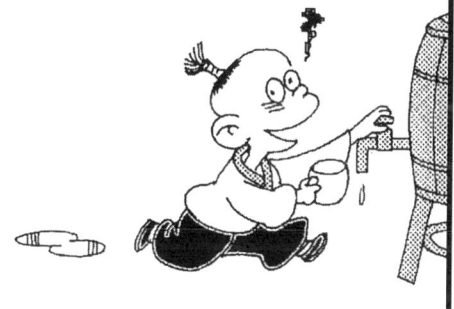

⑦ **수면(睡眠)을 물음** : 병증의 허실(虛實)과 한열(寒熱)을 판별할 수 있고 아울러 환자의 정신상태를 파악할 수 있다. 자꾸 졸음이 오고 전신이 나른한 것은 비허(脾虛)이거나 습사(濕邪)가 기의 운행을 방해한 것이다.

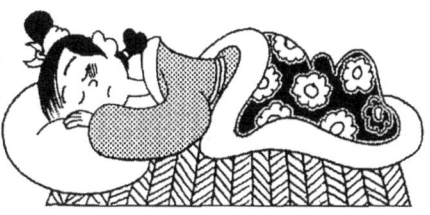

정신이 나른해서 졸리고 열은 없으면서 오한(惡寒)이 있고 팔다리가 차며 맥이 가라앉으면서 가는 것은 심신(心腎)의 양기(陽氣)가 허한 것이지요.

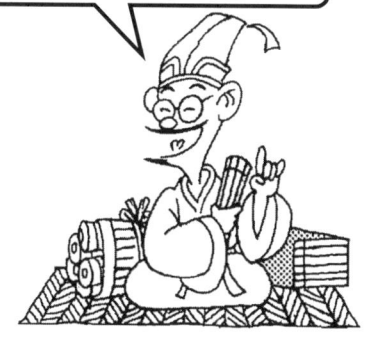

【역주】

하계열(夏季熱) : 소아서열증(小兒暑熱證)을 말함. 여름철에 어린아이들에게 생기는 특유한 실열증(實熱證). 소아서열증(小兒暑熱證)이라고도 함. 여름철에 3살 미만의 어린아이들에게 많이 발생한다. 서사(暑邪)가 폐(肺)와 위경(胃經)에 침입하여 생긴다.

제6장 변증시치

열이 심해서 혼수상태에 있는 것은 열(熱)이 심신(心神)을 어지럽힌 것이다.

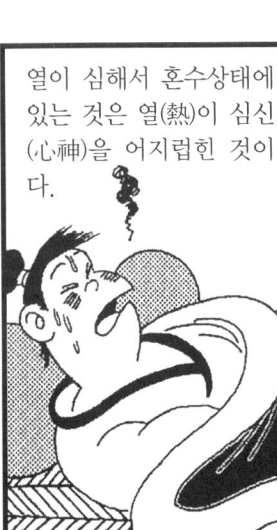

잠을 자지 못하면서 마음이 번거롭고 갈증이 나는 것은 대부분 심음허(心陰虛)가 원인이다.

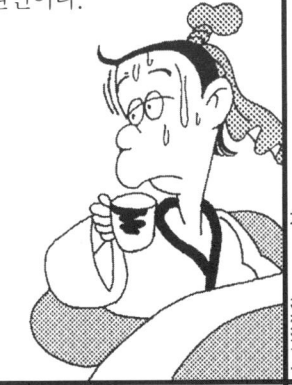

잠을 자지 못하면서 몽정(夢精)이 잦은 것은 심신(心腎)이 허약(혹은 신경쇠약)한 것이다.

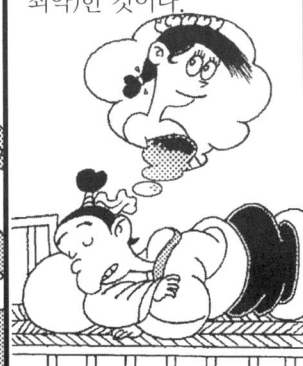

잠을 자지 못하면서 툭 하면 놀라고 가슴이 두근거려 편안하지 못한 것은 대개 담기(膽氣)가 허한 것이다.

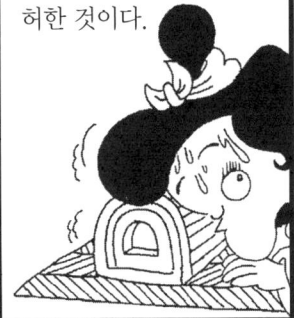

잠을 자지 못하면서 어지럽고 가슴이 까닭 없이 두근거리는 것은 대개 심비혈허(心脾血虛)에 속한다(빈혈에서 자주 보임).

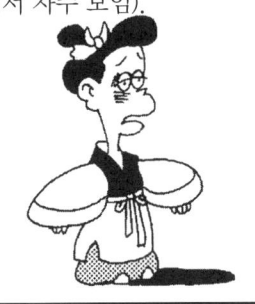

잠을 자지 못하면서 어지럽고 머리가 묵직하면서 터질 듯한 것은 대개 간양상항(肝陽上亢)에 속한다(고혈압병에서 볼 수 있음).

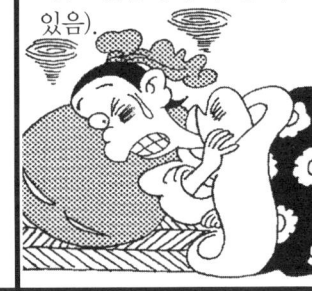

잠을 자지 못하면서 복부가 그득하고 답답하며 속이 울렁거리거나 토하는 것은 대개 비위(脾胃)의 기능에 문제가 생긴 것이다.

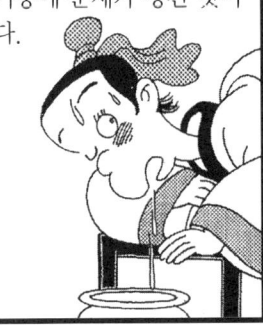

⑧ 월경을 물음 : 부인과의 경우 월경이나 대하에 대한 문진은 매우 중요하지요.

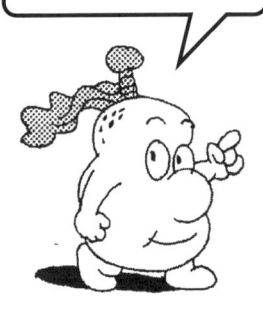

월경이 예정일보다 빨리 오고 양이 많으며 색이 선홍색이나 자색이면 대개 혈열(血熱)이 원인이다.

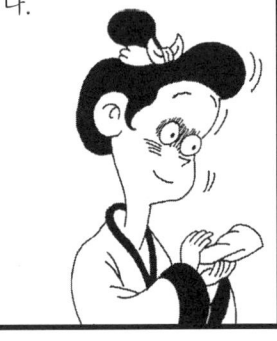

월경이 예정일보다 늦고 색이 옅으면서 양이 적으며 아랫배가 차갑고 아픈 것은 대개 허한(虛寒)이 원인이다.

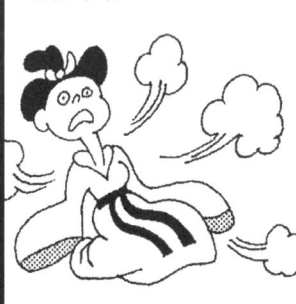

생리통이 심하고 월경의 색이 어두운 자색이거나 핏덩어리가 있는 것은 기체혈어(氣滯血瘀)가 원인이다.

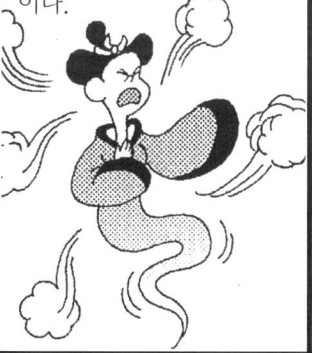

월경이 끊겼는데 아랫배가 불룩하면서 아픈 것은 혈(血)의 운행이 막힌 것이며,

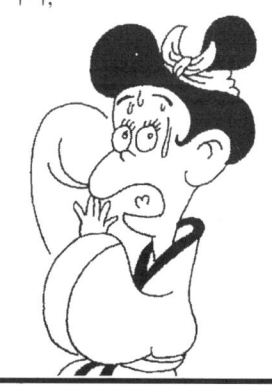

안색이 누렇게 뜨고 이유 없이 가슴이 두근거리는 것은 혈허(血虛)로 인한 것이며

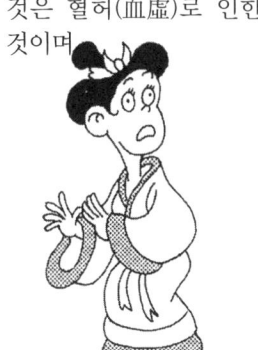

조열(潮熱)과 도한(盜汗)이 있는 것은 혈고(血枯)로 인한 것이다.

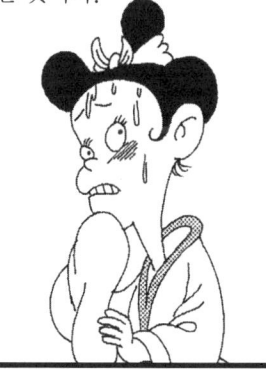

생리할 때가 아닌데 음부에서 피가 나오면, 양이 많은 것을 붕(崩)이라 하고 양이 적은 것을 누(漏)라 한다.

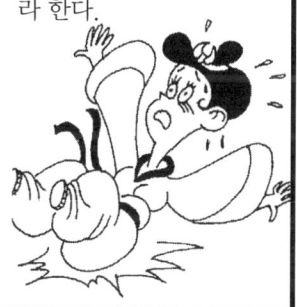

붕루(崩漏)는 대부분 기능성 자궁출혈, 자궁경부암, 자궁근종 등으로 유발된다.

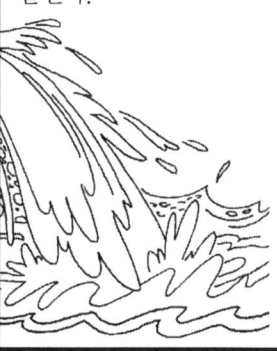

⑨ 대하를 물음 : 대하가 맑고 색이 희며 특별한 냄새나 맛이 없는 것은 대개 비허(脾虛)로 기가 하함(下陷)한 것이며,

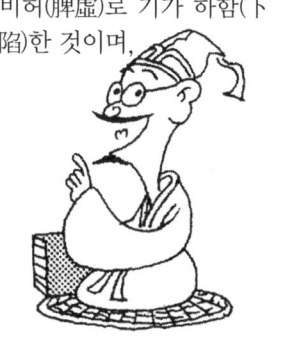

대하가 색이 누렇고 끈끈하고 탁하며 비린내가 나는 것은 대개 습열(濕熱)이 하초(下焦)로 몰린 것이다.

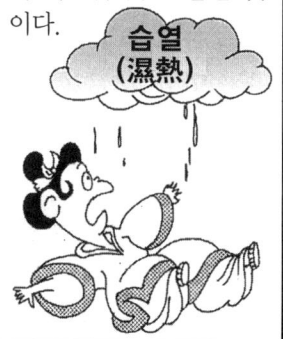

대하가 양이 많고 색이 옅으며 허리가 시큰거리고 심신(心神)이 피곤한 것은 대개 신허(腎虛)가 원인이다. 이밖에도 임신 횟수나 분만 경력 등을 물어야한다.

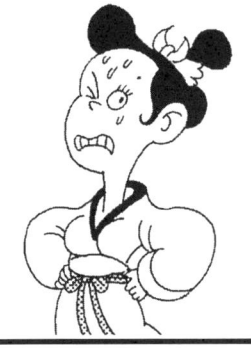

⑩ **소아과** : 영아는 말을 하지 못하거나 자신의 병을 정확히 표현하지 못하므로 소아과를 '벙어리과[啞科]' 라고도 한다.

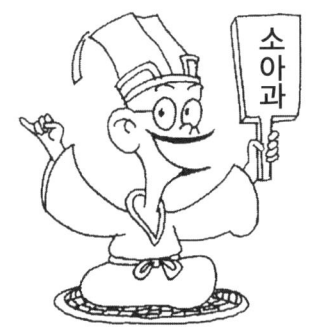

소아 질병의 특징은 발병이 쉽고 변화가 비교적 빠르다는 것이다.

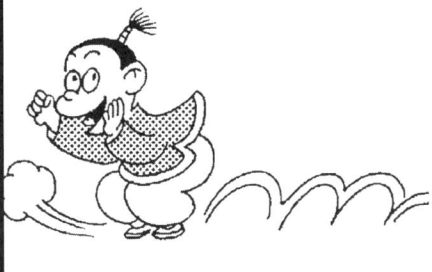

소아는 신체나 기운이 아직은 취약하여 질병에 대한 저항력이 비교적 낮고 게다가 한열(寒熱)을 스스로 조절하지 못하며,

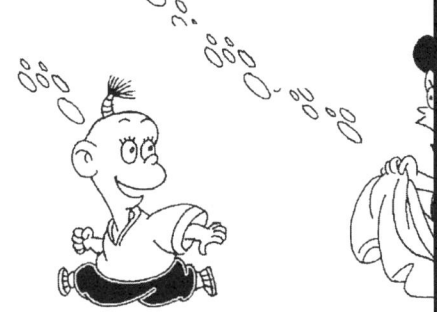

음식을 절제하지 못하므로,

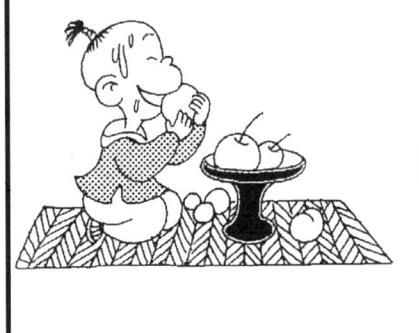

밖으로는 육음(六淫)*의 공격을 받기 쉽고 안으로는 음식에 손상되기 쉽다.

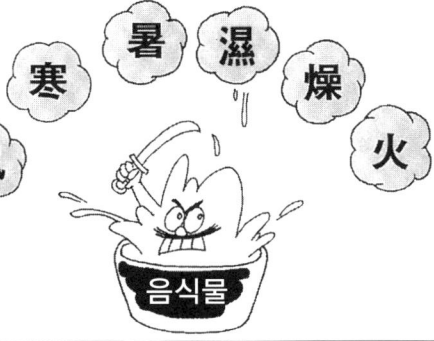

【역주】

육음(六淫) : 풍(風), 한(寒), 서(暑), 습(濕), 조(燥), 화(火) 6가지의 병사(病邪)를 총칭하여 이르는 말.

제6장 변증시치

문진

따라서 소아과에서는 감기와 식체(食滯)가 가장 흔한 질환이지요.

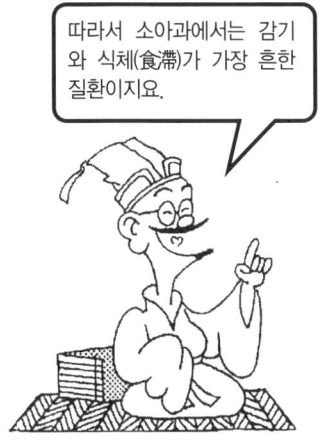

소아의 야제(夜啼)*나 경풍(驚風)*은 대부분 아이가 놀라서 생긴다.

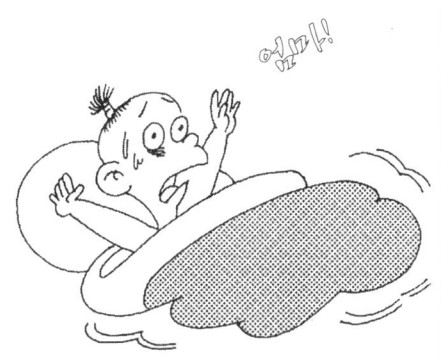

소아의 병은 고열(高熱)로 정신이 혼미해지거나 경련이 일어나기 쉽다.

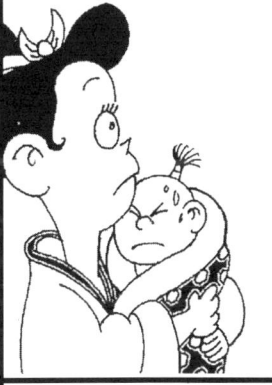

또 그 병증의 한열(寒熱)이나 허실(虛實)이 쉽게 변하여 아침에는 실열(實熱)이었다가 저녁이면 허한(虛寒)이 되곤 한다. 그래서 문진(問診)을 할 때 자세히 살펴야 한다.

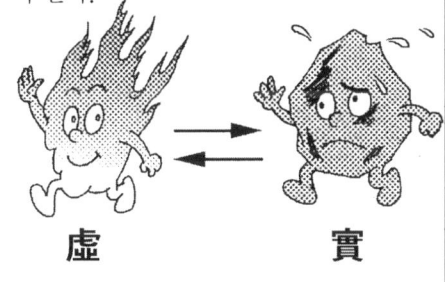

虛   實

이밖에, 소아는 천성이 활달하여 반응이 민첩하므로 조리만 잘해주면 금방 건강을 회복할 수 있다.

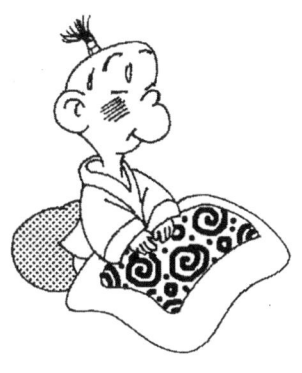

소아병의 문진(問診) 내용은 성인병의 그것과 다르지 않다. 다만, 소아를 임신하고 출산했을 때의 정황, 아이의 식습관, 수면 상태, 소아가 흔히 앓는 전염병 등에 유의해야 한다.

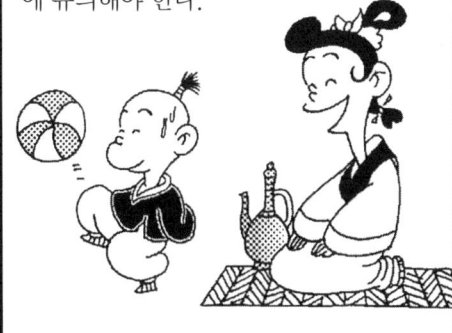

【역주】

야제(夜啼): 어린아이가 갓 태어나 아직 12개월이 되지 않았을 때, 낮에는 안정되고 밤에는 계속 울면서 불안해 하다가 밤이 새면 다시 안정되는 것.
경풍(驚風): 소아에게 흔히 나타나는 질병의 하나. 갑자기 의식을 잃고 경련이 이는 병증. 경궐(驚厥)이라고도 함.

망진(望診)

망진(望診)은 의사가 육안으로 직접 환자 전신에 나타난 관련 정황을 관찰해서 병정(病情)을 찾아내는 방법입니다.

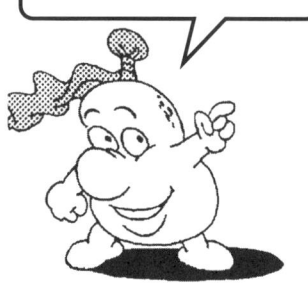

① 망신(望神): 환자의 신기(神氣)의 성쇠와 병정의 경중을 판별할 수 있다.

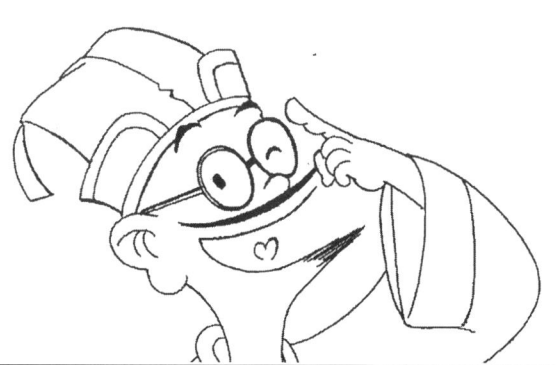

환자의 정신이 충만하고 의식이 또렷하며 눈빛이 맑고 안색이 불그스름하니 윤기가 있으며 표정이 활기차고 말소리가 힘이 넘치며 호흡이 평정하면, 이는 신기(神氣)가 강건하고 정기(正氣)가 손상되지 않은 것이다.

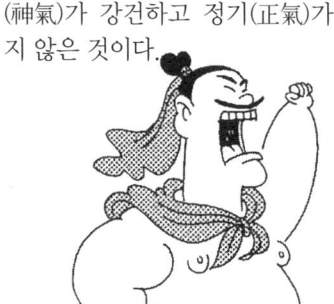

한의학에서는 이것을 '득신(得神)', '유신(有神)'이라고 하는데, 이 경우는 일반적으로 질병이 그다지 심하지 않고 예후도 비교적 양호하다.

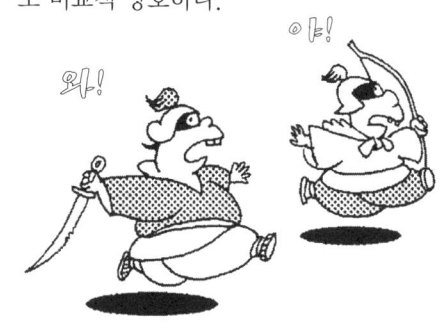

만일 정신이 흐릿하고 의식이 몽롱하며 눈빛이 어둡고 안색이 칙칙하며 표정이 멍하고 말소리가 힘이 없고 숨이 가쁘면, 이는 신기(神氣)가 쇠약하고 정기(正氣)가 무너져 흩어진 것이다.

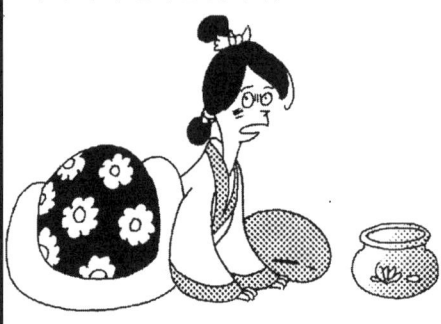

한의학에서는 이것을 '실신(失神)', '무신(無神)'이라고 하는데, 이 경우는 병세가 비교적 위중하므로 반드시 질병이 급변하는 것을 예방해야 한다.

오랜 병이나 위중한 병으로 정신이 극도로 쇠약해지면, 원래 말하는 것을 싫어하고 말소리가 힘이 없어 이어졌다 끊어졌다하던 사람이 나중에 돌연 쉴새 없이 지껄이거나,

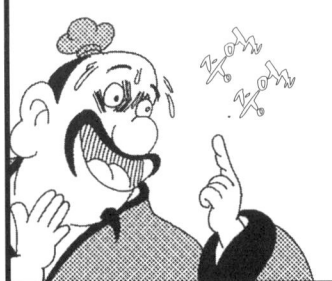

원래 안색이 어둡던 사람이 갑자기 양쪽 광대뼈 부위가 벌겋게 달아오르면서 마치 기름을 바른 것처럼 광채가 나는 수가 있다. 이는 병정이 악화된 것으로 '회광반조(回光返照)'의 증거이다. 이를 '가신(假神)'이라고 하는데, 일종의 진기(眞氣)가 빠져나가는 형상이다.

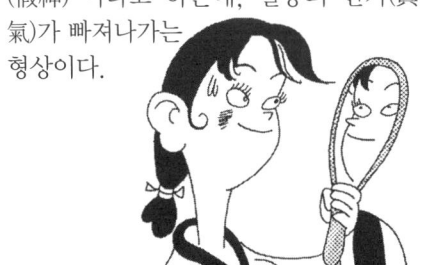

② **망색(望色)** : 색(色)은 각종 빛깔[色]과 광택[澤]을 가리키는데, 장부와 기혈의 상태를 반영하며 병정의 변화를 표현합니다.

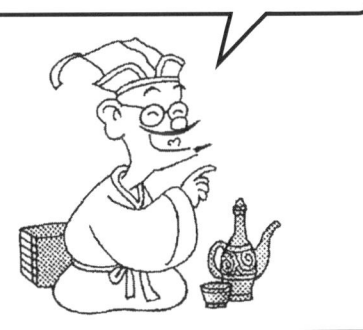

빛깔[色]은 청색(靑色), 홍색(紅色), 황색(黃色), 백색(白色), 흑색(黑色)의 다섯 가지를 말하고, 광택[澤]은 색에 생기가 있는 것[榮]과 없는 것[枯], 색의 밝음[明]과 어두움[暗] 등을 가리킨다. 빛깔과 광택은 동등하게 중시하여 기혈의 성쇠와 질병의 예후를 관찰해야 한다.

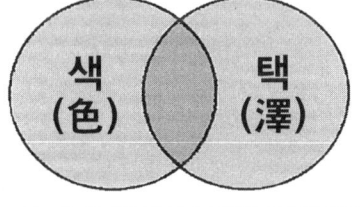

피부색을 망진할 때는 주로 안색을 살피는데, 안색이 전신을 대표하기 때문이다. 그 다음으로 정상색(正常色)과 병색(病色)을 구분한다.

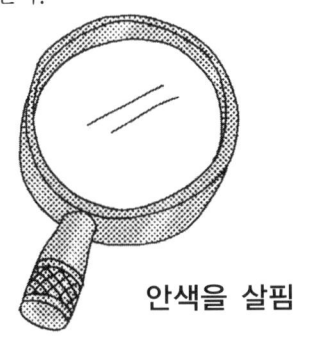

안색을 살핌

③ **정상색(正常色)** : 건강한 황인종의 피부색은 은은한 홍황색(紅黃色)이면서 밝고 윤기 있고 광택이 있다. 다만 사람마다 다 같을 수는 없으므로 약간 희거나 약간 검은 것도 정상색이다. 또 지역, 기후, 직업, 음주, 운동 등의 조건에 따라 변할 수 있으므로 일률적으로 병색이라고 말할 수는 없다.

색을 본다

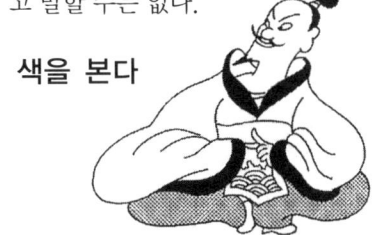

④ **병색(病色)** : 병이 났을 때 피부나 얼굴에 나타나는 비정상적인 색을 가리킨다.

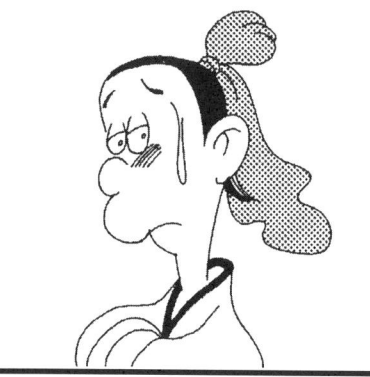

색깔과 광택이 맑고 밝으면 신병(新病)이나 표병(表病)으로서 예후가 비교적 좋지만, 반대라면 정기(正氣)가 장차 무너지려는 징조이므로 예후가 좋지 않다.

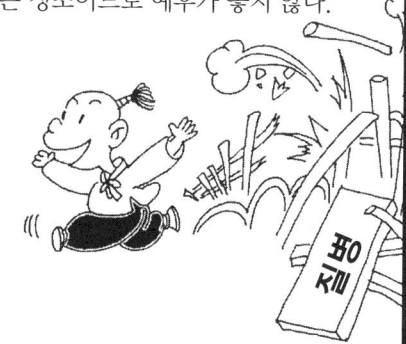

다섯 가지 병색
청색(靑色) : 일체의 풍사(風邪)나 한사(寒邪)로 인한 통증을 주관하는데, 대개 소아의 경풍(驚風)에서 흔히 나타난다.

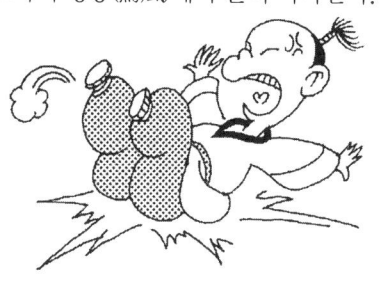

또는 한사(寒邪)에 맞아 신체의 한 부위가 극심하게 아플 때 얼굴에 청색이 나타나며, 혹은 회궐(蛔厥 : 장도회충병)에도 청색이 나타난다.

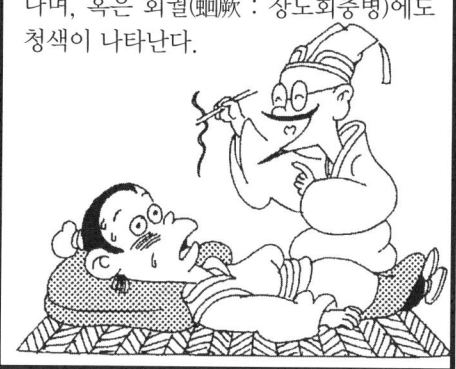

또 소개에 빠졌을 때도 나타나는데, 대체로 주변의 혈액 순환이 불량하거나 피부 혈관이 수축되어 생긴다.

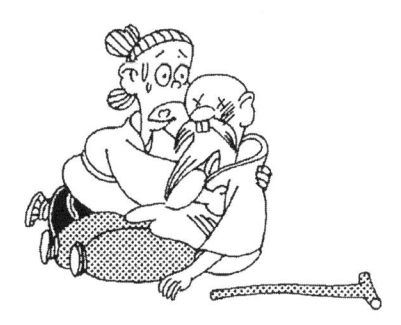

백색(白色) : 허증(虛證)을 주관한다. 양기의 부족, 신체 허약, 기허(氣虛), 혈허(血虛) 또는 양허(陽虛)의 표현이다. 대개 빈혈이나 폐기허(肺氣虛), 신양허(腎陽虛)의 경우에 나타난다.

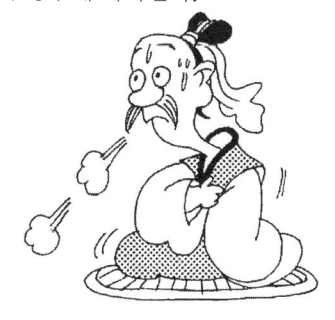

극심한 출혈 후, 각종 원인으로 인한 빈혈, 만성 폐병[폐로(肺癆)], 만성 신염 등의 경우에 대체로 안색이 핏기가 없이 하얗다.

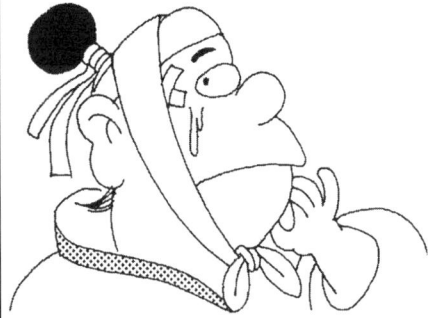

황색(黃色) : 일체의 습증(濕證), 허증(虛證)을 주관한다. 황색이 귤색처럼 선명한 것은 대개 습열(濕熱)로 인한 양황(陽黃)인데,

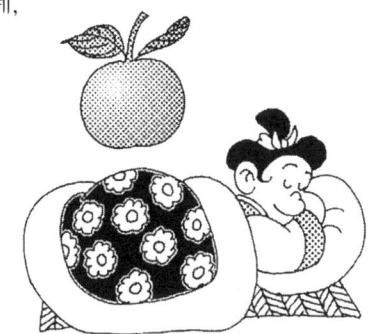

급성황달성간염이나 담낭염, 담결석 등에서 흔히 보인다.

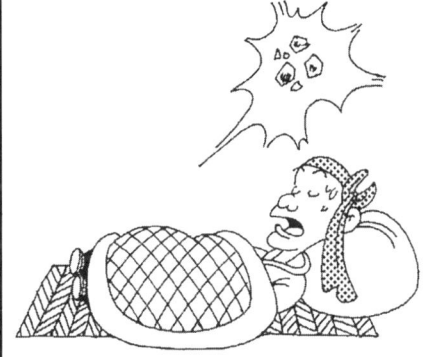

황색이 매연처럼 어두운 것은 한습(寒濕)으로 인한 음황(陰黃)인데, 만성황달성간염이나 간암 또는 담즙성 간경화 등에서 흔히 보인다.

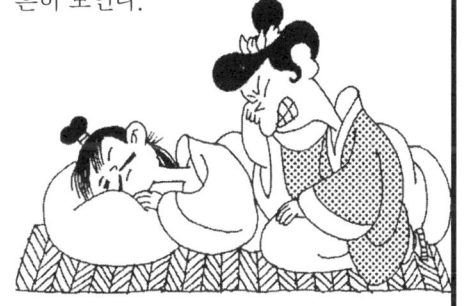

옅은 황색이나 핏기가 없이 누런 것은 비허(脾虛)나 혈허(血虛)인데, 비허(脾虛)는 대개 소화 흡수가 불량해서 생긴 것이며,

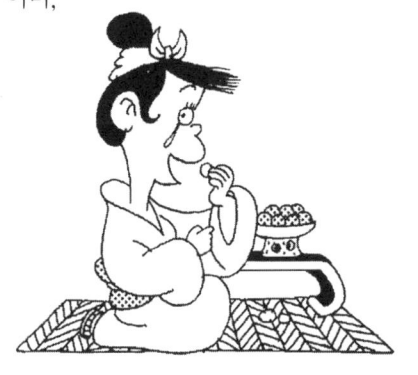

혈허(血虛)는 학질(瘧疾)이나 십이지장충병(十二指腸蟲病)에서 비롯되었을 가능성이 크다.

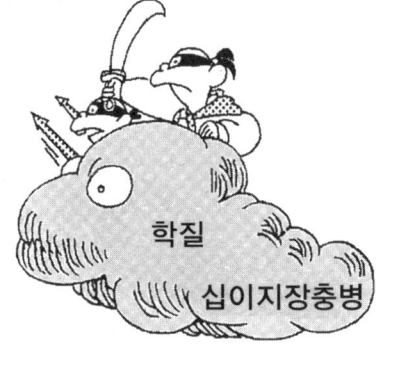

홍색(紅色) : 주로 열증(熱證; 허열과 실열)에서 나타나는데 표리(表裏)와 허실(虛實)의 구분이 있다.

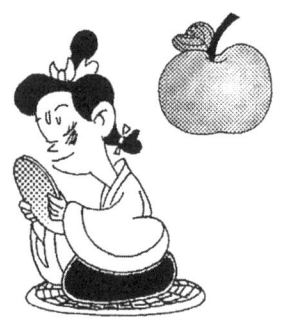

얼굴이 붉고 열이 나며 간혹 약간 춥기도 하고 갈증이 없으며 약간 땀이 나기도 하며 맥이 뜨면서 빠른 것은 대개 표열(表熱)인데, 감염성 질병의 초기에 볼 수 있다.

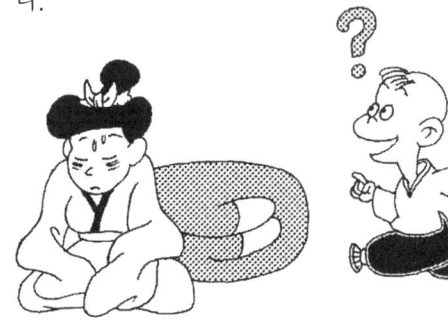

얼굴색이 비교적 붉고 열이 나며 목이 마르고 땀이 많이 나고 맥이 홍대(洪大)한 것은 이열(裏熱)이며, 여기에 헛소리를 지껄이거나 변비 등의 증상을 겸하면 실열(實熱)이다. 감염성 질병 중 인체 반응이 비교적 강렬한 단계에서 주로 나타난다.

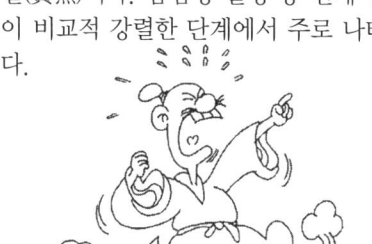

오후에 양쪽 광대뼈 부위가 벌겋게 달아오르고 미열(微熱)이 나면 대개 음허화왕(陰虛火旺)에 속하는데 폐결핵 등의 만성 소모성 질환에서 나타나고, 얼굴과 귀가 벌겋지만 열은 나지 않는 것은 간화(肝火)가 거슬러 오른 것이다.

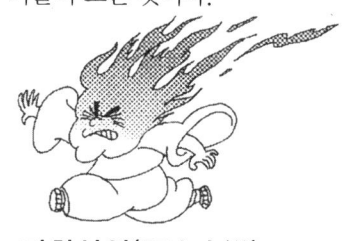

간화상염(肝火上溢)

흑색(黑色) : 한증(寒證), 통증(痛症), 수기(水氣), 어혈(瘀血)을 주관한다. 신양허쇠(腎陽虛衰), 신불납기(腎不納氣), 수한내성(水寒內盛) 등의 병증에서 나타난다(예 : 폐기종, 심장병 등).

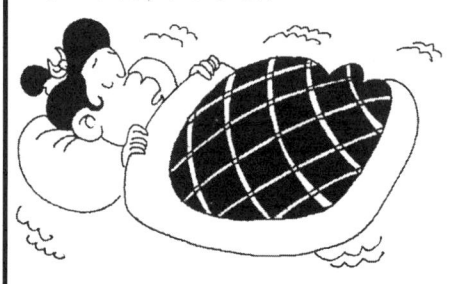

눈 주위가 거뭇거뭇하면 부인은 대하병, 남자는 수기병(水氣病, 수종병 : 신장성 부종, 심장성 부종)이 있는 것이다.

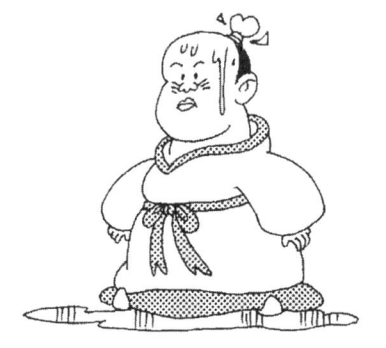

⑤ 망설(望舌): 설진(舌診)을 통해 장부의 허실을 파악하고 병사(病邪)의 천심(淺深)과 병정(病情)의 한열(寒熱), 병세의 경중(輕重)을 판단한다.

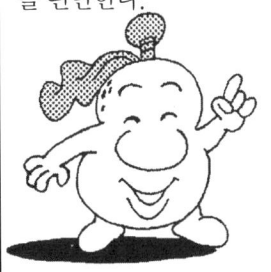

이를 위해서 한의학에서는 혀의 각 부위에 오장을 배속하였다. 구체적 배속에 대해서는 여러 학설이 있으나 공통적으로 혀끝은 심폐(心肺)에, 혀의 중앙은 비위(脾胃)에, 혀뿌리는 신(腎)에 배속한다.

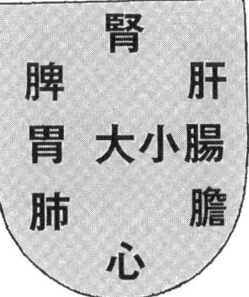

설태(舌苔)를 살핌: 설태는 혓바닥 위를 덮고 있는 이끼 비슷한 것을 가리킨다. 이를 보고 위기(胃氣) 즉 소화기능의 강약을 판단할 수 있다. 병사(病邪)의 천심(淺深)과 성질, 장위(腸胃) 즉 소화기계통의 병변을 반영한다.

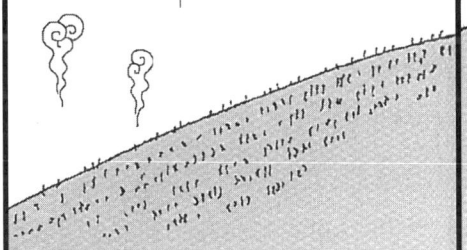

설태는 평상시에는 위기(胃氣)에 의해 생성되므로 건강한 사람의 설태는 얇고 흰색이며 윤기가 있다. 하지만 환자의 설태는 병사(病邪)의 영향을 주로 받는다. 설태를 볼 때는 설태의 질(質)과 색(色)을 주의 깊게 관찰해야 한다.

태질(苔質)의 유무: 이는 정기(正氣)의 성쇠와 병세의 진퇴를 제시한다. 설태가 있으면 환자의 위기(胃氣)가 아직 존재하며 신체의 항병능력도 남아 있는 것이다.

설태가 없는 것은 정기가 부족하고 항병능력도 저하된 것인데, 열병후기에 진액이 크게 손상되었을 때 흔히 나타난다.

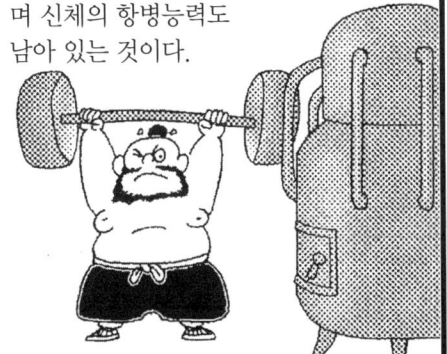
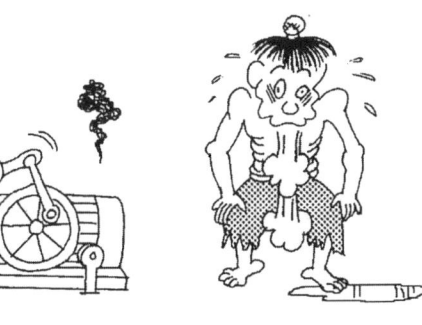

니부(膩腐) : 담습(痰濕)이나 식체(食滯) 여부를 판단할 수 있다. 니태(膩苔)는 태가 가늘고 끈끈하면서 치밀하며 혀의 중앙에는 두텁고 가장자리에는 얇게 끼어 있으며 긁어도 잘 없어지지 않는 것인데, 흰색이면 한습(寒濕)이고 황색이면 습열(濕熱)이다.

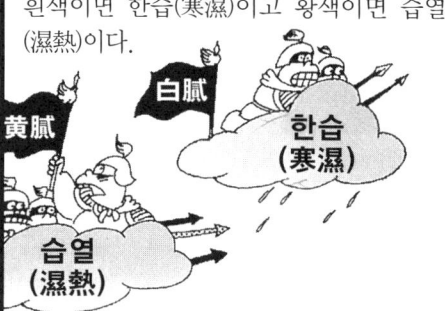

부태(腐苔)는 마치 두부(豆腐)의 찌꺼기가 혀에 붙어 있는 것처럼 과립이 크면서 송글송글하며 두껍고 쉽게 벗겨진다. 식적(食積)이나 담탁(痰濁)이 있을 때 나타난다.

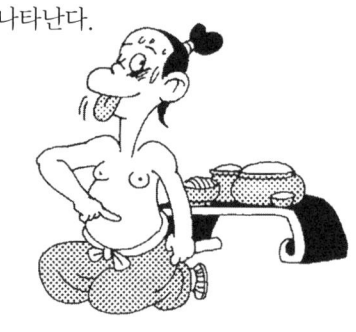

태색(苔色)의 변화
백태(白苔) : 표증(表證)과 한증(寒證)을 주관하며 병세가 비교적 가볍다. 설태가 얇고 희면서 윤기가 있고 동시에 오한, 발열, 두통, 신통을 동반한 것은 대개 외감풍한(外感風寒)이다.

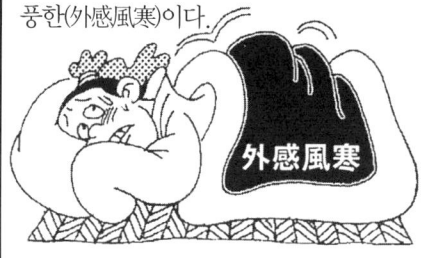

태가 희고 물기가 많아 미끌미끌하며 끈적끈적하면서 동시에 오심, 구토, 기침, 가래, 가슴 답답함 등을 동반하면 내부에 습담(濕痰)이 있는 것이다.

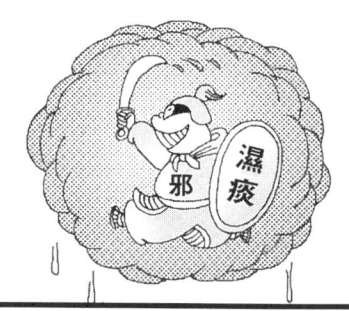

태가 전체적으로 흰색이면서 약간 황색을 띠고, 동시에 오한과 발열이 번갈아 나타나고 입맛이 쓰며 목구멍이 건조한 것은 반표반리증(半表半裏證)이다. 전체적으로 흰색의 얇은 태가 끼어 있으면서 미미하게 황색이 나타나는 것은 외감풍열(外感風熱)의 경우에도 나타날 수 있다.

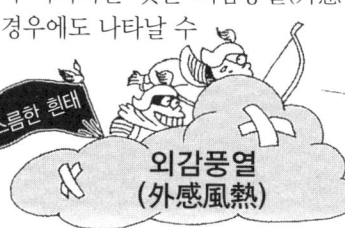

황태(黃苔) : 보통 이증(裏證), 열증(熱證)에 나타난다. 황색의 태가 얇게 끼어 있으면서 약간 건조한 것은 외감풍열(外感風熱)이다.

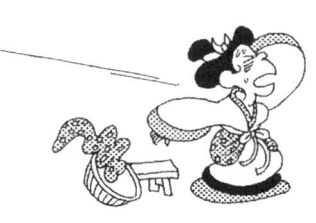

후박(厚薄) : 병사(病邪)의 성쇠와 병세의 천심(淺深)을 판단할 수 있다. 태가 얇은 것은 정상이거나 혹은 병사(病邪)가 표(表)에 있어 병세가 가벼움을 표시한다.

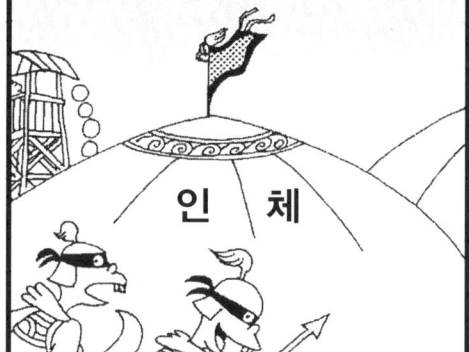

태가 두터운 것은 병사(病邪)가 항성하여 사기가 안으로 들어간 것이다. 때로는 소화불량, 상복부의 더부룩함, 트림, 오심 등의 증후를 겸하기도 한다.

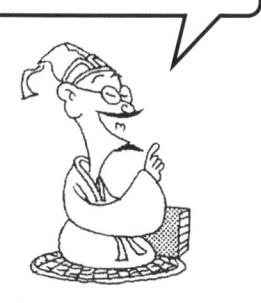

설태가 두텁게 변하는 것은 병사가 겉에서 안으로 들어가는 것이니, 사기가 왕성하고 병이 악화되는 것이지요.

만일 두터웠던 설태가 얇아지면 이는 병사가 물러나고 정기가 회복되어 병이 호전되려는 것이다.

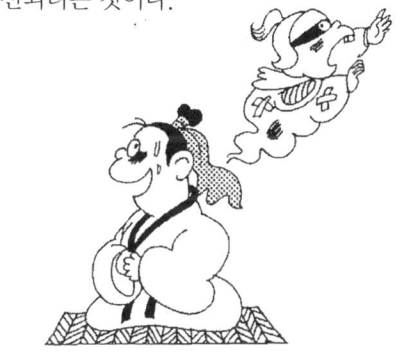

건활(乾滑) : 진액의 존망을 표시하므로 병사(病邪)의 성질을 판단할 수 있다. 태가 건조한 것은 열성병에서 고열로 진액이 손상되었을 때 주로 나타나는데, 동시에 입이 건조하거나 갈증이 난다. 내상병에서 음허(陰虛)로 진액이 부족할 때에도 나타난다.

물기가 너무 많아 태가 미끌미끌한 것은 한증(寒證)이나 습증(濕證)에서 잘 나타난다.

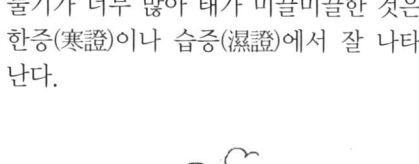

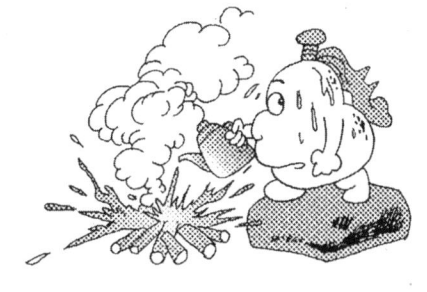

태가 노랗고 두툼하며 건조한 것은 대부분 이열(裏熱)이나 실열(實熱)이다.

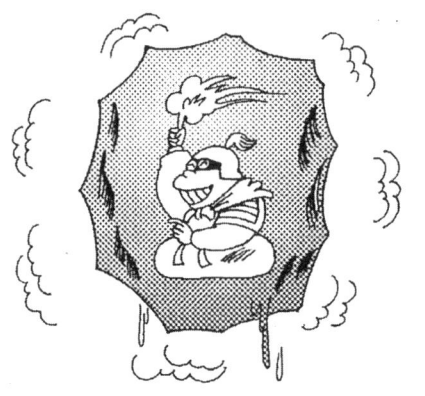

태가 노랗고 바싹 말라서 갈라지며 가시 같은 것이 돋아 있으면서 복부 팽만감과 변비를 겸한 것은 조열(燥熱)이 진액을 손상한 것이다.

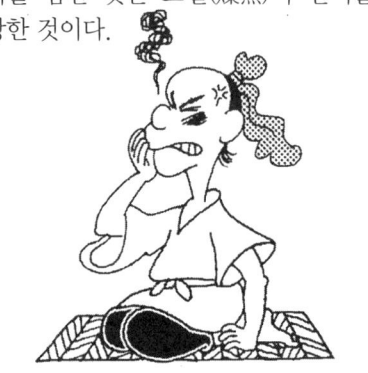

태가 노랗고 미끌미끌하면서 끈적끈적한 것은 습열(濕熱)이 안에 쌓인 것이다.

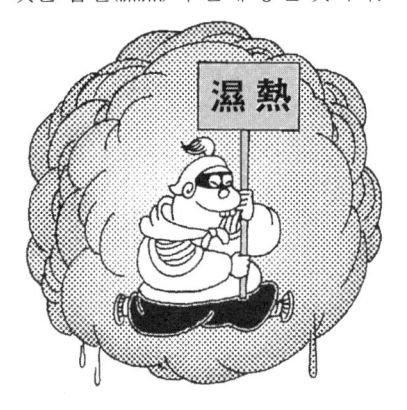

회태(灰苔) : 대체로 이증(裏證)일 때 나타나며, 한증(寒證)과 열증(熱證)의 구분이 있다. 태가 잿빛을 띠면서 물기가 많은 것은 대부분 허한(虛寒)이나 한습(寒濕)이 원인이며, 잿빛을 띠면서 건조한 것은 대부분 실열(實熱)로 진액이 손상된 것이다.

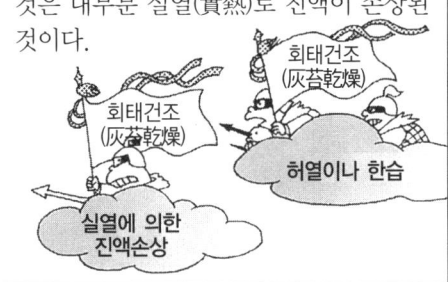

흑태(黑苔) : 대개 병증이 위중할 때 나타나는데, 한(寒)이나 열(熱)이 극성한 것을 반영한다. 태가 검은색을 띠면서 물기가 많고 온몸이 싸늘한 것은 대개 양허(陽虛)이며,

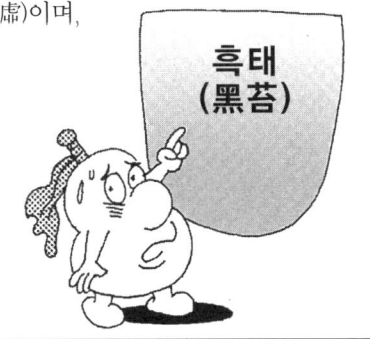

태(苔)가 검은색을 띠면서 바싹 말라 갈라진 것은 대개 열이 극성하거나 음(陰)이 손상된 것이다.

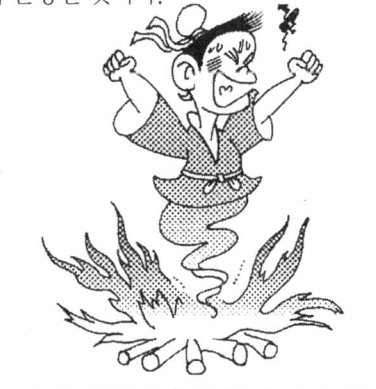

이처럼 한의학은 설태(舌苔)에 대한 망진을 통해 병증의 성질과 변화를 추측할 수 있다.

태색(苔色)	백(白) → 황(黃) → 회(灰) → 흑(黑)
태질(苔質)	윤(潤) → 건(乾) → 초(焦) → 열(裂)
	박(薄) → 후(厚)
	유(有) → 무(無)

이 그림은 병사가 겉에서 안으로 들어가고 병세가 가벼운 것에서 위중한 것으로 변해가는 과정을 나타낸 것입니다. 만일 설태(舌苔)가 이 그림과 반대 방향으로 변해가면 병세가 호전되는 징조입니다.

설질(舌質)을 살핌 : 혀의 질을 관찰하는 것으로 혀의 색깔과 모양, 움직임을 포괄한다.

여기서 정기(正氣)의 허실, 기혈의 변화, 병정의 경중을 변별한다.

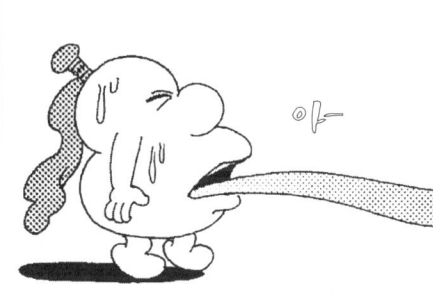
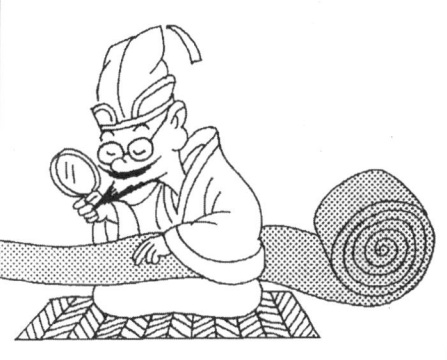

정상 설질(舌質)은 담홍색(옅지도 진하지도 않음)으로 윤기가 있고(마르지고 습하지도 않음) 생김새가 단정하며 움직임이 원활하다.

색깔을 살핌 : 설색(舌色)이 담백(정상색에 비해 옅은 것)한 것은 주로 허증(虛證)이나 한증(寒證)을 나타낸다. 설색(舌色)이 담백하면서 물기가 많은 것은 대개 양허(陽虛)나 기혈(氣血)의 부족을 나타낸다.

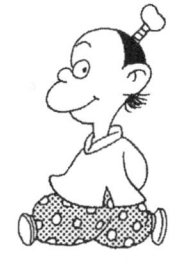
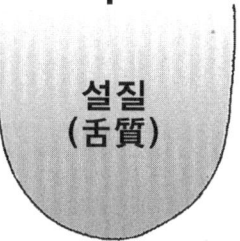

설질(舌質)

제6장 변증시치

설색이 담백하면서 흰색의 태가 끼어있는데, 만일 여기에 식욕이 떨어지고 대변이 묽으며 상복부가 불룩하면서 아프고 아픈 곳을 만져주면 좋아하는 것은 비위(脾胃)가 허한(虛寒)한 것이며,

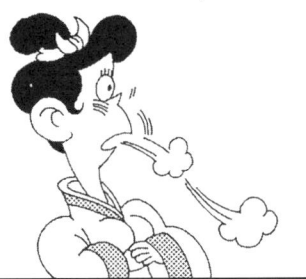

입맛이 담담하고 배가 그득하며 배가 불러오르고 설사하며 팔다리가 묵직한 것은 한습(寒濕)이 비(脾)의 운화기능을 방해한 것이다.

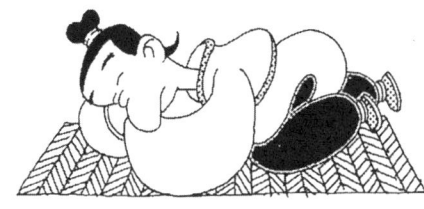

홍색(선홍색) : 열증(熱證)에 주로 나타난다. 혀가 붉고 건조하면 열이 진액을 손상한 것이고, 선홍색으로 가시가 돋은 것은 열이 치성해서 화(火)로 변한 것이다.

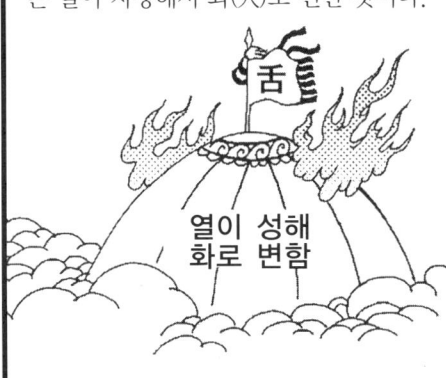

혀끝이 붉은 것은 대개 심화(心火)가 원인이며, 혀의 가장자리가 붉은 것은 간담(肝膽)의 화열(火熱)이 원인이다.

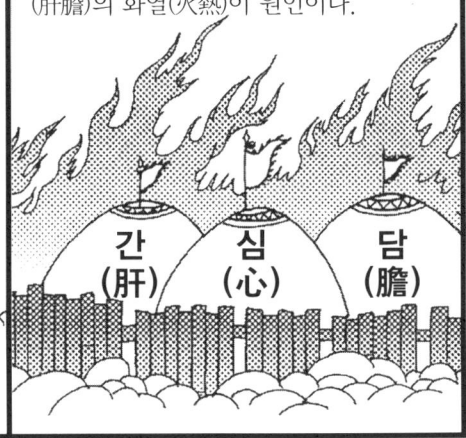

진홍색[絳色] : 이열(裏熱)이 위중할 때 주로 나타난다. 외감열병에서 강설(絳舌)이 출현하면 사기가 영혈분(營血分)으로 들어간 것으로, 외사(外邪)가 이미 표(表)에서 리(裏)로 들어갔음을 의미한다.

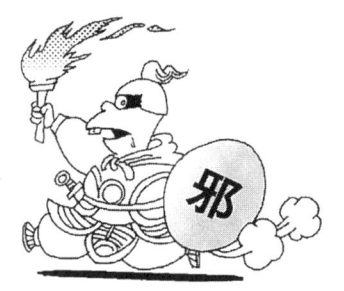

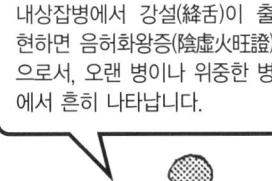
내상잡병에서 강설(絳舌)이 출현하면 음허화왕증(陰虛火旺證)으로서, 오랜 병이나 위중한 병에서 흔히 나타납니다.

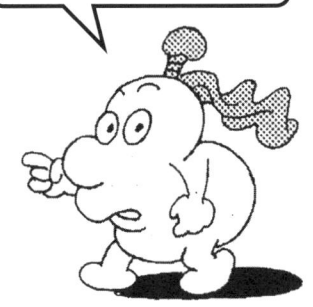

자설(紫舌) : 주로 열증(熱證), 한증(寒證), 어혈증(瘀血證)에서 보인다. 혀가 자색을 띠고 건조하여 갈라지면서 고열(高熱)과 탈수를 겸하면, 대개는 열이 극성해서 음(陰)이 크게 손상된 것이다.

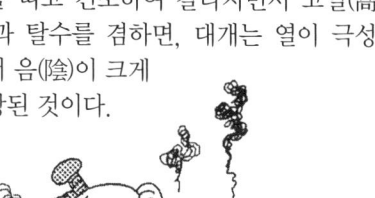
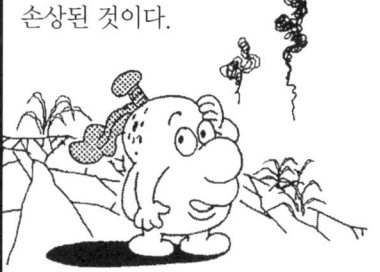

혀가 자색을 띠면서 윤활한 것은 주로 음한(陰寒)이 왕성하거나 양기(陽氣)가 허한 때에 나타난다.

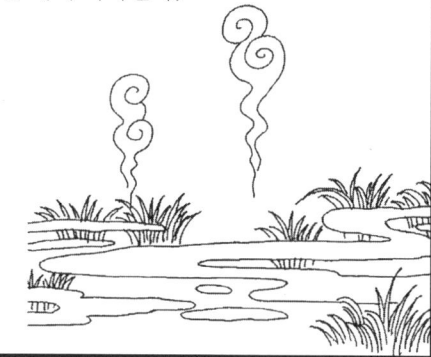

혀의 가장자리와 끝에 자색의 반흔이 있으면 내장(內臟)에 어혈이 있는 것이다.

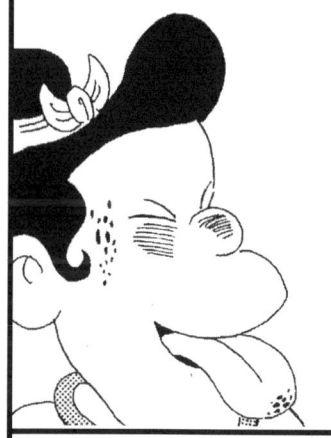

혀가 청자색이면서 크게 부풀어 오르면 대개 전염병[疫毒]이나 중독이다.

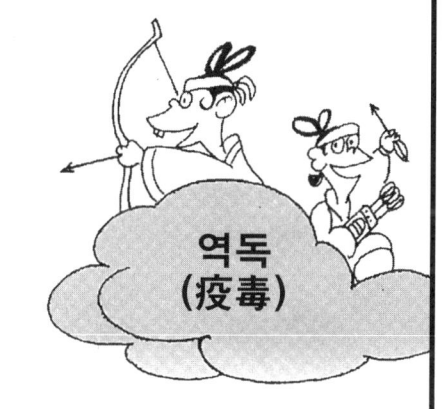

혀의 형태 : 혀가 단단하게 응축되어 보이면서 거칠고 윤기가 없으면 대개 실증(實證)이고, 혀가 펑퍼짐하게 크고 연약해보이면서 물기가 많으면 대개 허증(虛證)이다.

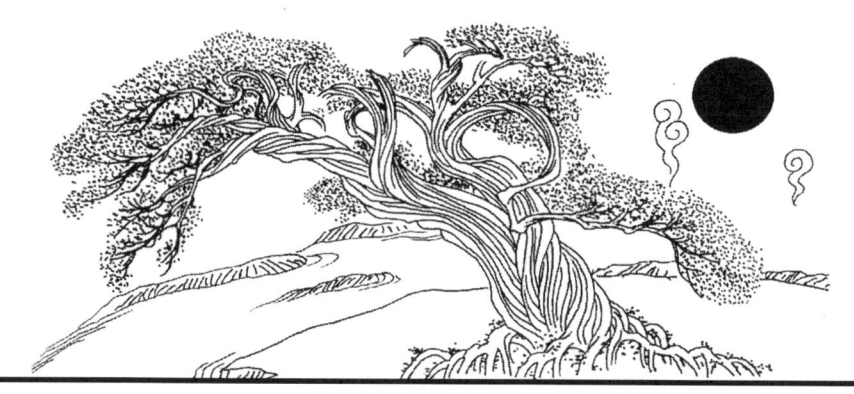

비수(肥瘦) : 혀가 크게 부풀어 오른 경우는 담(痰), 습(濕), 열(熱), 독(毒) 등과 관련이 많은데, 혀가 담백하면서 부푼 것은 주로 비신양허(脾腎陽虛)에서 나타나며 기혈양허(氣血兩虛)로 인한 빈혈에서도 나타난다.

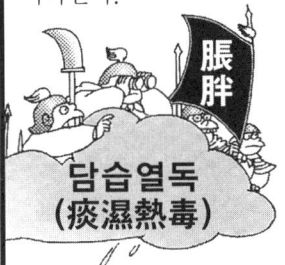

혀가 담홍색이면서 부풀어 오르고 가장자리에 잇자국이 있는 경우는 대개 비(脾)의 운화기능이 떨어졌거나 담습(痰濕)이 내부에 울체된 것이다.

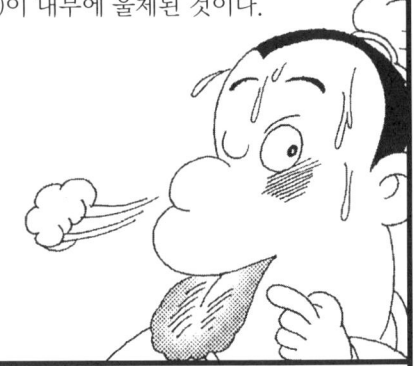

혀가 진홍색이면서 부풀어 오르면 대개 열독(熱毒)이 치성한 것인데, 감염성 질병이나 식중독에서 볼 수 있다.

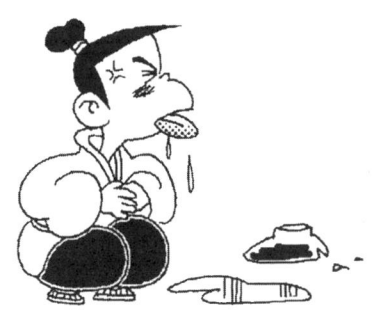

혀가 수척하고 바싹 말라 쪼글쪼글한 경우는 대개 음혈(陰血)이 크게 손상되어 허화(虛火)가 극성한 것이다.

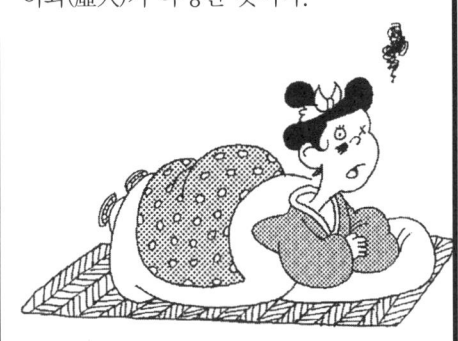

망자(芒刺)와 열문(裂紋) : 망자는 혓바늘이 도드라진 것이다. 만일 혀가 짙은 홍색을 띠면 열이 극성하거나 음허(陰虛)로 화(火)가 왕성한 것이다.

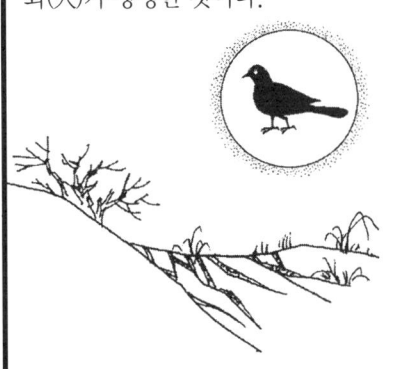

만일 혀가 어두운 황색을 띠고 흑태(黑苔)가 끼어 있으면 대개 열사(熱邪)가 매우 치성한 것이다.

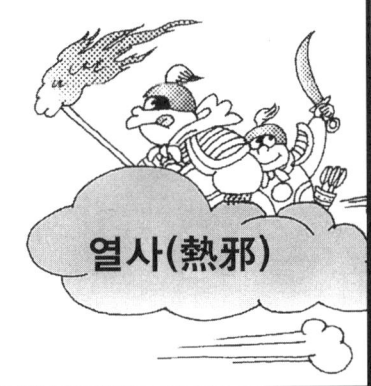

혓바닥에 열문(裂紋)이 있을 때, 만일 혀가 짙은 홍색이면 열성병에서 열이 심하여 진액이 손상된 것이며,

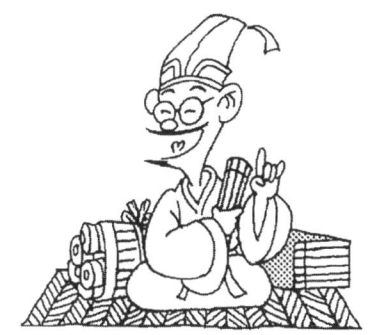

혀의 색이 담백하면 혈(血)이 허한 것이다.

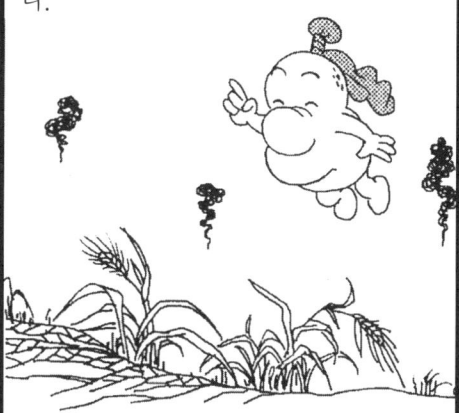

뻣뻣함과 연약함 : 혀뿌리가 뻣뻣하여 혀를 잘 놀리지 못해 말소리가 뚜렷하지 않거나 말을 하지 못하는 경우는 대개 외감병에서 나타난다.

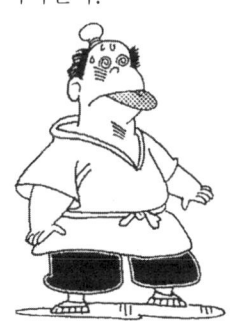

이는 열이 심포(心包)로 들어갔거나 담탁(痰濁)이 심규(心竅)를 막았기 때문으로서, 중풍을 예고하는 것이기도 하다.

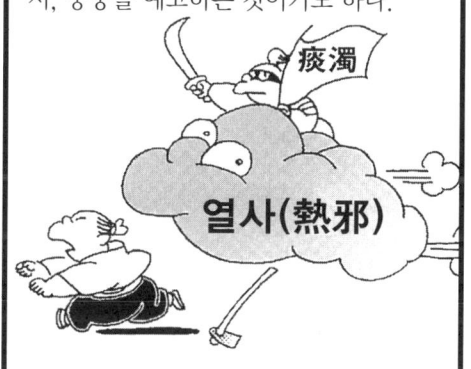

혀가 연약하고 신축성이 없이 늘어지면 대개 기혈(氣血)이 극도로 허약한 것이다.

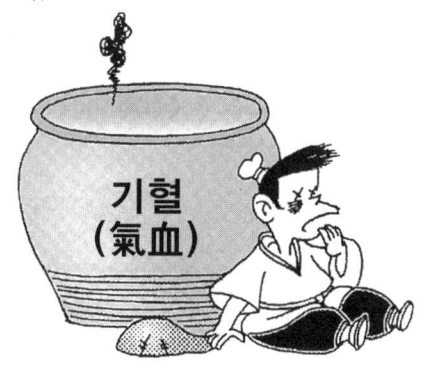

이는 음액(陰液)이 크게 손상되어 근맥(筋脈)을 기르지 못한 때문입니다.

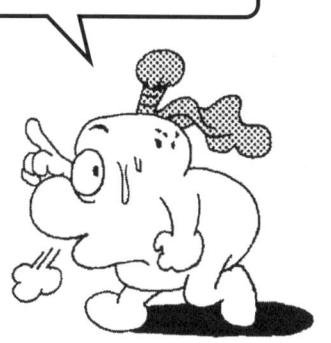

⑥ 오관(五官)을 살핌 : 오장 기능의 성쇠는 얼굴에 있는 오관을 진찰하면 알 수 있지요.

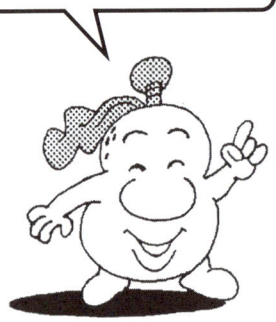

눈을 살핌 : 간(肝)이 눈과 통해 있을 뿐만 아니라 오장(五臟)의 정화가 모두 위로 눈에 모이므로, 눈을 살피는 것은 매우 중요하다. 오래된 병이나 위중한 병이라도 눈의 신기(神氣)가 정상이면 대개는 치료할 수 있지만,

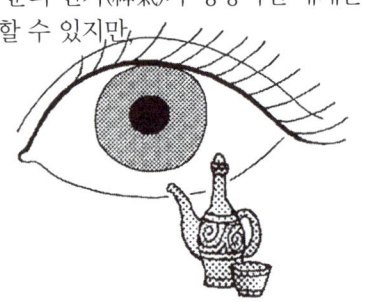

눈에 광채가 없고 눈을 감은 채 뜨려하지 않거나 눈의 신기(神氣)가 비정상이면 비교적 치료하기가 어렵다.

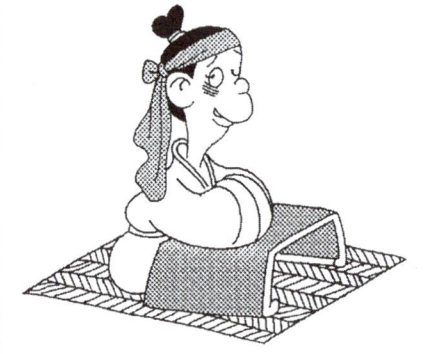

두 눈을 위로 치켜뜨거나 눈동자를 마음대로 움직이지 못하여 앞만 똑바로 쳐다보거나 눈동자가 한쪽으로 돌아가는 것은 대개 간풍(肝風)이 안에서 발동한 것이다.

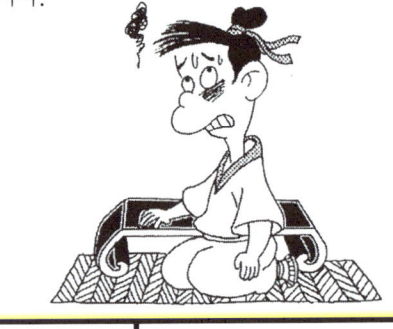

동공이 풀려 확대되면 병이 위태로운 것이며,

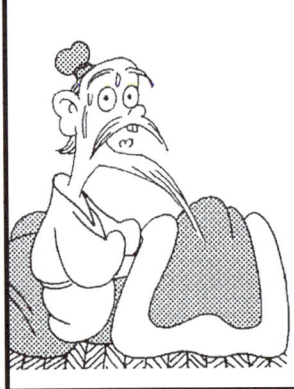

눈이 벌겋게 부어오르면서 아픈 것은 풍열(風熱)이 원인이다.

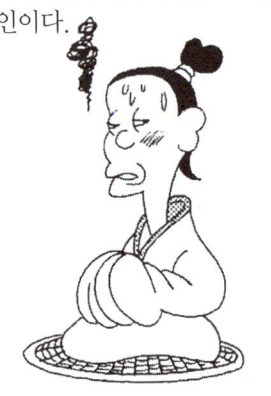

안구의 공막(鞏膜)이 노랗고 피부와 소변까지 황색이면 황달(黃疸)이다.

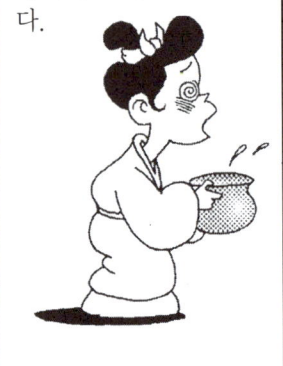

망진

눈이 건조하여 까끌까끌하면 대개는 간혈(肝血)이 허한 것이며,

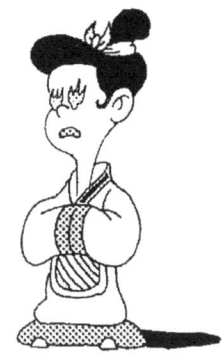

눈이 붓는 것은 수종(水腫)이며(예 : 신염, 신우신염 등),

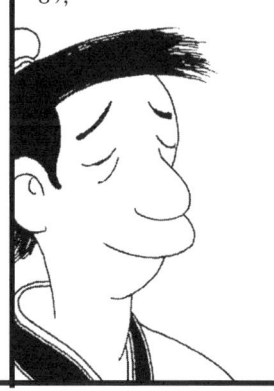

안구의 결막이 충혈되는 것은 대개 폐화(肺火)나 심화(心火)에 속한다.

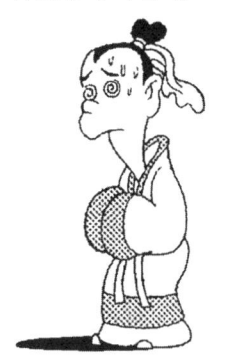

코를 살핌 : 폐는 코와 통해 있으므로 호흡과 코의 분비물을 관찰하면 폐의 기능 상태나 관련 병증을 파악하는데 도움이 된다.

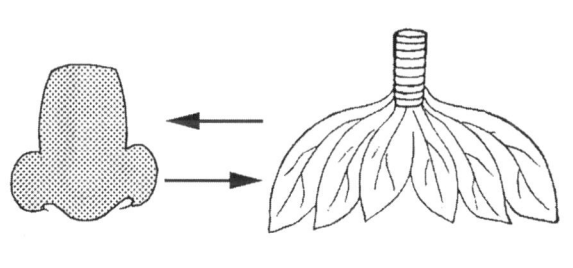

코가 막히면서 맑은 콧물이 흐르는 것은 대개 풍한(風寒)이 원인이며,

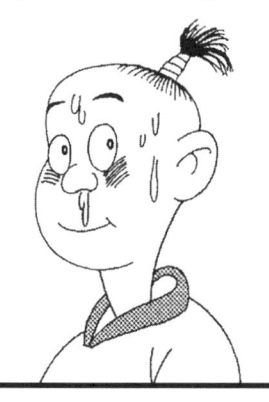

코가 막히면서 누렇고 끈끈한 콧물이 흐르는 것은 풍열(風熱)이 원인이다.

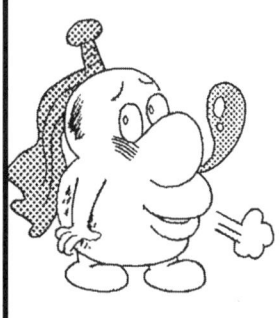

콧물이 누렇고 탁하고 끈끈하고 비린내가 나는 것은 비연(鼻淵)이다(화농성비염이나 비염에서 흔함).

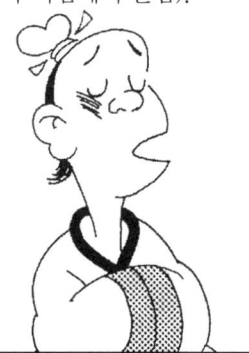

콧구멍이 벌름거리고 호흡이 곤란한 것은 대개 풍열(風熱)이 폐기(肺氣)의 운행을 막은 것이다 (예 : 기관지염).

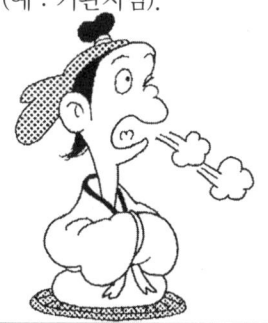

제6장 변증시치

콧구멍이 건조하고 그을음처럼 검은 것은 폐위(肺胃)의 열이 극성해서 진액이 손상된 것이다.

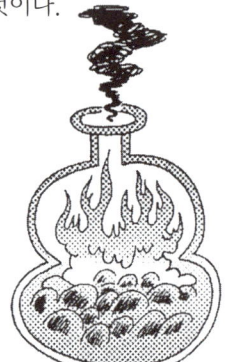

코끝이 항상 붉은 것은 주사비(酒齇鼻)라고 하는데 폐위(肺胃)의 열이 쌓이면서 어혈(瘀血)이 생긴 것이다.

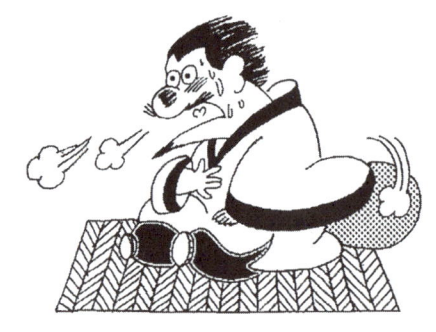

귀를 살핌 : 한의학에서는 귀가 신(腎)과 통해 있고 소양경(少陽經)에 속하며 모든 경맥이 모이는 곳이라고 본다. 따라서 장부(臟腑)나 신체 일부가 어떤 병인의 영향을 받아 음양의 부조화가 생기면 귓바퀴[이곽(耳廓)]의 상응부위에 각기 다른 병리 반응이 출현할 수 있다.

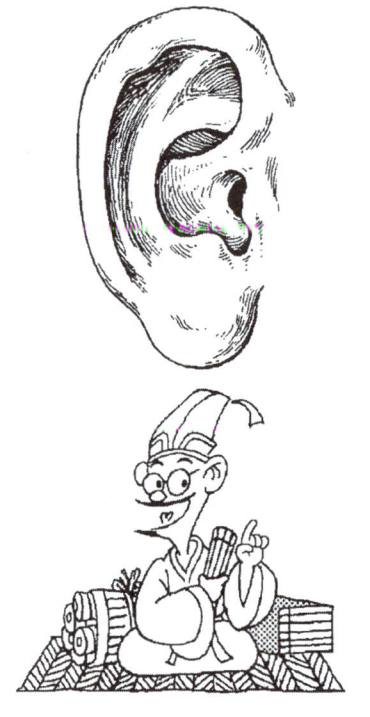

정상인의 귓바퀴[이곽(耳廓)] 특히 이륜(耳輪)은 항상 살집이 두툼하면서 윤택한데 이는 신정(腎精)이 충족함을 반영하는 것이다.

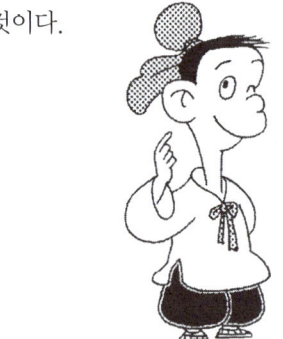

만일 살집이 얇으면서 건조하여 윤기가 없으면 신음(腎陰)이 크게 손상된 것이며, 귀가 새까맣고 위축되어 있으면 신기(腎氣)가 고갈된 것이다.

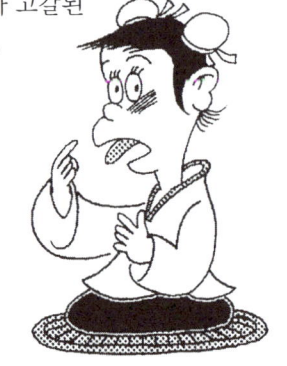

소아가 홍역을 앓기 직전에는 대개 귀가 차가워지고 귀 뒤쪽에 붉은 혈맥이 출현하는 현상이 먼저 나타난다.

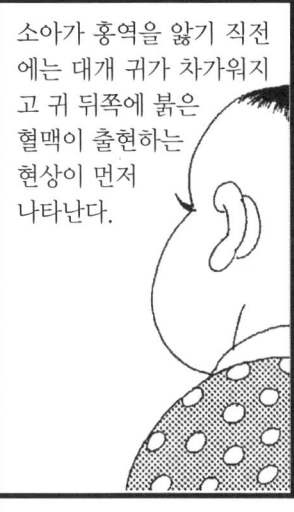

어혈로 오래도록 고생한 경우는 귓바퀴의 피부가 거칠고 쭈글쭈글하거나 귓볼이 위축된다.

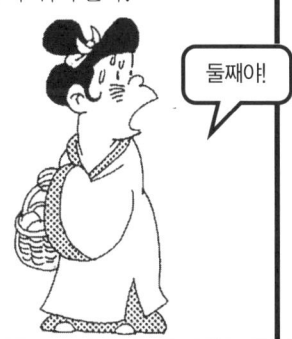

귀 안쪽에서 고름이 흘러나오는 것은 간담(肝膽)의 습열(濕熱) 때문인데 (예 : 중이염), 오래 지속되면 귀머거리가 된다.

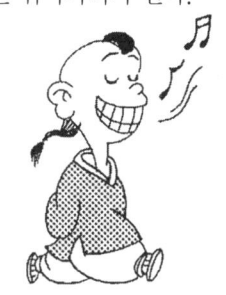

입술을 살핌 : 입술과 입은 비(脾)와 통해 있으므로 입술을 관찰하면 병증의 한열과 허실을 파악하는데 도움이 된다.

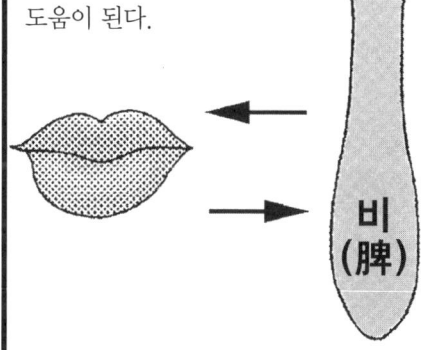

입술의 색이 담백하면 대개 혈허(血虛)에 속하며,

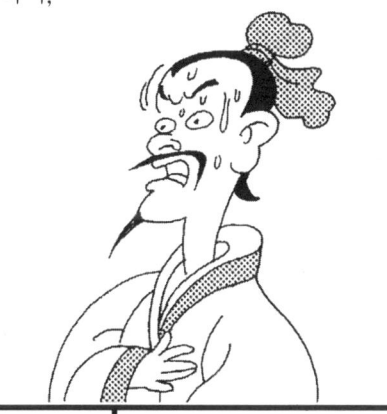

입술의 색이 청자색이면 어혈이 기혈의 흐름을 막고 있는 것이다.

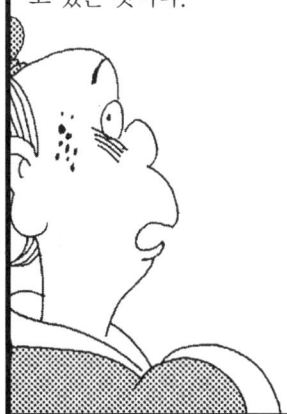

입술의 색이 검붉은 것은 한증(寒證)에 속하는데, 심폐기능부전이나 산소 결핍 시에 주로 나타난다.

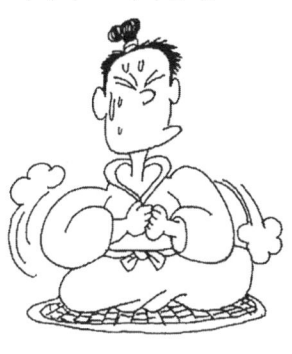

입술의 색이 진홍색이면서 건조한 경우는 대개 열증(熱證), 실증(實證)에 속한다.

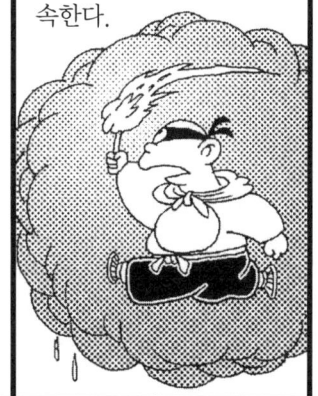

제6장 변증시치

입술이 허는 것은 비위(脾胃)에 열이 있는 것이며,

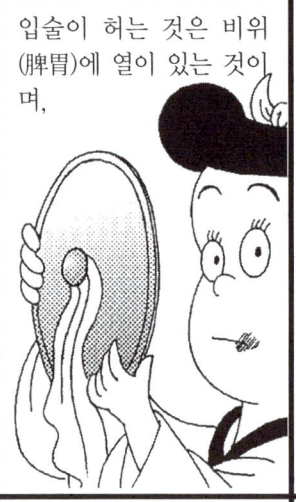

입술이 건조하여 갈라지는 것은 주로 진액이 부족한 때문이다.

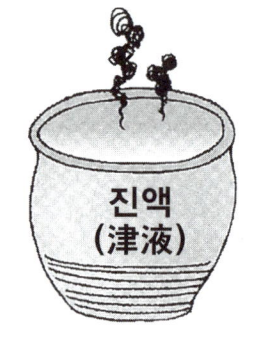

입을 벌린 채 닫지 않는 것은 대부분 허증이며,

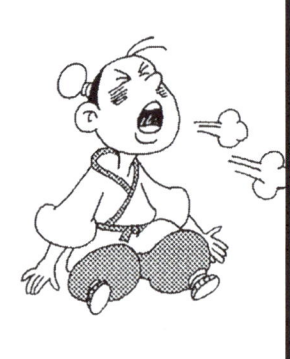

입을 꽉 다물고 벌리지 않는 것은 대부분 실증이다.

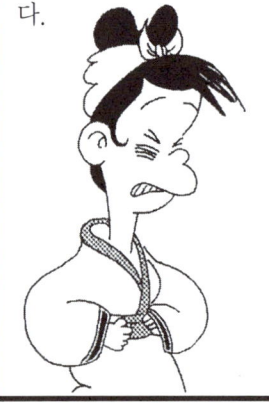

피부를 살핌 : 정상인의 피부는 윤기가 있고 매끈하며 생기가 있는데, 이는 진액이나 정기(精氣)가 충실하다는 증거이다. 피부가 부어오르는 것은 수습(水濕)이 범람한 것이며,

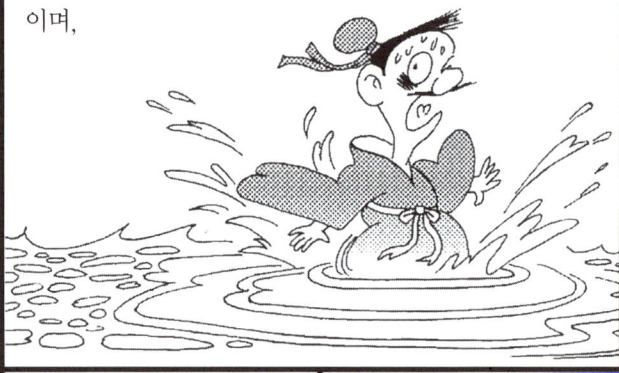

피부가 건조한 것은 대개 진액이 부족하거나 정혈(精血)이 소모된 것이며,

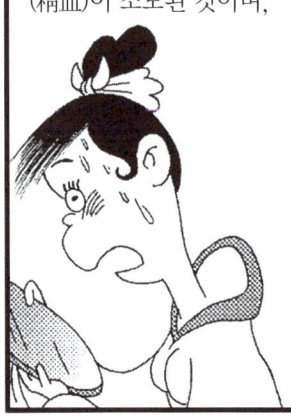

피부가 거칠어 손을 찌르는 것은 대개 폐위증(肺痿證)이다(폐가 피부를 주관하므로).

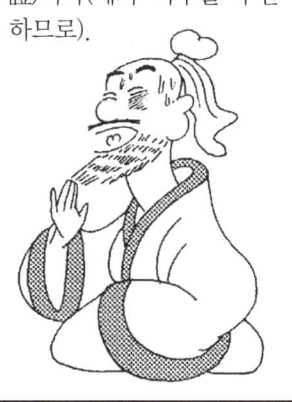

강조하고 싶은 것은 망진(望診) 역시 종합적인 분석이 필수적이며 어느 한두 가지만 보고 경솔하게 단정해서는 안 된다는 점입니다.

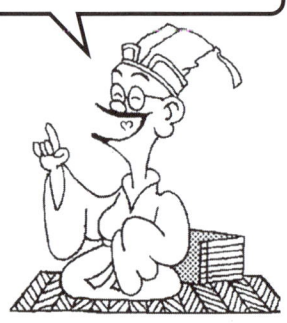

문진(聞診)

청각과 후각을 사용하여 환자와 관련된 여러 가지 정황을 수집하여 병증을 판단하는 방법이지요.

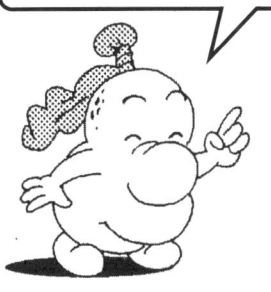

① **목소리(聲)** : 정상인의 목소리는 발성이 자연스럽고 음성이 조화로우며 막힘이 없다. 말이 많은 것은 실증(實證)에 속하고,

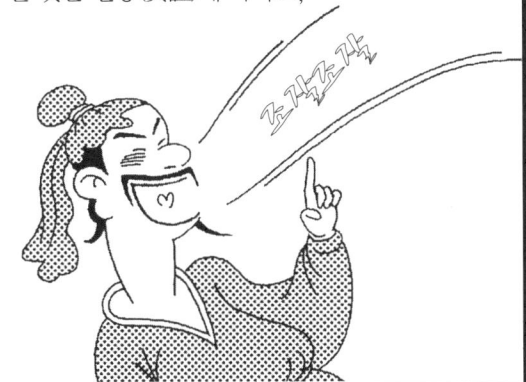

사람이 안절부절못하여 가만있질 못하거나 헛소리를 지껄이는 것은 대개 실열증(實熱證)으로, 고열(高熱)이 날 때나 정신분열증 환자에게서 나타난다.

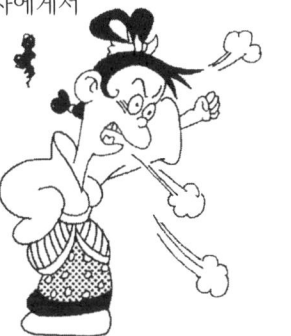

사람이 조용하면서 말이 없고 혹은 기운이 없어 말하기를 싫어하며 말소리가 희미하고 힘이 없어 끊어졌다 이어졌다하는 것은 대부분 내상허증에 속한다.

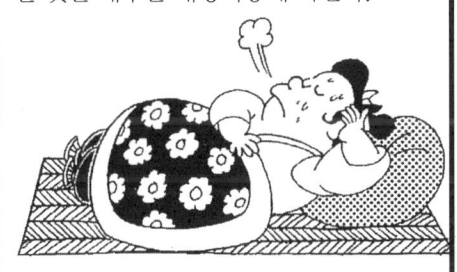

② **호흡(呼吸)** : 호흡이 점차 빨라지고 숨소리가 거칠며 발병이 급격한 것은 대개 실증이나 열증에 속하는데, 폐장의 열이 심할 때 나타난다.

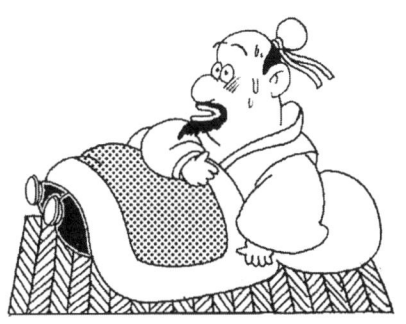

호흡이 미약하여 숨소리가 낮고 호흡이 얕으며 발병이 완만한 경우는 대부분 허증에 속하는데, 폐신(肺腎)의 기가 크게 손상되어 나타난다.

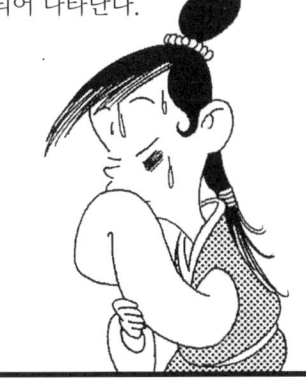

제6장 변증시치

호흡 소리가 거칠고 급하며 숨을 내쉬고 난 뒤에 편안함을 느끼는 것은 대개 실천(實喘)인데, 고열을 동반한 폐렴이나 가래가 많아 가슴이 답답한 담음증(痰飮證)에서 보인다.

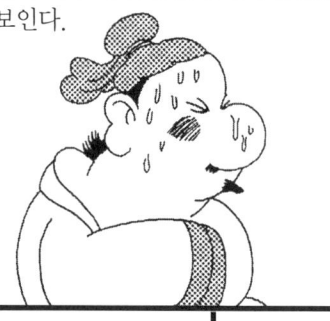

호흡 소리가 낮고 촉박하며 숨을 들이쉰 뒤에 편안함을 느끼는 경우는 대개 허천(虛喘)인데, 신불납기증(腎不納氣證)에서 보인다.

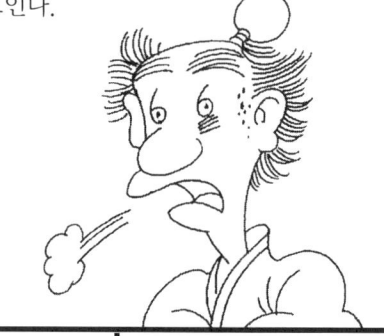

③ 해수(咳嗽) : 기침소리가 중탁하며 가래가 많고 묽은 경우는 대개 풍한(風寒)이 폐를 침범한 것이고,

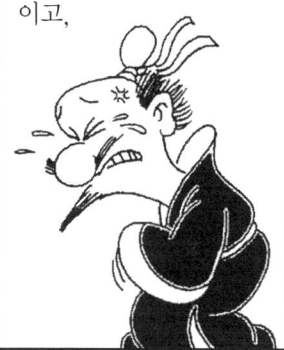

기침 소리가 개운하지 않으며 가래가 노랗고 농탁한 경우는 대개 폐에 담열(痰熱)이 있는 것이다.

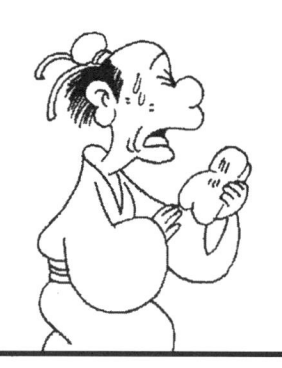

기침을 하는데 목구멍이 건조하거나, 가래가 없이 마른 기침을 하는 경우는 대개 폐조(肺燥)이다(가을의 건조한 기후나 감기).

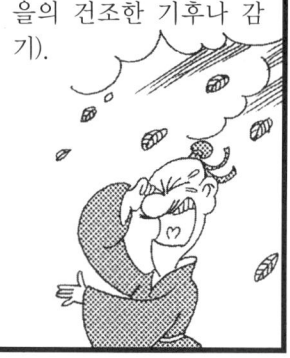

기침을 할 때 목구멍에서 가래 끓는 소리가 나는 경우는 대개 담음(痰飮)이 있는 것이다.

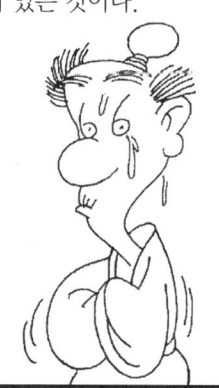

갑자기 심하게 기침을 하고 목이 잠겨 소리를 내지 못하는 것은 폐실(肺實)이다.

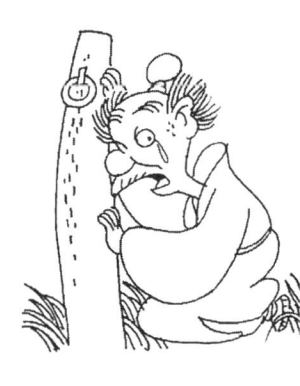

오랜 기침으로 목이 쉰 것은 폐기(肺氣)가 손상된 것이지요(예 : 폐결핵).

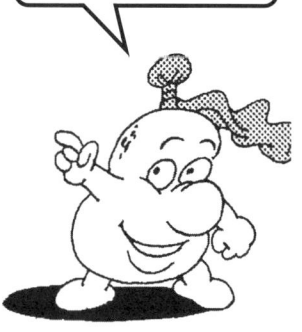

④ **구토(嘔吐)** : 소리만 나고 음식물이 나오지 않는 것을 구(嘔)라 하고, 음식물을 토하되 소리가 나지 않는 것을 토(吐)라 하며, 소리도 나고 음식물도 나오는 것을 구토(嘔吐)라고 하는데, 모두 위기(胃氣)가 거슬러 오른 때문이다.

⑤ **트림[애기(噯氣)]** : 위기(胃氣)가 거슬러 오른 때문이다. 트림이 별다른 맛이 없는 것은 대개 신허(腎虛)이거나 한기(寒氣)가 위(胃)를 침입한 것이다.

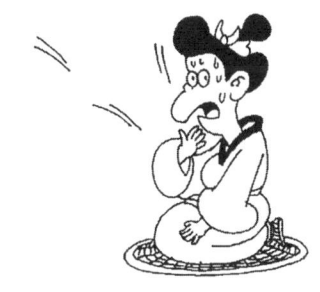

트림이 그치지 않고 흉복이 불편한 것은 대부분 기가 흉복에 울체된 때문이지요.

트림을 하고 신물이 넘어 오는 것은 음식이 소화되지 않은 까닭이다.

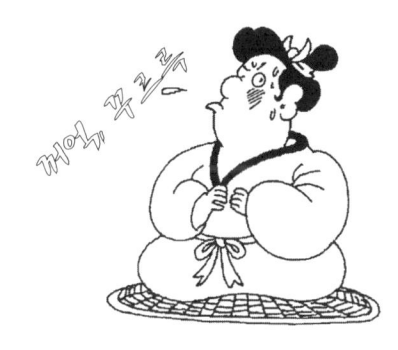

⑥ **입냄새를 맡음** : 입냄새[구취(口臭)]는 보통 위열(胃熱)이 원인이다. 혹은 위장 기능의 실조로 위가 음식물을 배출하는 시간이 길어지면 음식물이 오래 머물기 때문에 시큼한 냄새가 나게 된다.

유효기간이 지나버렸네!

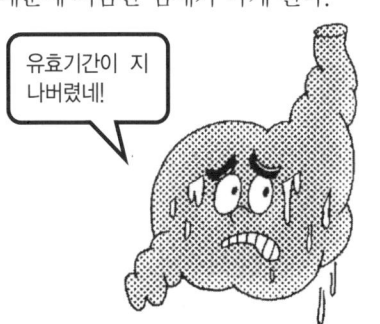

이밖에 궤양성치은염이나 구강의 궤양, 소화불량 등의 경우에도 입냄새가 발생한다.

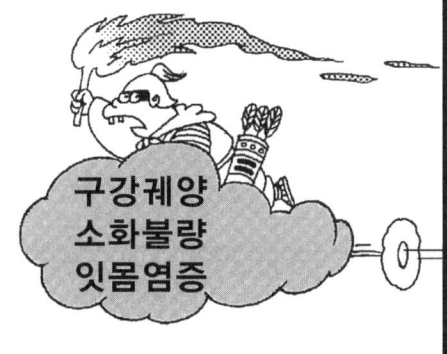

구강궤양
소화불량
잇몸염증

제6장 변증시치

맥진(脈診)

의사가 손가락을 사용하여 환자의 맥박을 눌러보고 그때 느껴지는 다양한 맥상(脈象)을 근거로 병증을 진단하는 방법이지요.

절맥(切脈)은 보통 수태음폐경(手太陰肺經)이 지나가는 '촌구(寸口)'를 누른다. 폐는 기혈이 흘러 장부와 사지, 백해(百骸)를 영양하는 데 있어 매우 중요한 기관으로, "폐는 기(氣)를 주관하며, 모든 맥을 조회(朝會)한다."는 말이 있다. 따라서 촌구맥을 보면 장부, 경락, 기혈 등의 병리변화를 추측할 수 있는 것이다.

그래서 폐(肺)를 재상에 비유하기도 하지요!

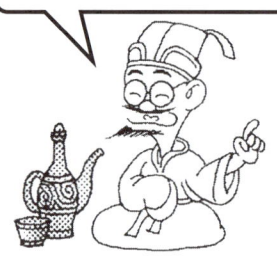
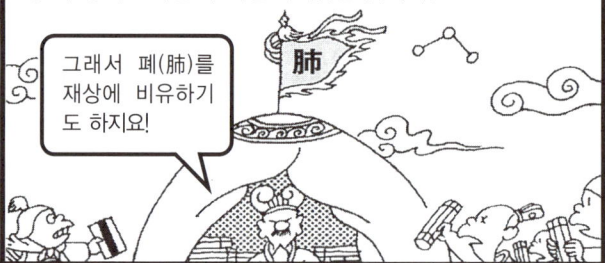

맥을 볼 때 환자는 앉거나 위를 보고 반듯이 누우며 손바닥을 하늘로 향하고 팔을 수평으로 바닥에 내려놓아 피가 잘 통하게 해야 한다.

한의사는 보통 왼손으로 환자의 우측 맥을 살피고 오른손으로 환자의 좌측 맥을 살핀다.

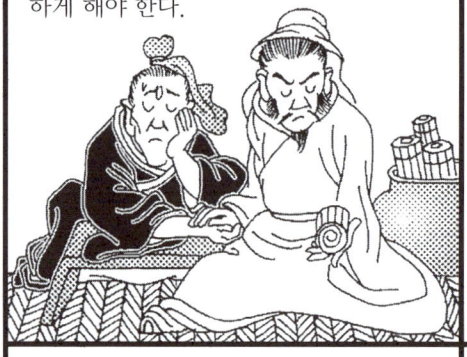
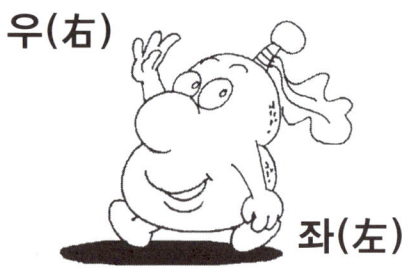

우(右)   좌(左)

구체적인 방법은, 우선 중지로 환자 팔목 부위의 요골두(橈骨頭) 안쪽에 있는 관부(關部)를 누른 다음, 식지와 무명지를 관부의 앞뒤에 나란히 올려놓는다. 관부의 앞쪽을 촌부(寸部)라 하고 관부의 뒤쪽을 척부(尺部)라고 한다.

세 손가락의 간격은 환자의 키에 따라 적당히 조절한다. 손가락은 약간 구부려 비스듬히 누르는데, 손가락 끝의 지문이 피부에 닿도록 합니다.

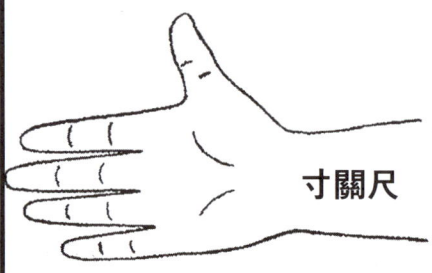

寸關尺

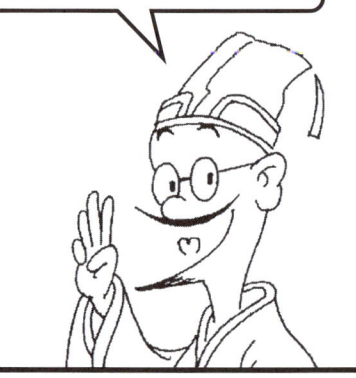

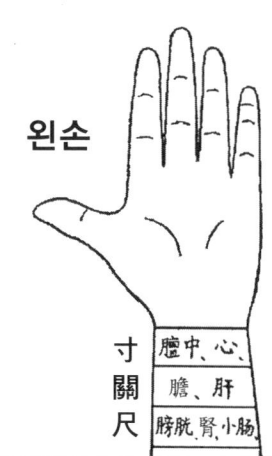
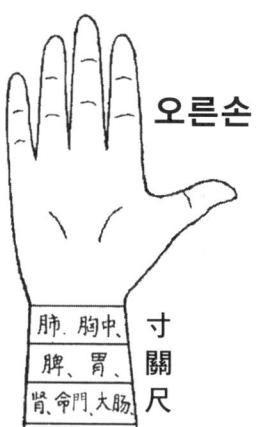

좌우의 촌관척 세 부위를 합쳐 '육부(六部)'라고 하는데, 좌우 각 세 부위에 장부가 나뉘어 배속되어 있다. 일반적으로 왼손 촌부에는 심(心)이 배속되고 관부에는 간(肝)과 담(膽)이 배속되고 척부에는 신(腎)과 방광이 배속된다. 오른손 촌부에는 폐가 배속되고 관부에는 비(脾)와 위(胃)가 배속되고 척부에는 신(腎)과 명문이 배속된다.

맥을 볼 때 의사가 손가락 끝으로 매우 가볍게 환자의 맥상을 촉진하는 것을 '부취(浮取)'라 하고,

힘을 주어 눌러 환자의 맥상을 촉진하는 것(뼈에까지 닿도록 눌러야 할 경우도 있다)을 '침취(沈取)'라 하며,

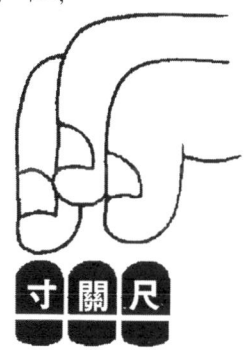
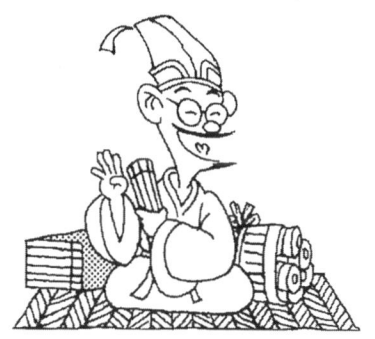

'부취'와 '침취'의 중간을 '중취(中取)'라고 한다. 촌관척 세 부위에서 각각 부취(浮取), 중취(中取), 침취(沈取)를 해야 한 번의 맥진이 끝나는 것인데, 이를 구후(九候)라고 부른다. 의사는 세 손가락으로 동시에 맥을 잡을 수도 있고[총안(總按)], 촌관척을 각기 따로 나누어 살펴 볼 수도 있다[단진(單診)].

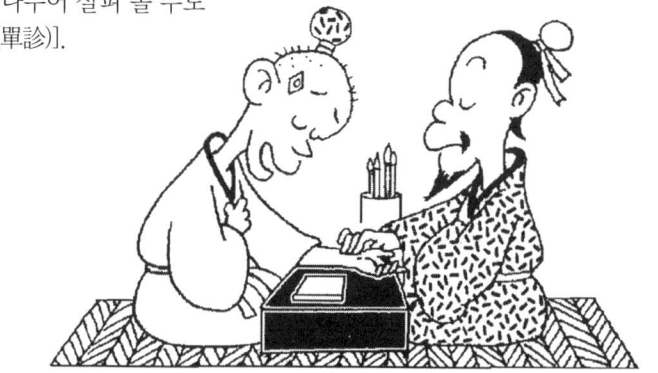

제6장 변증시치

맥을 보기 전에 의사는 먼저 자신의 호흡을 안정시켜야만 환자의 호흡수 당 맥박수를 정확하게 셀 수 있다. 맥을 보는 시간은 최소한 3분 이상이 되어야 가상(假象)에 속지 않는다.

가장 먼저 정상적인 맥상을 파악해야 하는데, 평맥(平脈), 상맥(常脈), 완맥(緩脈)이라고 한다. 정상맥은 조화롭고 편안하며 안정되어 있어 뜨지도 않고 가라앉지도 않으며 느리지도 않고 빠르지도 않으며 가늘지도 않고 크지도 않으면서 리듬이 고르다.

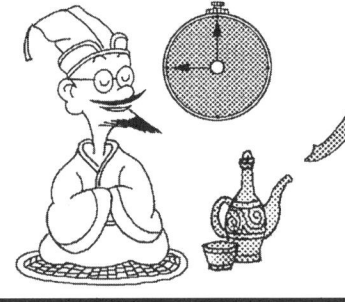
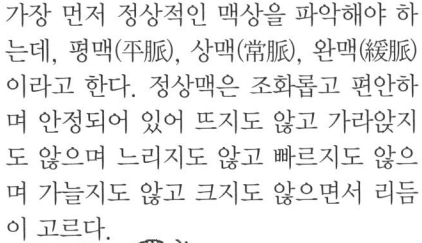

한 번 숨을 들이쉬고 내쉴 때마다 맥박이 4~5회, 1분에 60~90회 뛰며 힘이 있다. 정상맥은 모두 위기(胃氣)가 있고[맥이 조화롭고 편안하고 안정되어 있으며 리듬이 고른 것], 신(神)이 있으며[맥의 박동수나 오고 감이 분명하고 규칙적인 것], 근(根)이 있다[척맥(尺脈)에서 신(腎)을 살피는데 만일 양쪽 척맥을 깊숙이 눌렀을 때 힘이 있으면서 부드럽고 조화로우면 이는 맥상에 근(根)이 있는 것].

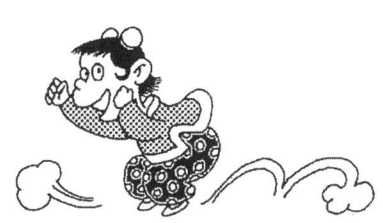
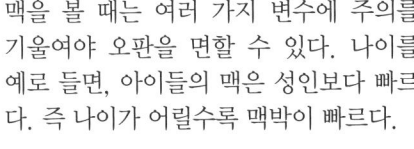

맥을 볼 때는 여러 가지 변수에 주의를 기울여야 오판을 면할 수 있다. 나이를 예로 들면, 아이들의 맥은 성인보다 빠르다. 즉 나이가 어릴수록 맥박이 빠르다.

청장년은 대체로 체력이 강건하므로 맥상도 따라서 힘이 있다.

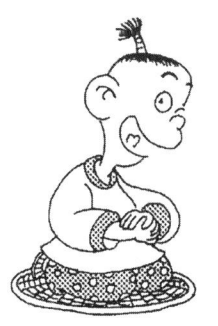
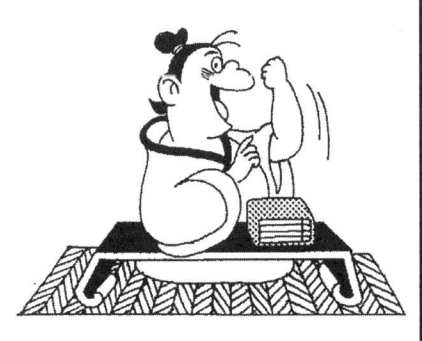

노인은 체력이 쇠약하므로 맥이 느리다.

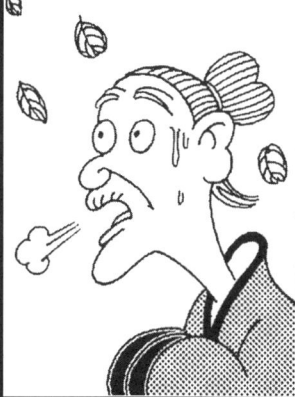

성인 여성은 남성에 비해 맥이 약하면서 약간 빠르다.

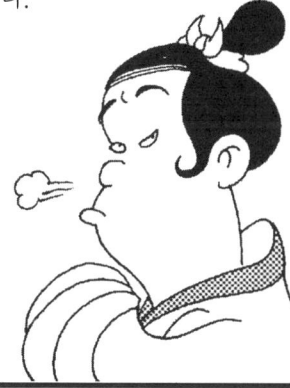

마른 사람은 맥이 약간 떠 있고 뚱뚱한 사람은 맥이 약간 깊이 있지요.

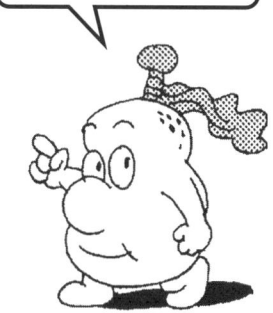

이밖에 먼 길을 여행하고 난 뒤, 과중한 육체노동 후, 극렬한 운동 후, 음주 후, 과식 후, 정신적인 충격을 받은 때에는 맥이 대부분 빠르면서 힘이 있으며,

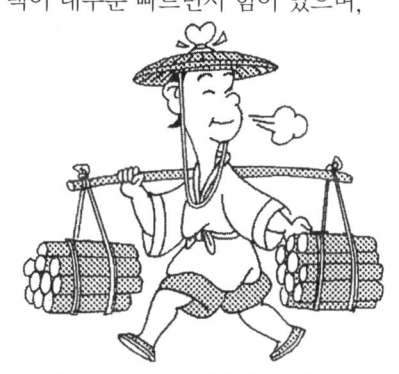

배가 고플 때는 맥이 비교적 약하다.

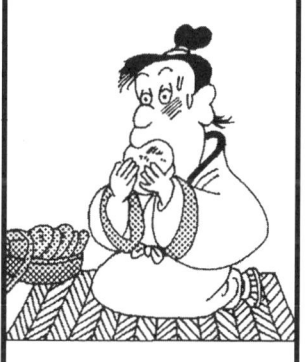

기후도 맥상에 영향을 미치는데, 봄에는 맥상이 약간 현(弦)하며[춘현(春弦)], 여름에는 약간 홍(洪)하며[하홍(夏洪)], 가을에는 약간 부(浮)하며[추모(秋毛)] 겨울에는 약간 침(沈)하다[동석(冬石)].

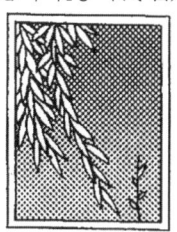
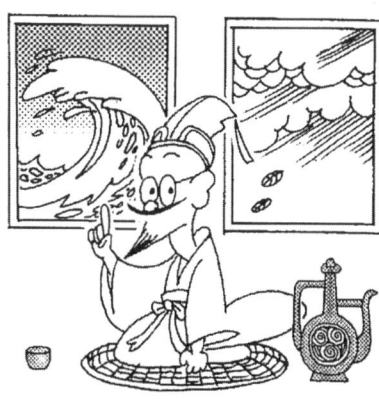
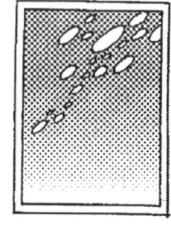

제6장 변증시치

① 병맥의 식별(識別) : 병증과 맥은 서로 밀접한 연관이 있는데, 여기서는 흔히 보이는 맥상(脈象)만 소개하겠습니다.

부맥(浮脈) : 맥이 피부 표면에 떠있어 살짝 누르면 느껴지지만 깊이 누르면 도리어 약해진다. 주로 표증(表證)에서 나타나는데, 힘이 있으면 표실(表實)이고 힘이 없으면 표허(表虛)이다. 각종 급성 감염성 질병의 초기에 흔히 보인다.

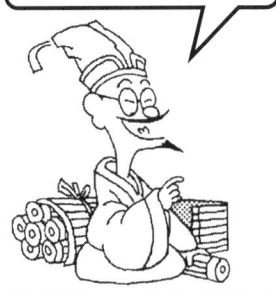
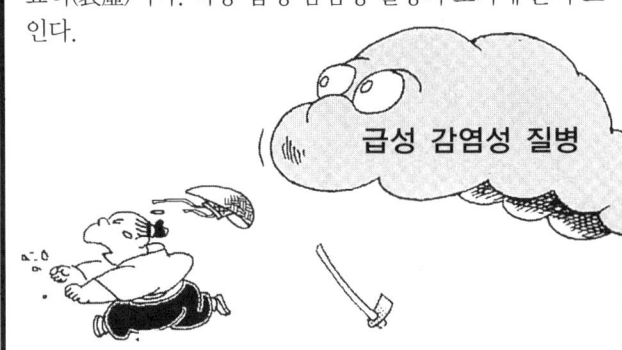

급성 감염성 질병

침맥(沈脈) : 맥이 깊게 근골 부위에 위치하여 누르면 힘이 있지만 가볍게 누르면 힘이 없다. 이증(裏證)에서 주로 나타나는데, 가라앉아 있으면서 빠르면[침삭(沈數)] 이열(裏熱)이고, 가라앉아 있으면서 느리면[침지(沈遲)] 이한(裏寒)이고, 가라앉아 있으면서 가늘면[침세(沈細)] 이허(裏虛)이고, 가라앉아 있으면서 실하면[침실(沈實)]하면 이실(裏實)이다.

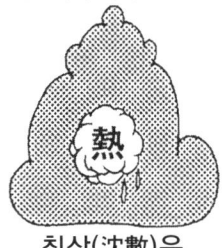
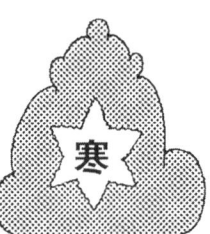
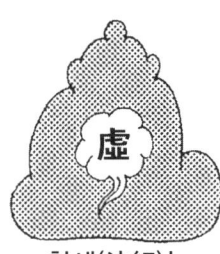
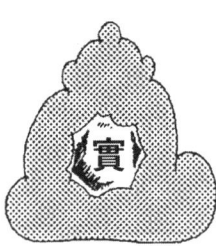

침삭(沈數)은 이열(裏熱) / 침지(沈遲)는 이한(裏寒) / 침세(沈細)는 이허(裏虛) / 침실(沈實)은 이실(裏實)

지맥(遲脈) : 맥박이 느려서 한번 호흡할 때 4회를 뛰지 못한다(1분에 60회 미만). 한증(寒證)이나 양허(陽虛)를 반영한다.

삭맥(數脈) : 맥이 빨라서 한 호흡에 5회 이상 뛴다. 주로 열증을 반영하는데 힘이 있으면 실(實)한 것이고 힘이 없으면 허(虛)한 것이다. 열증에 주로 나타난다.

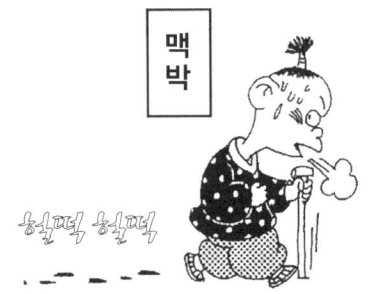
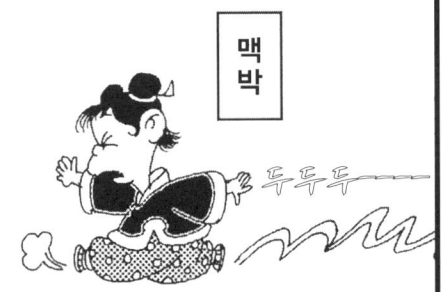

허맥(虛脈) : 손가락 밑이 공허하고 맥박이 힘이 없다. 허증(虛證)을 주로 반영한다. 기허, 혈허, 음허, 양허 네 가지로 구분할 수 있다.

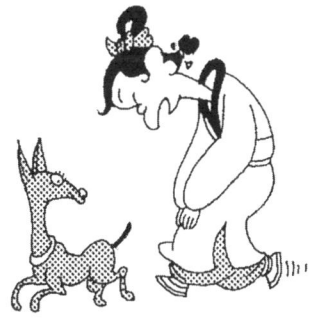

실맥(實脈) : 손가락에 닿는 것이 힘이 있으며 길고 크면서 단단하다. 실증(實證)을 주로 반영한다. 사기가 왕성하나 정기 역시 허하지 않아 병사와 정기가 서로 뒤엉켜 맥도(脈道)가 가득 찬 것으로, 부중침(浮中沈)이 모두 힘이 있다.

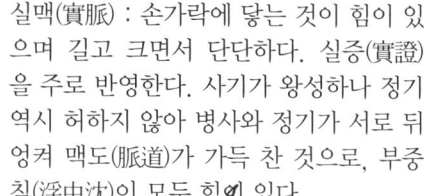

홍맥(洪脈) : 크면서 힘이 있으며 오는 힘이 세고 가는 힘이 약하여 마치 홍수가 밀려오는 듯하다. 서증(暑證)이나 열이 심한 경우에 주로 나타난다. 맥이 뜨고 크면서 힘이 있는 것이 홍맥(洪脈)이고 맥이 뜨면서 크더라도 가운데가 비어 있으면 규맥(芤脈)이다.

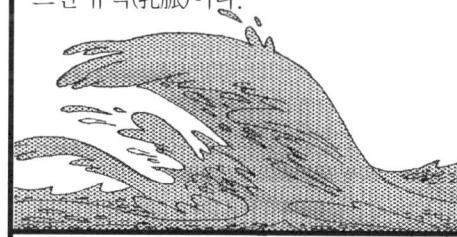

세맥(細脈) : 맥이 실낱같아서 가늘고 곧으며 연하다. 일체의 허로 손상, 음허, 혈허를 주로 반영한다(가늘면서 약하면[세약(細弱)] 혈허이고, 가늘면서 빠르면[세삭(細數)] 음허이다). 또는 수습(水濕)이 안에 정체되었을 때 나타난다.

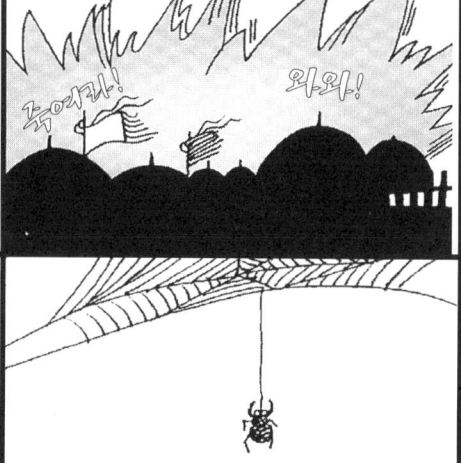

활맥(滑脈) : 맥의 왕래(往來)가 막힘이 없어 마치 쟁반 위에 구슬이 구르는 것처럼 매끄럽다. 혈(血)의 왕성, 임신, 담음(痰飮), 식적(食積)의 경우에 나타난다. 여성이 때가 되어도 월경이 오지 않으면서 이런 맥상(脈象)이 나타나면 임신을 고려해야 한다.

삽맥(澁脈) : 칼로 대나무를 긁는 듯이 맥의 흐름이 짧고 가늘어 매끄럽지 못하고 껄끄럽다. 혈소(血少), 기체(氣滯), 정소(精少) 등의 경우에 잘 나타난다. 맥의 흐름이 껄끄러운 것은 기혈의 운행이 원활하지 못하기 때문이다.

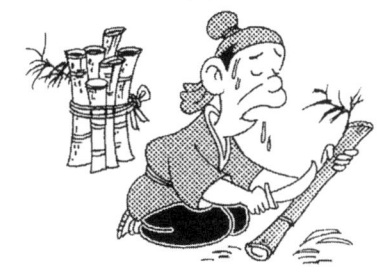

현맥(弦脈) : 맥이 곧고 길면서 힘이 있어 마치 가야금 줄을 누르는 것 같다. 기울(氣鬱), 통증, 담음(痰飮), 학질(瘧疾), 간담(肝膽) 질환 때 주로 나타나며, 고혈압, 동맥경화 등에서도 나타난다.

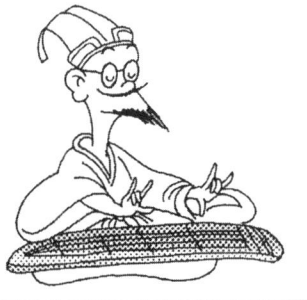

긴맥(緊脈) : 맥박이 마치 밧줄과 같이 팽팽하며 손에 닿는 느낌이 힘이 있다. 한증(寒證)이나 통증에서 주로 나타난다. 부(浮)하면서 긴(緊)하면 외감풍한(外感風寒)으로 인한 표실증이고, 침(沈)하면서 긴(緊)하면 이한(裏寒)으로 인한 통증이다.

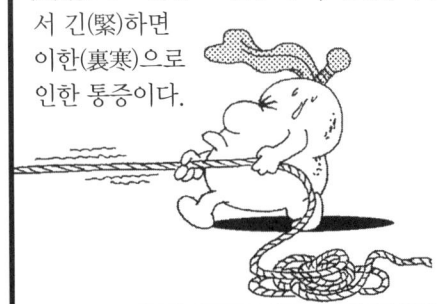

결맥(結脈) : 맥박이 더디면서 가끔씩 뛰지 않는데 그 간격이 불규칙적이다. 기울(氣鬱), 한담(寒痰), 어혈(瘀血)의 경우에 주로 나타난다.

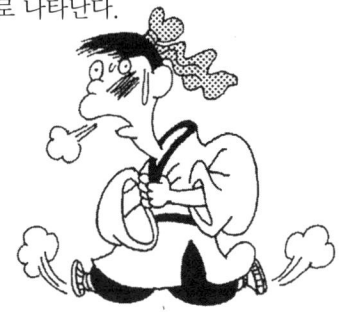

대맥(代脈) : 맥박이 느리고 약하면서 일정한 간격으로 쉬었다가 다시 뛴다. 경계(驚悸), 장기(臟氣)의 쇠약, 기혈의 부족, 통증 등을 반영하는데 여러 가지 심장병에서 보인다.

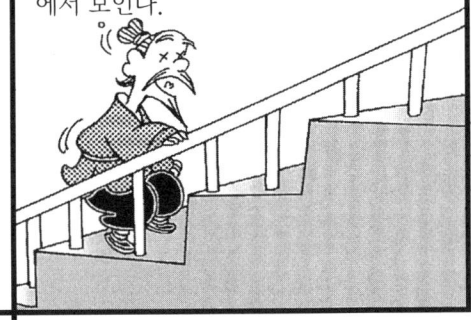

촉맥(促脈) : 매우 급하면서 도중에 건너 뛰는데 그 간격이 불규칙하다. 양기가 왕성한 실열증(여러 심장병), 기혈의 울결, 담음, 식적 등의 경우에 주로 나타난다. 촉맥이 나타나면서 맥박에 힘이 있는 것은 진액 손상으로 기가 탈진된 것이다.

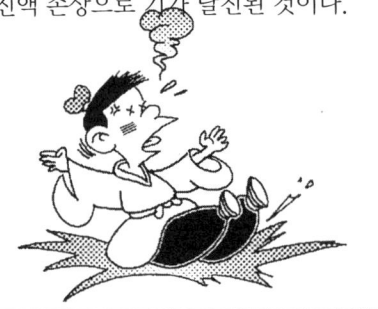

맥상은 대부분 여러 가지가 함께 나타나며 한 가지만 나타나는 경우는 드뭅니다. 따라서 다른 진찰 수단을 결합해야만 보다 정확한 진단을 내릴 수 있습니다.

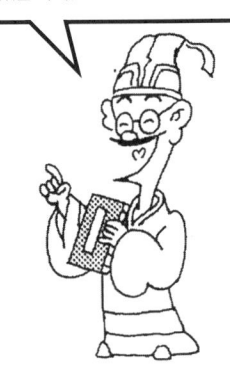

② **촉진(觸診)**: 진맥(診脈)이 절진(切診)의 유일한 내용은 아니며, 이외에 손으로 환자의 팔다리, 몸통, 흉강, 피부 등을 만지는 것 역시 절진의 하나입니다.

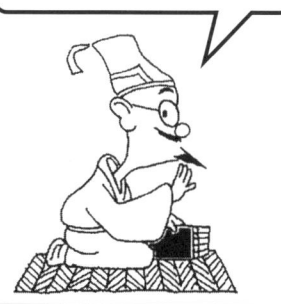

피부를 만짐 : 주로 온도나 습도를 감지한다. 만일 피부가 서늘하고 스스로도 추위를 느끼면서 열이 없으면 대개 허한증(虛寒證)이며, 피부가 불덩이처럼 뜨겁고 건조하면서 땀이 없거나 적으면 대개 외감증(外感證)이다.

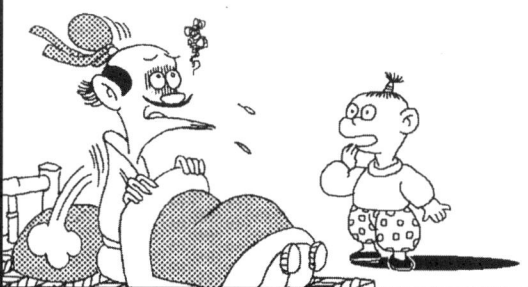

피부가 서늘하면서 땀이 맑고 묽으면 대부분 양허(陽虛)이고,

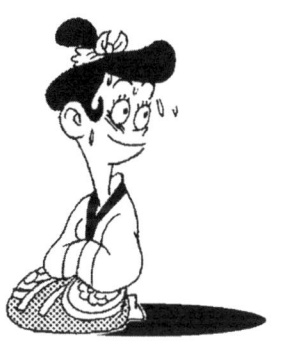

피부가 불타듯이 뜨거우면서 기름같은 땀이 흐르면 음허(陰虛)이며, 스스로는 발열(發熱)을 느끼지만 만져보면 뜨겁지 않은 것은 대개 허열에 속한다[음혈허(陰血虛)나 기양허(氣陽虛)].

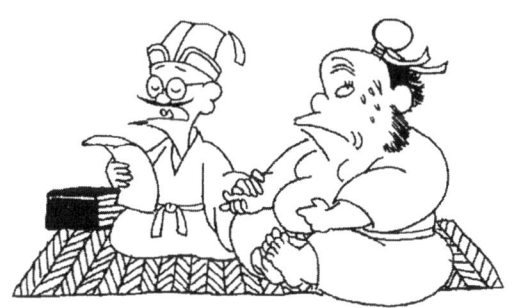

손발을 만짐 : 만일 손발이 싸늘하고 몸에 열이 나지 않으면 한궐(寒厥)이며 대개 양허(陽虛)가 원인이며, 손발이 싸늘하되 머리와 몸에 열이 나면 진열가한(眞熱假寒)의 열궐(熱厥)이다.

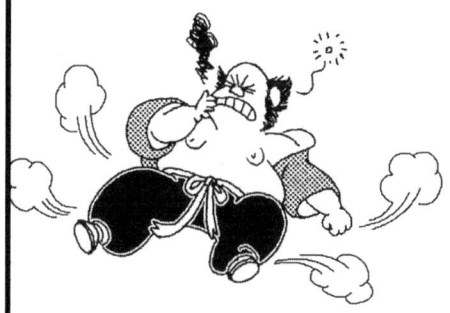

손등이 뜨거우면 대부분 열병인데, 오한과 발열을 겸하면 표증이고, 오한은 없고 발열만 있으면 이증이다.

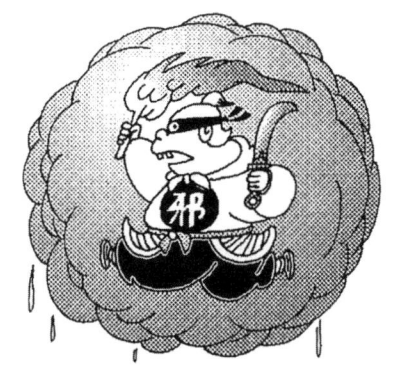

손바닥이 뜨거우면 대부분 음허로 인한 내열(內熱)이며 만성간염이나 폐결핵 등과 같은 만성 소모성 질환에서 나타난다.

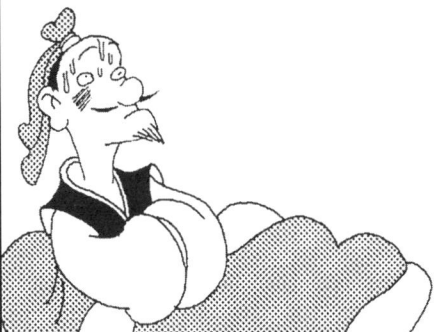

흉복(胸腹)을 만짐 : 가슴이 융기하고 호흡이 거칠며 손으로 흉곽을 만지면 오르락내리락하는 것이 힘이 있는 것은 대개 풍열(風熱)이 폐를 침범한 것(예 : 기관지염)이거나 담열(痰熱)이 폐에 가득한 것(예 : 대엽성폐렴)이다.

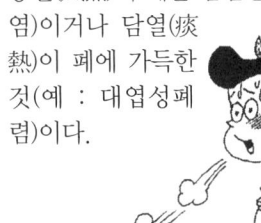

왼쪽 젖가슴 아래쪽에서 심장의 박동이 손에 느껴지지 않으면 종기(宗氣)가 허약한 것이다(심장쇠약).

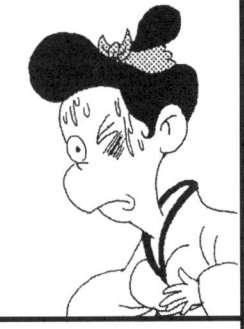

손을 대지 않은 상태에서 심장의 박동으로 옷이 움직이는 것은 종기(宗氣)가 새나가는 것이다(심근비대).

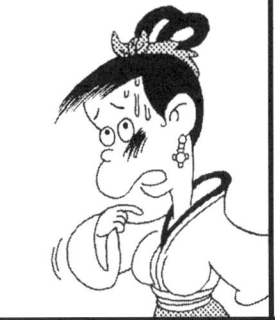

심하(心下) 즉 상복부가 그득하고 답답한데 누르면 단단하면서 아픈 것은 결흉(結胸)이며[담열(痰熱)이 수음(水飮)과 엉킨 것].

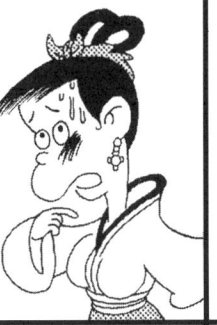

누르면 말랑말랑해서 힘이 없는 것은 허비(虛痞)이다[비허(脾虛)로 인한 기체(氣滯)].

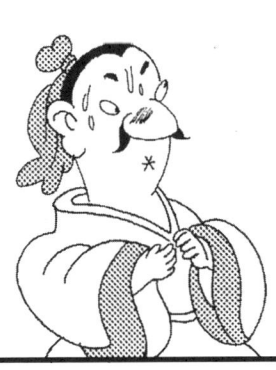

옆구리는 간담의 부위로 우측의 적취는 간에 속하며[간종대(肝腫大)],

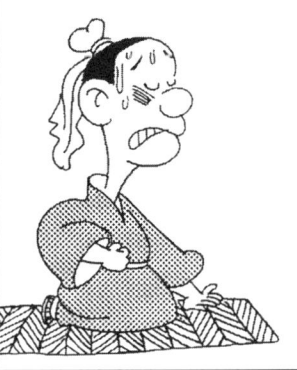

좌측의 적취는 비(脾)에 속한다[비종대(脾腫大)].

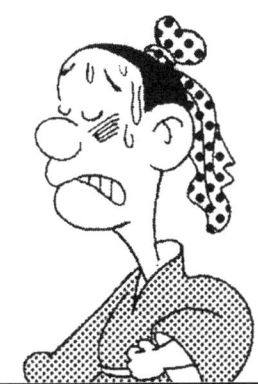

맥진

불룩해지면서 그득하고 답답하며 아픈데, 뭉쳤다 흩어졌다 하는 것은 '취(聚)'이고[기울(氣鬱)],

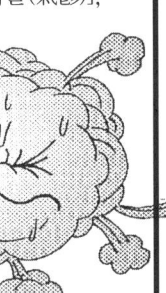

형체가 있어 이동하지 아니하며 단단하고 크면서 만지는 것을 싫어하면 '적(積)'이다[혈적(血積)].

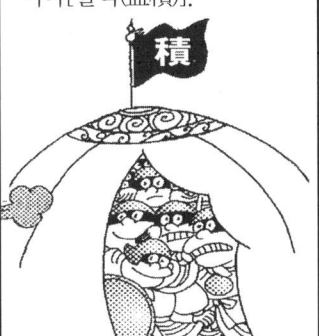

적취(積聚)는 포괴(包塊)나 종류(腫瘤)까지도 포함한다.

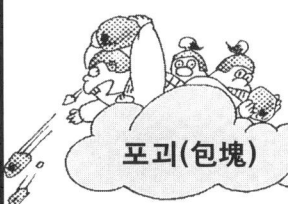

복부가 불룩해지면서 아플 때 만지는 것을 좋아하면 허증이고, 만지는 것을 싫어하면 실증이며,

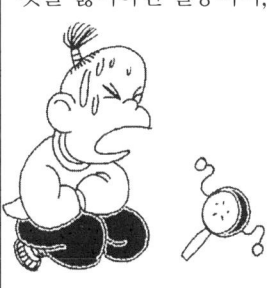

뜨거운 국물을 좋아하는 것은 한증이고,

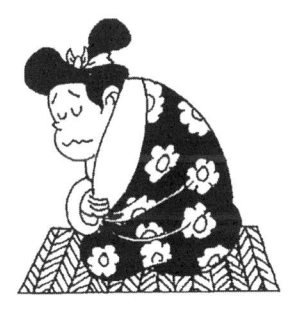

찬 것을 좋아하는 것은 열증이다.

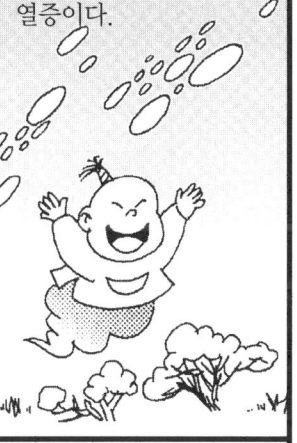

뱃가죽에 손을 대면 불로 지지듯이 뜨거운 것은 내열(內熱)이다[대부분 장위(腸胃)의 열].

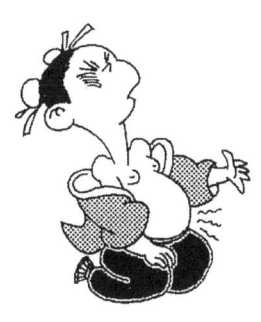

옛사람들은 일찍이 한의학의 사진(四診)을 다음과 같이 개괄하였다. "보기만 해도 아는 것은 신(神)이고, 듣기만 해도 아는 것은 성(聖)이며, 물어서 아는 것은 공(工)이며, 만져보고 아는 것은 교(巧)이다." 결국 네 가지 진단법을 결합해서 종합하고 분석해야만 비로소 정확한 진단 결과를 얻을 수 있다는 말이다.

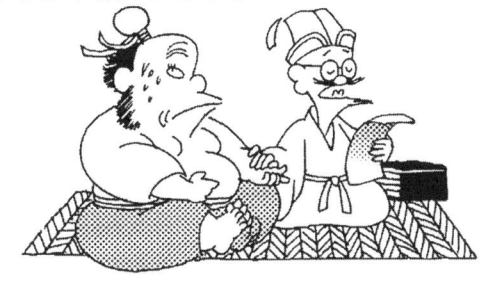

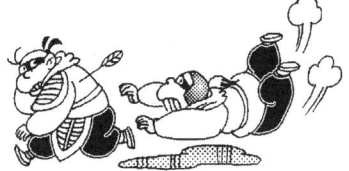

제7장

한의학의 치료원칙인 팔법(八法)

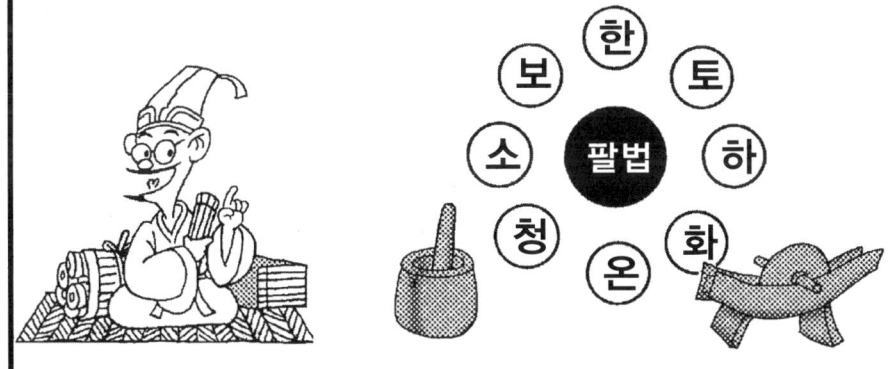

제7장 한의학의 치료원칙인 팔법

'팔법'은 한의학에서 약물을 운용하는 기본 원칙이다.

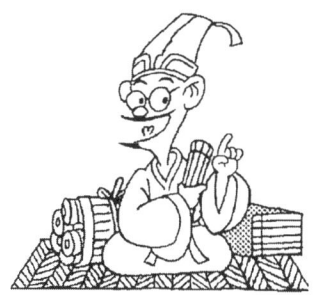

팔법(八法) : 8가지의 치료법. 즉 한(汗), 토(吐), 하(下), 화(和), 온(溫), 청(淸), 소(消), 보(補)를 말함. 이는 옛사람들이 팔강변증(八綱辨證)에 대응해서 제정한 법칙이다.

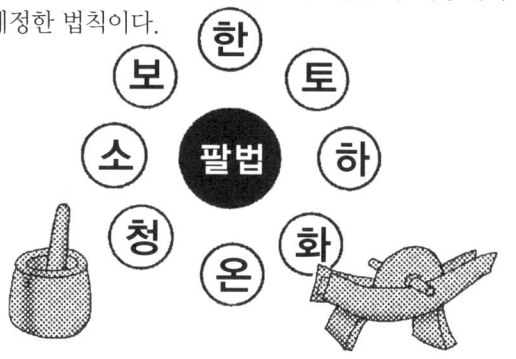

병정(病情)이 아무리 복잡하더라도 이 8가지 원칙만 정확히 파악하여 잘 운용할 수 있다면 처방이나 용약에 있어서 한결 여유로울 수 있다.

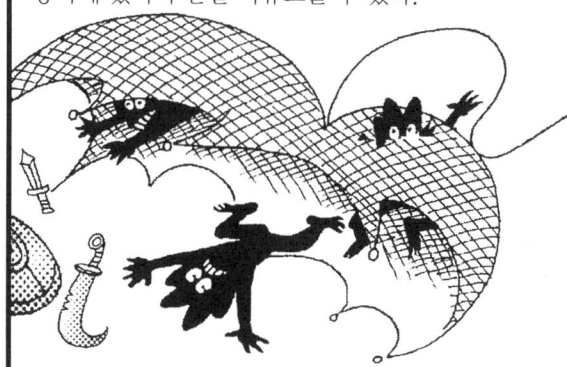

한법(汗法)

사기를 밖으로 내모는 '한법(汗法)'

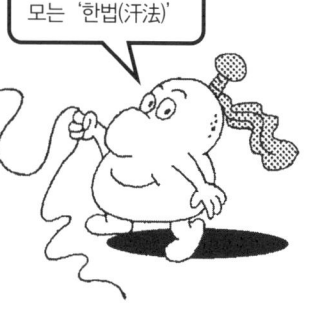

땀내는 약을 써서 땀이 날 때 사기(邪氣)도 함께 몸 밖으로 내보내 치료하는 것이 모두 한법(汗法)에 속한다.

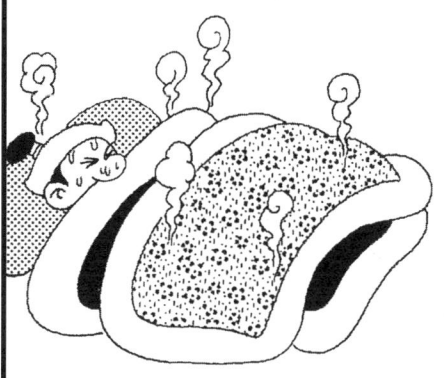

이 방법은 보통 외감병의 초기에 오한, 발열, 두통 등의 표증(表證) 증상이 있을 때 응용한다.

다 나았어요!

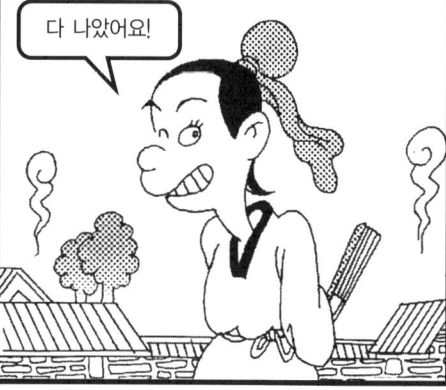

표증에 표한(表寒)과 표열(表熱)의 구분이 있으므로 한법에도 신온발한(辛溫發汗)과 신량발한(辛涼發汗) 두 가지가 있다. 신온발한법은 풍한(風寒)의 사기를 신온해표약(辛溫解表藥)으로, 오한이 심하고 발열이 가벼우며 머리와 전신이 쑤시고 아프며 갈증은 없고 하얀 설태가 얇게 끼어 있으며 맥이 부(浮)하면서 긴(緊)한 풍한표증(風寒表證)을 치료하는 방법이다.

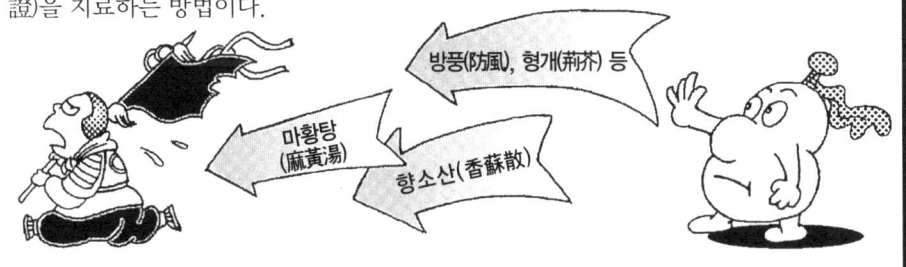

신량발한법은 풍열(風熱)의 사기를 신량해표약(辛涼解表藥)으로 오한이 가볍고 발열이 심하며 머리가 아프고 갈증이 나며 노란 설태가 얇게 끼어 있고 맥이 부(浮)면서 삭(數)한 풍열표증(風熱表證)을 치료하는 방법이다. 이상 두 가지는 한법을 응용할 때의 기본 원칙이다.

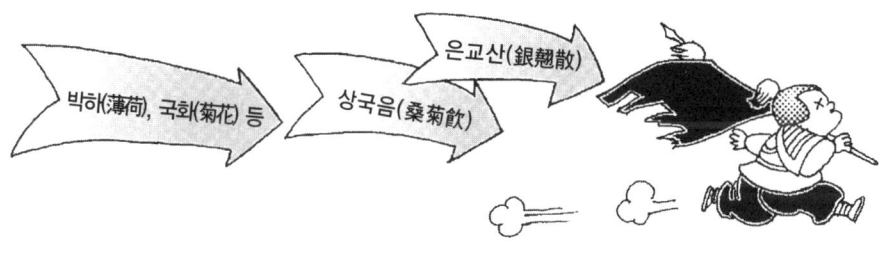

토법(吐法)

토법은 구토를 유발하거나 촉진하는 약물을 이용하여 병사나 유해물질을 입을 통해 배출하는 치료법이다.

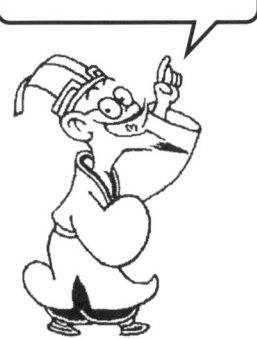

병사(病邪)와 유해물질을 토하게 하는 '토법(吐法)'

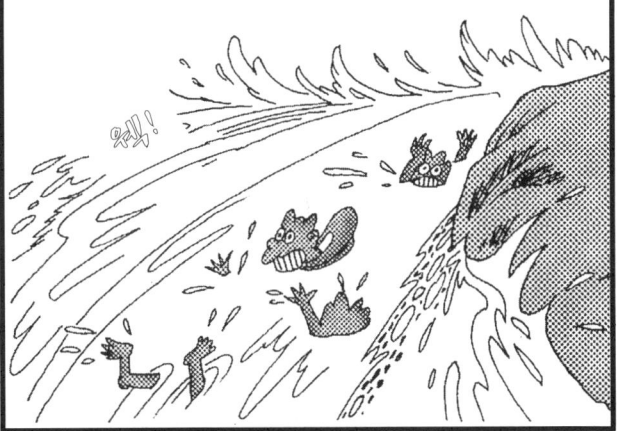

제7장 한의학의 치료원칙인 팔법

이 법은 병정(病情)이 급박하고 병사가 상초(上焦)나 중초(中焦) 부위에 있는 실증의 경우에 활용하는데 그 운용방법에는 두 가지가 있다.

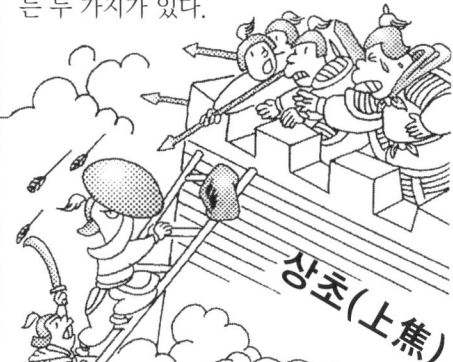

하나는 음식물을 토하게 하는 것이다. 급하게 먹거나 마시다 체해서 음식물이 위에 정체되어 소화가 되지 않고 배가 불룩하면서 그득하고 아픈 경우나,

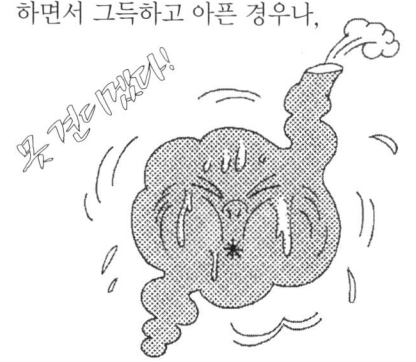

또는 독이 있는 것을 잘못 먹었는데 시간이 얼마 지나지 않은 경우에 모두 토법을 쓸 수 있다. 과체산(瓜蔕散), 삼로음(蔘蘆飮) 등이 모두 토하게 하는 처방이다.

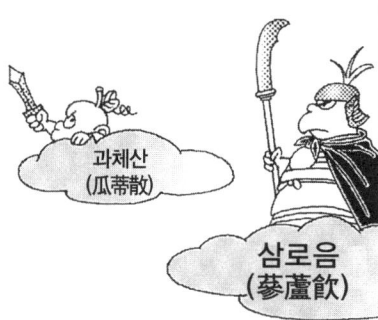

다른 하나는 가래를 토하게 하는 것이다. 가래가 가득하여 목구멍을 막아서 생기는 후풍(喉風), 후아(喉蛾), 후비(喉痺) 등의 병증에 웅황해독환(雄黃解毒丸) 같은 약을 써서 가래를 토하게 할 수 있다.

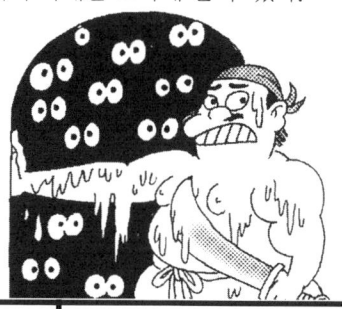

중풍이나 담궐(痰厥)로 가래가 흉격을 가로막고 목구멍에서 가래 끓는 소리가 심하면서 의식이 없는 경우에 희연산(稀涎散) 같은 약을 써서 가래를 토하게 할 수 있다. 다만, 이 법은 임산부, 소아, 노인, 폐병이나 위장병 환자에게는 사용을 피해야 한다.

하법(下法)

장위(腸胃)의 실사(實邪)를 몰아내는 '하법(下法)'

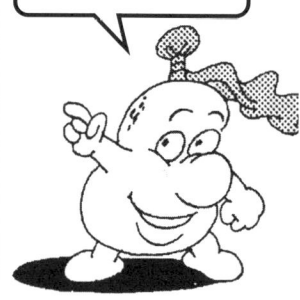

302

하법

하법은 위장(胃腸)의 실열(實熱)을 몰아내는 방법이다. 이 법은 주로 위장간의 적체(積滯), 또는 열사(熱邪)가 몰려 생긴 변비나 설사에 응용한다.

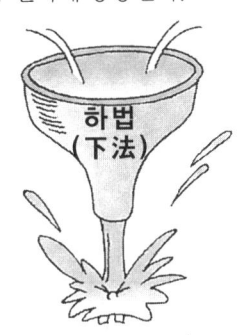

동시에 부어오르면서 아픈 것, 숨을 헐떡거리면서 가슴이 답답한 것, 어혈이 내부에 쌓인 것 등 체내에 유형의 실사(實邪)가 뭉쳐있는 질환에도 응용한다.

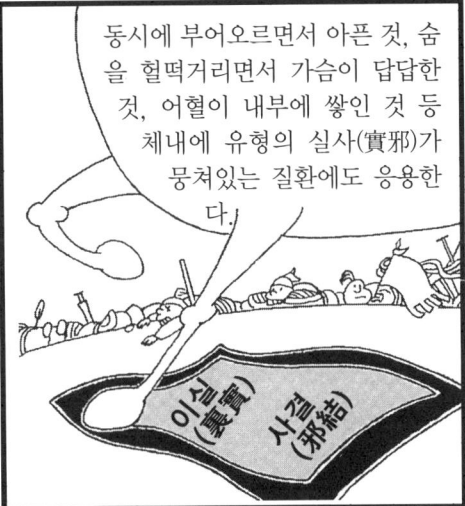

임상에서는 성질에 따라 한하(寒下)와 온하(溫下)로 구분하거나 작용 강도에 따라서 준하(峻下)와 완하(緩下)로 구분합니다.

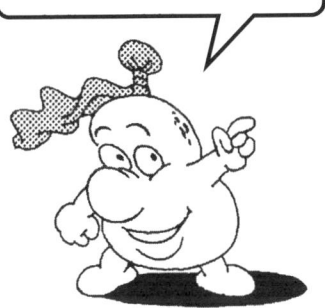

대체로 맛이 쓰고 성질이 차가운 약물을 써서 설사시키는 것을 한하(寒下)라고 하는데, 약물로는 대황(大黃)이나 망초(芒硝)가 그 예이며, 처방 중에는 삼승기탕(三承氣湯)*이 이에 해당한다.

맛이 맵고 성질이 따뜻한 약물을 사용하여 설사시키는 것을 온하(溫下)라고 하는데, 약물 중에는 파두(巴豆)나 속수자(續隨子)가 그 예이며, 처방 중에는 비급환(備急丸)이 이에 해당한다.

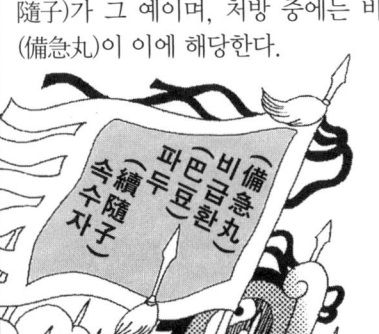

한하법(寒下法)은 대부분 장위(腸胃)의 실열증(實熱證)에 사용하며, 온하법(溫下法)은 비위(脾胃)에 찬 기운이 쌓여 생긴 적취에 사용한다.

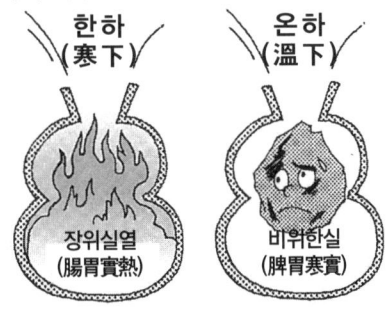

【역주】

삼승기탕(三承氣湯) : 대승기탕(大承氣湯), 소승기탕(小承氣湯), 조위승기탕(調胃承氣湯)을 가리킴.

제7장 한의학의 치료원칙인 팔법

준하(峻下)는 아주 강하게 설사시킨다는 뜻이며, 완하(緩下)는 완만하게 설사시킨다는 뜻이다. 하법을 사용할 때는 병정(病情)의 한열(寒熱)에 근거해서 한하법이나 온하법을 사용해야 하며, 동시에 환자 체질의 강약이나 병세의 경중과 완급을 고려해서 준하법이나 완하법을 선택해야 한다.

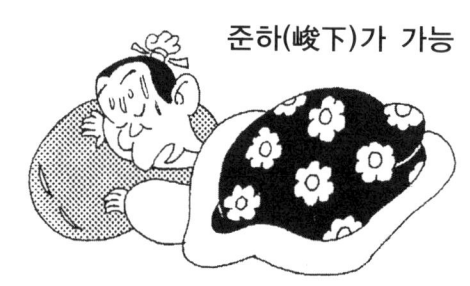

예를 들면, 한하법 중에서 급하존음(急下存陰)*하는 대승기탕은 준하(峻下)에 속하며,

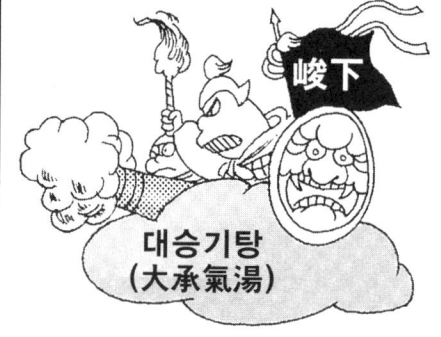

건조한 장(腸)에 진액을 공급해서 대변이 잘 나가게 하는 비약마인환(脾約麻仁丸)*은 완하(緩下)에 속한다.

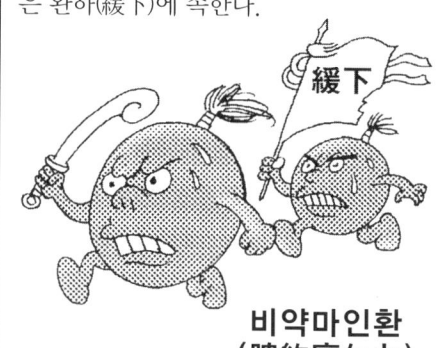

온하법 중에서 한적(寒積)을 몰아내는 비급환(備急丸)은 준하에 속하고,

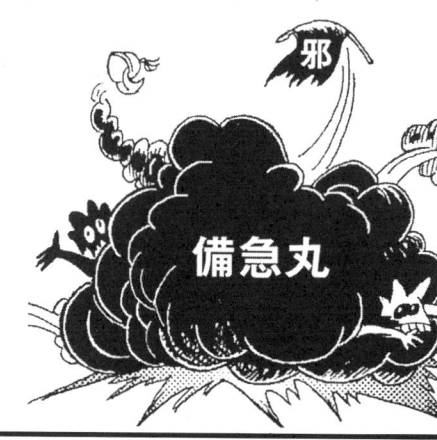

따뜻하게 하고 축축하게 적셔주며 양기(陽氣)를 소통시키는 반류환(半硫丸)은 완하에 속한다.

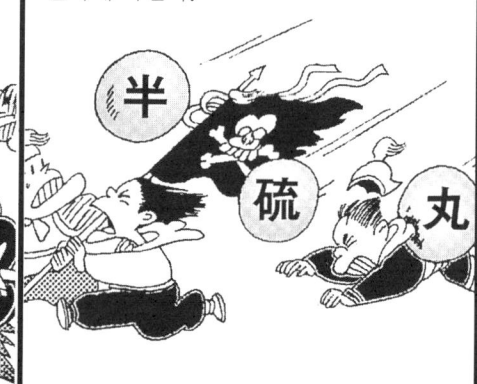

【역주】

급하존음(急下存陰) : 치료원칙. 승기탕(承氣湯) 종류의 설사제를 사용하여 신속하게 대변을 보게 하여 열을 배설시키고 조결(燥結)을 제거함으로써 진액을 보존하여 경궐(痙厥) 등의 병증 변증(變證)을 방지하는 방법을 말한다. 급하존진(急下存津)이라고도 함.

비약마인환(脾約麻仁丸) : 마자인환(麻子仁丸)을 말함.

이 밖에 수음(水飮)이 체내에 쌓였을 때 사용하는 사하축수법(瀉下逐水法), 담열(痰熱)이 단단하게 뭉쳤을 때 사용하는 사하거담법(瀉下祛痰法), 어혈(瘀血)이 체내에 쌓였을 때 사용하는 사하축어법(瀉下逐瘀法) 등이 있는데, 목적이 모두 내부에 있는 실사(實邪)를 체외로 몰아내는 것이므로 모두 하법에 속한다.

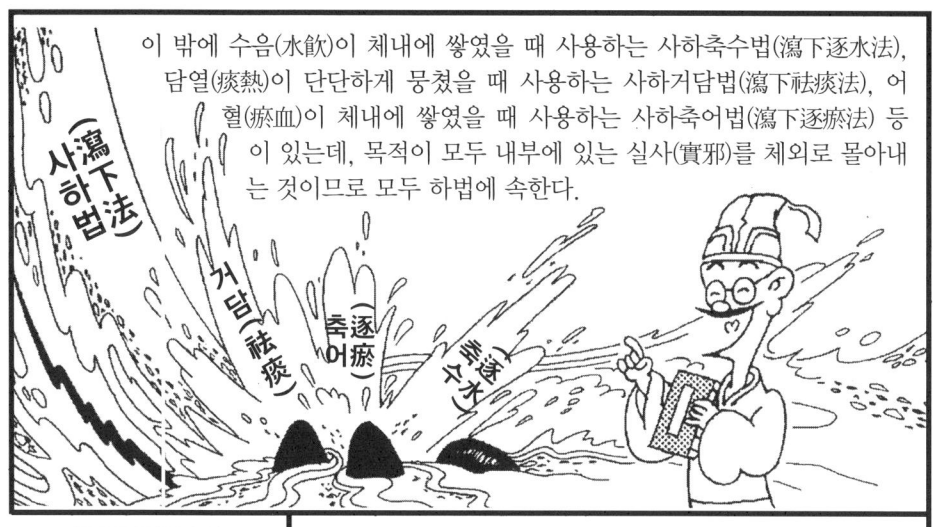

화법(和法)

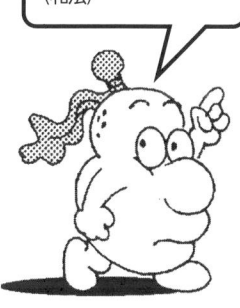

화해시켜서 막힌 것을 소통시키는 '화법(和法)'

화(和)는 조화의 뜻이다. 사기가 표(表)도 아니고 이(裏)도 아닌 그 사이인 반표반리(半表半裏)에 있어서 한법(汗法)이나 하법(下法)을 사용할 수 없을 때 화해시키는 방법이다. 외감열병과 내상잡병에 모두 응용할 수 있다.

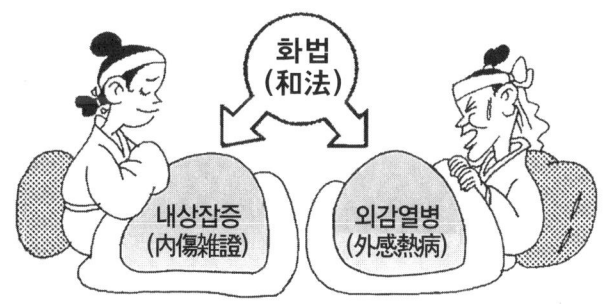

외감열병에서 화법은 주로 사기가 반표반리인 소양경(少陽經)에 있어서 오한과 발열이 번갈아 나타나고 흉협이 답답하면서 아프고 식욕이 없으며 속이 울렁거려 토할 것 같은 경우에 주로 응용한다. 이런 상황에서는 한법(汗法)이나 하법(下法)이 모두 적절하지 않고 오직 화해법(和解法)이 가능한데, 소시호탕(小柴胡湯)이 바로 소양경을 화해시키는 처방이다.

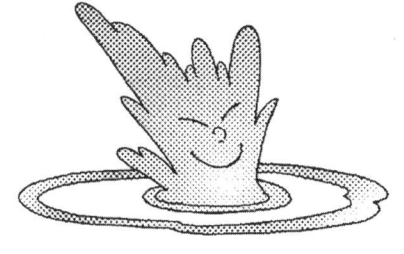

소시호탕(小柴胡湯)

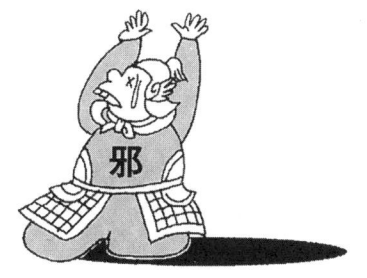

제7장 한의학의 치료원칙인 팔법

이 밖에 전염병을 치료하는 달원음(達原飮)은 삼초경(三焦經)을 화해시키는 처방에 속하며,

학질과 유사한 온병을 치료하는 호금청담탕(蒿芩淸膽湯)은 담경(膽經)을 화해시키는 처방인데, 모두 화법을 외감열병에 응용한 예이다.

내상잡병에서도 화법은 그 응용 범위가 매우 넓다. 예를 들면, 간기(肝氣)가 울결해서 발생하는 두통, 어지럼증, 번갈(煩渴), 구고(口苦), 양 옆구리의 창통(脹痛), 부녀자의 월경불순 등에 보통 소요산(逍遙散)을 사용하여 치료하는데 이는 울체된 간기를 소통시켜 간경을 화해시키는 방법이다.

습담(濕痰)이 위장을 가로막아 가슴과 위장 부위가 그득하고 답답하며 속이 메스껍고 토하며 음식을 먹지 못하는 경우에는 보통 이진탕(二陳湯)이나 온담탕(溫膽湯)으로 치료하는데 이는 가래를 삭여서 위장을 화해시키는 방법이다.

또 무기환(戊己丸)은 간(肝)과 비(脾)를 동시에 화해시키는 처방이다.

간지(干支)로 보면, '무(戊)'와 '기(己)'가 모두 '토(土)'를 대표하므로 이와 같이 명명한 것이다.

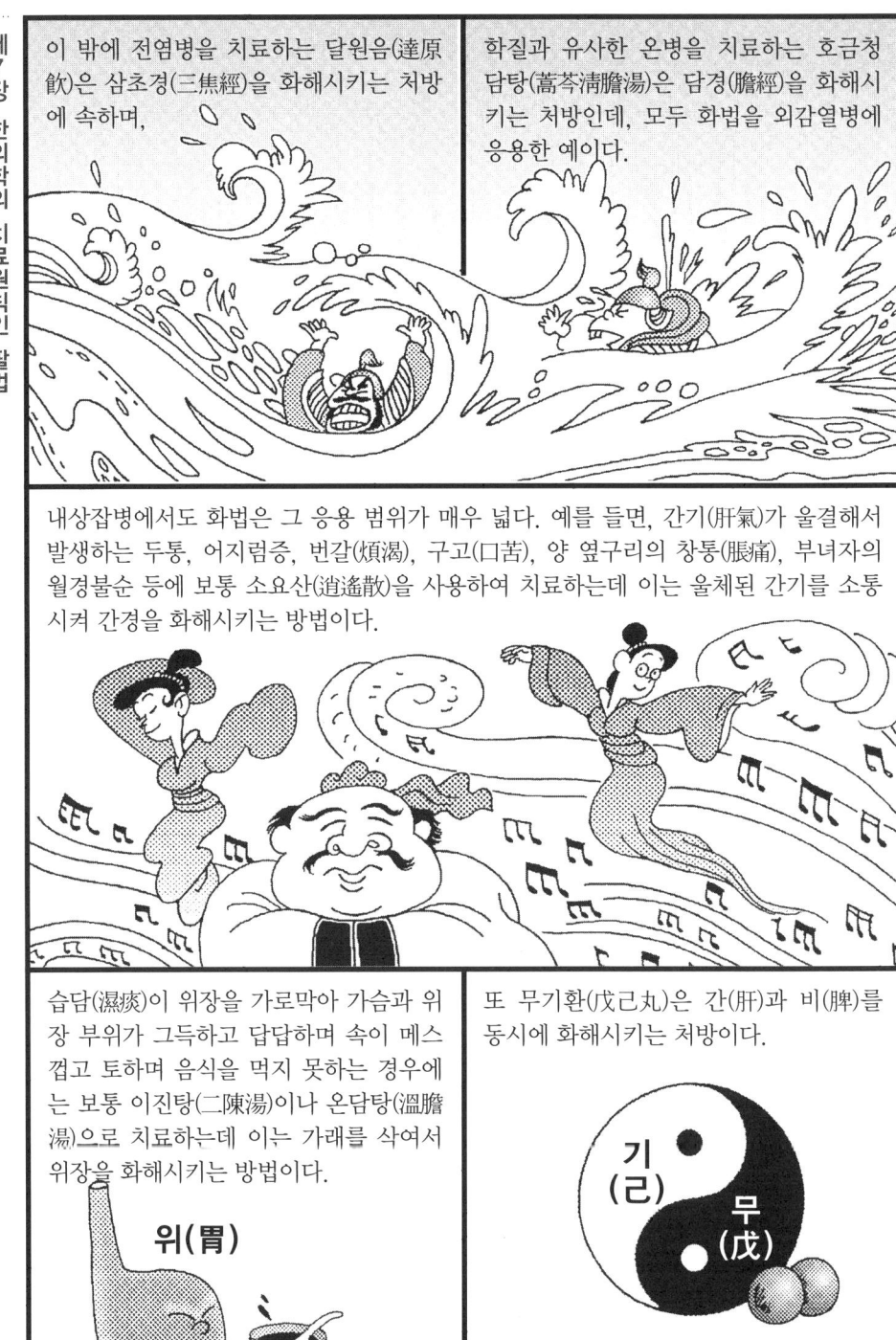

월국환(越鞠丸)은 기(氣), 혈(血), 담(痰), 화(火), 습(濕), 식(食)이 울결한 것을 화해시키는 처방이다.

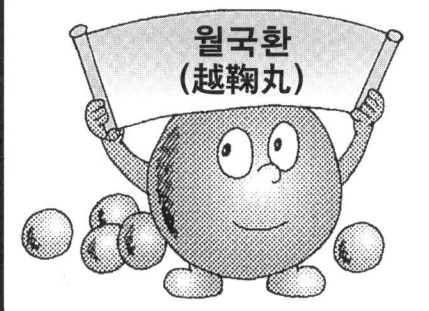

월국환(越鞠丸)

화법은 다른 치법과 결합해서 사용할 수 있는데, 청법(淸法)을 함께 사용한 시호백호탕(柴胡白虎湯), 온법(溫法)을 함께 사용한 시호계강탕(柴胡桂薑湯), 표증을 겸하고 있을 때 화해시키는 시호계지탕(柴胡桂枝湯), 이증을 겸하고 있을 때 화해시키는 시호망초탕(柴胡芒硝湯) 등이 모두 전형적인 복합 처방이다.

시호백호탕(柴胡白虎湯) 화법(和法) 시호계지탕(柴胡桂枝湯)
시호계강탕(柴胡桂薑湯)   시호망초탕(柴胡芒硝湯)

화해(和解)의 뜻

온법

온법(溫法)

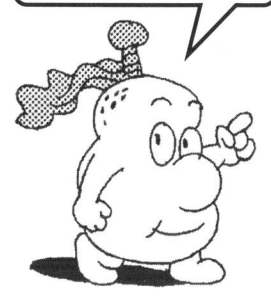

양기(陽氣)를 회복하고 중초(中焦)를 따뜻하게 하는 '온법(溫法)'

온법은 음증(陰證)과 한증(寒證)을 치료하는 방법으로 음한(陰寒)을 몰아내고 양기를 회복하는 것이 목적이다. '회양구역(回陽救逆)'과 '온양거한(溫陽祛寒)'으로 구분할 수 있다.

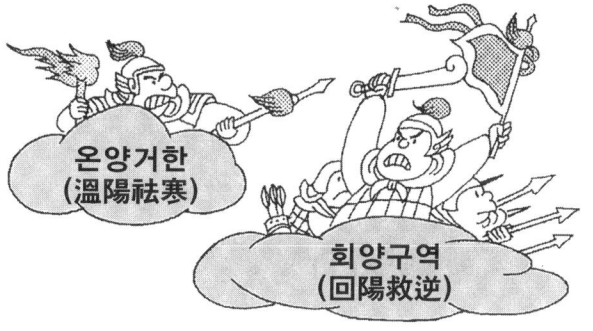

온양거한(溫陽祛寒) 회양구역(回陽救逆)

회양구역은 뜨거운 성질의 약물로 구성된 처방을 써서 환자의 양기를 회복하여 위험한 역증(逆證)으로부터 구원한다는 뜻이다.

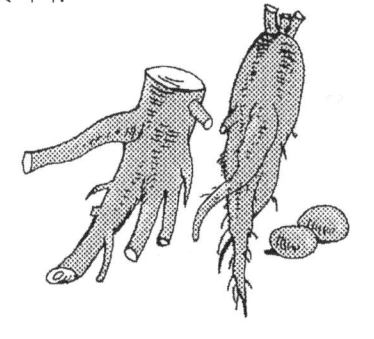

이 법은 한사(寒邪)가 삼음경(三陰經)으로 곧장 침입하여 생기는 위급한 증후에 사용한다. 또는 열병에서 한법(汗法), 하법(下法)의 사용이 지나쳤거나 차가운 성질의 약물을 과도하게 사용하여 갑자기 사기가 삼음경으로 들어가서 생긴 위험한 증후에도 사용한다.

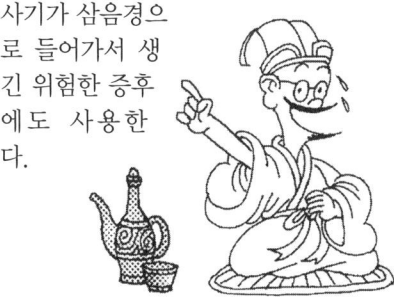

이때는 추위하면서 몸을 웅크리고 손발이 싸늘하며 입김이나 콧김이 차고 식은땀이 흐르며 토하고 설사하며 간혹 배가 갑자기 아프고 맥은 미세(微細)하거나 깊숙이 가라앉아 잘 잡히지 않는 위험한 증상이 나타난다. 이처럼 음한(陰寒)이 뭉치고 양기(陽氣)가 극도로 쇠약해서 끊어지려는 긴박한 순간에는 반드시 회양구역하는 방법으로 구원해야 한다.

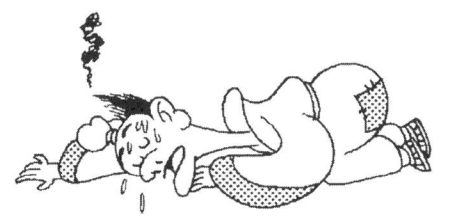

《상한론(傷寒論)》중의 사역탕(四逆湯)이 그 전형적인 처방이다.

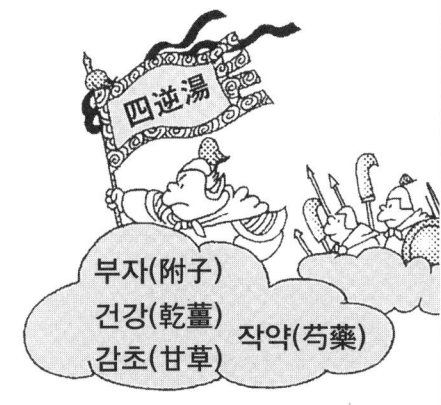

온양거한은 양기를 회복하는 약물을 써서 생리기능을 회복하고 나아가 한사(寒邪)를 제거하여 질병을 치료하는 방법이다.

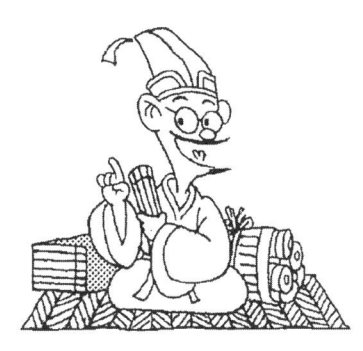

이 방법은 보통 양허이한(陽虛裏寒)으로 인한 만성병에 사용한다. 예를 들면, 비위(脾胃)의 양기가 허하면 왕왕 기운이 없어 온몸이 나른하고 소화가 잘 안되며 설사를 하는데, 중초(中焦)를 따뜻하게 하고 한사(寒邪)를 제거하는 이중탕(理中湯) 등을 사용할 수 있다.

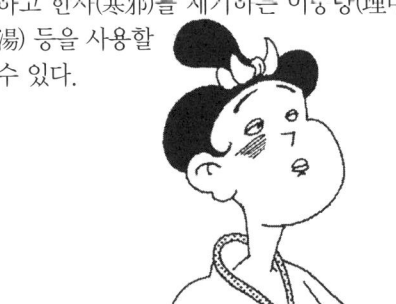

또 신양(腎陽)이 부족하고 평소에 담음(痰飮)이 많으면 대개 기침에 가래가 심하고 움직이면 숨이 차며 소변이 맑고 양이 많은 등의 증상이 나타나는데, 신(腎)을 따뜻하게 해서 기를 수렴하는 금궤신기환(金匱腎氣丸) 등을 사용할 수 있다.

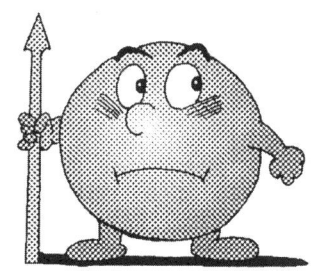

청법(淸法)

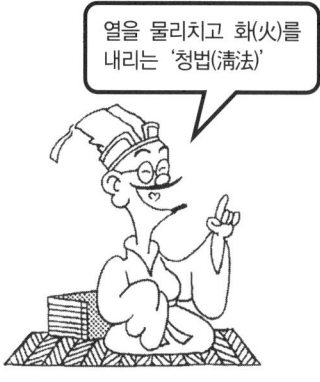

열을 물리치고 화(火)를 내리는 '청법(淸法)'

청법은 차고 서늘한 성질의 약물을 사용하여 열을 식히는 치료법이다. 온법(溫法)에 상대되는 치법으로 양증(陽證)에 응용한다. 열병을 치료하는 주요 방법이다.

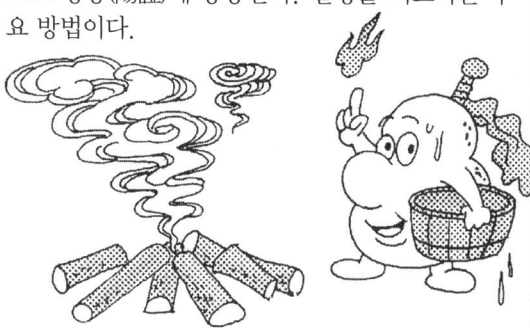

열병은 증상이 복잡하기 때문에 청법의 운용 역시 다양하다. 크게 청기양혈(淸氣凉血)과 청열개규(淸熱開竅)로 구분할 수 있다.

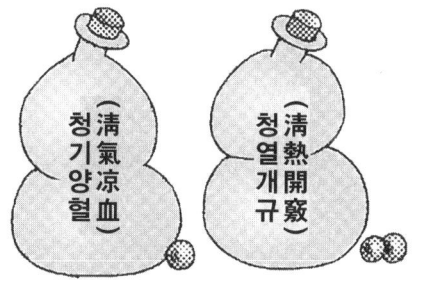

열병의 증후는 위(衛), 기(氣), 영(營), 혈(血) 네 단계로 구분할 수 있는데, 사기가 위분(衛分)에 있을 때는 신량해표법(辛凉解表法)[앞의 한법(汗法)에서 서술했던 신량발한법(辛凉發汗法)]을 쓸 수 있다.

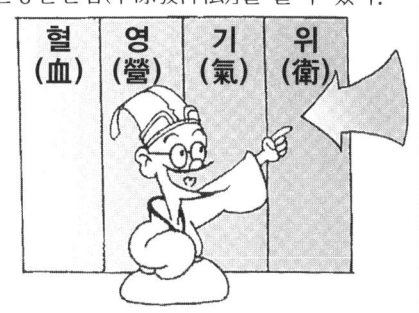

만일 표사(表邪)는 다 풀렸으나 이열(裏熱)이 치성하여 열이 나고 오한은 없으며 땀을 흘리고 갈증이 있으며 설태가 노랗고 건조하며 맥이 홍삭(洪數)한 것은 열이 기분에 있을 때 나타나는 증상이므로 기분의 열을 식히고 빼내는 방법으로 치료해야 한다. 《상한론》 중의 백호탕(白虎湯)이 대표적인 처방이다.

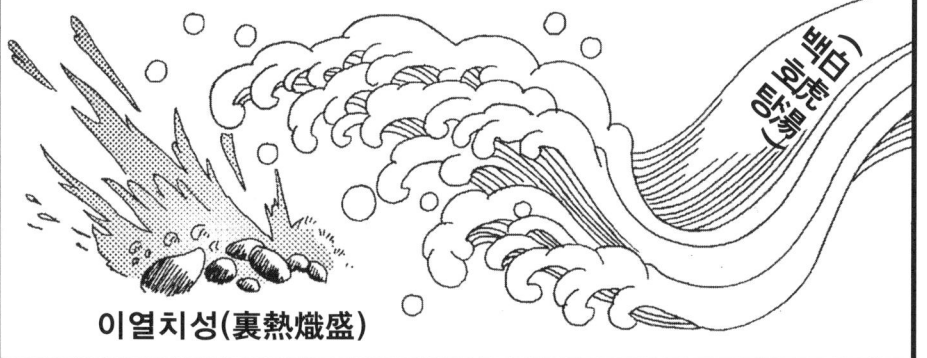

이열치성(裏熱熾盛)

병이 한 단계 진행하여 영분(營分)으로 들어가면 맥이 빠르고 혀가 진홍색을 띠며 가슴이 번거로워 잠을 이루지 못하고, 깊이 혈분(血分)까지 들어가면 번조(煩躁), 섬어(譫語), 발반(發斑), 토뉵(吐衄) 등의 증상이 출현한다. 이때는 영분과 혈분의 열을 식히는 방법으로 치료해야 한다. 청영탕(淸營湯)이나 서각지황탕(犀角地黃湯) 등이 전형적인 처방이다.

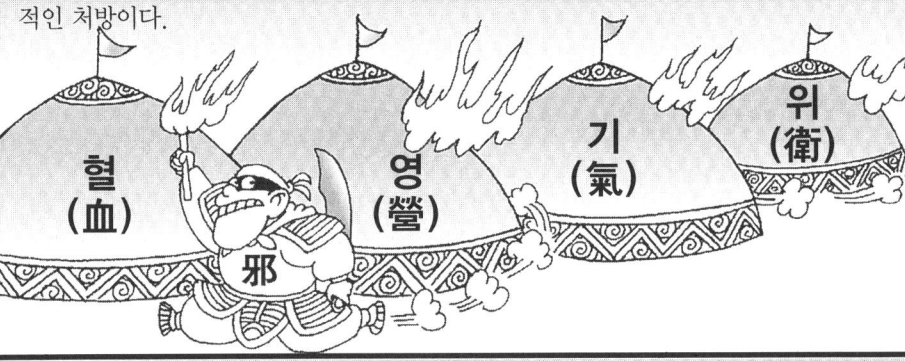

청열개규법은 고열이 지속되고 환자의 의식이 흐려지며, 심하면 완전히 의식을 잃고 때로는 손발에 경련이 일어나며 헛소리를 하는 '열입심포(熱入心包)*'나 '열극생풍(熱極生風)*'의 증후에 적용한다. 국방지보단(局方至寶丹)이나 자설단(紫雪丹) 등이 유명한 처방이다.

【역주】
열입심포(熱入心包) : 열이 심포로 들어갔다는 뜻.
열극생풍(熱極生風) : 사열(邪熱)이 치성(熾盛)하여 풍증(風證)을 유발한 것을 말함. 열성동풍(熱盛動風)이라고도 함.

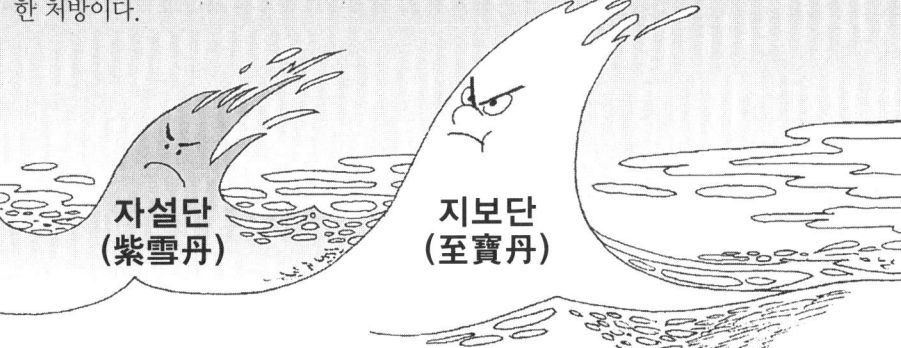

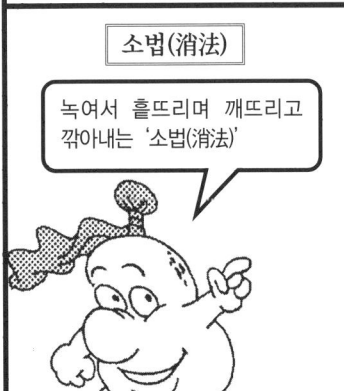

소법(消法)

녹여서 흩뜨리며 깨뜨리고 깎아내는 '소법(消法)'

소법은 소산(消散 : 녹여서 흩뜨림)과 파삭(破削 : 깨뜨리고 깎아냄) 두 의미를 내포하고 있다. 비괴(痞塊)나 적취(積聚) 등의 완고한 병증, 식적(食積)이나 수습(水濕)의 옹체 등의 만성병에 적용하여 조금씩 녹이고 흩뜨려서 치료하는 방법이다. 실제 운용에서는 네 방면으로 구분할 수 있다.

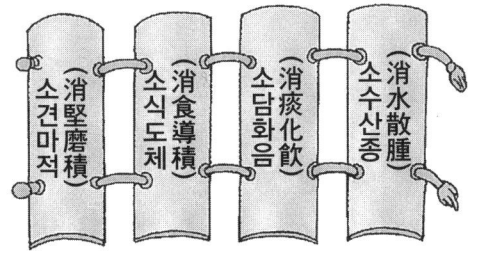

제7장 한의학의 치료원칙인 팔법

① **소견마적(消堅磨積)** : 이것은 단단하고 딱딱한 덩어리를 녹여 없애거나 깨뜨리고 깎는 방법이다. 기결(氣結), 어혈(瘀血) 또는 담습(痰濕)이 엉켜서 생긴 종핵(腫核)이나 비괴(痞塊) 등을 병인(病因)이나 성질에 따라 단단한 것을 부드럽게 하거나 갈아 없애고 또는 기를 돌려 어혈을 제거하는 방법이 모두 이에 해당한다. '학모(瘧母)*'를 제거하는 별갑전환(鱉甲煎丸)이 그 예이다.

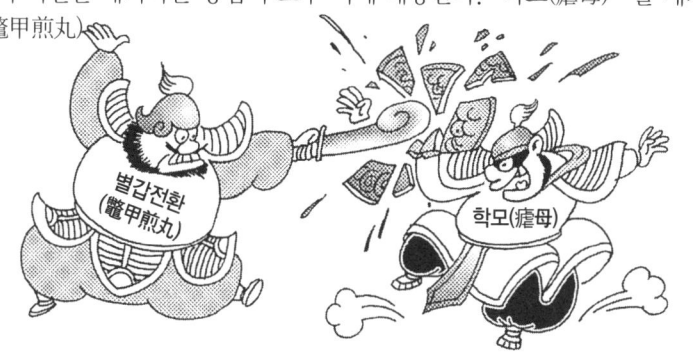

② **소식도체(消食導滯)** : 과음, 과식으로 비위(脾胃)의 소화기능이 실조되어 악취가 심한 트림을 하고 신물이 넘어오며 위장 부위가 불룩해지면서 그득하고 음식을 싫어하고 전신이 나른한 경우에 사용하는 방법이다. 보화환(保和丸)이나 지실소비환(枳實消痞丸) 등이 소도법(消導法)에 해당하는 처방이다.

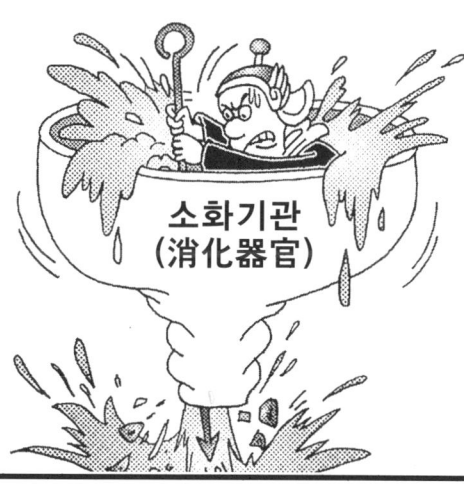

③ **소담화음(消痰化飮)** : 비위(脾胃)의 기가 약하여 수음(水飮)을 소화하지 못하면 모이고 엉켜서 담을 형성하는데, 이것이 상완(上脘) 부위에 쌓이면 술잔이나 쟁반 같은 유형의 적취가 생긴다. 소담화음은 이때 사용하는 치료법이며, 금궤지출탕(金匱枳朮湯)이 이에 해당하는 처방이다.

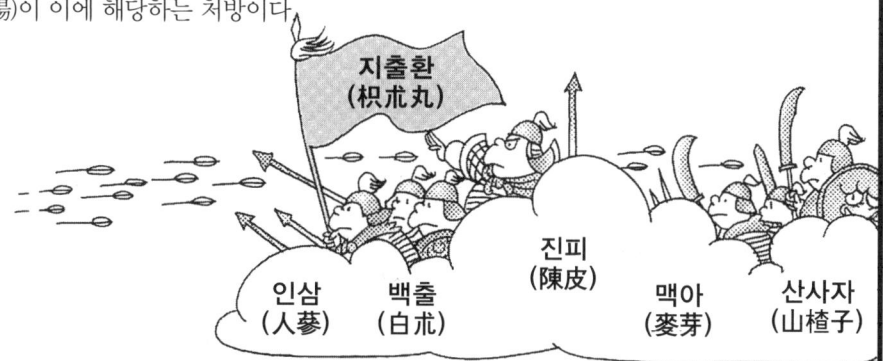

【역주】
학모(瘧母) : 학질(瘧疾)이 오랫동안 낫지 않아 담담(痰痰)이 어혈(瘀血)을 끼고 옆구리 아래에 맺힘으로써 형성되는 비괴(痞塊)를 말함.

④ **소수산종(消水散腫)** : 수기(水氣)가 체표로 넘쳐서 팔다리가 붓고 배가 그득하며 설사를 하면서 소변은 잘 나오지 않는데, 한법(汗法)과 하법(下法) 모두 사용할 수 없는 증후에 사용한다. 실비음(實脾飮)이 대표 처방이다.

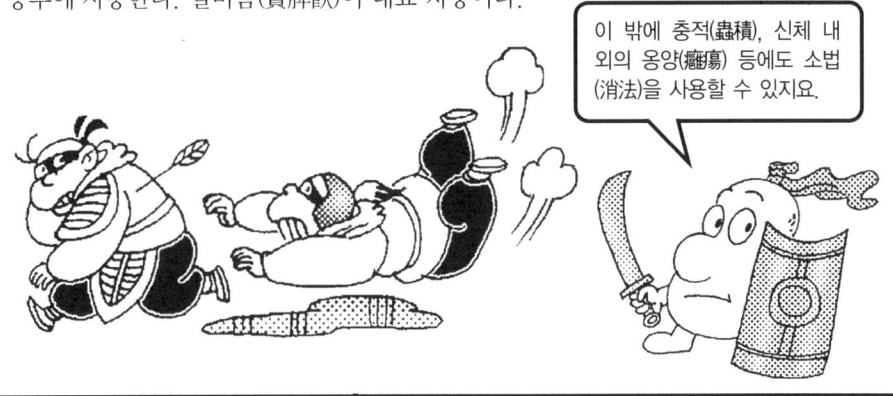

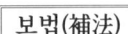

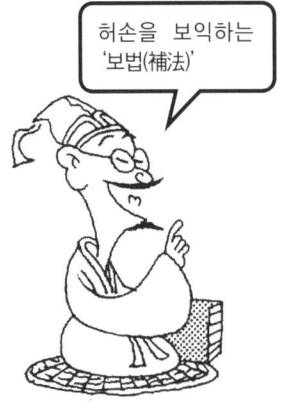

보법(補法)은 자양강장(滋養强壯)하는 약물을 사용하여 인체의 음양(陰陽)과 기혈(氣血)을 보익하고 나아가 쇠약 증상을 제거하여 질병을 치료하는 방법이다. 그 응용범위가 넓어서 크게 네 가지로 구분할 수 있다. 다만, 구체적인 정황에 근거해서 급하게 보익할 것인지 완만하게 보익할 것인지를 판단해야 한다.

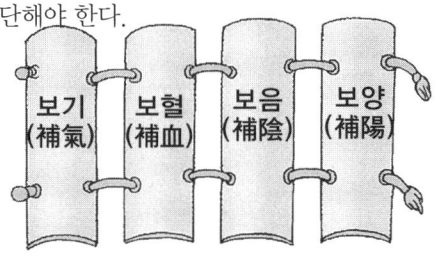

① **보기(補氣)** : 전신이 나른하고 힘이 없으며 말하기도 싫고 움직이는 것을 무서워하며 호흡이 약하고 이유없이 땀이 날 때 사용하며, 또 기허로 인한 탈항, 산기(疝氣) 및 부인의 자궁하수 등에도 응용한다. 사군자탕(四君子湯), 보중익기탕(補中益氣湯) 등이 전형적인 처방이다.

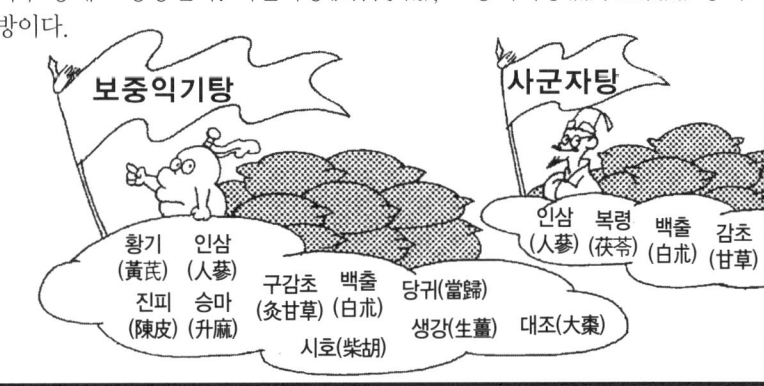

② 보혈(補血) : 안색이 핏기가 없어 누렇게 뜨고 손톱과 입술이 창백하며 어지럽고 귀에서 소리가 나며 명치 밑이 불편하고 가슴이 이유없이 두근거리거나 부인의 월경이 정상보다 늦어지고 색이 묽고 양이 적으며 심하면 월경이 끊어지는 등의 혈허증(血虛證)에 사용한다. 사물탕(四物湯), 귀비탕(歸脾湯) 등이 대표적인 처방이다.

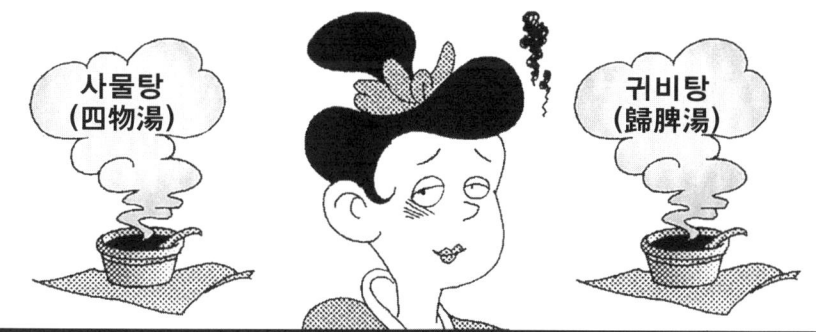

③ 보음(補陰) : 전신이 피곤하고 입과 목구멍이 건조하며 피부가 말라 까칠하고 가슴이 이유없이 두근거리며 자주 놀라고 잠을 잘 자지 못하며 기침을 하면서 피를 토하거나 유정(遺精), 도한(盜汗) 등의 음허증(陰虛證)에 사용한다. 육미지황환(六味地黃丸), 대보음환(大補陰丸) 등이 이에 해당한다.

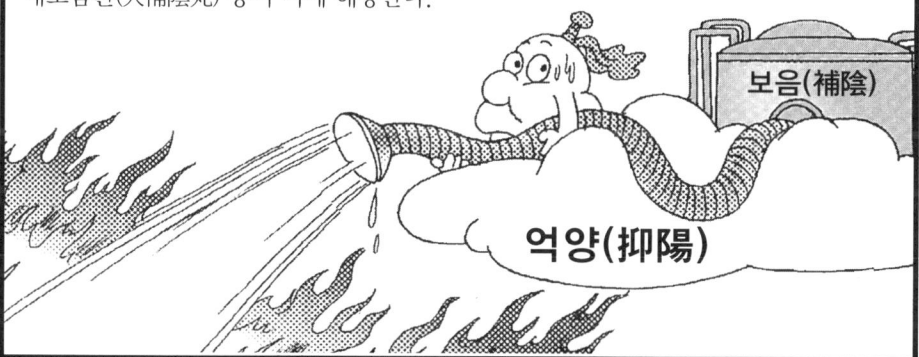

④ 보양(補陽) : 몸이 차고 차가운 것을 싫어하며 허리와 무릎이 시큰거리면서 아프고 아랫배가 차면서 아프고 설사하고 소변을 자주 보거나, 또는 발기불능, 조루(早漏), 허약성 천식, 부종, 창만 등의 양허증(陽虛證)에 사용한다. 계부팔미환(桂附八味丸), 토사자환(兎絲子丸) 등이 이에 해당한다.

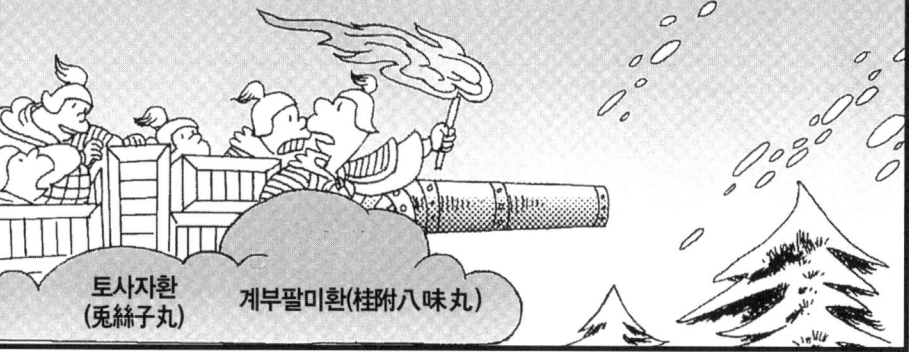

정치(正治)와 반치(反治)

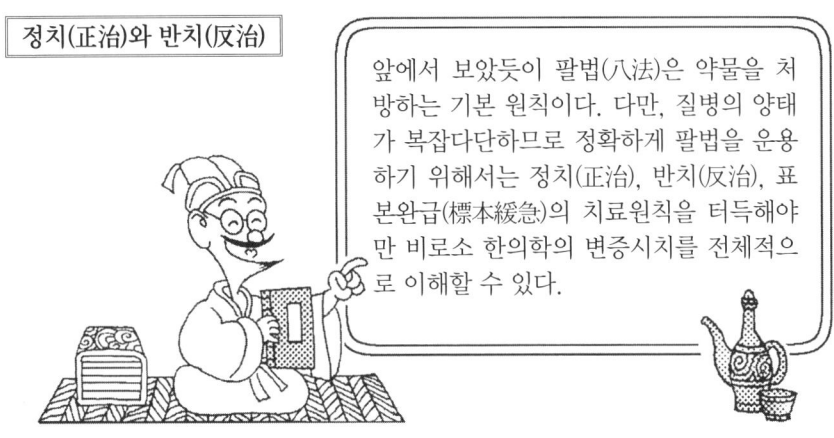

앞에서 보았듯이 팔법(八法)은 약물을 처방하는 기본 원칙이다. 다만, 질병의 양태가 복잡다단하므로 정확하게 팔법을 운용하기 위해서는 정치(正治), 반치(反治), 표본완급(標本緩急)의 치료원칙을 터득해야만 비로소 한의학의 변증시치를 전체적으로 이해할 수 있다.

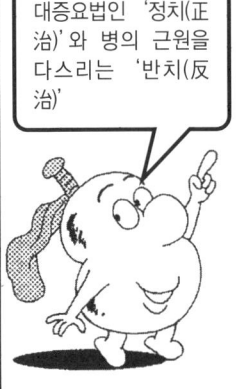

대증요법인 '정치(正治)'와 병의 근원을 다스리는 '반치(反治)'

정치는 '역치(逆治)'라고도 한다. 정상적인 상황에서 병정(病情)에 상대되는 속성의 약물을 사용하여 치료하는 방법이다. 즉 사용하는 약물의 성질이 병증과 반대가 되는 치법이다.

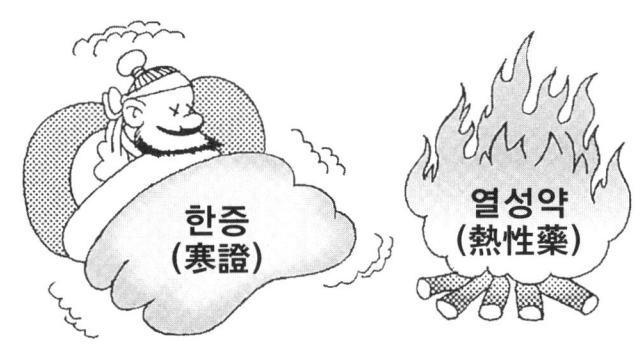

한증(寒證) / 열성약(熱性藥)

반치는 '종치(從治)'라고도 한다. 병정이 비정상적인 경우에 증상과 같은 속성의 약물을 사용하여 치료하는 방법이다. 즉 사용하는 약물의 성질이 증상과 서로 유사한 치료법이다.

예를 들면, 이실증(裏實證)으로 대변이 막힌 것은 반드시 하법(下法)을 써서 대변을 소통시켜야하는데 이것은 '정치법'이다.

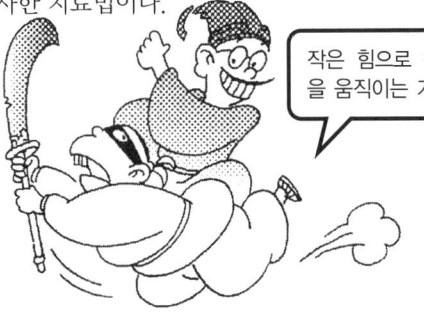

작은 힘으로 천근(千斤)을 움직이는 거지요.

치표와 치본

반대로 내부의 양기가 허하여 위장의 기능이 쇠약해짐으로써 유발된 변비는 반드시 보법(補法)을 사용해야만 치료 목적을 달성할 수 있는데 이것이 곧 '반치법'이다.

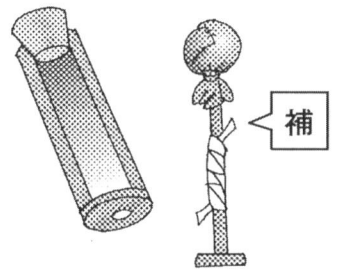

또 설사의 경우도 치료 목적은 당연히 설사를 멎게 하는 것이지만, 이 역시 두 가지 증후로 구분되며, 그 본질이 서로 다르기 때문에 치법 역시 전혀 다르다.

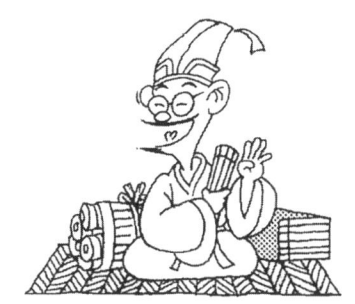

습(濕)으로 인한 설사는 습기를 건조시켜 설사를 멎게 하는 방법으로 치료해야만 목적을 달성할 수 있다. 이것은 곧 '조가거습(燥可去濕)'*의 원리이며, '정치법'에 해당한다.

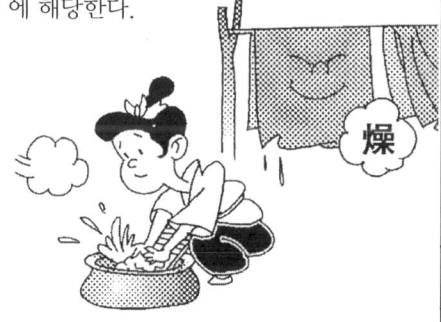

반대로, '열결방류(熱結旁流)[실열(實熱)이 장위(腸胃)에 뭉친 것]'*로 인한 설사는 한하법(寒下法)을 써서 실열(實熱)이 뭉친 것을 설사시켜 내보내야만 비로소 치료가 되는데, 이것은 '반치법'이다.

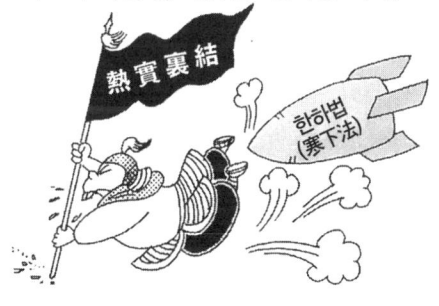

치표(治標)와 치본(治本)

치료의 경중(輕重)과 완급(緩急)을 구분하는 '치표(治標)'와 '치본(治本)'

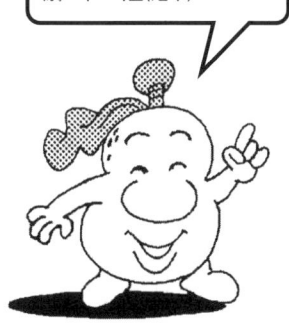

'표본(標本)'이란 말은 글자 그대로 본다면, '표'는 나무의 가지에 비유할 수 있고, '본'은 나무의 밑동에 비유할 수 있다. 의학에서는 그 응용범위가 매우 넓다.

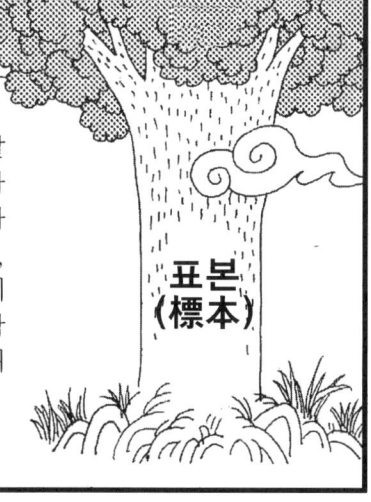

【역주】

조가거습(燥可去濕) : 조습(燥濕)시키는 약재를 써서 체내에 왕성한 습탁(濕濁)과 흉복만(胸腹滿)증을 치료하는 방법.

열결방류(熱結旁流) : 장내(腸內)에 대변이 단단하게 뭉쳐 있어 내지 못하는 동통을 싸는 증. 변이 뭉쳐 있어서 수분이 장 속에서 흡수가 안 되어 옆으로 흘러 나오는 설사이다.

제7장 한의학의 치료원칙인 팔법

정기와 사기를 예로 들면, 정기는 본이고 사기는 표이다

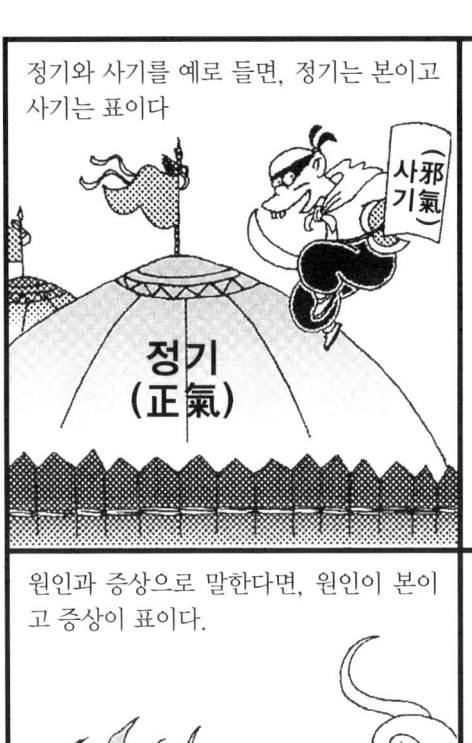

병의 신구(新舊)로 말한다면, 오래된 병은 본이고 새로 생긴 병은 표이다. 즉 먼저 속에 화(火)가 있고 나중에 풍사(風邪)를 맞아 감기에 걸렸다면 속에 있던 화가 본이고 풍사에 맞은 것이 표이다.

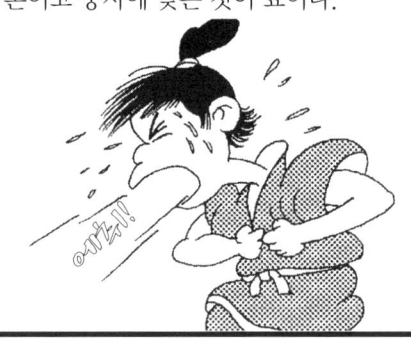

원인과 증상으로 말한다면, 원인이 본이고 증상이 표이다.

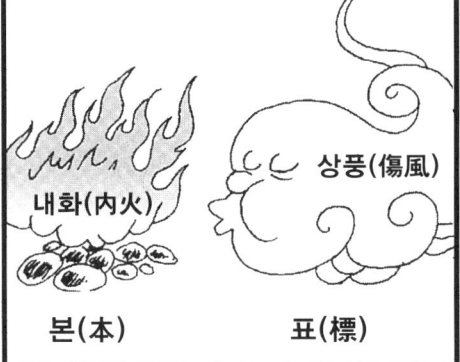

병의 소재를 가지고 말한다면, 안에 있는 것이 본이고 밖에 있는 것이 표이다.

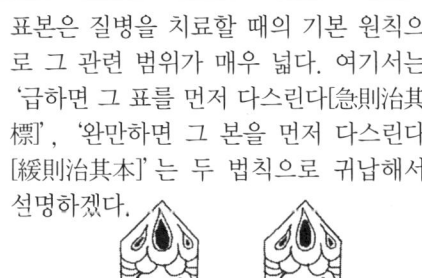

시간으로 말한다면, 먼저 생긴 병이 본이고 나중에 생긴 병이 표이다. 이처럼 모든 병변은 표본의 범위를 벗어날 수 없다.

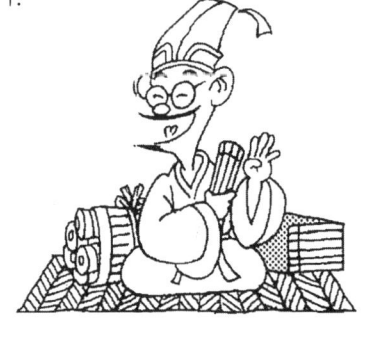

표본은 질병을 치료할 때의 기본 원칙으로 그 관련 범위가 매우 넓다. 여기서는 '급하면 그 표를 먼저 다스린다[急則治其標]', '완만하면 그 본을 먼저 다스린다[緩則治其本]'는 두 법칙으로 귀납해서 설명하겠다.

급하면 그 표를 먼저 다스린다[急則治其標] : 이는 표병(標病)이 매우 엄중하여 전체 병정(病情)에 영향을 미치거나 심지어 생명을 위협하는 지경에 이르렀을 때는 반드시 먼저 그 표를 치료하고 나중에 그 본을 치료해야 한다는 것이다.

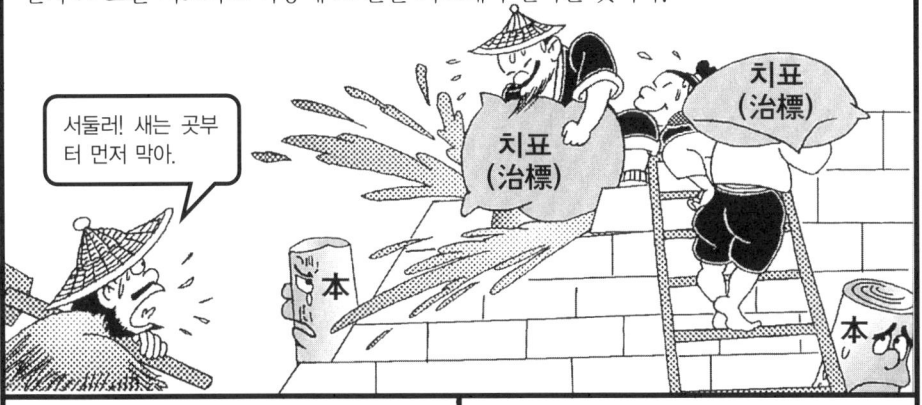

예를 들면, 상한(傷寒)의 소음병으로 오한이 나고 팔다리가 차며 몸이 나른해서 자꾸 졸립고 맥이 미세한 것은(이것은 먼저 생긴 병으로 본에 속함) 허한증(虛寒證)에 속하므로 당연히 온보(溫補)해야 하고 하법(下法)을 쓰면 안 된다.

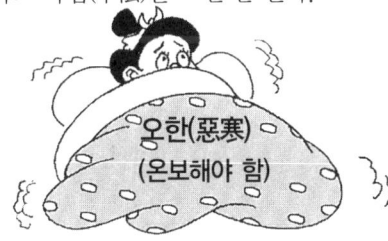

하지만 이 병증이 변해서 복창(腹脹), 변비가 출현하면(이것은 나중에 생긴 병으로 표에 속함) 표를 치료하는 것이 급선무이므로 신속하게 하법을 써야 한다.

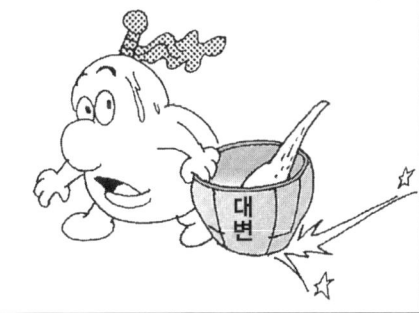

대변이 막혀서 나오지 않으면 병정(病情)이나 인체에 불리하므로 반드시 먼저 신속하게 설사시켜서 급한 '표(標)'를 해결하고 난 다음에 다시 '온보법'으로 '본(本)'인 '허한(虛寒)'을 치료해야 한다. 이것이 가장 전형적인 예이다.

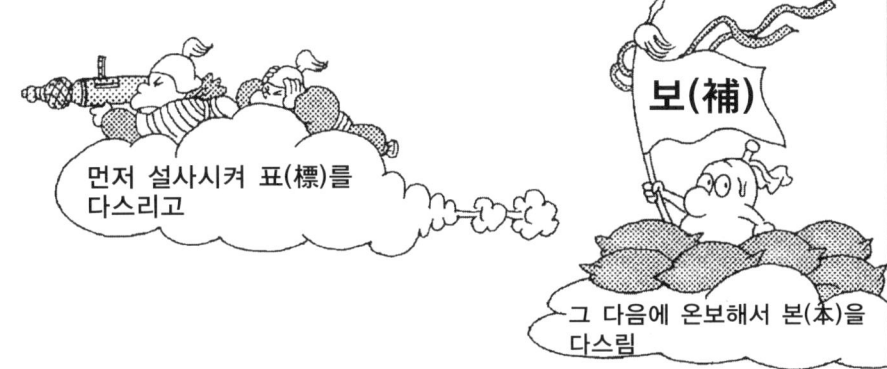

제7장 한의학의 치료원칙인 팔법

'완만하면 그 본을 먼저 다스린다[緩則治其本]' : 이 역시 근본을 좇아 치료하는 방법이다. 대부분 만성병을 가리켜 말한 것이다.

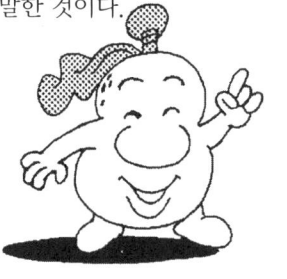

예를 들면, 허로내상에서 음허로 인해 열이 나면서 기침을 하는 경우에 발열과 기침은 표(증상은 표에 속함)이며, 음허는 본(원인은 본에 속함)이다.

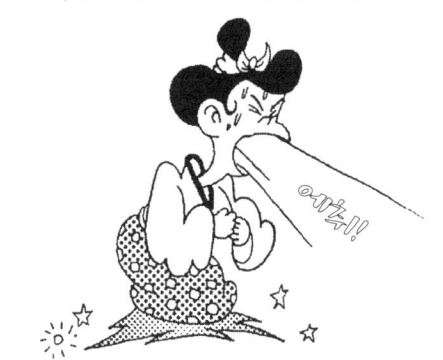

치료에서는 '보음법(補陰法)'을 써서 '본'을 치료하여 근본 문제가 해결되면 발열 증상도 저절로 소실된다.

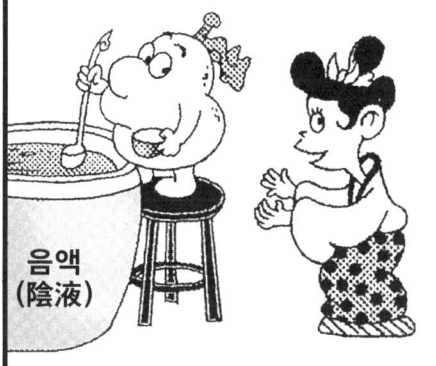

또 홍역 초기에 발진이 아직 나타나지 않고 표증(表證)이 여전히 남아 있으면[병이 겉에 있는 것이 표에 속함] 먼저 땀을 내서 발진이 잘 되도록 해야 한다. 다만 환자가 설사를 동반하고 있으면[병이 속에 있으면 본에 속함] 설사로 인해 독기가 안으로 들어가 위험한 상황으로 변할 수 있다.

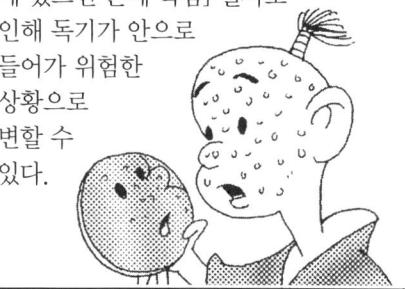

이와 같이 안과 밖이 모두 위급한 경우에는 단순히 어느 한쪽만 치료할 수는 없고 반드시 표와 본을 동시에 다스려야만 표와 리의 병을 모두 치료할 수 있다.

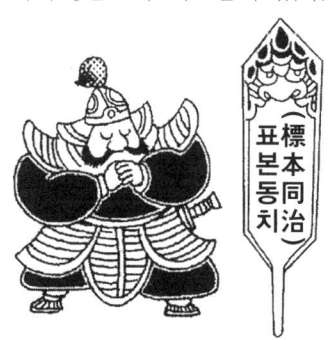

결국 "급하면 표를 다스리고, 완만하면 본을 다스리며, 표본이 모두 급하면 표본을 동시에 치료한다."라고 요약할 수 있지요.

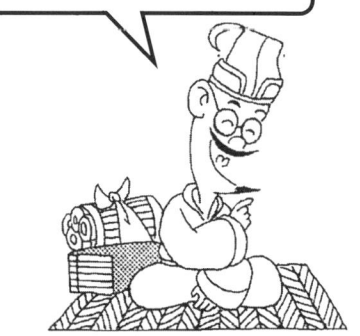

부 록

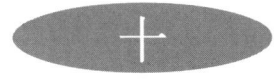

- **臟腑**장부
  -《황제내경 소문편》영란비전론편에서

- **淫邪發夢**음사발몽
  -《황제내경 영추편》음사발몽편에서

- **四時**사시
  -《황제내경 소문편》순기일일분위사시편에서

- **特定穴**특정혈
  -《경락경혈 십사경》중에서

特定穴 특정혈

1. 原穴 원혈
2. 背兪穴 배수혈
3. 募穴 모혈
4. 絡穴 낙혈
5. 八會穴 팔회혈
6. 八脈交會穴 팔맥교회혈
7. 郄穴 극혈
8. 下合穴 하합혈
9. 五腧穴 오수혈
10. 四總穴 사총혈
11. 回陽九穴 회양구혈

* 기가(氣街)와 기해(氣海)

臟腑 장부

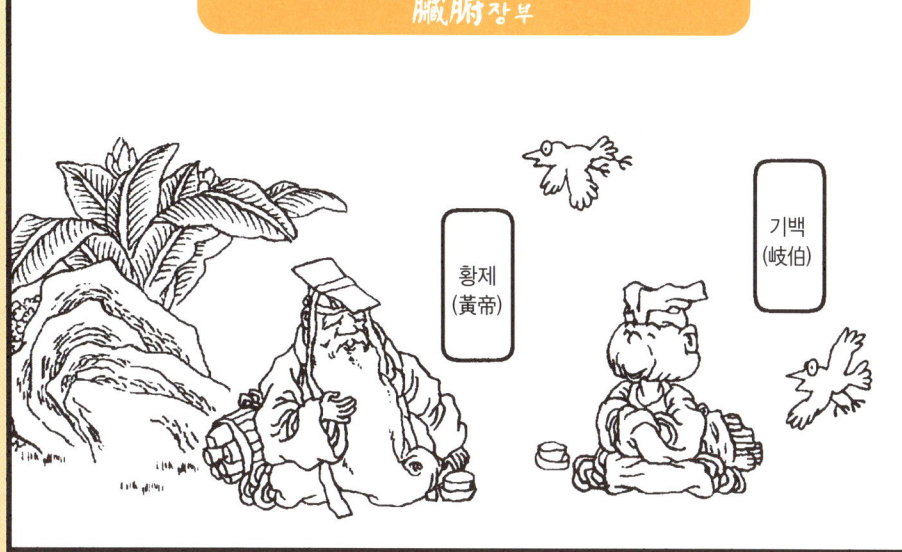

인체 내부에 있는,

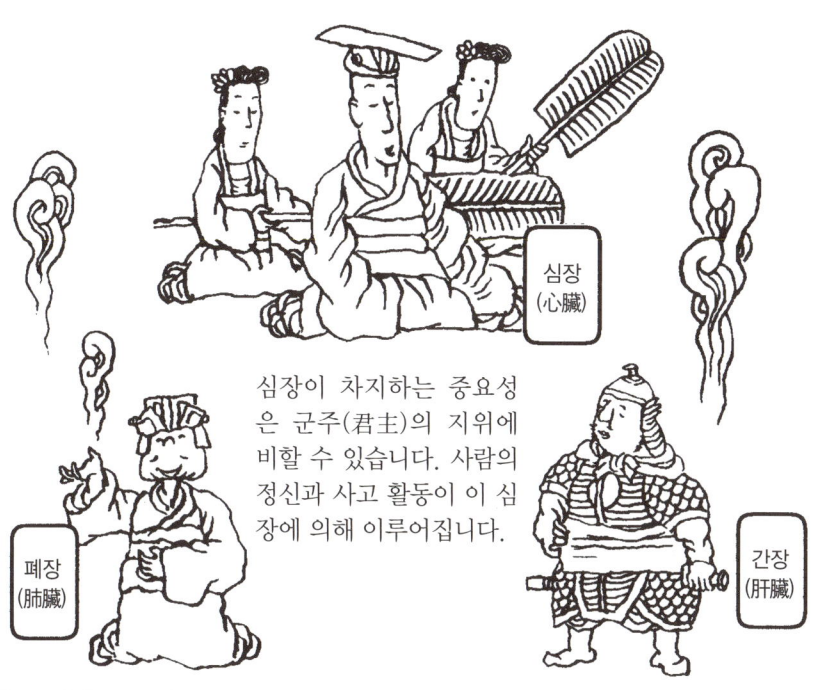

심장이 차지하는 중요성은 군주(君主)의 지위에 비할 수 있습니다. 사람의 정신과 사고 활동이 이 심장에 의해 이루어집니다.

폐장은 재상(宰相)과 같습니다. 온 몸의 기(氣)를 주관하고 인체 내부와 외부, 상부와 하부의 활동이 모두 폐장의 조절에 의해 이루어집니다.

간장은 장군(將軍)에 비유할 수 있습니다. 모든 지혜와 책략과 생각이 모두 간장에서 비롯됩니다.

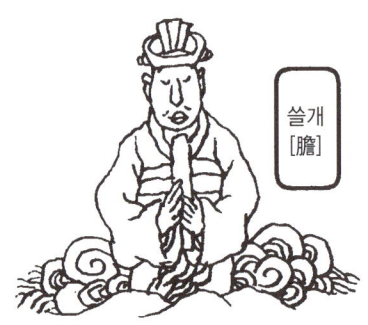 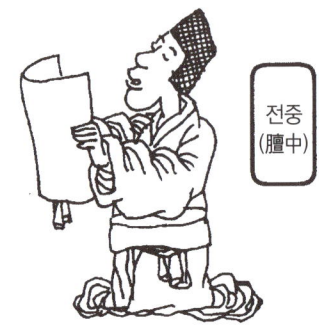

쓸개는 몸 중앙에 달려 있어서 좌우 어느 한쪽으로 치우치거나 기울지 않았으므로 중정(中正)관에 해당합니다. 따라서 판단과 결정은 모두 쓸개가 권한을 갖고 있습니다.

전중은 내신(內臣)인 사자(使者)와 같습니다. 군주가 기뻐하고 즐거워하는 의지(意志)가 이곳을 통해 밖으로 드러납니다.

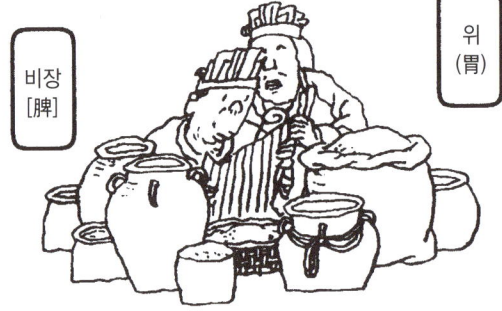

비위(脾胃)는 음식물을 수납하는 곳이므로 마치 창고와 같습니다. 다섯 가지 맛 즉 오미(五味)가 인체 내부에서 영양소로 바뀌는 일이 모두 이곳에서 이루어집니다.

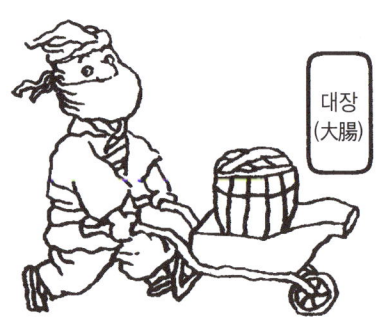 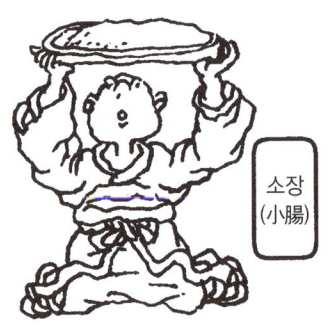

대장은 주로 운송을 담당하고, 음식물의 소화·흡수·배설 과정이 모두 이곳에서 완성됩니다.

소장은 영양소를 받아들이는 관리로 음식물의 정수(精髓)가 이곳에서 생겨납니다.

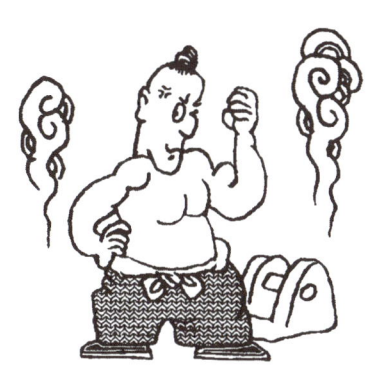

신장(腎臟)은 인체의 정력의 원천입니다. 힘과 재능이 신장에 의해 만들어집니다.

삼초(三焦)는 온 몸의 수로(水路)를 소통시키는 관리입니다. 수액(水液)이 흐르는 길을 삼초가 책임지고 관리합니다.

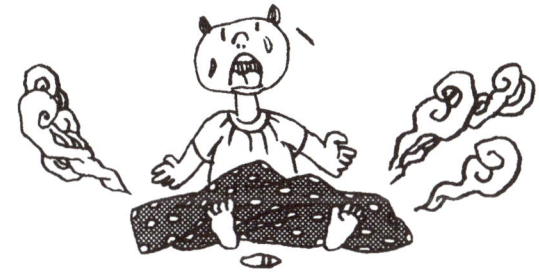

방광(膀胱)은 수액이 모이는 곳으로 기화작용을 거쳐 소변을 체외로 배출할 수 있습니다.

모두 열두 가지 직책이 있는데, 서로 협조가 잘 이루어져야만 합니다.

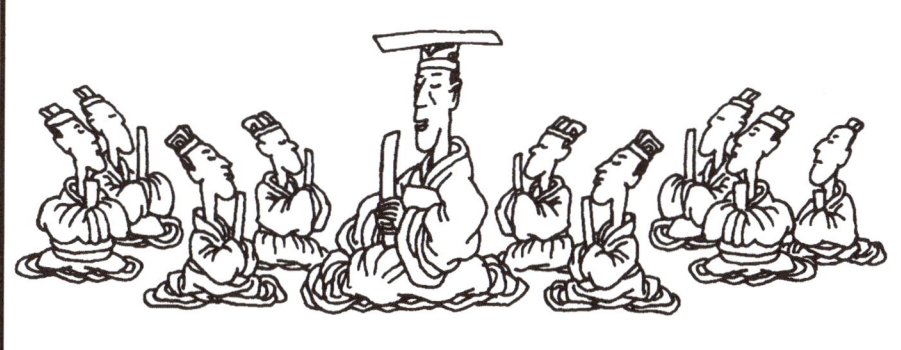

淫邪發夢 음사발몽

사기(邪氣)가 외부에서 인체로 침입하여 일정하게 머물 곳이 없으면, 내장으로 침입해 들어가고, 이때도 일정한 거처를 잡지 못하면 영위기(營衛氣)와 함께 유행하고 동시에 혼백(魂魄)과 함께 유주(游走)합니다. 그래서 사람이 편안하게 잠을 자지 못하고 자꾸 꿈을 꾸게 만듭니다.

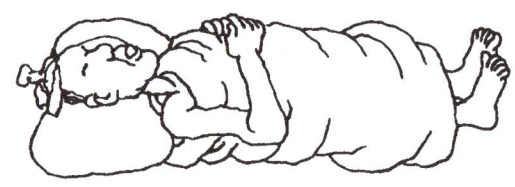

사기가 심장(心臟)을 침입하면 산에 불이 나는 꿈을 꾸고,

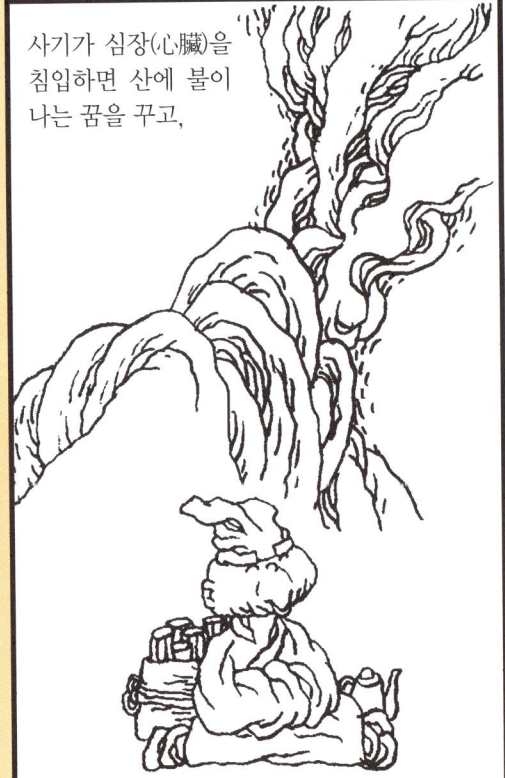

폐장(肺臟)을 침입하면 날아오르는 꿈을 꾸거나 꿈에 쇠로 만든 기이한 물건을 보고,

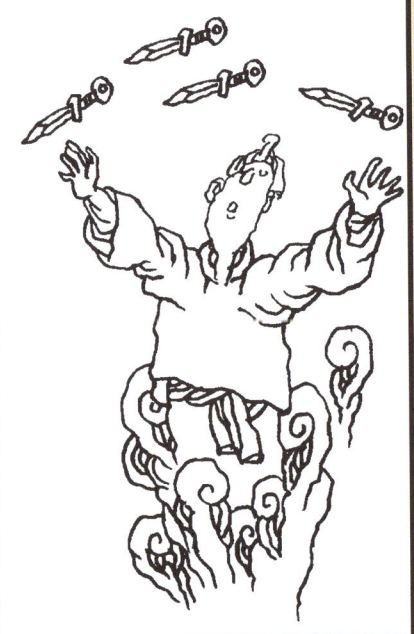

간장(肝臟)을 침입하면 꿈에 산림이나 나무를 보고,

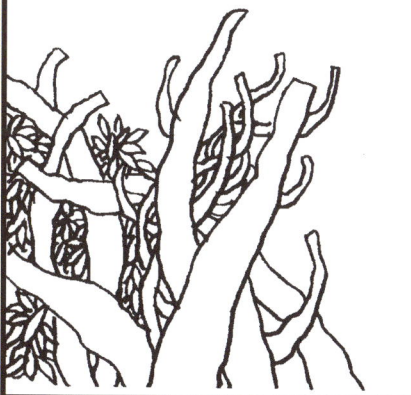

비장(脾臟)을 침입하면 꿈에 구릉이나 큰 연못을 보거나 비바람에 완전히 무너진 집을 보고,

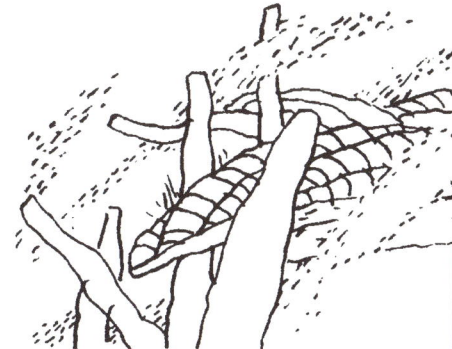

신장(腎臟)을 침입하면 꿈에 깊은 연못가에 서있거나 물속에 빠져있는 것을 보고,

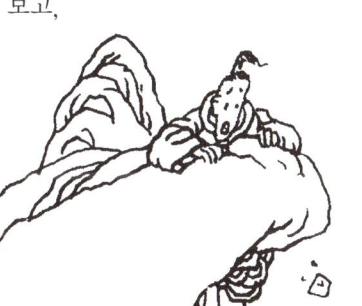

방광(膀胱)을 침입하면 물위를 이리저리 떠다니는 꿈을 꾸고,

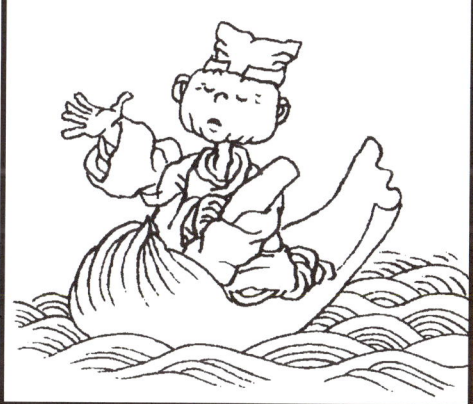

위(胃)를 침입하면 꿈에 음식이 보이고,

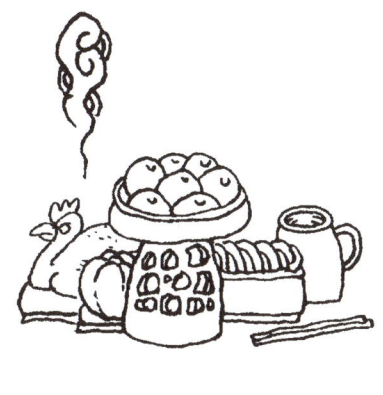

대장(大腸)을 침입하면 꿈에 광활한 들판이 보이고,

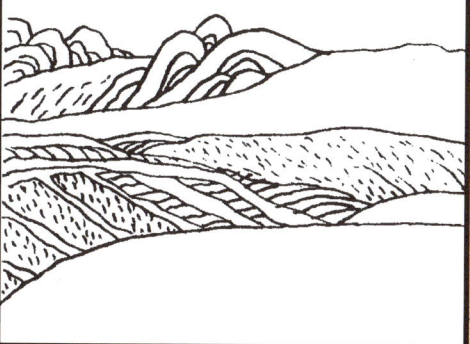

소장(小腸)을 침입하면 꿈에 교통의 요충지에 사람들이 모여 있는 것을 보고,

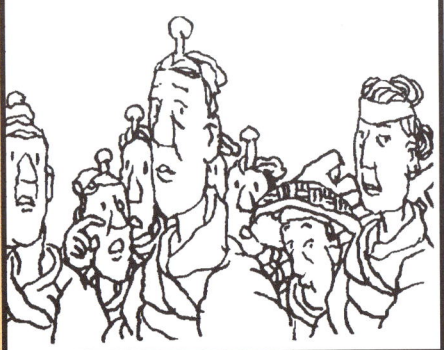

담(膽)을 침입하면 다른 사람과 소송을 하거나 배를 가르고 자살하는 꿈을 꾸고,

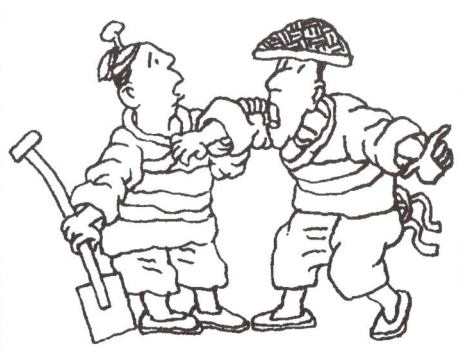

생식기를 침입하면 섹스하는 꿈을 꾸고,

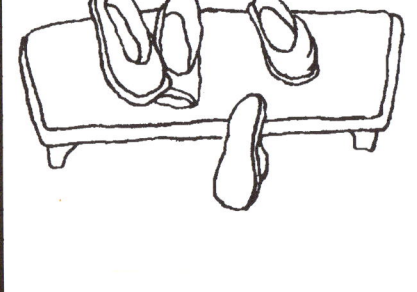

다리를 침입하면 걷는데도 앞으로 나아가지 못하거나 땅굴 같은 곳에 갇혀있는 꿈을 꾸고,

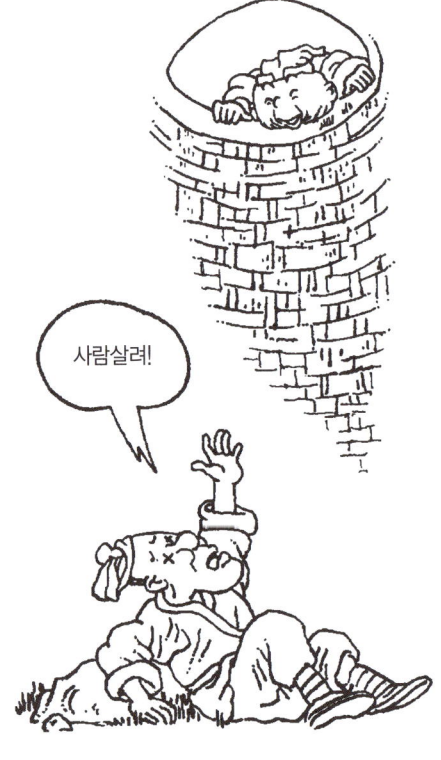

사람살려!

뒷목을 침입하면 참수 당하는 꿈을 꾸고,

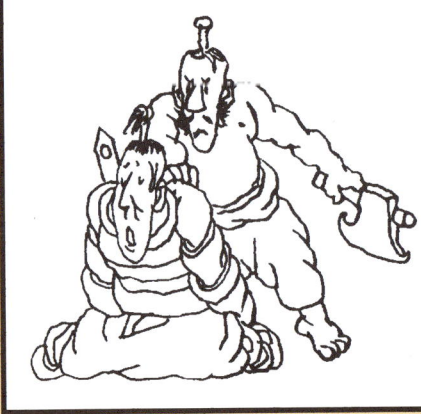

대퇴와 팔뚝을 침입하면 무릎을 꿇고 절하는 꿈을 꾸고,

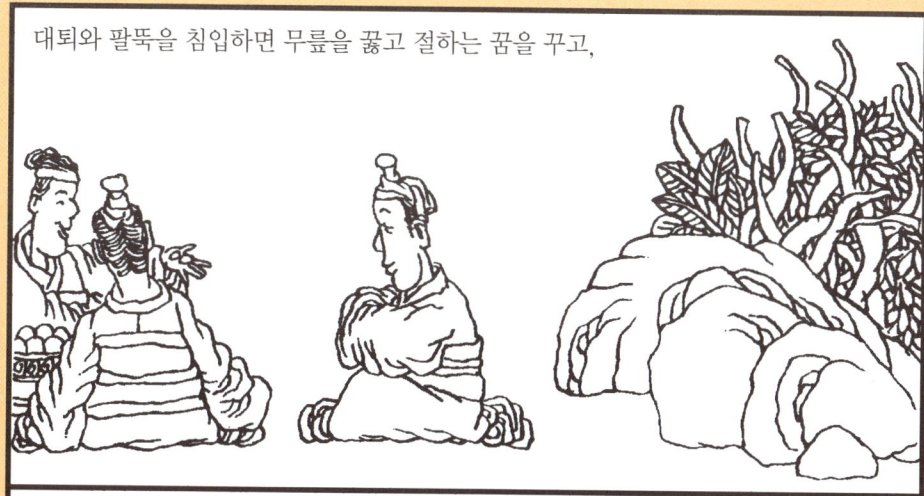

방광과 직장을 침입하면 소변이나 대변을 보는 꿈을 꿉니다.

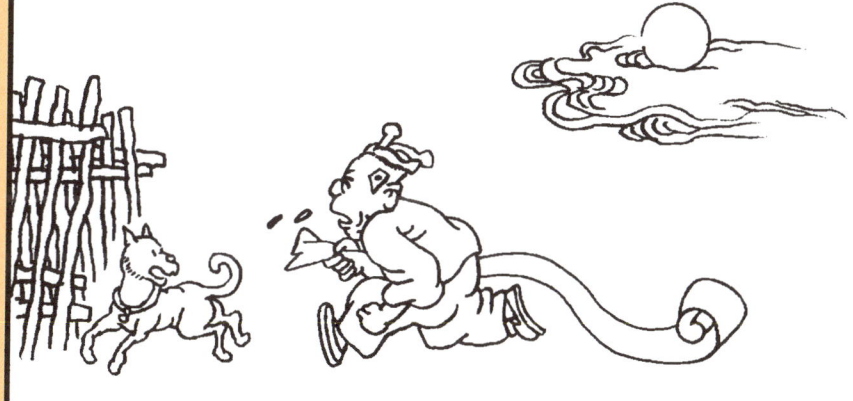

이상 15가지 기(氣)가 부족해서 꾸는 꿈은 어느 부위가 부족한가를 잘 살펴서 침(鍼)으로 보충해주면 아주 신속하게 치료할 수 있습니다.

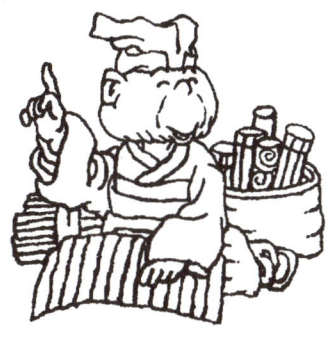

四時 사시

黃帝曰：夫百病之所始生者, 必起於燥濕寒暑風雨陰陽喜怒飲食居處, 氣合而有形, 得臟而有名, 余知其然也. 夫百病者, 多以旦慧晝安夕加夜甚, 何也?
岐伯曰：四時之氣使然.
黃帝曰：願聞四時之氣.

기백이 말했다. 봄 기운은 생발(生發)을 주관하고,

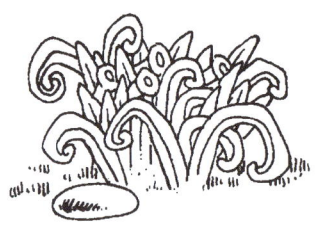

여름 기운은 성장(盛長)을 주관하고,

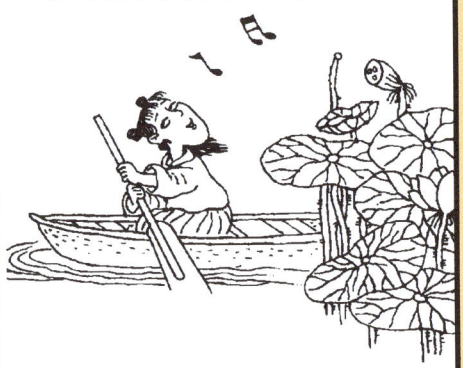

가을 기운은 수렴(收斂)을 주관하고,

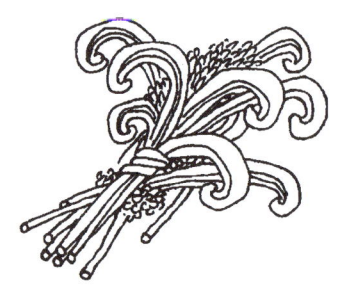

겨울 기운은 잠장(潛藏)을 주관하는데, 이는 사시(四時) 기후의 정상 변화이며 인체도 이에 응합니다.

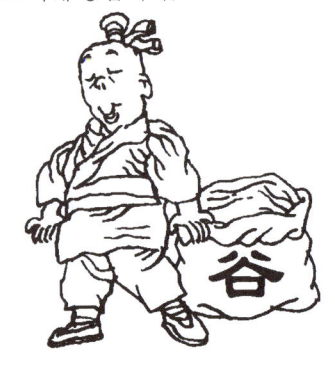

만일 하루를 네 계절에 비유한다면 아침은 봄에 해당하고,

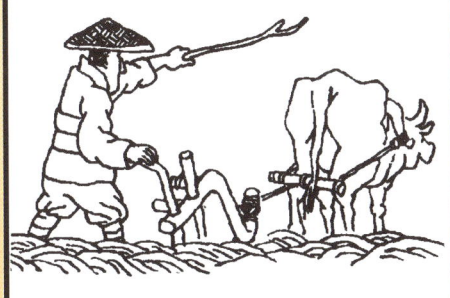

한낮은 여름에 해당하고,

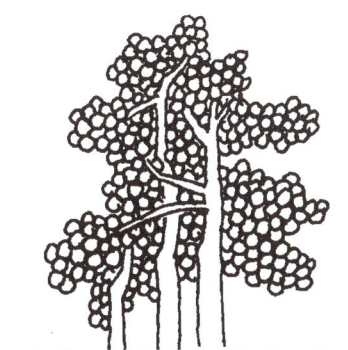

해질 무렵은 가을에 해당하고,

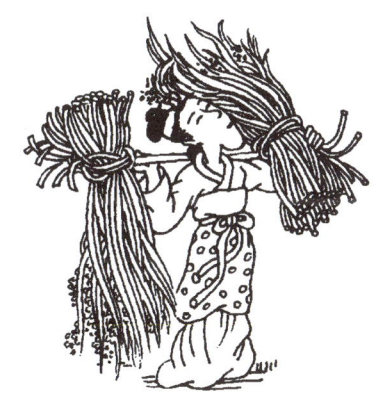

한밤중은 겨울에 해당합니다.

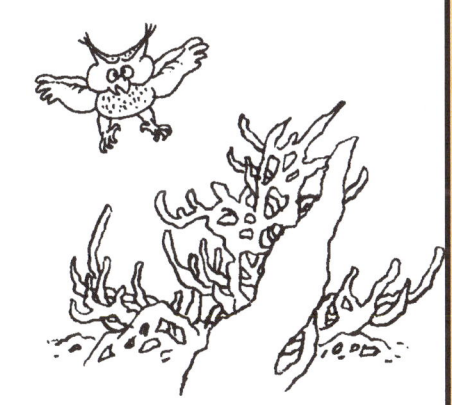

아침에는 인체의 정기(正氣)가 생겨나기 시작하고 사기가 점차 쇠퇴하므로 보통 병세가 약화되어 정신이 맑아지는 느낌이 들고,

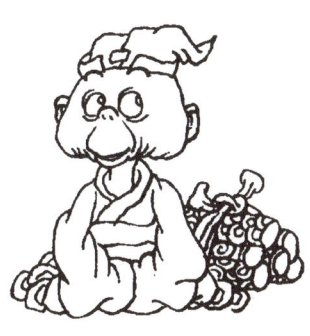
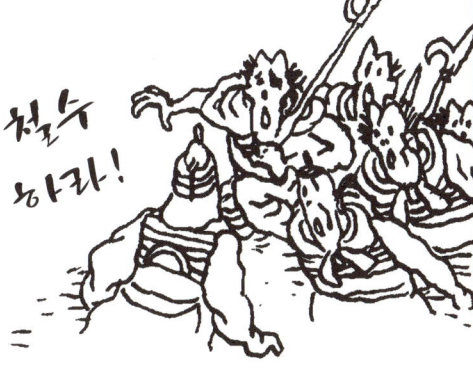

한낮에는 인체의 정기(正氣)가 왕성해지는 때로 정기가 사기를 이기므로 환자가 편안하고,

저녁에는 인체의 정기가 수렴되기 시작하고 사기(邪氣)가 일어나기 시작하므로 병정이 가중되고,

밤에는 인체의 정기가 이미 장(臟) 속으로 깊이 들어가 사기만 몸에 남아 치성하므로 병정(病情)이 매우 심해집니다.

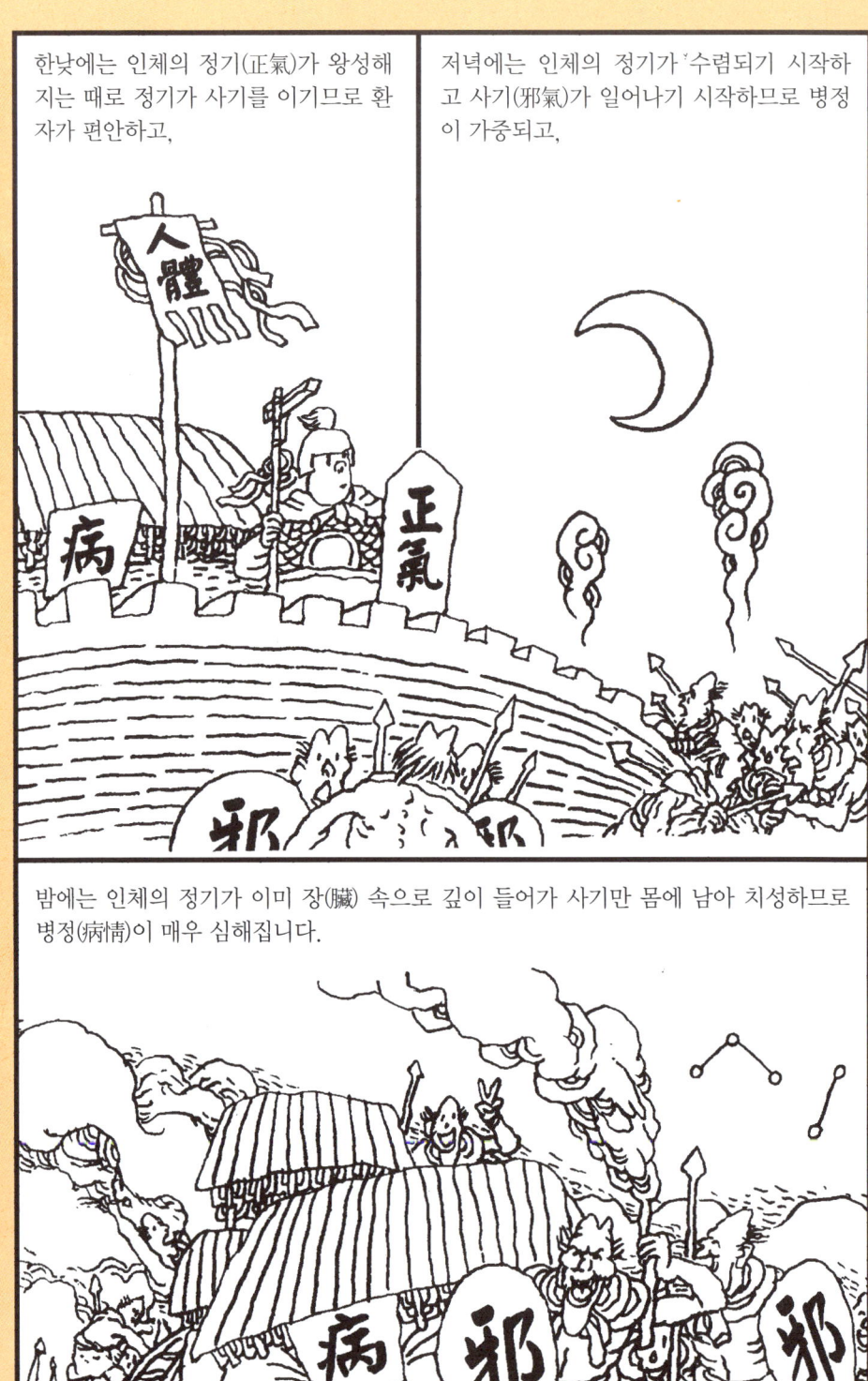

이제 특수한 상황 즉 낮에 병이 더 심해지고 밤에 도리어 병이 가벼워져 사시(四時)의 기(氣)와 상응하지 않는 경우를 말씀드리겠습니다.

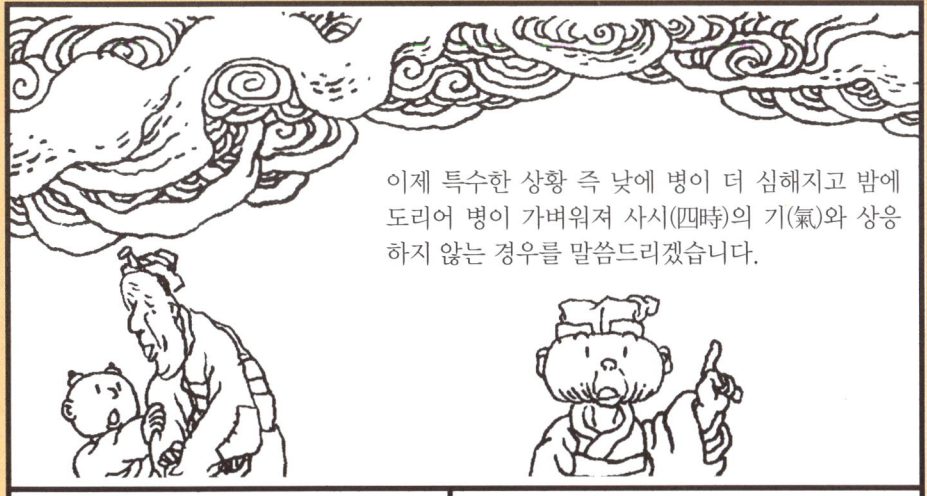

이런 상황이 출현하는 원인을 예를 들어 설명하면, 비병(脾病)은 아침의 목(木) 기운을 이기지 못하고,

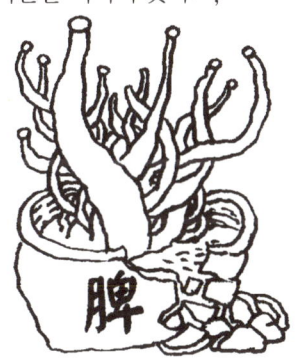

폐병(肺病)은 낮의 화(火) 기운을 이기지 못하고,

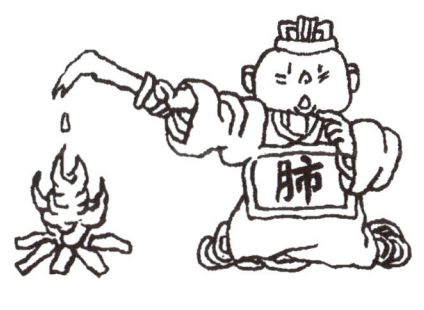

간병(肝病)은 저녁의 금(金) 기운을 이기지 못하고,

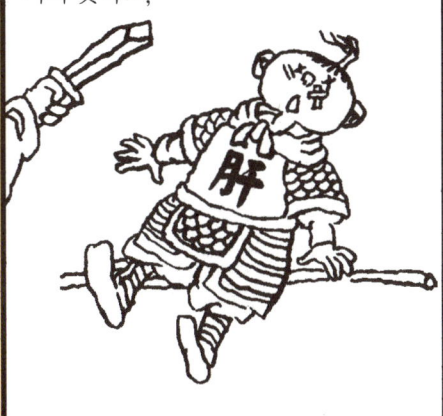

심병(心病)은 밤의 수(水) 기운을 이기지 못하기 때문입니다.

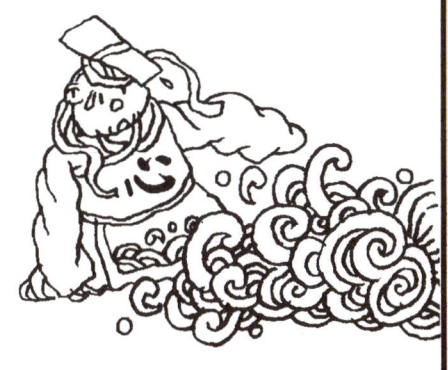

이들은 모두 환자의 장기(臟氣)가 평형을 상실했기 때문입니다. 치료할 때는 자연의 이치에 근거하여 조치해야 하는데, 예를 들면 비병(脾病)으로 아침의 목(木) 기운을 이기지 못하는 경우에는 비기(脾氣)를 보충하고 간기(肝氣)를 덜어내며, 폐병으로 낮의 화(火) 기운을 이기지 못하는 경우에는 폐기(肺氣)를 보충하고 심기(心氣)를 덜어내며, 간병으로 저녁의 금(金) 기운을 이기지 못하는 경우에는 간기(肝氣)를 보충하고 폐기(肺氣)를 덜어내며, 심병으로 밤의 수(水) 기운을 이기지 못하는 경우에는 심기(心氣)를 보충하고 신기(腎氣)를 덜어냅니다.

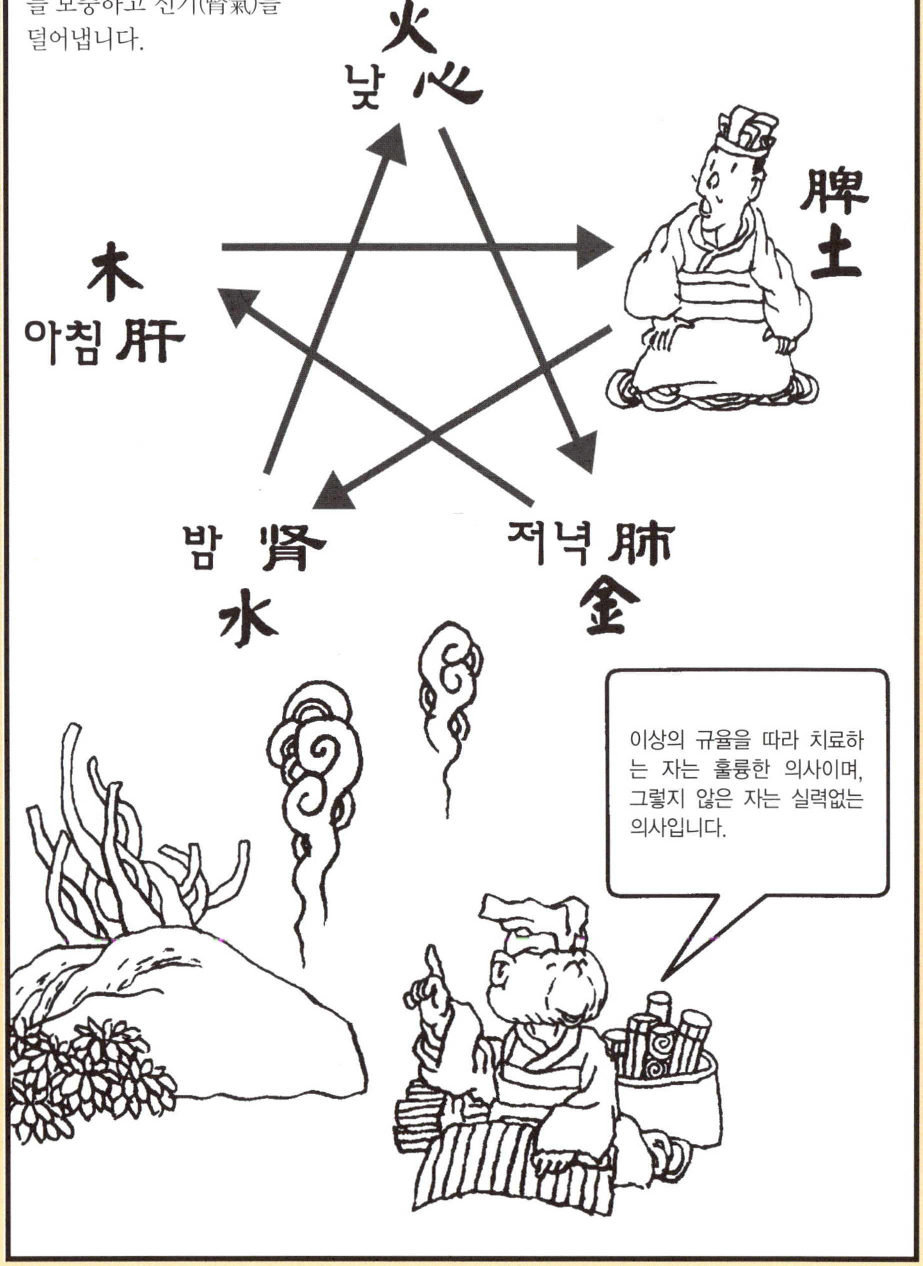

낮 火 心

木 아침 肝

脾 土

밤 腎 水

저녁 肺 金

이상의 규율을 따라 치료하는 자는 훌륭한 의사이며, 그렇지 않은 자는 실력없는 의사입니다.

特定穴 특정혈

특정혈은 특수한 작용을 갖춘 것으로, 각기 다른 계통에 속하는 경혈들로 구성됩니다. 14경(經)의 수혈 중에는 일반적인 경혈에 속하는 것도 있지만, 특정한 경혈에 속하는 것도 있습니다. 이들은 특별한 명칭을 가지고 있는데, 그 속에 숨은 뜻을 파악하는 것은 수혈을 이해하고 운용함에 도움이 됩니다.

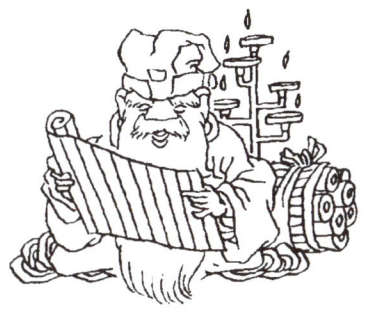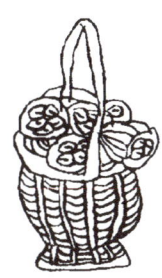

특정혈은 팔다리의 오수혈(五腧穴 : 井, 滎, 輸, 經, 合), 육부하합혈(六腑下合穴), 원혈(原穴), 낙혈(絡穴), 극혈(郄穴)과 몸통 부위의 장부 수혈(俞穴), 모혈(募穴) 및 각 경락이 서로 교차하는 혈인 팔회혈(八會穴), 팔맥교회혈(八脈交會穴) 등을 포괄합니다.

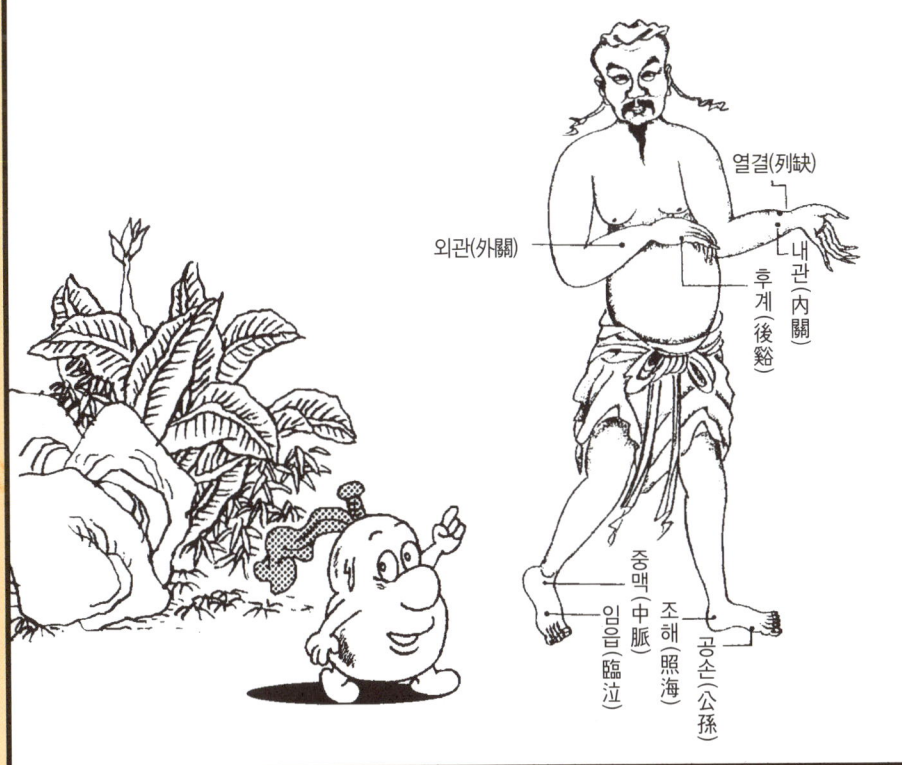

-《경락경혈 십사경》중에서

① **원혈(原穴)** : 원(原)은 생명의 본원을 지칭하는 말로 원혈은 장부의 진기(眞氣)가 경락으로 흘러드는 부위입니다. 원기가 모이고 출입하는 곳이기 때문에 원혈이라고 부르며, 팔꿈치나 무릎 아래쪽에 위치합니다.

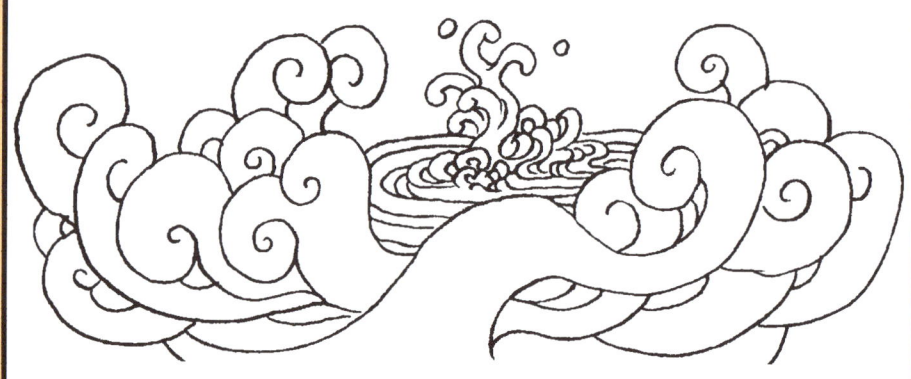

경맥(經脈)	원혈(原穴)	경맥(經脈)	원혈(原穴)
수태음폐경(手太陰肺經)	태연(太淵)	수양명대장경(手陽明大腸經)	합곡(合谷)
수소음심경(手少陰心經)	신문(神門)	수태양소장경(手太陽小腸經)	완골(腕骨)
수궐음심포경(手厥陰心包經)	대릉(大陵)	수소양삼초경(手少陽三焦經)	양지(陽池)
족태음비경(足太陰脾經)	태백(太白)	족양명위경(足陽明胃經)	충양(衝陽)
족소음신경(足少陰腎經)	태계(太谿)	족태양방광경(足太陽膀胱經)	경골(京骨)
족궐음간경(足厥陰肝經)	태충(太衝)	족소양담경(足少陽膽經)	구허(丘墟)

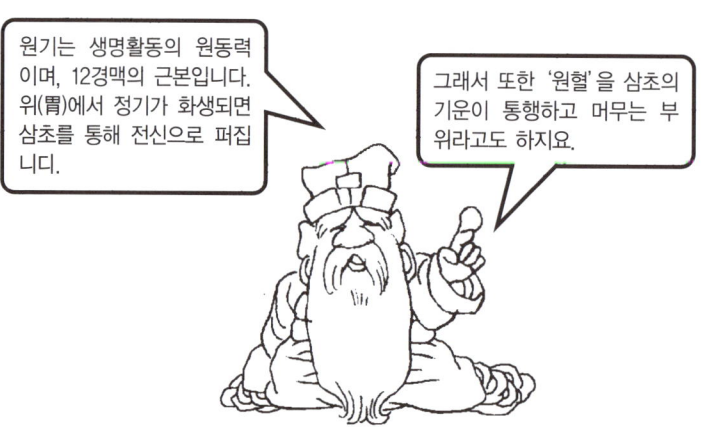

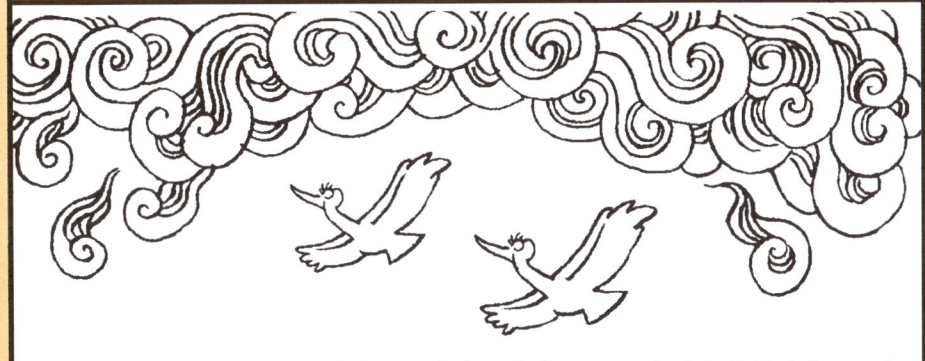

2 배수혈(背俞穴) : 장부의 기가 운송되어 주입되는 등 쪽의 특수한 혈자리로 오장, 심포락 및 육부에 각각 1개의 배수혈이 있습니다. 이는 각 장부의 기가 등 쪽으로 운반되어 퍼지는 곳이고, 또한 풍한(風寒) 등의 외부 사기가 침입하는 곳이며, 장부의 기능이 비정상일 때 압통 등의 증상이 나타나는 곳이기도 합니다. 대부분 장부의 위치와 상응하므로 장부를 가지고 명명하였습니다. 배수혈에는 모두 장부와 경락의 기를 소통시키고 조절하는 기능이 있는데 대부분 해당 장부와 관련된 질환을 치료하는데 쓰입니다.

장(臟)	수(俞)	모(募)	부(腑)	수(俞)	모(募)
폐(肺)	폐수(肺俞)	중부(中府)	대장(大腸)	대장수(大腸俞)	천추(天樞)
심(心)	심수(心俞)	거궐(巨闕)	소장(小腸)	소장수(小腸俞)	관원(關元)
심포(心包)	궐음수(厥陰俞)	전중(膻中)	삼초(三焦)	삼초수(三焦俞)	석문(石門)
비(脾)	비수(脾俞)	장문(章門)	위(胃)	위수(胃俞)	중완(中脘)
신(腎)	신수(腎俞)	경문(京門)	방광(膀胱)	방광수(膀胱俞)	중극(中極)
간(肝)	간수(肝俞)	기문(期門)	담(膽)	담수(膽俞)	일월(日月)

3 모혈(募穴) : 막(幕)이라고도 쓰며 막(膜)자와 뜻이 통합니다. 장부 바깥쪽의 근막을 가리키며 장부와 경락의 기가 흉복부에 모이는 곳으로, 그 명칭은 근접한 장부에 따라 붙인 것입니다. 따라서 해당 장부의 모혈은 반드시 해당 경맥에 있지 않고 정중앙에 있거나 양 옆에 있습니다. 예를 들면, 위(胃)의 모혈인 중완(中脘)은 임맥(任脈) 상에 있으며 장부에 병변이 발생하면 해당하는 모혈에 압통 반응이 나타납니다. 그러므로 장부에 병이 있을 때 모혈을 활용하여 치료할 수 있고, 배수혈과 함께 사용하면 효과가 더욱 좋습니다.

4 낙혈(絡穴) : 비교적 크고 중요한 낙맥으로 전신에 15개가 있습니다. 14경에서 각 1개씩의 낙맥이 갈라져 나오는데, 여기에 비(脾)의 대락(大絡)을 더해서 15낙맥이라고 하는데, 그 주요 기능은 체표에서 표리가 되는 두 경맥의 연결을 강화하여 각 조의 음경과 양경이 서로 잘 통하도록 하는 것입니다. 예를 들면, 수태음의 낙맥은 수양명으로 이어지고, 수양명의 낙맥은 수태음으로 이어집니다.

치료시 원혈과 낙혈을 배합하면 효과가 아주 좋습니다. 예를 들면, 수소음심경의 질환에는 수태양경의 낙혈인 지정(支正)과 수소음경의 원혈인 신문(神門)을 배합합니다.

또 낙혈은 표리가 되는 두 경맥의 여러 병증을 치료하며, 이밖에 낙맥에 나타나는 색택(色澤)의 변화를 살피는 것은 의사가 병정을 파악하는데 도움이 됩니다.

경맥(經脈)		명칭(名稱)	부위(部位)	분포(分布)
수삼음 (手三陰)	수태음지별(手太陰之別)	열결(列缺)	거완촌반(去腕寸半)	별주양명(別走陽明)
	수소음지별(手少陰之別)	통리(通里)	거완일촌(去腕一寸)	별주태양(別走太陽)
	수궐음지별(手厥陰之別)	내관(內關)	거완이촌(去腕二寸)	별주소양(別走少陽)
수삼양 (手三陽)	수양명지별(手陽明之別)	편력(偏歷)	거완삼촌(去腕三寸)	별주태음(別走太陰)
	수태양지별(手太陽之別)	지정(支正)	거완오촌(去腕五寸)	내주소음(內注少陰)
	수소양지별(手少陽之別)	외관(外關)	거완이촌(去腕二寸)	합심주(合心主(厥陰))
족삼양 (足三陽)	족양명지별(足陽明之別)	풍륭(豊隆)	거과팔촌(去踝八寸)	별주태음(別走太陰)
	족태양지별(足太陽之別)	비양(飛陽)	거과칠촌(去踝七寸)	별주소음(別走少陰)
	족소양지별(足少陽之別)	광명(光明)	거과오촌(去踝五寸)	별주궐음(別走厥陰)
족삼음 (足三陰)	족태음지별(足太陰之別)	공손(公孫)	본절후일촌(本節後一寸)	별주양명(別走陽明)
	족소음지별(足少陰之別)	대종(大鍾)	당과후요양(當踝後繞踉)	별주태양(別走太陽)
	족궐음지별(足厥陰之別)	여구(蠡溝)	거내과오촌(去內踝五寸)	별주소양(別走少陽)
전후흉협 (前後胸脇)	임맥지별(任脈之別)	미예(尾翳)	하구미(下鳩尾)	산어복(散於腹)
	숙맥지별(督脈之別)	장강(長強)	협척(挾脊)	협려상항,산두상(挾膂上項,散頭上)
	비지대락(脾之大絡)	대포(大包)	출연액하삼촌(出淵腋下三寸)	포흉협(布胸脇)
	위지대락(胃之大絡)	허리(虛里)	출좌유하(出左乳下)	상관폐(上貫肺)

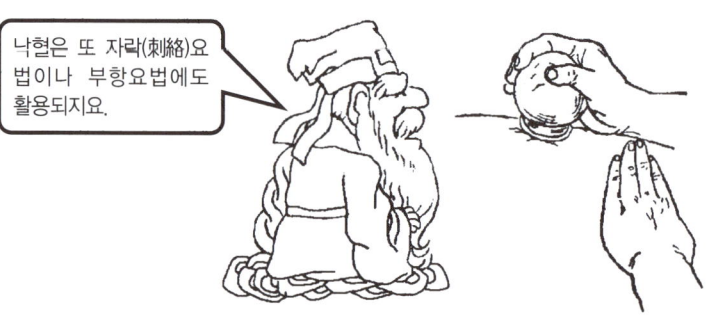

낙혈은 또 자락(刺絡)요법이나 부항요법에도 활용되지요.

5 **팔회혈(八會穴)** : 회(會)는 모인다는 뜻이니, 팔회혈은 장(臟), 부(腑), 기(氣), 혈(血), 근(筋), 맥(脈), 골(骨), 수(髓)의 정기가 모이는 곳입니다. 그 혈은 대부분 몸통에 분포하는데, 부회(腑會)는 중완(中脘), 장회(臟會)는 장문(章門), 근회(筋會)는 양릉천(陽陵泉), 수회(髓會)는 절골(絶骨), 혈회(血會)는 격수(膈俞), 골회(骨會)는 대저(大杼), 맥회(脈會)는 태연(太淵), 기회(氣會)는 전중(膻中)입니다.

팔회혈(八會穴)

장회(臟會)	장문(章門)	근회(筋會)	양릉천(陽陵泉)
부회(腑會)	중완(中脘)	맥회(脈會)	태연(太淵)
기회(氣會)	전중(膻中)	골회(骨會)	대저(大杼)
혈회(血會)	격수(膈腧)	수회(髓會)	현종(懸鍾)

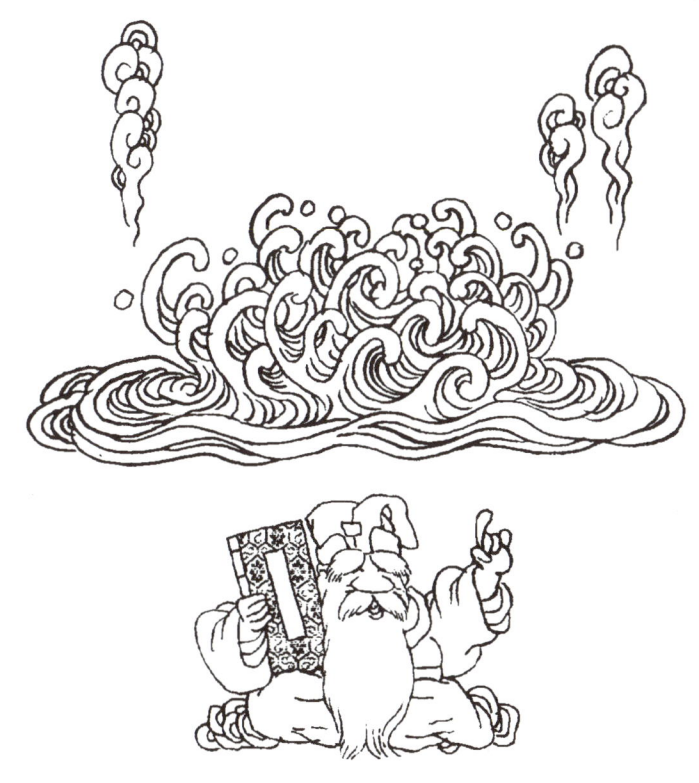

-《경락경혈 십사경》중에서

6 팔맥교회혈(八脈交會穴) : 기경팔맥(奇經八脈)과 12경맥의 기가 서로 통하는 8개의 수혈로, 교경팔맥(交經八脈)이라고도 합니다. 기경(奇經)과 정경(正經)의 경기(經氣)가 이 여덟 혈과 서로 회통하므로 이 여덟 혈은 기경의 병뿐만 아니라 정경의 병도 치료할 수 있습니다. 예를 들면, 공손(公孫)은 충맥에 통하므로 공손은 족태음비경의 병뿐만 아니라 충맥의 병을 치료할 수 있고, 내관(內關)은 음유맥(陰維脈)에 통하므로 내관은 수궐음심포경의 병 외에 음유맥의 병도 치료할 수 있습니다. 영구팔법(靈龜八法)에서는 기경팔맥과 이 여덟 혈을 기초로, 이들을 구궁팔괘에 나누어 배속하고 일(日)과 시(時)의 간지(干支)에 따라 열리는 혈을 추산하는데 치료효과가 더욱 뛰어납니다.

팔맥교회혈(八脈交會穴)

경속(經屬)	팔혈(八穴)	통팔맥(通八脈)	회합부위(會合部位)
족태음(足太陰)	공손(公孫)	충맥(衝脈)	위(胃), 심(心), 흉(胸)
수궐음(手厥陰)	내관(內關)	음유(陰維)	
수소양(手少陽)	외관(外關)	양유(陽維)	바깥 눈초리, 협(頰), 경(頸), 이후(耳后), 견(肩)
족소양(足少陽)	족임읍(足臨泣)	대맥(帶脈)	
수태양(手太陽)	후계(後谿)	독맥(督脈)	안쪽 눈초리, 항(項), 이(耳), 견갑(肩胛)
족태양(足太陽)	신맥(申脈)	양교(陽蹻)	
수태음(手太陰)	열결(列缺)	임맥(任脈)	흉(胸), 폐(肺), 격(膈), 후롱(喉嚨)
족소음(足少陰)	조해(照海)	음교(陰蹻)	

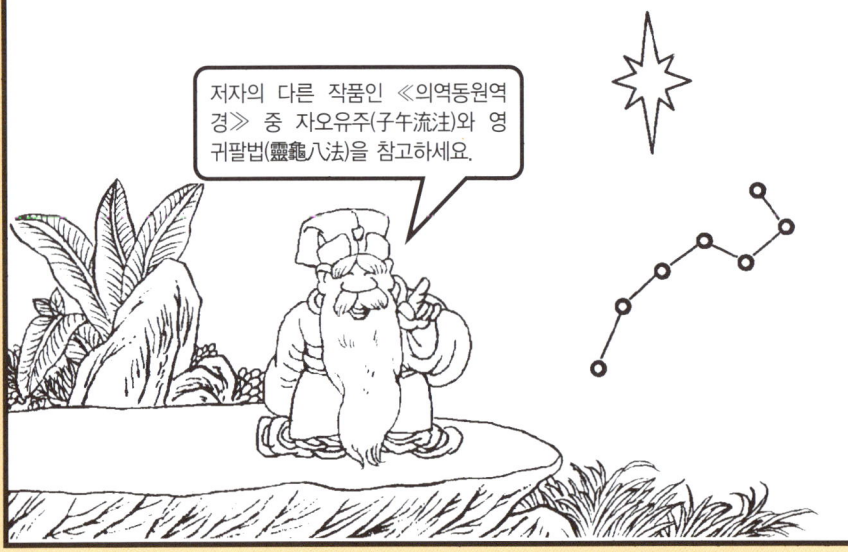

저자의 다른 작품인 ≪의역동원역경≫ 중 자오유주(子午流注)와 영귀팔법(靈龜八法)을 참고하세요.

비(脾)는 주로 음식물의 정미(精微)를 운화하므로 오장육부와 사지백해(四肢百骸)가 모두 이로부터 영양분을 공급받습니다. 따라서 '후천의 근본[後天之本]'이며 기혈을 생산하는 근원이 됩니다. 오장이 모두 비(脾)에서 기를 받으며, 장문은 비(脾)의 모혈이므로 장문이 장회혈이 됩니다.

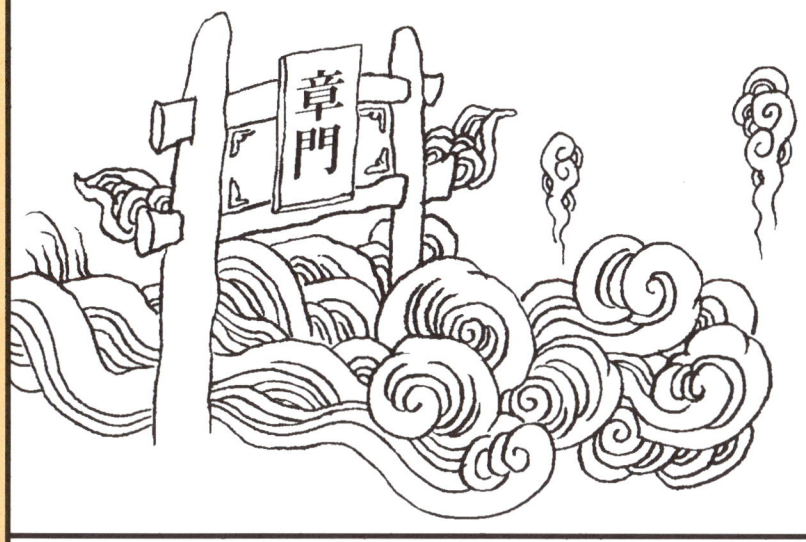

위(胃)는 '큰 창고[太倉]'로서 음식물을 받아서 부숙(腐熟)하는 일을 주로 합니다. 그래서 '수곡과 기혈의 바다[水穀氣血之海]'가 되며, 비(脾)와 함께 '후천의 근본[後天之本]'이라고 불립니다. 육부는 모두 위(胃)에서 기를 받고, 중완은 위(胃)의 모혈이므로 부회혈이 됩니다.

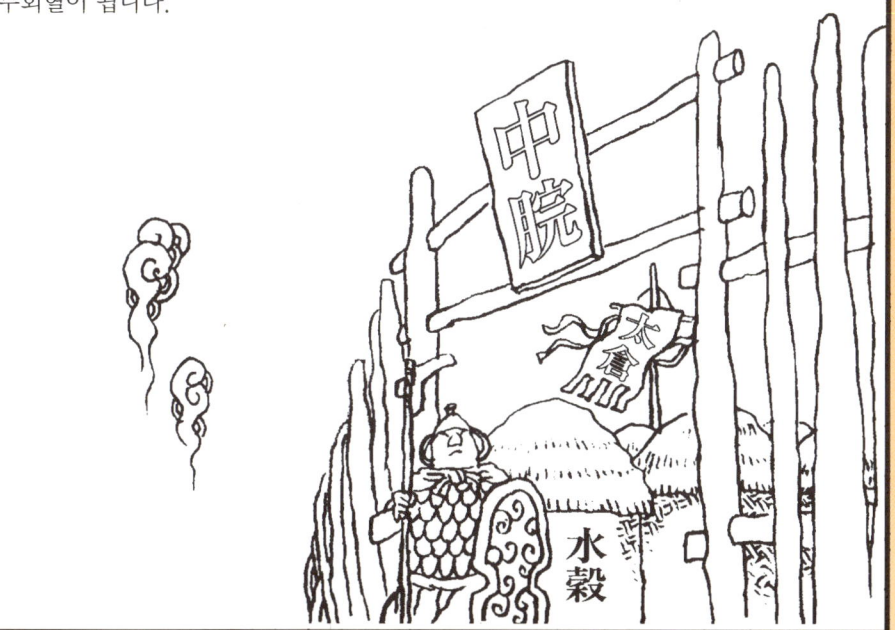

-《경락경혈 십사경》중에서

전중은 흉중의 종기(宗氣)가 모이는 곳으로 '기해(氣海)'라고 합니다. ≪영추靈樞≫ 사객편(邪客篇)에 보면 "종기는 흉중에 쌓였다가 목구멍으로 나오는데, 심맥을 관통하고 호흡을 주관한다."라고 했습니다. 전중은 심포락의 모혈에 속하므로 기회혈이 됩니다.

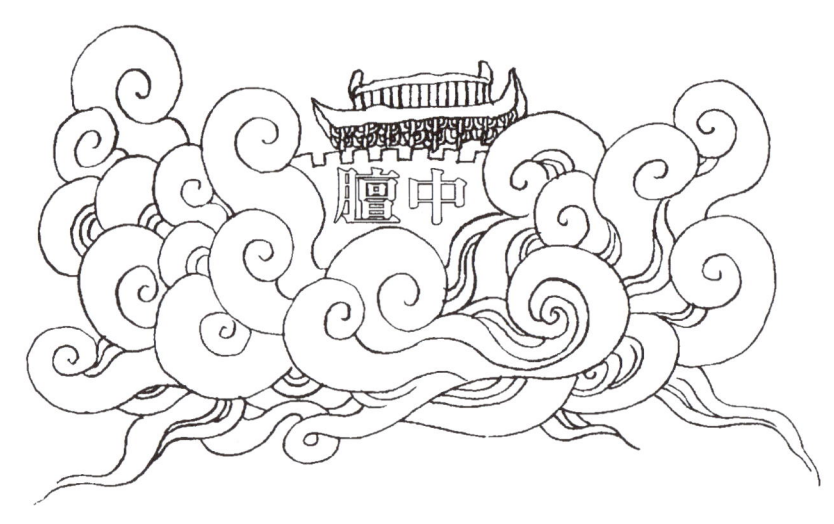

격수혈은 제7흉추 밑에서 양옆으로 1치[寸] 5푼[分] 떨어진 곳에 위치합니다. 그 위쪽은 심수(心俞)이고 아래쪽은 간수(肝俞)입니다. 심은 혈맥을 주관하고 간은 혈을 저장합니다. 그러므로 격수를 혈회혈이라고 합니다.

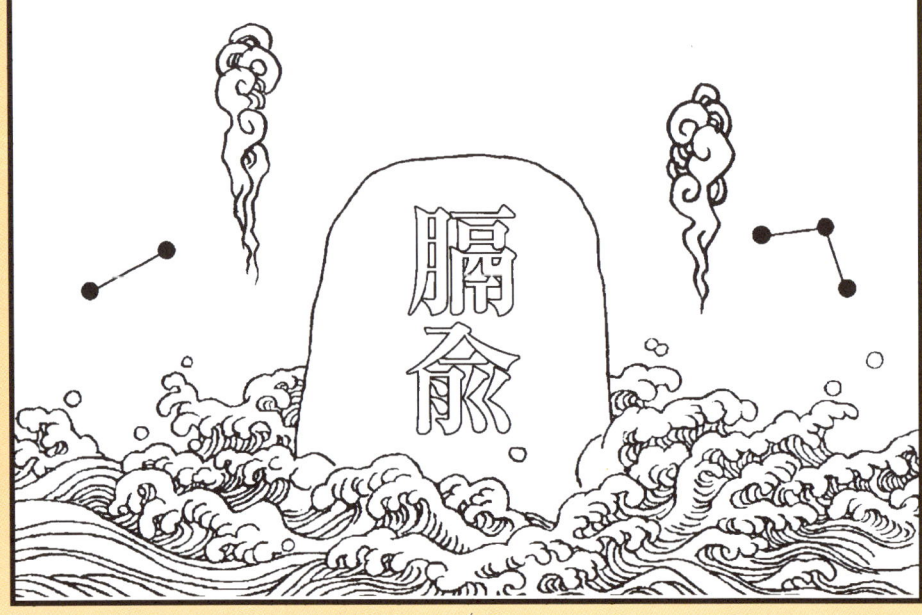

양릉천은 무릎 아래 비골(腓骨, fibula) 머리 앞쪽 아래의 오목한 곳에 자리합니다. 이것은 담경(膽經)의 합혈(合穴)입니다. 간은 담과 서로 표리가 되는데, 간은 근을 주관하고 무릎은 또한 근의 부(府)입니다. 그러므로 양릉천을 근회혈이라고 한다.

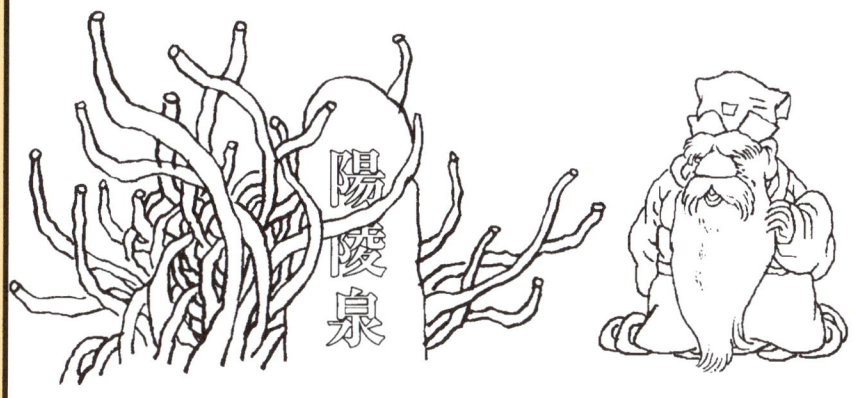

태연혈은 수태음경의 동맥처인 촌구에 위치하는데, 맥이 크게 모이는 곳입니다. 폐는 모든 맥을 조회(朝會)하므로 태연이 맥회혈이 됩니다.

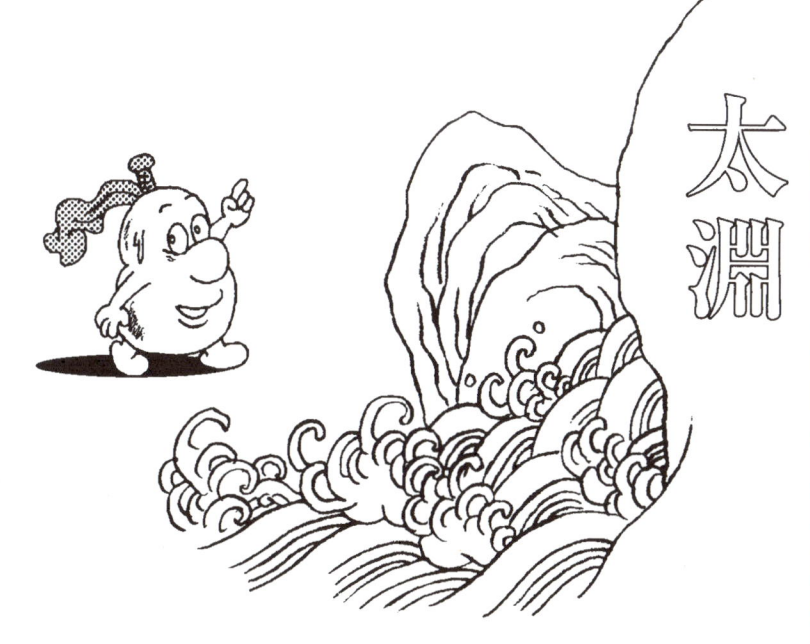

대저는 제1흉추 아래 양옆에 위치하며 족태양방광경에 속합니다. 방광과 신(腎)은 서로 표리가 되는데, 신(腎)은 뼈를 주관합니다. 한의학에서는 척추를 저골(杼骨)이라고 하는데, 수(髓)는 뇌에서 척추로 흘러 들어가 아래로 꼬리뼈까지 관통하면서 뼈마디에 스며듭니다. 수(髓)는 모두 뼈에 속하므로 대저를 수회혈로 삼은 것입니다.

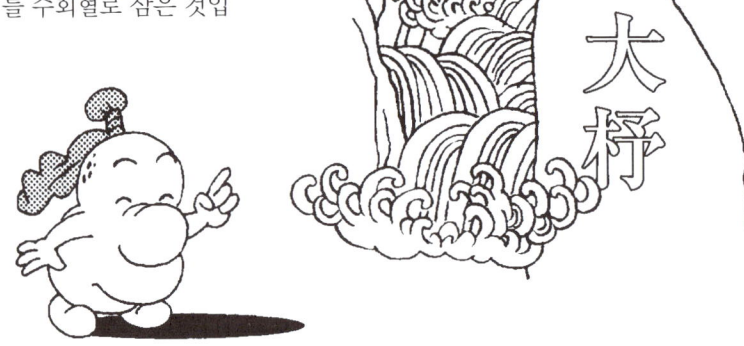

팔회혈이 장(臟), 부(腑), 기(氣), 혈(血), 근(筋), 맥(脈), 골(骨), 수(髓)와 생리상 특수한 관계에 있기 때문에 치료에 있어서도 특수한 효과가 있습니다. 이 여덟 부류에 속하는 각종 질병은 모두 해당 회혈(會穴)을 배합하여 치료할 수 있습니다.

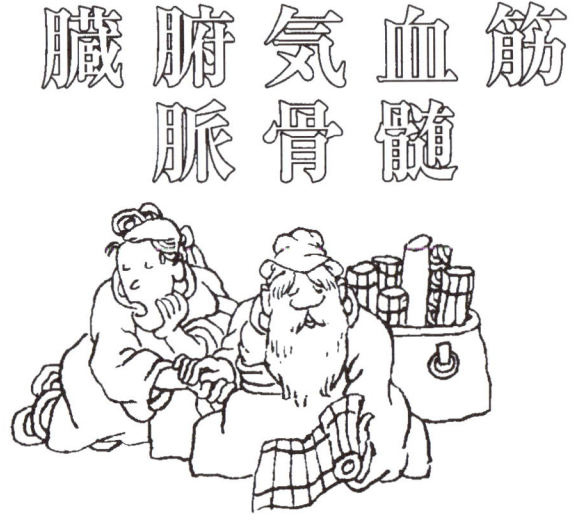

7 극혈(郄穴) : 극(郄)은 극(隙)과 같은 뜻이니 틈새[孔隙]를 의미합니다. 경맥의 기가 깊이 숨어드는 곳으로, 장부와 경락의 기능이 비정상일 때 이 부위에 뚜렷한 압통 등의 이상 현상이 나타납니다. 대부분 팔다리의 팔꿈치나 무릎 아래 근골 사이의 틈새에 위치합니다. 12경맥과 음교맥(陰蹻脈), 양교맥(陽蹻脈), 음유맥(陰維脈), 양유맥(陽維脈)에 각 1개씩 모두 16개이며 주로 병세가 급한 경우에 활용하는데, 경기(經氣)를 유도하고 장부를 조정하는 작용이 있습니다.

16극혈

경맥(經脈)	극혈(郄穴)	경맥(經脈)	극혈(郄穴)
수태음폐경(手太陰肺經)	공최(孔最)	족궐음간경(足厥陰肝經)	중도(中都)
수소음심경(手少陰心經)	음극(陰郄)	족양명위경(足陽明胃經)	양구(梁丘)
수궐음심포경(手厥陰心包經)	극문(郄門)	족태양방광경(足太陽膀胱經)	금문(金門)
수양명대장경(手陽明大腸經)	온류(溫溜)	족소양담경(足少陽膽經)	외구(外丘)
수태양소장경(手太陽小腸經)	양로(養老)	양교맥(陽蹻脈)	부양(跗陽)
수소양삼초경(手少陽三焦經)	회종(會宗)	음교맥(陰蹻脈)	교신(交信)
족태음비경(足太陰脾經)	지기(地機)	양유맥(陽維脈)	양교(陽交)
족소음신경(足少陰腎經)	수천(水泉)	음유맥(陰維脈)	축빈(築賓)

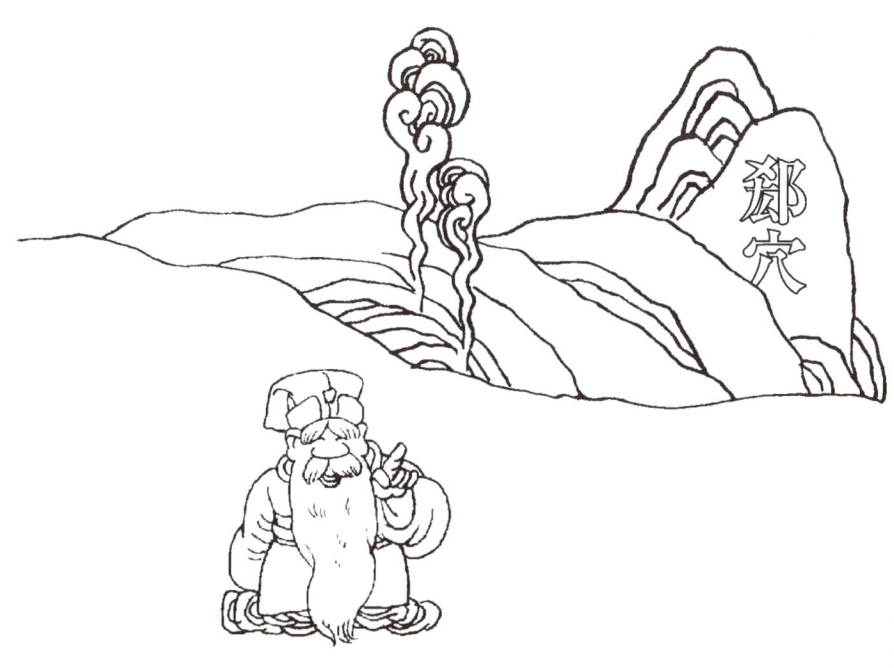

-《경락경혈 십사경》중에서

8 하합혈(下合穴) : 합(合)은 회(會)의 뜻으로 6개가 있는데, 모두 슬관절 이하에 위치합니다. 이는 육부의 기가 아래로 족삼양경(足三陽經)과 만나는 수혈(腧穴)이므로 '하합혈'이라고 합니다. 위경(胃經)은 족삼리(足三里), 대장경은 상거허(上巨虛), 소장경은 하거허(下巨虛), 삼초경은 위양(委陽), 방광경은 위중(委中), 담경은 양릉천(陽陵泉)에서 만나서 들어갑니다.

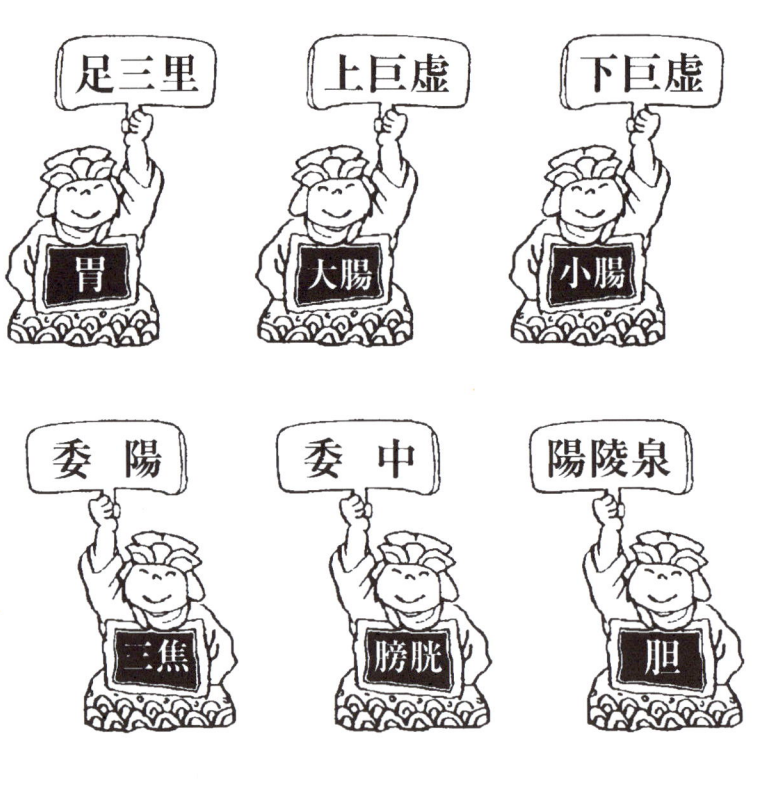

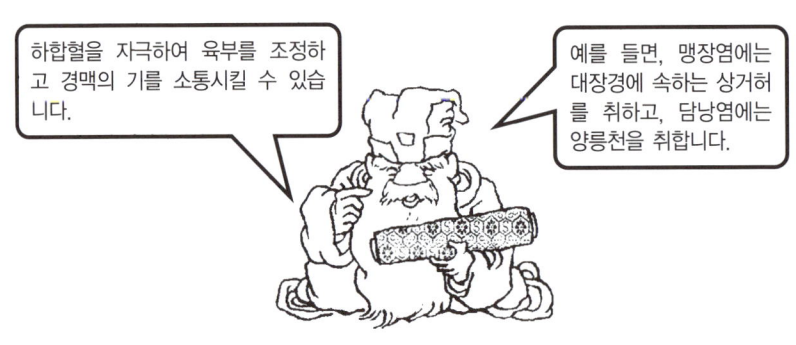

⑨ 오수혈(五腧穴) : 오수혈은 임상에서 자주 사용하는 중요한 수혈입니다. 음경에는 각각 정혈(井穴), 형혈(滎穴), 수혈(輸穴), 경혈(經穴), 합혈(合穴)이 있어서 모두 30개의 수혈이 있으며, 양경에는 원혈(原穴)이 하나 추가되어 각각 정혈, 형혈, 수혈, 원혈, 경혈, 합혈이 있으므로 모두 36개의 수혈이 있습니다. 이들은 12경맥의 기혈이 출입하는 곳이므로 장부의 질환에는 모두 이들을 이용하여 치료합니다. ≪영추靈樞≫ 구침십이원(九鍼十二原)에는 하천이 원천에서 발원하여 모두 바다로 흘러 들어가는 형상에 비유하여 12경맥의 기혈이 운행하는 정황을 묘사하였습니다.

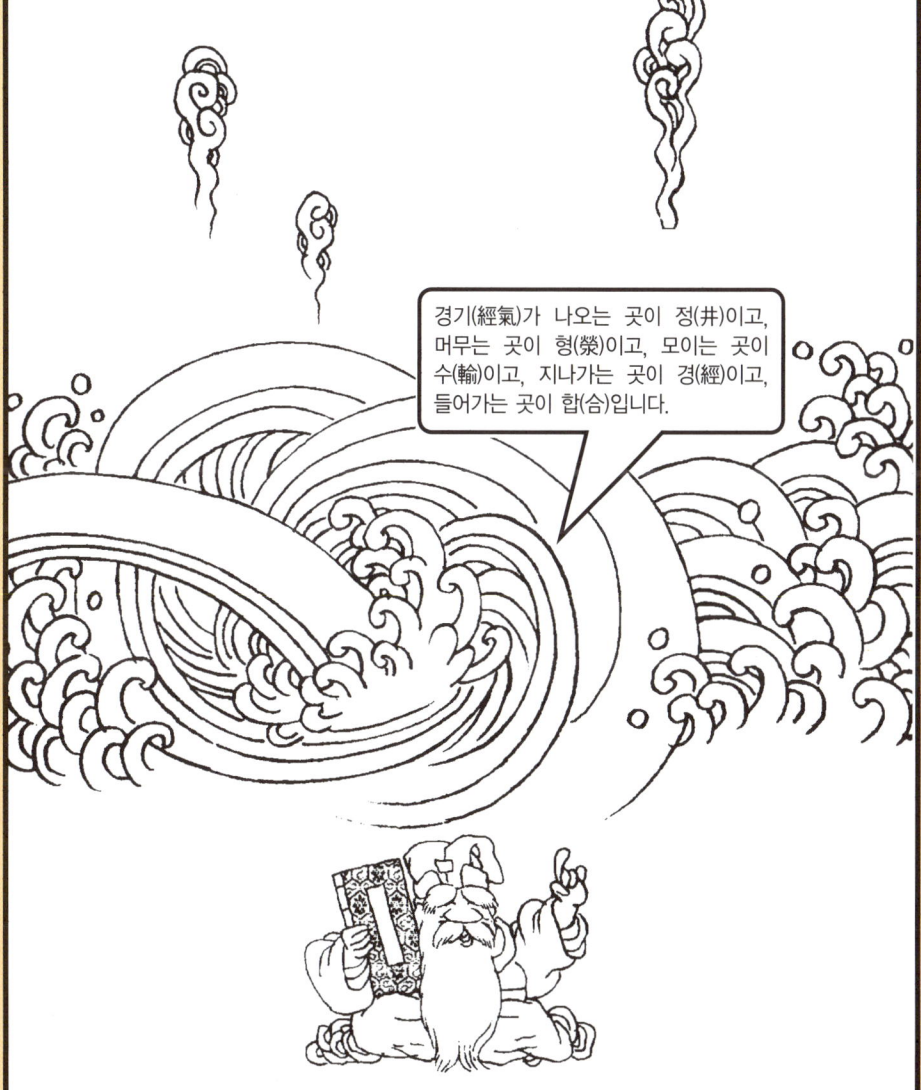

경기(經氣)가 나오는 곳이 정(井)이고, 머무는 곳이 형(滎)이고, 모이는 곳이 수(輸)이고, 지나가는 곳이 경(經)이고, 들어가는 곳이 합(合)입니다.

그 가운데 정(井)은 수원(水源)을 가리키고, 형(滎)은 작은 물을 비유한 것이고, 수(輸)는 깊은 도랑을 의미하고, 경(經)은 지나가는 것이고, 들어가는 것이 합(合)이 됩니다.

양경의 경우는 앞의 오수혈 외에 원혈이 더 있습니다. 원혈은 인체의 원기가 모여 작용하는 곳이며, 삼초는 또 원기의 별도의 사신[別使]으로서 원기를 소통하고, 삼초의 기는 모든 양경을 운행합니다. 따라서 양경에는 독립적인 원혈이 있으나 음경에서는 수혈(輸穴)이 원혈을 대신합니다.

정형수원경합횡도(井滎俞原經合橫圖)

	폐(肺)	비(脾)	심(心)	신(腎)	심포락(心包絡)	간(肝)	
井(木)	소상(少商)	은백(隱白)	소충(少衝)	용천(湧泉)	중충(中衝)	대돈(大敦)	춘자(春刺)
滎(火)	어제(魚際)	대도(大都)	소부(少府)	연곡(然谷)	노궁(勞宮)	행간(行間)	하자(夏刺)
輸(土)	태연(太淵)	태백(太白)	신문(神門)	태계(太溪)	대릉(大陵)	태충(太衝)	계하자(季夏刺)
經(金)	경거(經渠)	상구(商丘)	영도(靈道)	부류(復溜)	간사(間使)	중봉(中封)	추자(秋刺)
合(水)	척택(尺澤)	음릉천(陰陵泉)	소해(少海)	음곡(陰谷)	곡택(曲澤)	곡천(曲泉)	동자(冬刺)

	대장(大腸)	위(胃)	소장(小腸)	방광(膀胱)	삼초(三焦)	담(膽)	
井(金)	상양(商陽)	여대(厲兌)	소택(少澤)	지음(至陰)	관충(關衝)	규음(竅陰)	소출(所出)
滎(水)	이간(二間)	내정(內庭)	전곡(前谷)	통곡(通谷)	액문(液門)	협계(俠溪)	소유(所溜)
輸(木)	삼간(三間)	함곡(陷谷)	후계(後谿)	속골(束骨)	중저(中渚)	임읍(臨泣)	소주(所注)
原	합곡(合谷)	충양(衝陽)	완골(腕骨)	경골(京骨)	양지(陽池)	구허(丘墟)	소과(所過)
經(火)	양계(陽溪)	해계(解溪)	양곡(陽谷)	곤륜(崑崙)	지구(支溝)	양보(陽輔)	소행(所行)
合(土)	곡지(曲池)	삼리(三里)	소해(小海)	위중(委中)	천정(天井)	양릉천(陽陵泉)	소입(所入)

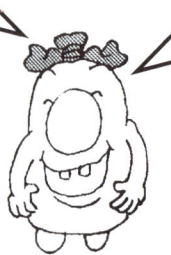

그러나 음경, 양경에 상관없이 오수혈은 모두 사지 말단에서 시작됩니다.

즉 경맥의 기혈은 말단에서부터 밖으로 나와서 흐름을 이루고 모였다가 흘러서 깊이 들어가는 과정을 차례로 거치는데, 작은 것에서 점차 커지며, 얕은 데서 점차 깊어지는 것이지요.

경기(經氣)가 운행하면서 지나는 부위의 깊이가 다르므로 그에 따라 작용도 달라집니다. 따라서 치료시에는 잘 선택해야 합니다. 예컨대, ≪영추靈樞≫ 순기일일분위사시편(順氣一日分爲四時篇)에는 "병이 오장에 있으면 정혈을 취하고, 병으로 안색이 변하면 형혈을 취하고, 병이 덜했다 심했다하면 수혈을 취하고, 병으로 음성에 문제가 생기면 경혈을 취하고, 경맥이 그득하여 어혈이 있거나 병이 위(胃)에 있거나 음식 조절을 잘못해서 병이 생긴 것이면 합혈을 취한다."라고 했습니다.

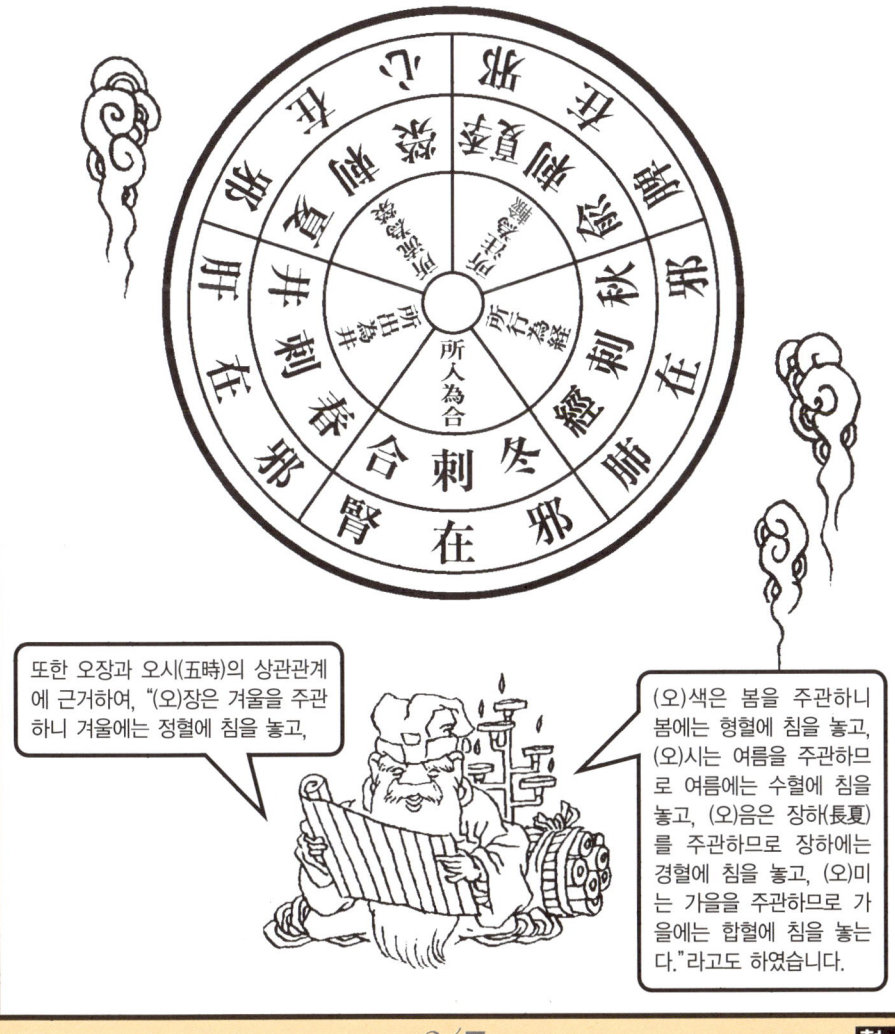

또한 오장과 오시(五時)의 상관관계에 근거하여, "(오)장은 겨울을 주관하니 겨울에는 정혈에 침을 놓고,

(오)색은 봄을 주관하니 봄에는 형혈에 침을 놓고, (오)시는 여름을 주관하므로 여름에는 수혈에 침을 놓고, (오)음은 장하(長夏)를 주관하므로 장하에는 경혈에 침을 놓고, (오)미는 가을을 주관하므로 가을에는 합혈에 침을 놓는다."라고도 하였습니다.

[10] **사총혈(四總穴)** : 총(總)은 총괄하는 것입니다. 사총혈은 합곡(合谷), 열결(列缺), 족삼리(足三里), 위중(委中)을 가리키는 것으로, 이것은 《영추靈樞》 종시편(終始篇)의 "허리 이상은 수태음경과 수양명경이 주관하고, 허리 이하는 족태음경과 족양명경이 주관한다."라는 내용이 발전한 것입니다. 인체 12정경, 기경팔맥에 속하는 모든 혈의 기능을 이 안에 귀납시킬 수 있습니다. 이것으로 얼굴[面口], 머리와 목[頭項], 복부[肚腹], 허리와 등[腰背] 등의 질환을 구분하여 치료합니다. 그래서 '사총혈'이라고 부릅니다. 치료의 효과가 신속하게 나타나고 범위도 광범위합니다. 원위취혈의 전형입니다. 사총혈 중에서 습관적으로 횡격막 이하의 질환에는 족삼리를 많이 활용하고 횡격막 이상의 질환에는 합곡혈을 많이 활용합니다. 이 두 혈은 임상에서 가장 많이 쓰는 혈입니다.

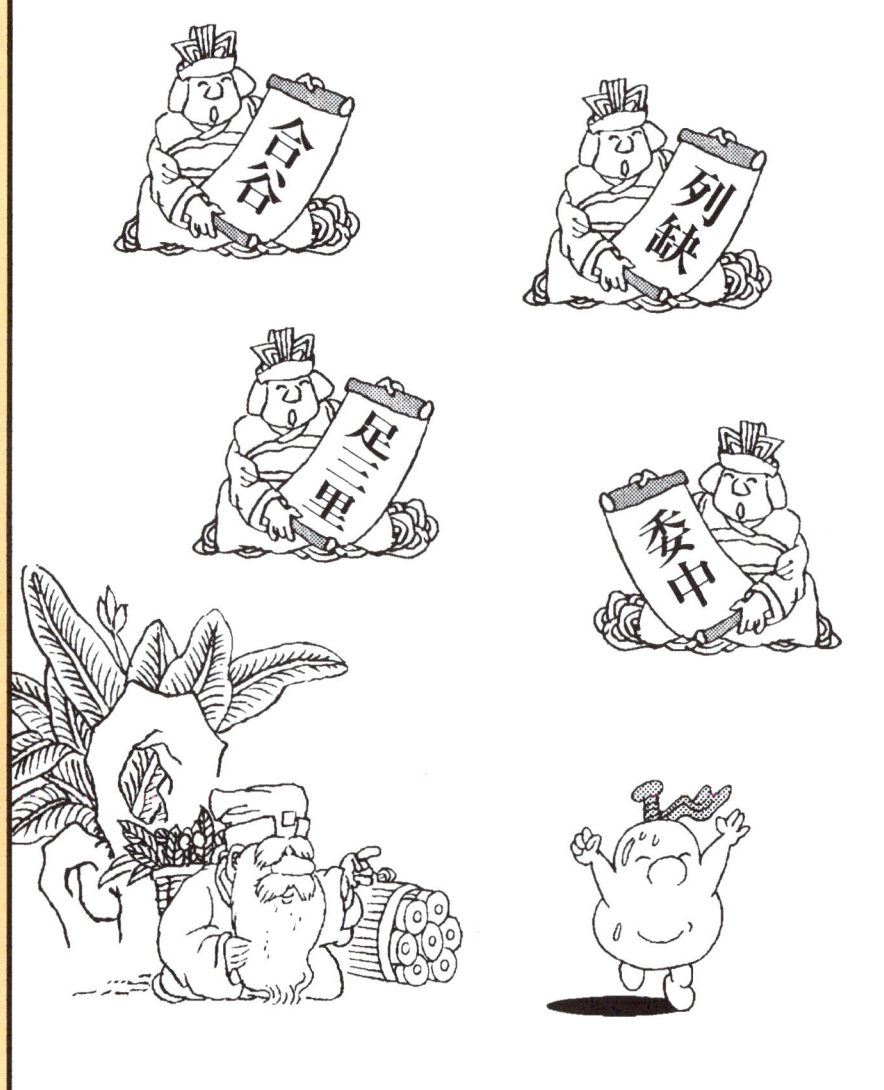

11 회양구혈(回陽九穴) : 《침구대성鍼灸大成》과 《침구취영針灸聚英》에 수록되어 있습니다. 환자가 위독한 상태에 빠져 망양증(亡陽證)*이 출현하거나 망음(亡陰)으로 인해 망양(亡陽)이 초래된 경우에 쓸 수 있는데, 급히 아홉 혈에 침을 놓아 양기를 회복시켜 궐역(厥逆)을 낫게 합니다[回陽救逆]. 아홉 혈은 아래에 제시한 것과 같습니다. 이 아홉 혈은 모두 급증을 치료할 때 다른 유효한 혈들과 같이 배합하여 쓰면 더욱 효과가 좋습니다.

아문(瘂門)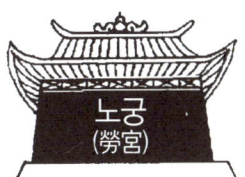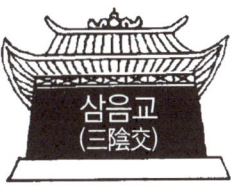

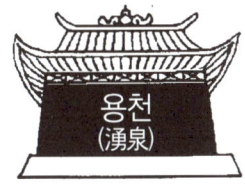 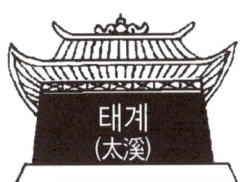 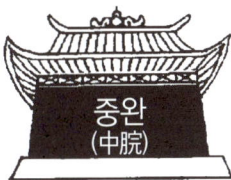

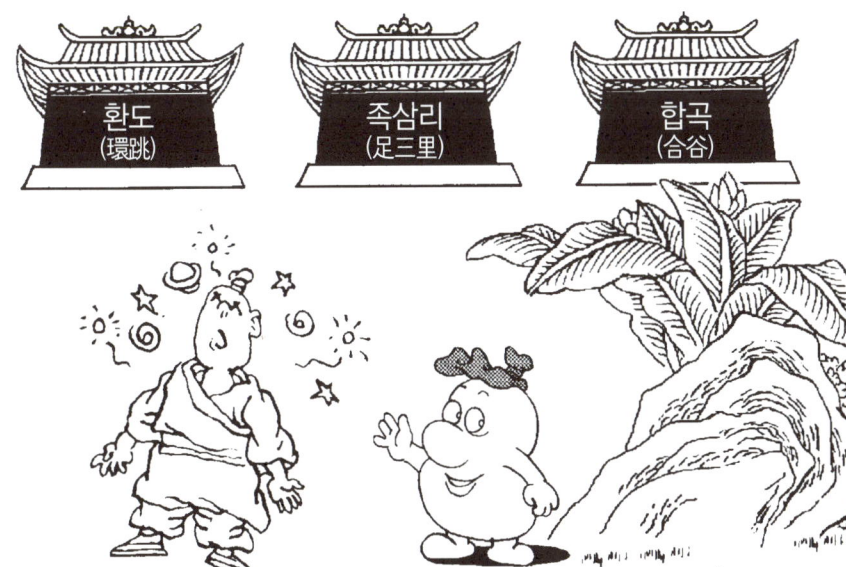

***기가(氣街)와 기해(氣海)** : 기가는 네 곳에 있는데, 머리[頭], 가슴[胸], 배[腹], 다리[脛]에 있습니다. 그 정의는 《영추靈樞》 동수(動輸)에서 "사가(四街)는 기의 경로이다."라고 했습니다.

경맥의 사가(四街)

기가(氣街)	머리	가슴	배	다리
부위	뇌에 모임	가슴과 배수(背俞)에 모임	배수와 충맥(衝脈)이 배꼽 양쪽 옆으로 지나면서 뛰는 곳에 모임	기충혈(氣衝穴)과 승산혈(承山穴)과 복사뼈 위아래에 모임

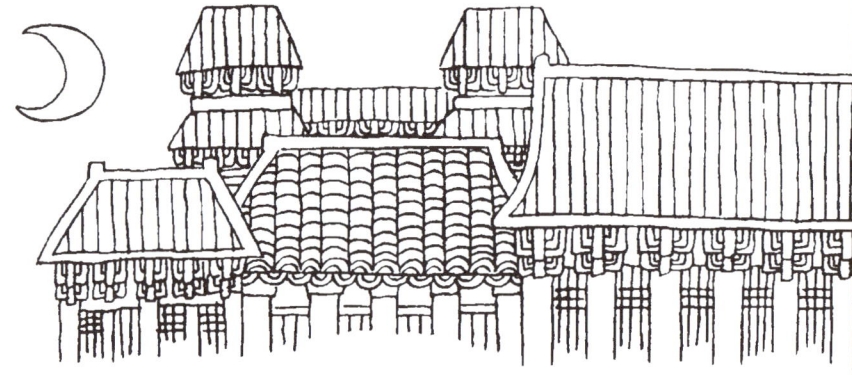

머리는 뇌가 거처하는 곳이며, 뇌는 수(髓)의 바다로서 "모든 수(髓)는 다 뇌에 속합니다." 이곳은 인체의 정수(精髓)가 모이는 곳이므로 머리의 기가(氣街)는 뇌에 있습니다. 가슴과 배의 기가(氣街)는 그 위치가 오장육부의 모혈(募穴)과 배수혈(背俞穴) 배속 이론을 따랐습니다. 이는 경기(經氣)가 가슴과 배에서는 배수혈이나 모혈의 부위와 상통하는 것에 근거하여 기가(氣街)가 형성되었음을 설명하는 것입니다.
그래서 가슴과 배수에 있는 것이 흉부의 기가(氣街)가 됩니다.

> 복부 충맥 좌우의 모혈과 배수혈이 서로 통하는 곳이 복부의 가(街)가 됩니다. 다리의 기는 좌우 하지의 경기(經氣)를 통솔하는데 그 기가(氣街)는 아랫배의 기충혈 부위에 있는데, 대퇴와 소퇴, 복사뼈 등의 기혈을 모아 위로 끌어올려 복부에 도달하게 합니다.

사해(四海)의 정의는 모든 하천이 모여 바다가 되는 뜻을 취한 것입니다. 경락학설은 경맥을 따라 기혈이 순환하는 것을 물이 흐르는 강이나 하천에 비유하고, 나아가 기혈이 크게 모이는 곳을 대해(大海)에 비유하였습니다.

사해(四海)와 그 통하는 혈위

사해(四海)	부위	통하는 혈위
뇌(腦)-수해(髓海)	머리	개(蓋 : 百會), 풍부(風府)
전중(膻中)-기해(氣海)	가슴	주골(柱骨)의 위아래, 인영(人迎)
위(胃)-수곡해(水穀海)	상복부	기충(氣衝), 삼리(三里)
충맥(衝脈)-혈해(血海)	하복부	대저(大杼), 상거허(上巨虛), 하거허(下巨虛)

사람이 먹는 음식물은 모두 위(胃)로 들어가므로 위(胃)는 수곡의 바다[水穀之海]가 되며 여기서 기혈이 생성됩니다. 또 오장육부의 정기가 모두 수곡에서 비롯된 것이기에 "오장육부가 모두 위에서 기를 받는다."라고 하였습니다. 그래서 또한 "오장육부의 바다[五臟六腑之海]"라고도 부릅니다. 그 기가 운반되는 부위는 위쪽은 아랫배의 기충혈이 있는 곳이고, 아래쪽은 족양명경의 족삼리혈이 있는 곳입니다. 12경맥의 기혈이 모이는 곳은 충맥상에 있는데, 충맥은 신(腎) 아래쪽 자궁에서 시작하여 위아래로 흐르면서 전신에 기혈을 공급합니다. 그러므로 충맥을 12경맥의 바다라고 하며 또한 혈해(血海)라고도 합니다. 그 기가 운반되는 부위는 위쪽은 방광경의 대저혈이 있는 자리이고 아래쪽은 위경의 상거허(上巨虛), 하거허(下巨虛)의 자리입니다. 대기를 호흡하는 곳은 가슴으로, 여기에 종기(宗氣)가 머무릅니다. 전중혈의 자리가 바로 가슴에 해당하므로 기의 바다가 됩니다. 그 기가 운반되는 부위는 위로 뒷목에 있는 아문(瘂門)과 대추(大椎) 사이이며, 앞쪽의 인영혈이 있는 곳입니다. 모든 수(髓)는 다 뇌(腦)에 속하므로 뇌는 수(髓)의 바다입니다. 그 기가 운반되는 곳은 위로는 머리 꼭대기의 백회혈이 있는 곳이고, 아래로는 뒷목의 풍부혈이 있는 자리입니다.

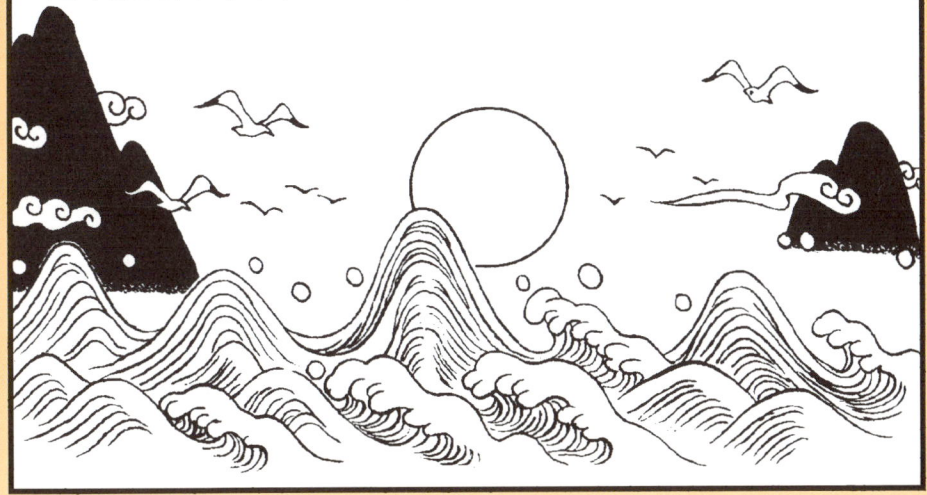

-《경락경혈 십사경》 중에서

만화로 읽는 중국전통문화총서 ❻

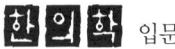 입문

지은이_ 주춘재(周春才)
옮긴이_ 정창현 · 백유상 · 장우창
펴낸이_ 최봉규

초판1쇄 발행 2007년 2월 27일
초판3쇄 발행 2011년 5월 23일

펴낸곳_ 청홍(지상사)/ 출판등록 제2001-000155호(1999. 1. 27)
주　소_ 서울특별시 강남구 역삼동 730-1 모두빌 502호
전　화_ 02)3453-6111 / 팩스 02)3452-1440
홈페이지_ www.cheonghong.com

ISBN 978-89-90116-26-0 07510
ISBN 978-89-90116-16-1 (세트)
Copyright ⓒ 2007 The CHEONG HONG Published, Seoul.

보도나 서평, 연구논문에서 일부 인용, 요약하는 경우를 제외하고는
도서출판 청홍의 사전 승낙 없이 무단 전재 및 복제를 금합니다.

* 값은 뒤표지에 있습니다. 잘못 만들어진 책은 교환해 드립니다.